Johannes Frömke

Gefäßultraschall to go

Ein Handbuch für die Praxis

Johannes Frömke

Gefäßultraschall to go

Ein Handbuch für die Praxis

lehmanns media

Impressum

Bibliografische Information der Deutschen Nationalbibliothek
Die Deutsche Nationalbibliothek verzeichnet diese Publikation in der Deutschen Nationalbibliografie; detaillierte bibliografische Angaben sind im Internet unter `http://www.dnb.de` abrufbar.

3., vollständig überarbeitete und ergänzte Auflage

Helmholtzstr. 2-9
10587 Berlin

Umschlag: Jasmin Plawicki, Berlin
Satz & Layout: Johannes Frömke
Druck und Bindung: Elanders, Waiblingen
ISBN 978-3-96543-503-2

www.lehmanns.de

Inhaltsverzeichnis

Vorwort 7

Ultraschall Basics 9

Geräteeinstellungen 33

Flussmessung mit Ultraschall 63

Duplexsonografie der Arteria carotis 72

CW-Sonografie des Ophthalmica-Kreislaufs 92

Duplexsonografie der Temporalarterie 95

Duplexsonografie der Arteria vertebralis 99

Duplexsonografie des Aortenbogens und der Gefäßabgänge 110

Duplexsonografie des Truncus brachiocephalicus 114

Duplexsonografie der Armarterien 119

Duplexsonografie der Armvenen 133

Duplexsonografie bei Dialysepatienten 145

Duplexsonografie der Bauchaorta, des Truncus coeliacus und der A. mesenterica superior 162

Duplexsonografie der Nierenarterien 184

Duplexsonografie der Lebergefäße 200

Duplexsonografie der Vena cava inferior 214

Duplexsonografie der Becken-Beinarterien 221

Messung und Bedeutung des Arm-Bein-Indexes (ABI) 244

Duplexsonografie der oberflächlichen Beinvenen 248

Duplexsonografie der tiefen Beinvenen 262

Normale und pathologische hämodynamische Parameter 286

Kontrastmittel-Sonografie 298

Medizinischer Ultraschall – Abkürzungen, Begriffe, Berechnungen 301

Schlusswort 355

Vorwort zur 3. Auflage

In der dritten Auflage dieses Buches wurden zahlreiche Kapitel überarbeitet und drei neue hinzugefügt. Diese sind „Geräteeinstellungen, Flussmessungen und Lebergefäße".
Bis auf die intrakraniellen Gefäße sind damit praktisch alle Gefäßregionen erfasst.

Hauptanliegen dieses Buches ist die praxisnahe Darstellung der Untersuchungstechnik, wozu auch das Positionieren der Schallsonde auf der Körperoberfläche gehört. Ein Umstand, der für den Anfänger besonders wichtig ist.
Die benötigten Untersuchungszeiten einzelner Gefäßregionen sind eher großzügig geschätzt. Sie sind abhängig von der Erfahrung des Untersuchers und der klinischen Fragestellung und können damit erheblich variieren.

Für wertvolle Tipps möchte ich mich bei meinem Kollegen Dr. V. Abramov aus Dortmund (Klinik für Herz-Thorax-Gefäßchirurgie, St. Johannes Hospital), Frau Dr. P. Vieth sowie Dr. B. Krabbe aus Steinfurt (Klinik für Angiologie, St. Marien Hospital) bedanken, mit denen ich zusammen seit vielen Jahren Ultraschallkurse durchführe.

Ebenso habe ich viel zur Gerätekunde und Ultraschallphysik von Herrn Dr. B. Junge aus Hamburg (Applikationsspezialist, Firma Phillips) gelernt und dem ich deswegen sehr dankbar bin.

Sämtliches Bildmaterial ist anonymisiert und entstammt eigenen Untersuchungen (Gefäßlabor der Klinik für Herz-Thorax-Gefäßchirurgie) und der Klinik für Radiologie im St. Johannes Hospital Dortmund.
Aus didaktischen Gründen sind die Bilder von mir bearbeitet worden, wobei wichtige Parameter hervorgehoben wurden und einige weggeschnitten wurden. Piktogramme sind nicht eingefügt. Sie entsprechen damit nicht den Anforderungen an die korrekte Befunddokumentation!

Für die Bereitschaft alle Änderungen zu akzeptieren und den damit verbundenen Aufwand auf sich zu nehmen, möchte ich mich bei dem Verlag LehmannsMedia, Berlin ganz herzlich bedanken.

Wie schon bei der ersten Auflage möchte ich mich ebenso bei allen Personen bedanken, die mir durch ihre Bereitschaft sich schallen zu lassen, sehr geholfen haben. Insbesondere dem gesamten Team des Gefäßlabors im St. Johannes Hospital Dortmund, dessen Räume und Geräte mir jederzeit zur Verfügung standen.

Johannes Frömke, Dortmund, Juli 2024

Ultraschall Basics

Allgemeiner Teil

Definition
Ultraschall ist eine longitudinale mechanische Welle (Druckwelle) jenseits der Hörschwelle (oberhalb von 20 Kilohertz, kHz). Sie kann sich nur in einem Medium ausbreiten.

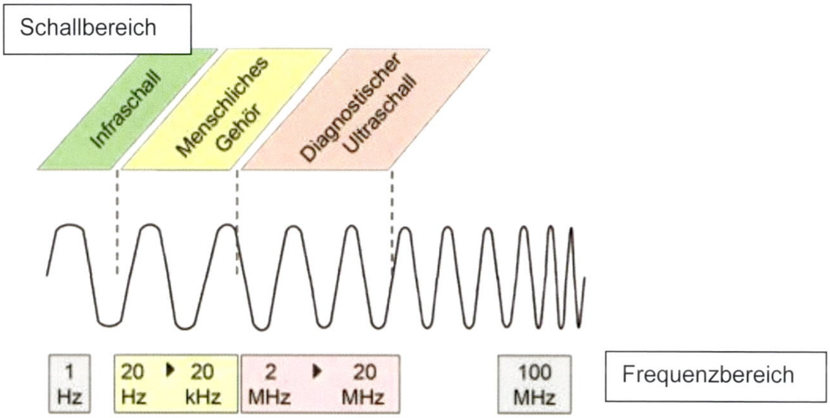

Zyklus und Wellenlänge

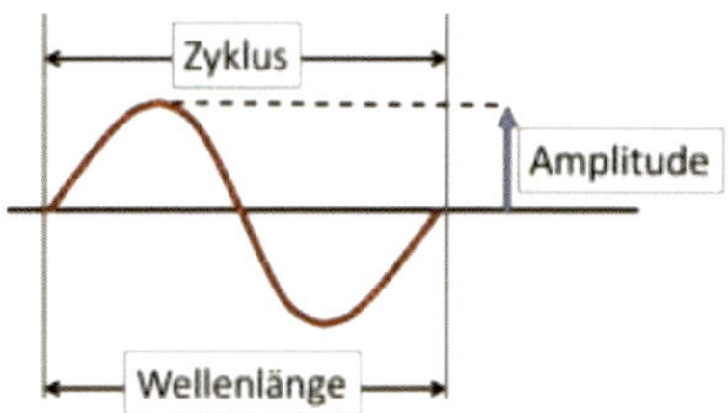

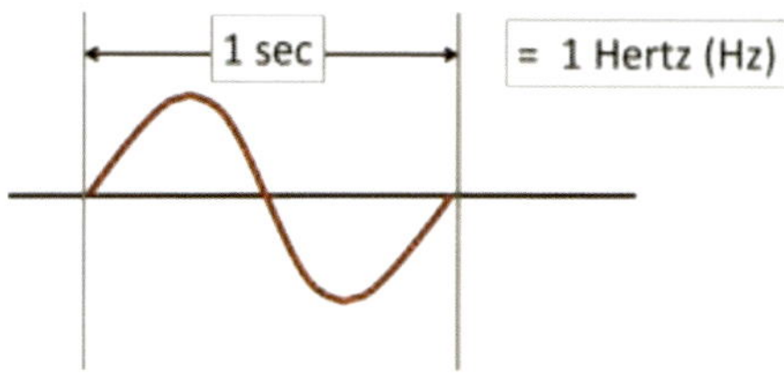

Der Unterschied zwischen Zyklus (= Periode) und Wellenlänge besteht in der Bezugskomponente: Zyklus wird auf die Zeit bezogen, Wellenlänge wird auf die Distanz bezogen.

Wellenlänge und Frequenz stehen zueinander im umgekehrten Verhältnis:

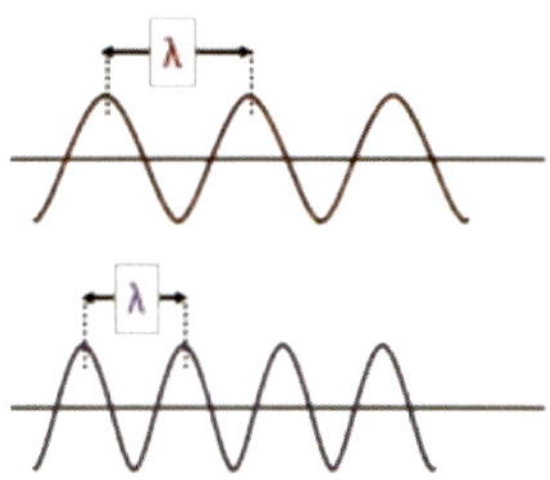

$\uparrow \lambda = c / f \downarrow$ Schallwellen mit großer Wellenlänge haben eine niedrige Frequenz.

$\downarrow \lambda = c / f \uparrow$ Schallwellen mit kleiner Wellenlänge sind hochfrequent und haben ein gutes Auflösungsvermögen.

c = Ausbreitungsgeschwindigkeit

Erzeugung und Ausbreitung

Die Erzeugung von Schallwellen im Megahertzbereich geschieht mit Quarzkristallen, die entsprechend der angelegten Wechselspannung schnell schwingen. Heutige Schallköpfe arbeiten mit Verbindungen aus Blei-Zirkonium-Titanat (PZT). Je nach Bauweise (und Indikation) verwenden Schallköpfe 32 bis 512 Piezoelemente.
Physikalisch wird hierbei der indirekte und direkte piezoelektrische Effekt genutzt.
Ihre Ausbreitung kann nur in einem Medium, jedoch nicht im Vakuum, stattfinden.
Dabei werden Materieteilchen (Moleküle) in der Luft oder im Gewebe in Schwingungen versetzt.

Es werden dabei Zonen niedriger und hoher Teilchendichte erzeugt, die so zum wellenartigen Charakter des Schalls führen.

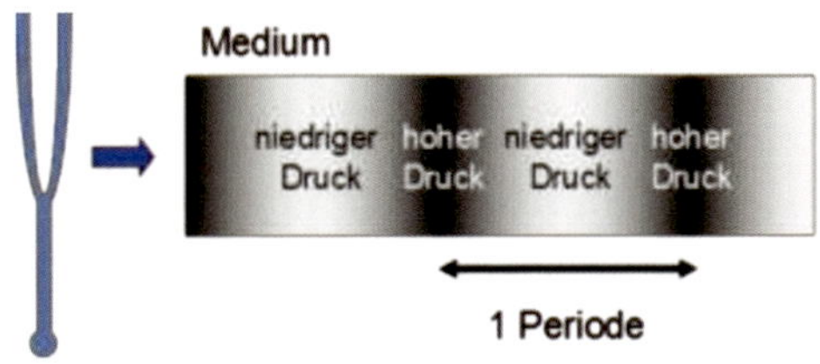

Die Ausbreitung erfolgt in Längsrichtung (= longitudinal). Je weniger sich ein Medium komprimieren lässt, umso langsamer ist die Schallausbreitung. Je dichter ein Medium ist, desto schneller ist die Schallausbreitung. Folgender Zusammenhang besteht zwischen Ausbreitungsgeschwindigkeit (c), Frequenz (f) und der Wellenlänge (λ):

$$c = \lambda \cdot f$$

Die Schallausbreitungsgeschwindigkeit ist stark variabel und hängt vom Medium und der Temperatur ab.
Die Tabelle zeigt typische Ausbreitungsgeschwindigkeiten in Abhängigkeit vom Medium.

Medium	Geschwindigkeit (m/s)
Luft	331
Hirn	1 541
Niere	1 561
Leber	1 549
Muskulatur	1 585
Fettgewebe/ Wasser	1 450
Knochen	4 080

Wie man aus der Tabelle ersieht, stellen Luft, mit der niedrigsten und Knochen, mit der höchsten Geschwindigkeit, Grenzbereiche dar.

Alle Ultraschallgeräte gehen von einer Schallgeschwindigkeit im menschlichen Körper (unter Raumtemperatur) von 1540 m/s aus. Die interne Gerätesoftware ist auf diesen Wert programmiert.
Da wir es mit Geweben unterschiedlicher Dichte und damit unterschiedlichen Laufgeschwindigkeiten zu tun haben sind Messungen mit einem gewissen Fehler behaftet.
Die Genauigkeit (Accuracy) unterliegt einem Fehler von ± 5% und ist damit tolerabel.
[Die Schallgeschwindigkeit für Blut beträgt 1570 m/s].

Schicksal des Schallstrahls

Ein senkrecht auf eine Grenzfläche auftreffender Schallstrahl, wird in Achsenrichtung reflektiert. Das so erzeugte Bild (B-Bild) hat die beste Abbildungsqualität, was beim Schallen sehr leicht beobachtet werden kann.
Ein schräg auf eine Grenzfläche auftreffender Strahl wird in einem bestimmten Winkel abgelenkt. Sein Echo ist schwächer und damit die Abbildung schlechter.
Bei Eintritt in Gewebe unterliegt der Schall zahlreichen Vorgängen von Reflexion, Brechung, Streuung und Absorption, so dass seine Energie schnell abnimmt. Zudem wird er mit zunehmender Tiefe breiter.
Alle diese Vorgänge führen zur Schallabschwächung (Attenuation). Der Verlust an Schallintensität während der Ausbreitung im Gewebe wird in Watt pro cm^2 angegeben.
Einheiten in Dezibel (dB) werden benutzt, um Differenzen der Schallintensität anzugeben.
Beispiel:
Ein Schall mit einer 100mal schwächeren Intensität hat eine Abschwächung von -20 dB.
Ein Schall mit einer 1000mal schwächeren Intensität hat eine Abschwächung von -30 dB.
Für weiches Gewebe beträgt die Abschwächung 0,3 dB pro cm pro MHz.

Die Abschwächungsrate wird auch Abschwächungs-Koeffizient genannt.
Im weichen Gewebe beträgt dieser Koeffizient die Hälfte der Sendefrequenz pro Zentimeter Eindringtiefe.
Das bedeutet: Ein 5 MHz-Signal verliert 2,5 dB pro Zentimeter Strecke.
Die praktische Bedeutung liegt in der Tatsache, dass hochfrequente Schallköpfe eine große Abschwächung erfahren und umgekehrt. Dementsprechend ist bei der Auswahl der Schallkopffrequenz die Untersuchungstiefe zu berücksichtigen.

Spezieller Teil

► **Schall** (unterliegt den Gesetzen der Akustik)
- Ausbreitung an Materie gebunden, im Vakuum nicht möglich
- prinzipiell bestehen 2 Möglichkeiten der Schallausbreitung
    - als <u>longitudinale</u> Welle (in Flüssigkeiten, Gasen, Beispiel: Akustik)
    - als <u>transversale</u> Welle (in Festkörpern, Beispiel: Erdbeben)
      In Festkörpern kommen auch londitudinale Wellen vor.

► **Piezokristalle** dienen der Ultraschallerzeugung (oberhalb der Hörschwelle)
- Elektrischer Strom auf Kristall ergibt eine Schallwelle (indirekter Piezo-Effekt)
- Schallwelle auf Kristall ergibt ein elektrisches Signal (direkter Piezo-Effekt)
- In der Medizin werden meist Frequenzen zwischen 2 - 20 Megahertz (MHz) verwendet. Spezielle Indikationen verwenden auch höhere Frequenzen.

► **Sondenfrequenz** (mit steigender Frequenz nimmt die Eindringtiefe ab)
- sehr hohe Frequenzen
    - Intravascular (IVUS): 10 bis ~ 50 MHz.
- hohe Frequenzen (5 - 12 MHz) für oberflächliche Strukturen
    - Gefäße (Hals, Arme, Beine)
    - Schilddrüse, Brustdrüse
- niedrige Frequenzen (1 - 6 MHz) für tiefe Strukturen
    - transkraniell mit 2 MHz
    - transabdominal mit 3,5 - 5,0 MHz
    - transvaginal mit 5,0 - 7,5 MHz

► **Auflösungsvermögen** (Resolution)

Entscheidend für eine sichere Diagnostik ist die Bildqualität. Diese wird stark vom Auflösungsvermögen beeinflusst, welches mit der Frequenz zunimmt. Unterschieden werden axiale und laterale Auflösung.

- Axiale Auflösung
    - hintereinander gelegene Objekte in Schallrichtung werden erfasst
    - wird von der Wellenlänge limitiert (Schallfrequenz, SPL)
    - 2 Strukturen, deren Abstand kleiner ist als die verwendete Wellenlänge werden nicht mehr getrennt wahrgenommen

SPL = spatial pulse length = $n \times \lambda$
n = Anzahl der Zyklen (Perioden) in einem Puls
λ = Wellenlänge (mm)

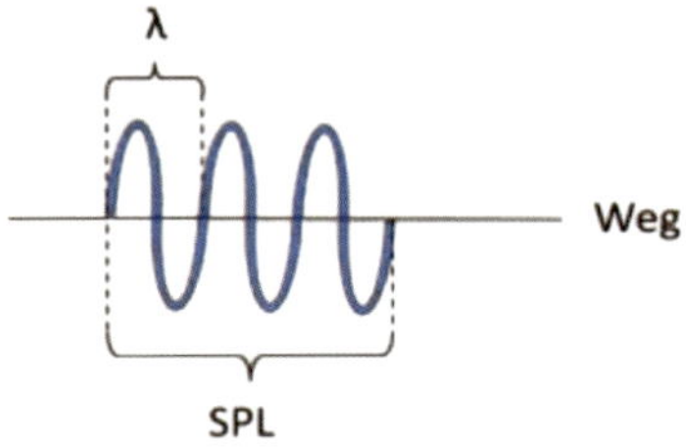

Hier im Beispiel besteht die Pulsdauer (SPL) aus 3 Zyklen.

Berechnung des axialen Auflösungsvermögens = SPL / 2

Beispiel:

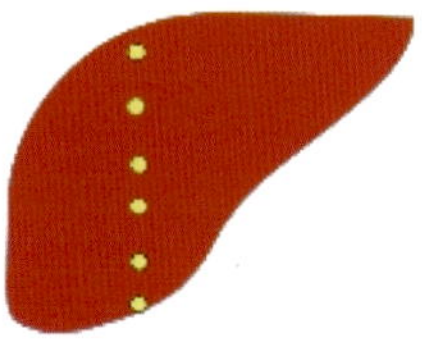

Ein Organbefund mit 6 Knoten wird geschallt. Alle Befunde sollen korrekt wedergegeben werden.

niedrige Schallfrequenz

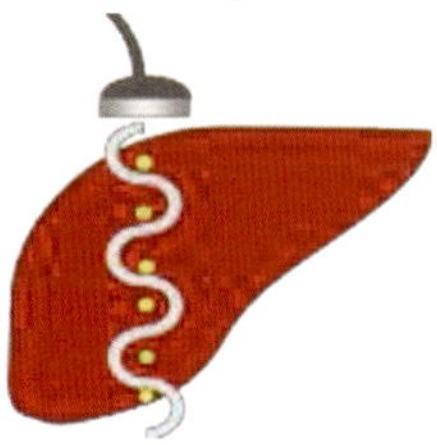

Monitorbild

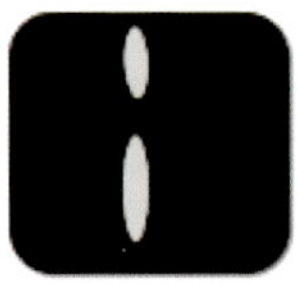

Hier ist die Wellenlänge zu lang (niedrige Schallkopffrequenz). Die Objekte werden nicht einzeln erkannt und verschmelzen auf dem Monitorbild (2 Strukturen statt 6).

hohe Schallfrequenz

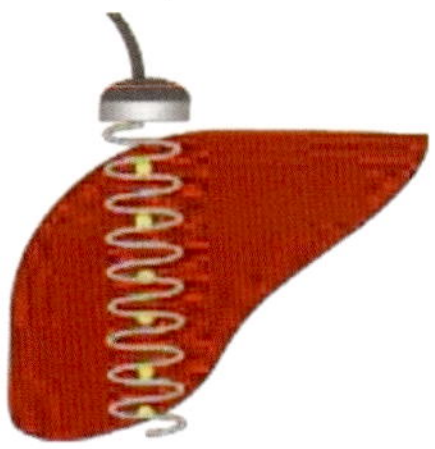

Monitorbild

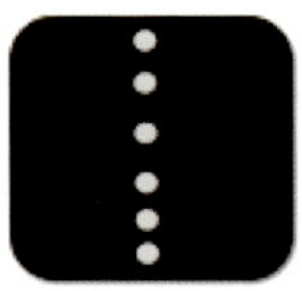

Hier ist die Wellenlänge kurz (hohe Schallkopffrequenz). Die Objekte werden korrekt erkannt. Alle 6 Befunde werden wiedergegeben.

- <u>Laterale Auflösung</u>
    - ist abhängig von der Bauweise des Schallkopfes und von der Breite des Schallstrahls (Schalldruckfeld)
    - nebeneinander gelegene Objekte werden nur dann getrennt abgebildet, wenn der Schallstrahl (Beam) schmal ist
    - mit der Fokuszone lässt sich die laterale Auflösung optimieren

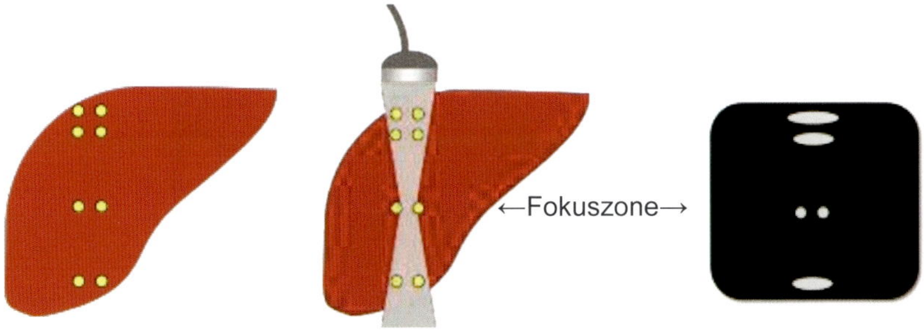

Liegen die Objekte im Bereich des breiten Schallstrahls, werden sie nicht korrekt erfasst (oberes und unteres Ende des Schallstrahls).
Im Bereich der Fokuszone mit schmalem Schallstrahl wird der Befund korrekt wiedergegeben.

Die axiale Auflösung ist stets besser als die laterale.

► **Abbildungsverfahren** (Modes); die Art, wie der Ultraschall „sieht"

- <u>A-Mode</u> (Amplituden Modus)
    - ein einzelner Schallstrahl wird an Grenzflächen reflektiert und erzeugt Einzelausschläge (Amplituden) auf dem Monitor (1-D Verfahren)
    - ist wegen fehlender anatomischen Orientierung bedeutungslos
    - wichtig als Grundlage für den Aufbau des B-Bildes

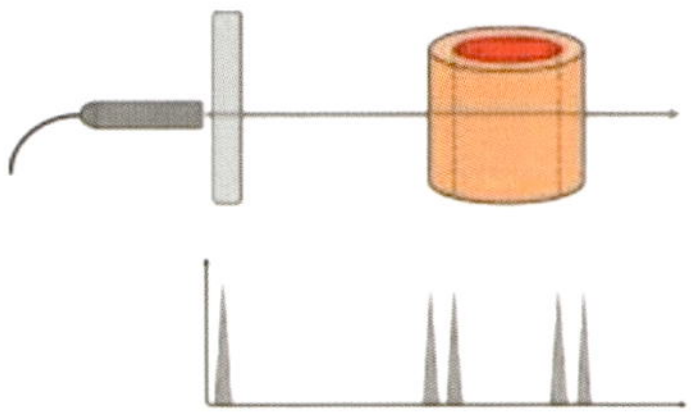

- <u>B-Mode</u> (Brightness Modus)
    - Aussenden zahlreicher Impulse
    - liefert ein zweidimensionales Bild unterschiedlicher Grauwerte von weiß bis schwarz (= 2-D Verfahren)

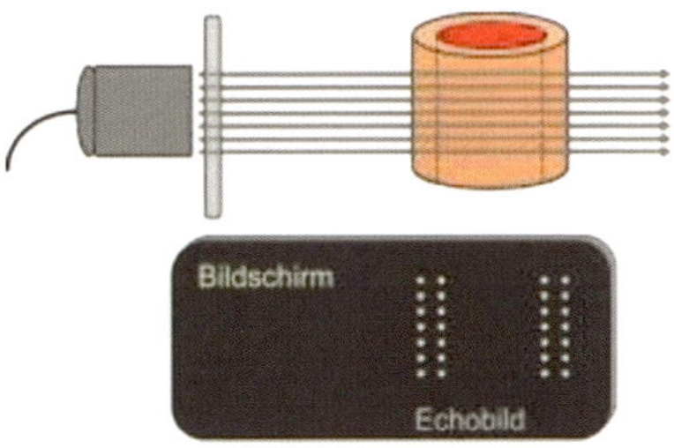

- M-Mode (Motion Modus)
    - Legen einer Achse (Pfeil) in das B-Bild, entlang welcher geschallt wird.
    - Im separaten Fenster wird die erhaltene Information (des B-Bildes) über die Zeit aufgezeichnet. Im Gegensatz zum B-Bild, wo nacheinander registriert wird, werden hier die Bilder nebeneinander dargestellt.
    - Verwendung in der Echokardiographie und Lungendiagnostik (Pneumothorax; lung sliding)

Beispiel aus der Echokardiographie (Berechnung der TAPSE):

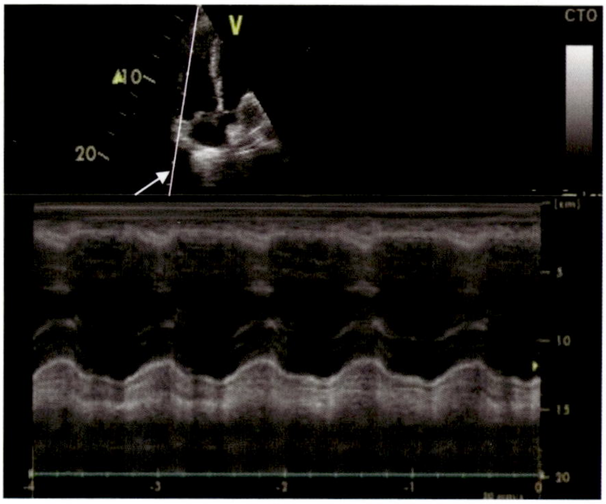

Beispiel aus der Lungensonographie (Sea shore Zeichen):

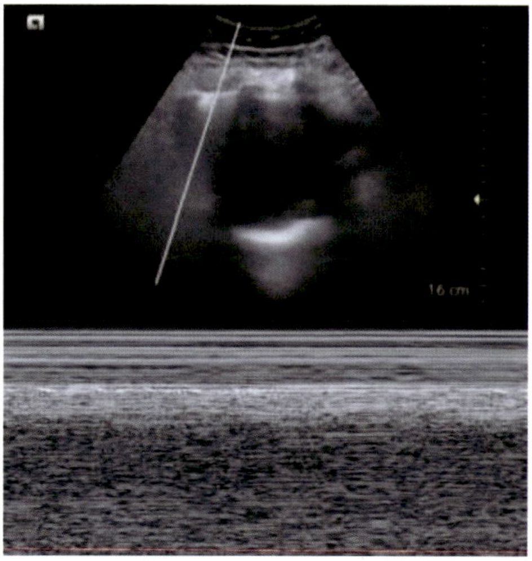

Haut, Fettgewebe, Muskulatur, Pleura parietalis ergeben „Wellen“ (Barcode)

Atemabhängige Bewegungen von Lunge und Pleura visceralis ergeben „Sand“

Alle dynamischen Strukturen zeigen einen wellenartigen Verlauf; alle statischen Strukturen einen gradlinigen Verlauf.

► **Sendetechnik, Empfangstechnik** und **Duty-Faktor**

1. Sende- und Empfangstechnik

- cw Sonographie (continuous wave)
  - 2 Kristalle arbeiten simultan; einer sendet, einer empfängt
  - ein B-Bild wird nicht generiert
  - alle Geschwindigkeiten werden korrekt erfasst
  - eine Geschwindigkeitsmessung in cm/sec. ist nicht möglich (keine Winkelkorrektur, da kein B-Bild)

- pw Sonographie (pulsed wave)
  - Sendung und Empfang wird von nur einem Kristall vorgenommen
  - durch Wahl eines Sampling volume (Messtorweite) lässt sich jedes Gefäß selektiv erfassen
  - ist die Abtastfrequenz (PRF) zu niedrig gewählt, werden schnelle Strömungen (z.B. in Stenosen) nicht korrekt erfasst (Auftreten von Aliasing)

Schematische Darstellung zum Unterschied von CW- und PW-Sonographie:

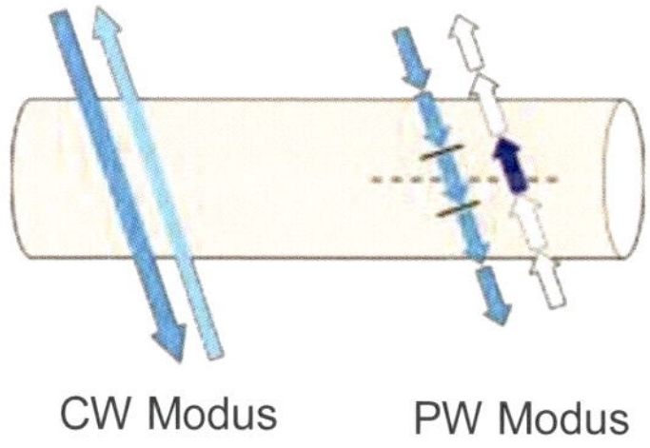

Im CW-Modus wird kontinuierlich geschallt, die Echofrequenz empfangen und ausgewertet. Im PW-Modus werden kurze Pulswellenpakete erzeugt. Die Echofrequenz wird nur für den festgelegten Messbereich im Messfenster (Gate, sample volume) zugelassen und ausgewertet. Mit Hilfe dieses Verfahrens lässt sich exakt nur der interessierende Bereich erfassen.

Terminologie der gepulsten Schallaussendung (PW-Modus):

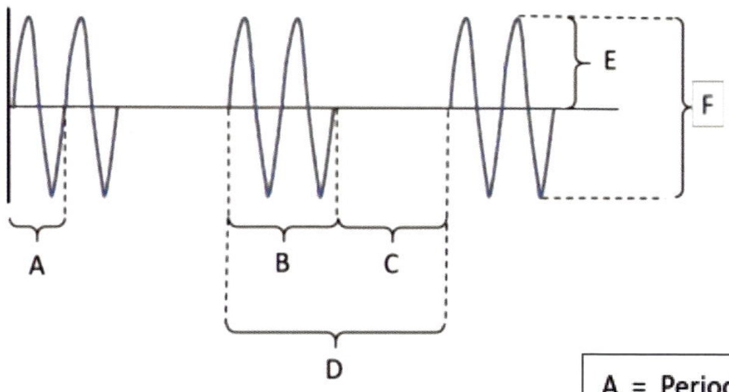

A = Periode
B = Pulsdauer
C = „listening time"
D = Puls Repetitions Periode (PRP)
E = Amplitude
F = Amplitude „peak to peak"

2. Dutyfaktor (DF)

Bei der kontinuierlichen CW-Sonographie wird permanent mit einem Piezoelement geschallt. Das System ist dauerhaft auf Sendung. Dadurch hat es keine Zeit Bilder zu erzeugen. Was es abbildet (nach Empfang der Echofrequenz mit einem zweiten Piezokristall) ist lediglich das Frequenzspektrum.

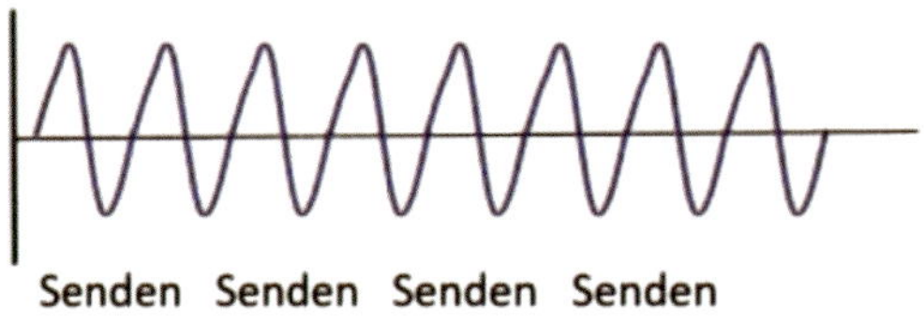

Anders verhält es sich bei der PW-Sonographie. Hier sind kurze Schallimpulse mit dazwischenliegendem schallfreien Intervall („hören"). Genau während dieser Zeit wird das B-Bild aufgebaut. Die wichtigen Größen sind in der Grafik dargestellt.

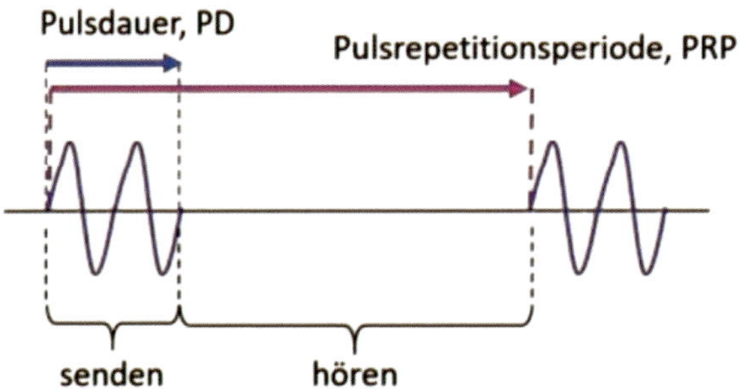

Aus den Größen der Pulsdauer (PD) und der Pulsrepetitionsperiode (PRP) lässt sich der Duty-Faktor berechnen:

Der Quotient $\frac{PD}{PRP}$ **ist der Duty Faktor**

Der Duty Faktor für die CW-Sonographie ist immer 1 (100%). Oder anders ausgedrückt: das System ist immer auf Sendung.
Der Duty-Faktor für die PW-Sonographie liegt immer deutlich unter 1 (deutlich weniger als 100%)

► Von **Frequenz** zur **Geschwindigkeit**

Betrachtet man den Bildschirm eines CW-Dopplergerätes und einer Duplexmaschine, stellt man Unterschiede in der Achsenbenennung fest. Es ist wichtig diese zu verstehen.

Bildschirm Dopplergerät (CW-Modus)

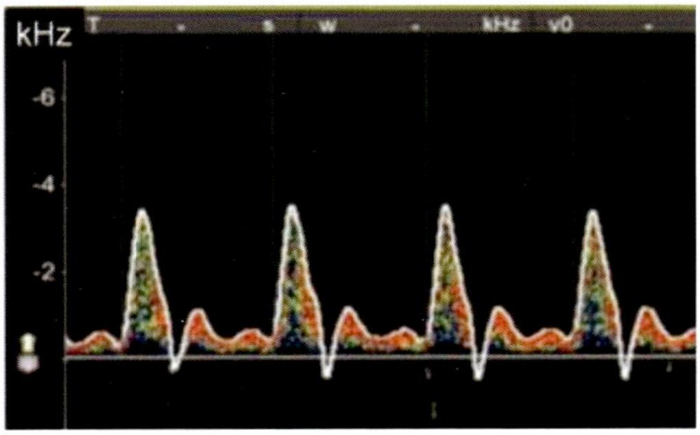

Bildquelle: SMT medical GmbH&Co (mit Genehmigung)

Bildschirm Duplexgerät (PW-Modus)

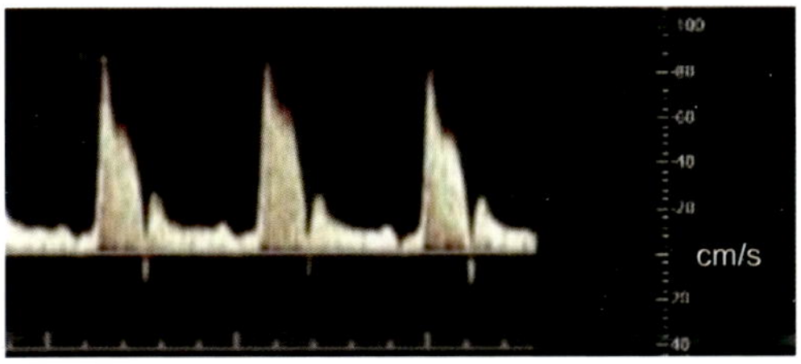

In beiden Fällen wird ein Frequenzspektrum abgebildet.
Aber sehen Sie den Unterschied? Der Unterschied besteht in der Beschriftung der Ordinatenachsen. Zum einen sind es Frequenzangaben in Kilohertz (kHz), zum anderen sind es Geschwindigkeiten in Zentimeter (oder Meter) pro Sekunde (cm/s).

Mit Drücken der PW-Taste am Duplexgerät wird das Dopplerspektrum angezeigt. Hierzu benötigt das Gerät nur eine einzige Information, nämlich die Dopplerfrequenzshift oder kurz Dopplershift (ΔF). Diese Information wird aus dem Sample-Volume (Messfenster) abgeleitet. Aus der Dopplershift (kHz) wird auf Geschwindigkeiten (cm/s) umgerechnet.

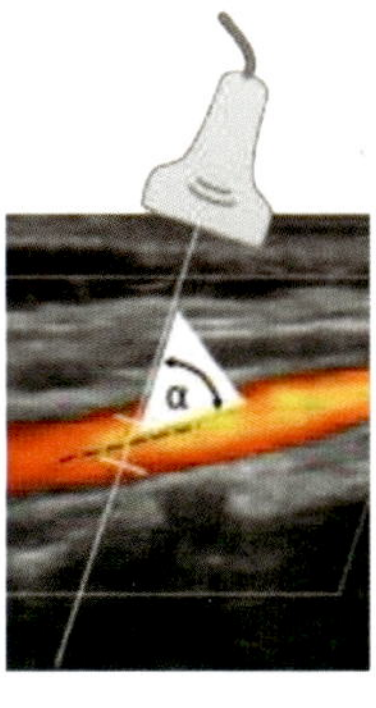

Wie konvertiert das Gerät Frequenzen in Geschwindigkeiten?
Indem der Anwender dem Gerät den Winkel (α) angibt.
Wenn der Winkel bekannt ist, kann das Gerät mit Hilfe der Dopplergleichung die Flussgeschwindigkeit messen.
Die Dopplershift ist über die Cosinusfunktion des Einfallwinkels proportional der Flussgeschwindigkeit.
(siehe Kapitel „Flussmessung")

Aus einem Frequenzspektrum (Doppler-Gerät) ist ein Geschwindigkeitsspektrum (Duplexgerät) geworden.

▶ Doppler, Duplex, Triplex, Dopplergleichung

Doppler (Christian Andreas Doppler, österreichischer Physiker)

- Sendefrequenz und Echofrequenz sind beim Schallen bewegter Objekte verschieden (diesen Unterschied nennt man Dopplershift)
- entfernt sich das beschallte Objekt, wird die Echofrequenz niedriger

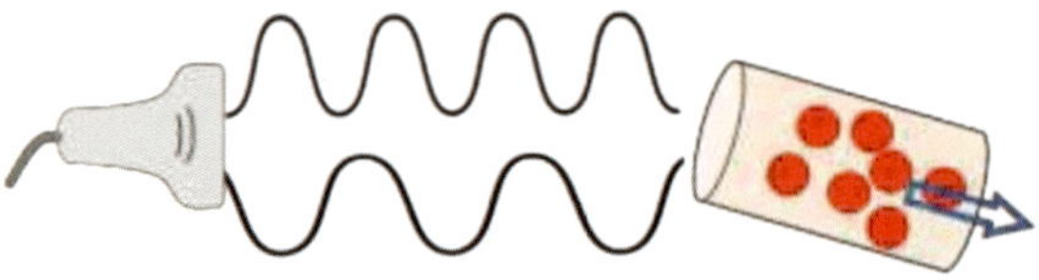

- nähert sich das beschallte Objekt, wird die Echofrequenz höher

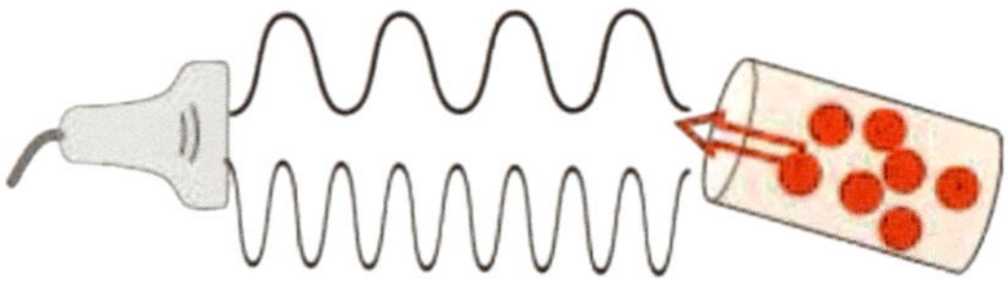

- mit den Hauptfarben „Rot" und „Blau" werden beim Farbdoppler Strömungsrichtungen angezeigt (kodiert)
- zusätzliche Farben (Gelb, Grün, Weiß) zeigen schnelle Frequenzen (Strömungen) an; mit Grün wird die Varianz kodiert (turbulente Strömung)

Duplex = Kombination aus B-Bild + pw-Doppler

Triplex = Kombination aus B-Bild + pw-Doppler + Farbkodierung

- Der Farbübergang von Rot nach Blau (oder umgekehrt) über eine schmale schwarze Linie stellt einen Normalbefund dar. Beim Schallen im rechten Winkel zum Gefäß tritt dieses Phänomen häufig auf:

  - rot = Fluss auf die Sonde zu
  - blau = Fluss von der Sonde weg

  Die anatomische Flussrichtung bleibt, die Farbe wechselt.

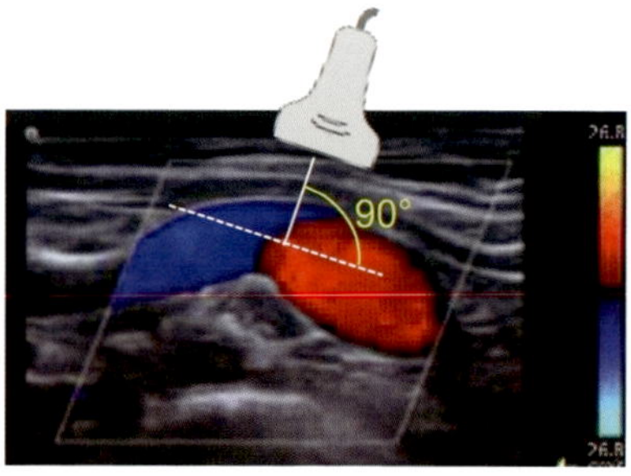

Dopplergleichung

Zwischen ausgesendeter Frequenz (fa in Megahertz), der Frequenzänderung (Δf in Kilohertz; Dopplershift), der Schallgeschwindigkeit (c in Meter pro Sekunde) und dem Beschallungswinkel (cos α) besteht ein mathematischer Zusammenhang, der als Dopplergleichung bekannt ist.

$$\Delta f = V \cdot \frac{f_a \cdot \cos \alpha}{c} \cdot 2$$

Die Multiplikation mit dem Faktor 2 trägt der Tatsache Rechnung, dass der Dopplereffekt im beschallten Gefäß zweimal auftritt.

Geht man davon aus, dass die ausgesendete Schallfrequenz (fa) und die Schallgeschwindigkeit im Gewebe (c) Konstanten sind, kann bei bekanntem Beschallungswinkel (α) direkt aus der Frequenzänderung (ΔF) auf die Strömungsgeschwindigkeit (V) geschlossen werden:

Δf ist **proportional V**

In der Praxis wird auf dem Monitor die y-Achse in Kilohertz (für Δf) oder in cm pro sec (für V) bezeichnet, während die x-Achse die Zeit anzeigt.

Wichtige hämodynamische Parameter lassen sich mit Hilfe der Doppler-Gleichung berechnen:

Flussnachweis, Flussrichtung (orthograd oder retrograd),
Geschwindigkeiten (Stenosegraduierung), Flussvolumina.

► **Bildschirm** mit **B-Bild**

Das B-Bild ist immer ein Amplitudenbild.
Beim Durchdringen von Gewebe wird der Ultraschall an biologischen Grenzflächen reflektiert. Dies wird durch unterschiedliche Gewebswiderstände (Impedanzen) hervorgerufen. Das rückkehrende Echo enthält entsprechend zahlreiche, in ihrer Amplitude (Stärke) unterschiedliche Signale, die als Helligkeitspunkte abgebildet werden. Beim Schallen von Blutgefäßen sind Reflexionen kaum zu erwarten, so dass diese immer schwarz (echoleer) abgebildet werden. Besonders starke Reflektoren wie z.B. Knochen, Kalkherde, Fascien erscheinen hell (echoreich).

Terminologie der abgebildeten Echointensitäten:

- schwarz = echoleer = Blut, Pleura- und Perikarderguss, Liquor
- grau = isoechogen = Muskulatur, Fett, evtl. Gefäß-Plaques
- weiß = echoreich = Zwerchfell, Pleura, Nerven, Bänder, Gefäßplaques
- hell weiß = hyperechogen = Knochen (totale Reflexion)

▶ Berechnungen

Neben der morphologischen Beurteilung von gesunden und kranken Körperregionen mittels B-Bildsonographie lassen sich eine Fülle von hämodynamischen Parametern mit Hilfe der Gerätesoftware bestimmen. Spitzengeschwindigkeiten, Volumenflüsse und Volumenberechnungen sowie verschiedene Indizes sind entscheidende Parameter der kardiovaskulären Diagnostik.

Wichtige Größen in der Gefäßdiagnostik sind:

- Peak systolic velocity **PSV**
- End-diastolic velocity **EDV**
- Resitive Index **RI**
- Pulsatility Index **PI**
- Flow Volume **FV**
- Akzelerationszeit **AT**

Peak systolic und End-diastolic Velocity

Die Bestimmung der PSV und EDV geschieht entweder automatisch durch das Gerät oder manuell durch den Untersucher. Für die Stenosegraduierung spielen sie eine entscheidende Rolle.
In beiden Fällen sind Fehlplatzierungen und damit Fehlmessungen möglich.

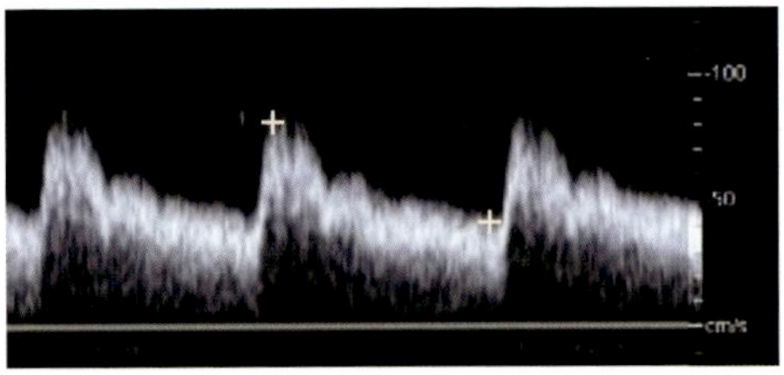

Die vom Gerät vorgenommene Messung von Maximal- und Minimalgeschwindigkeit (Kreuze) ist korrekt.

Manuelles Setzen des Messpunkts für die PSV:

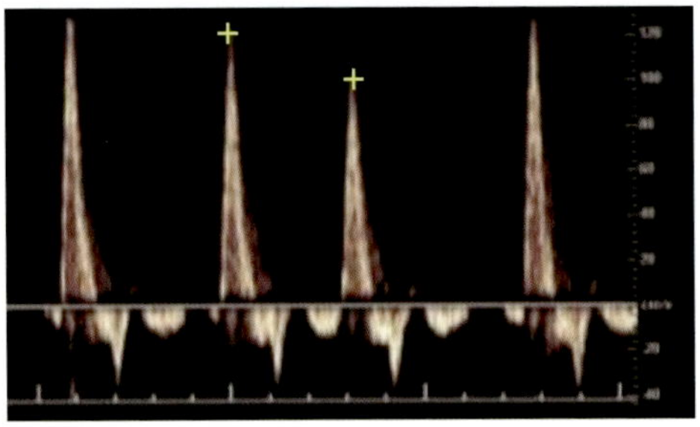

Systolische Spitzenwerte unterliegen physiologischen Schwankungen während des Herzzyklus.
Bei Extrasystolien sind sie besonders auffällig. Der Messpunkt kann dadurch variieren und sollte möglichst während gleichmäßigen Herzaktionen bestimmt werden.

Setzen des Messpunkts für die EDV:

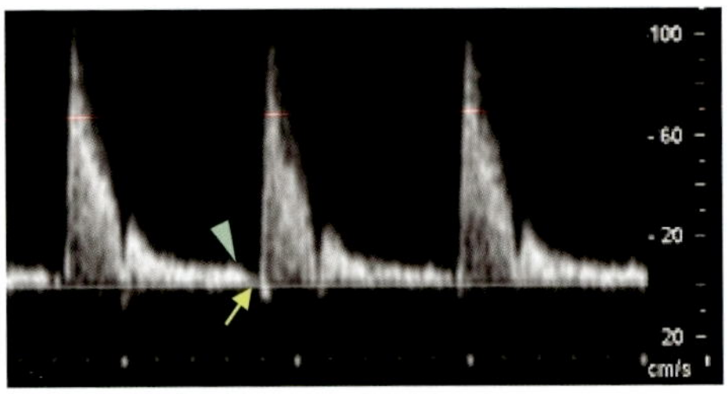

Der korrekte Messpunkt zur Berechnung der EDV ist mit der Pfeilspitze markiert.

Er stellt nicht den tiefsten Punkt des Spektrums dar (gelber Pfeil).

Bedeutung des **Schallwinkels**

Dieser muss entsprechend der Gefäßachse (Strömungsrichtung) am Duplexbild manuell eingestellt werden (Winkelkorrektur-Knopf).

Wie die Messungen des systolischen Maximalflusses (PS)zeigen, schwanken die berechneten Werte erheblich, wenn die Achsenkorrektur (weiße Linien) vorgenommen wird.

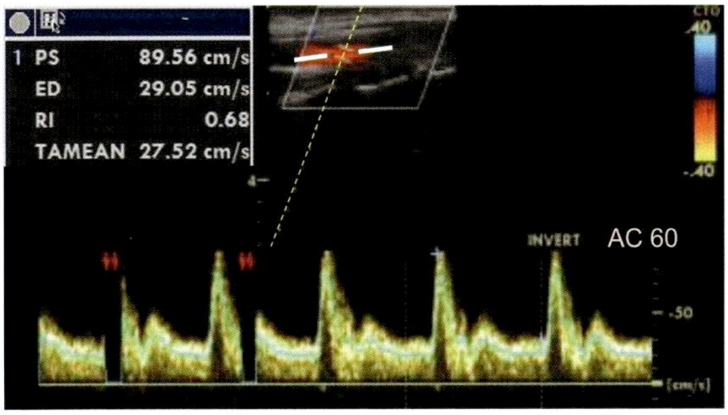

PS **89,56** cm/s

AC 60°
Winkel korrekt ✓
Achsenlage korrekt ✓

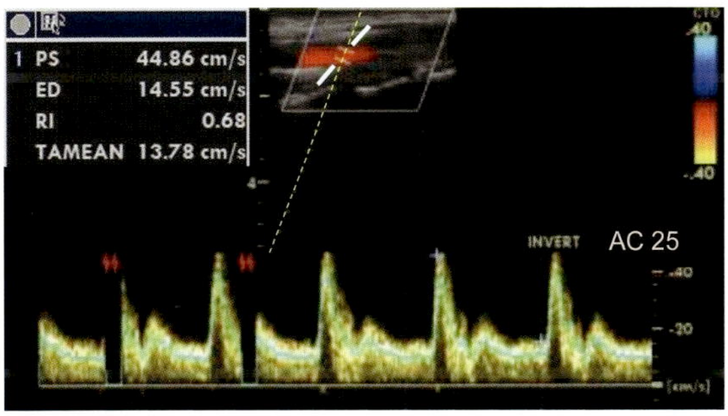

PS **44,86** cm/s

AC 25°
Achsenlage nicht korrekt ☹

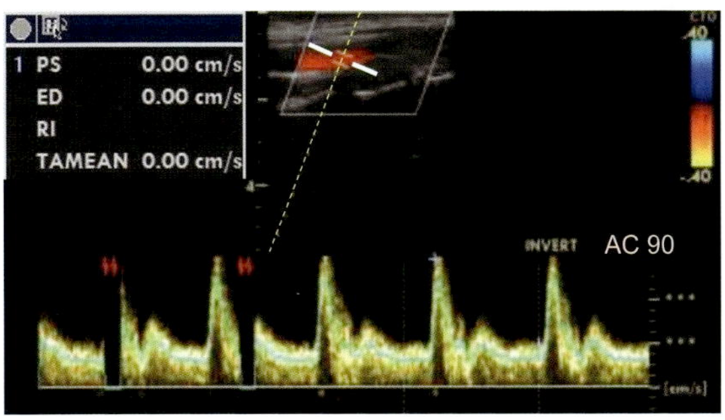

PS **0,00** cm/s

AC 90°
Achsenlage nicht korrekt ☹

In diesem Beispiel wird die Winkelfunktion besonders deutlich
(Cosinus 90° = 0)

PS	= Peak systolic
ED	= End diastolic
RI	= resistive Index
TAMEAN	= gemittelte Geschwindigkeit
AC	= Angle Calculation oder Angle Correction

Von Interesse ist der berechnete RI-Wert. Dieser ist in der oberen und mittleren Abbildung mit 0,68 identisch, trotz unterschiedlichem Winkel. Es zeigt seine Winkelunabhängigkeit.

Die Bestimmung von **Doppler-Indizes** dient im Wesentlichen der Quantifizierung prä- oder poststenotisch abgeleiteter Frequenzspektren.
Hämodynamisch interessant ist der PI-Wert, da er über den gesamten Herzzyklus informiert, während der RI nur anhand systolischer und enddiastolischer Einzelwerte sich berechnet.
Letztendlich dienen die vom Gerät berechneten Werte als Hinweis für gegebene peripheren Widerstände und sollten in klinische Entscheidungen einbezogen werden.
Aussagen zur Funktionsfähigkeit von Bypassanlagen, Entwicklung von Dialysefisteln und der Organfunktion nach Transplantation können mit Hilfe dieser Parameter getroffen werden.

Resistive Index RI (nach Pourcelot, 1974)

Beschreibt den Gefäßwiderstand distal zum Messort.

Messgrößen: maximale und minimale Strömungsgeschwindigkeit

Berechnung:

$$RI = \frac{V_{max} - V_{min}}{V_{max}}$$

Norm: 0,5 - 0,7 (Werte über 0,8 sind meist pathologisch)

Im Beispiel unten sind 4 arterielle Frequenzspektren abgeleitet. Von links nach rechts nimmt der periphere Widerstand zu. Entsprechend ändert sich das Dopplerspektrum. Der zugehörige RI-Wert ist berechnet.

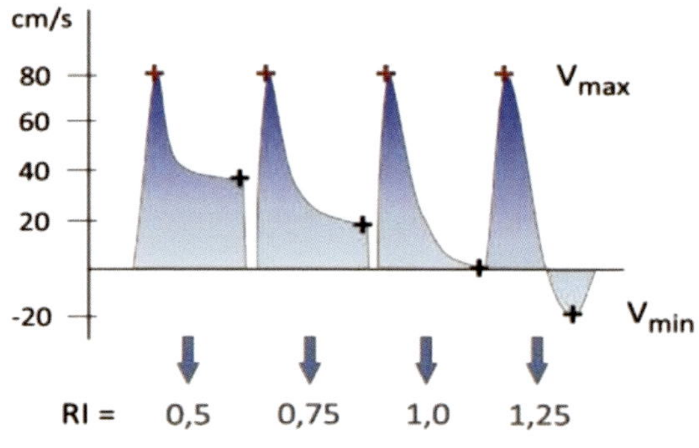

Bei gleichbleibender V_{max} und abfallender V_{min} steigt der RI-Wert kontinuierlich an.
RI-Wert und V_{min} verhalten sich gegensätzlich.
Hohe RI-Werte gehen mit einem erhöhten peripheren Widerstand einher.

Pulsatility Index PI (nach Gosling, 1975)

Abschätzung proximaler und peripheren Widerstände.

Messgrößen:
- maximale Strömungsgeschwindigkeit (V_{max})
- minimale Strömungsgeschwindigkeit (V_{min})
- zeitgemittelte mittlere Geschwindigkeit (V_{mean})

Berechnung:

$$PI = \frac{V_{max} - V_{min}}{V_{mean}}$$

Norm:
> 4 für Oberschenkelarterien
> 8 für Unterschenkelarterien (je peripherer desto höher der PI)

Frequenzspektrum und PI-Wert distal unterschiedlicher Stenosegrade:

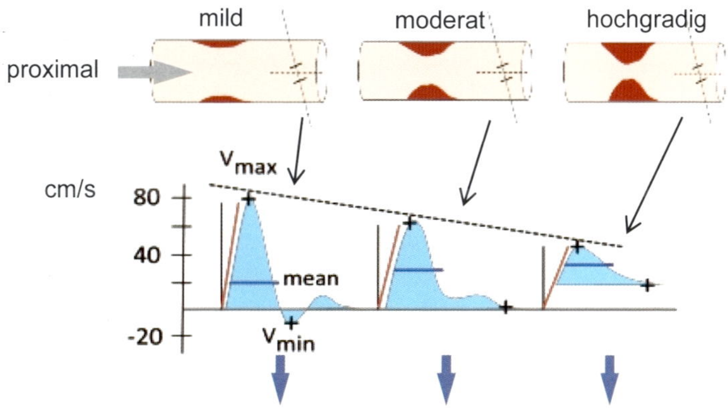

PI = **4,75** **2,33** **0,87**

Mit zunehmender proximalen Stenose nimmt der PI kontinuierlich ab.

Praktische Bedeutung:
Intraoperative Flussmessungen (Koronarchirurgie, periphere Gefäßchirurgie) sind im Rahmen der Qualitätskontrolle nach Bypassoperationen üblich.
Hierzu wird ein steriler Flussmesskopf mit zwei Schallsendern (dünne Pfeile) und einem Reflektor auf der Gegenseite (dicker Pfeil) verwendet, der um den Bypass gelegt wird. Durchflossenes Volumen (in ml/min) und der PI-Wert werden automatisch berechnet. Beide Werte geben wichtige Informationen zur Bypassfunktion.

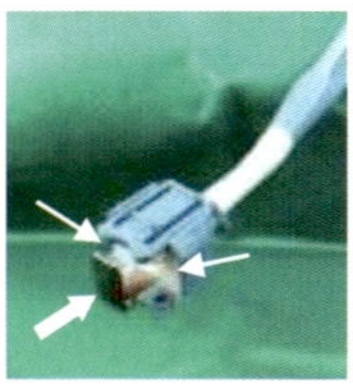

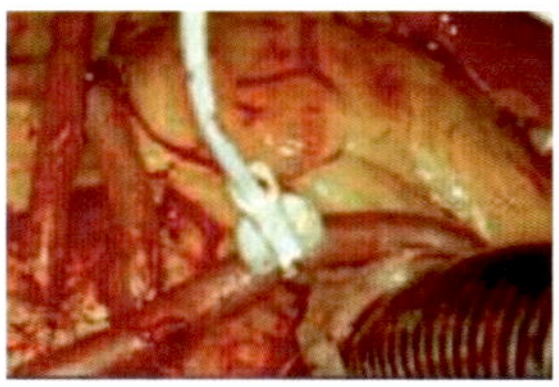

- PI-Wert erhöht - spricht für eine Widerstandserhöhung peripher des Messortes
  → Risiko des Bypassverschlusses
- PI-Wert erniedrigt - spricht für eine Widerstandserhöhung proximal des Messortes
  → z.B. technischer Fehler der proximalen Anastomose

Flow Volume FV

Flussvolumina können nicht-invasiv über jedem Gefäß mittels Duplexsonographie ermittelt werden.

Messgrößen:

- Gefäßquerschnittsfläche (Radius x Radius x π)
- die zeitgemittelte mittlere Flussgeschwindigkeit (TAMV, time averaged mean velocity)

TAMV (cm/s) x Fläche A (cm^2) x 60 = Flussvolumen (ml/min)
Faktor 60 dient der Umrechnung auf 1 Minute (60 Sekunden)

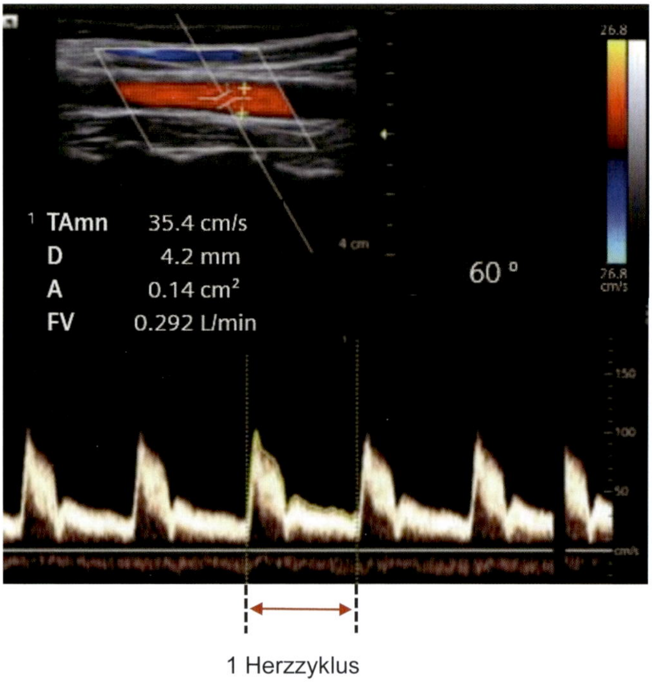

Berechnen:

- Ableiten und einfrieren des Frequenzspektrums. Achten auf die Winkelkorrektur.
- Die über einen Herzzyklus gemittelte Flussgeschwindigkeit (TAmn oder TAMV) wird durch das Gerät berechnet.
- Ausmessen des durchflossenen Gefäßdiameters (D) und Bestätigen mit der Set-Taste. Damit erfolgt die automatische Flächenmessung (A).
- Das Flussvolumen (FV) wird in Liter oder Milliliter/min. angezeigt.
- In diesem Beispiel sind es 292 ml/min.

Akzelerationszeit AT

Die Akzelerationszeit ist als Anstiegssteilheit („upstroke") mit Beginn der Systole (★1) bis zum systolischen Maximum (★2) definiert. Ihre Dauer wird auf der Zeitachse (Abszisse) angegeben und in Sekunden oder Millisekunden berechnet.
Im Normalfall besteht ein sehr schneller, fast senkrechter Anstieg.

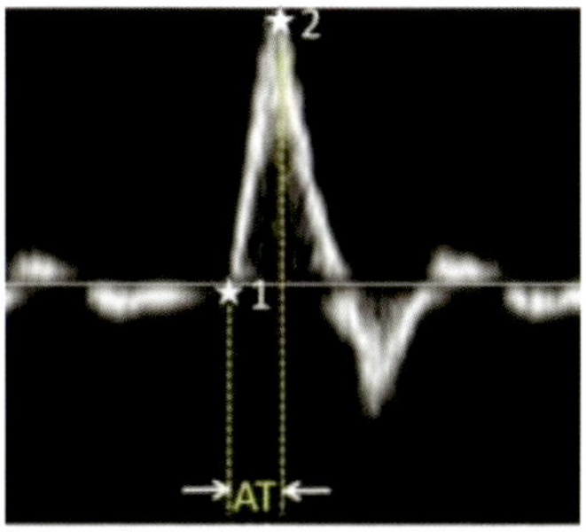

Gelegentlich besteht ein zweiter, oft etwas flacherer systolischer Gipfel. Für die Berechnung der AT wird generell das erste oder frühe Maximum verwendet (early systolic peak, ESP).

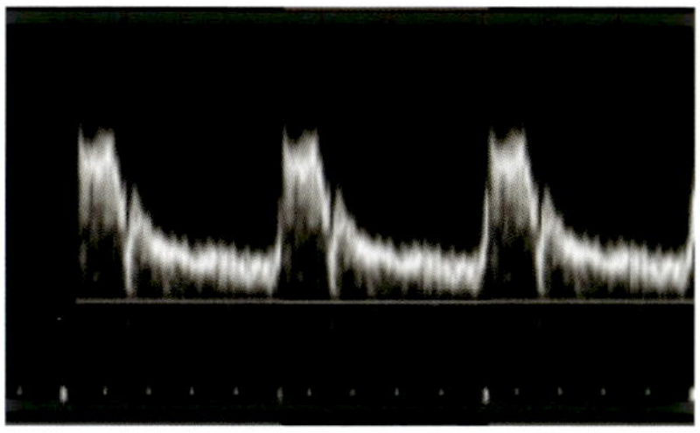

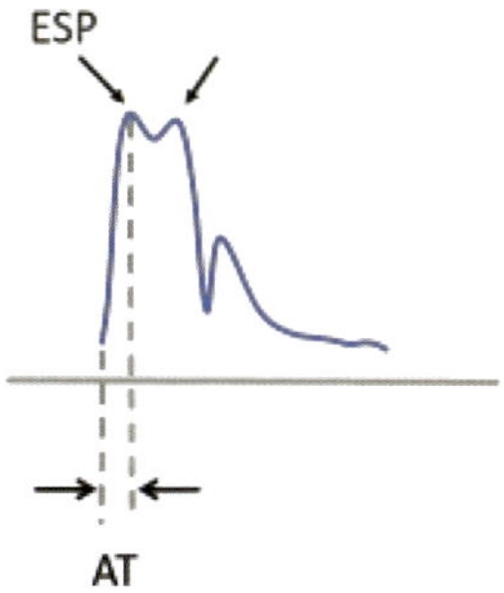

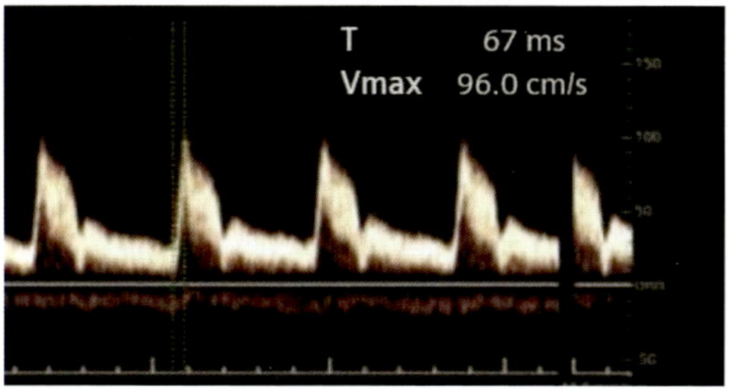

T = AT = 67 ms
Vmax = 96 cm/s

Beides Normwerte in einer Carotis communis

Die klinische Bedeutung der AT ist vor allem in der Stenosediagnostik der Nierenarterien evaluiert worden.
Der Normalwert beträgt 70 ms (0,07 s) oder weniger. Liegt der Wert deutlich darüber (über 100 ms) ist von einer vorgeschalteten Nierenarterienstenose auszugehen.
Somit ist die verlängerte AT-Zeit ein indirekter Stenosehinweis.

Die AT-Bestimmung hat dort seine Bedeutung, wo eine direkte, intrastenotische Flussmessung, aus welchen Gründen auch immer, nicht möglich ist.

► Hämodynamik

Zum Wesen der Hämodynamik gehören die Begriffe:
- Strompuls und Druckpuls,
- laminarer und turbulenter Blutfluss sowie
- Windkessel und Elastizität.

Strompuls (Aufzeichnung der Blutströmung über 1 Herzzyklus)
Der Strompuls charakterisiert den zeitlichen Verlauf des Blutflusses, der sich in der Strömungsgeschwindigkeit zeigt. Wird die Strömungsgeschwindigkeit mit dem Gefäßquerschnitt multipliziert erhält man die Stromstärke, die zur Peripherie abnimmt.

Druckpuls (Aufzeichnung des Blutdrucks über 1 Herzzyklus)
Wird der arterielle Blutdruckverlauf während eines Herzzyklus registriert, erhält man eine Druckpulskurve mit ihren typischen Merkmalen. Das sich nach peripher immer weiter aufzweigende Arteriensystem führt zu Überlagerungen der Pulswellen die nach peripher wandern mit den rückkehrenden Wellen. Da Hinfluss und Rückfluss ein positives Vorzeichen aufweisen ergibt sich eine Summation beider Pulswellen.
Der Druckpuls nimmt zur Peripherie hin zu.

Dieses physiologische Verhalten erklärt die Tatsache, dass bei Doppleruntersuchung der peripheren Beinarterien (ABI-Messung) der Blutdruck in den Fußarterien etwas über dem in den Armarterien liegt. Der ABI-Quotient (Fußarterien dividiert durch Armarterien) ieigt somit über 1.

Laminarer und turbulenter Blutfluss

Der physiologische arterielle Fluss zeigt ein laminares Strömungsprofil mit schneller Strömung zentral und langsamer Strömung in Wandnähe. Jede Schicht fließt für sich parallel.

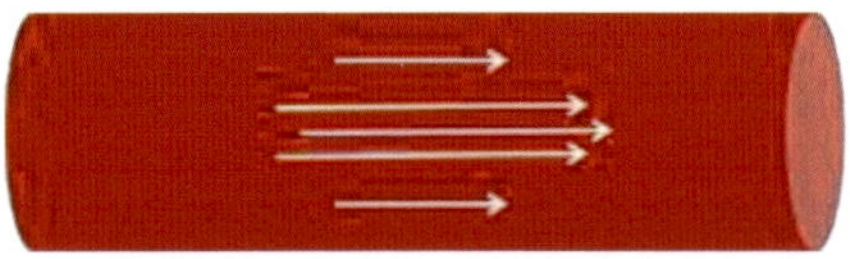

laminar

Der schnelle zentrale Blutstrom lässt sich im Farbbild an seiner helleren Farbe gut erkennen.

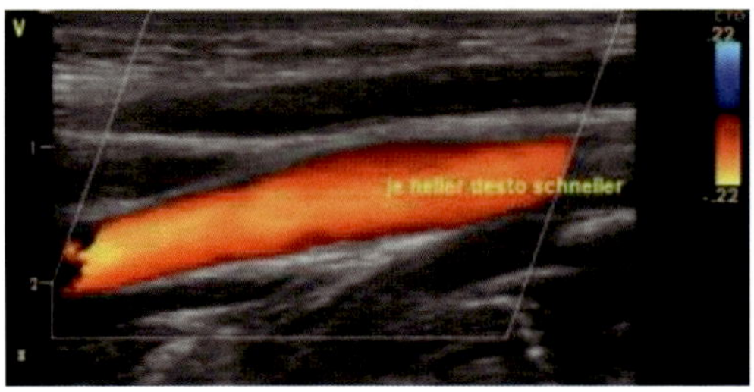

Ein turbulenter Fluss ist physiologisch an Abzweigungen und Bifurkationen und pathologisch poststenotisch zu erwarten.

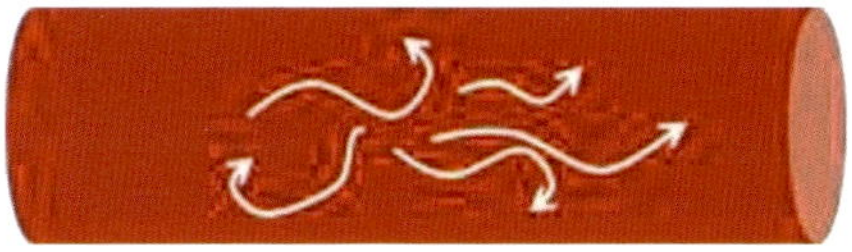

turbulent

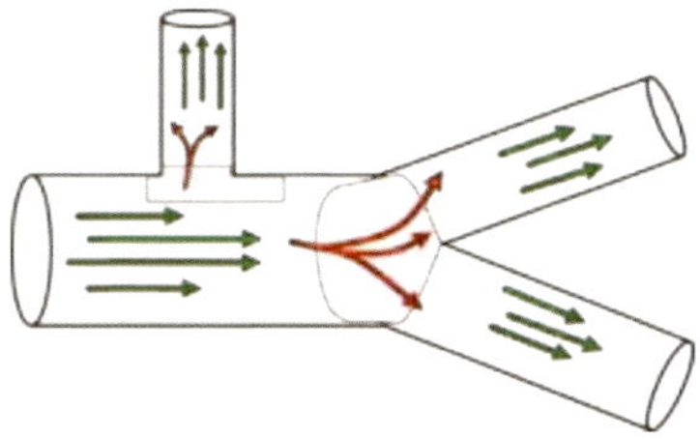

Die roten Pfeile stellen Problemzonen der Gefäße dar. Hier besteht infolge ungünstiger (niedriger) Scherkräfte eine Endotheldysfunktion. Im Langzeitverlauf treten Endothelschäden auf mit Ausbildung von Plaques.

Windkessel

Ein Windkessel dient der Verhinderung von Strömungsschwankungen.

Das arterielle Gefäßsystem zeichnet sich durch elastische Wandeigenschaften aus. In den größeren Arterien und der Aorta wird ein Teil der vom linken Ventrikel erzeugten Energie in Dehnungsvorgänge der Arterien übergeführt.
Durch elastische Rückstellkräfte der Gefäßwände und des verminderten Gefäßinnendrucks reduzieren sich die Arteriendurchmesser in der Diastole.
Das systolische gespeicherte Volumen wird jetzt dem Blutstrom beigefügt und führt so zur konstanten Strömung während der Diastolenphase.

Dieser Vorgang in unseren Arterien wird, mit dem aus der Technik stammenden Prinzip des Windkessels (siehe Abbildung) verglichen.

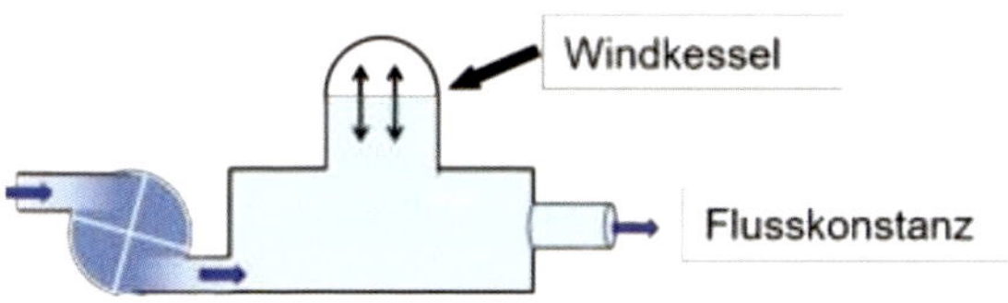

Die Windkesselfunktion spiegelt sich im Aufbau der arteriellen Spektralkurve wieder.
Der spätdiastolische Vorwärtsfluss in einer Extremitätenarterie ist Ausdruck dieser Vorgänge, welcher die letzte, dritte Phase, des arteriellen Spektrums erklärt.

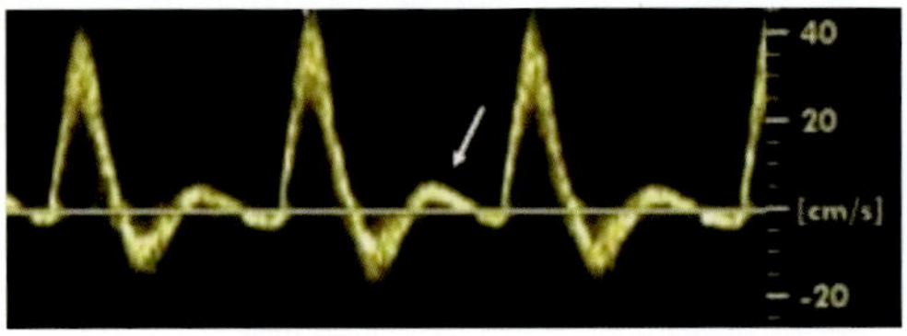

Pfeil = spätdiastolischer Vorwärtsfluss als Ausdruck der Windkesselfunktion

Bei nachlassender Elastizität im Alter ist der Windkesseleffekt kaum noch nachweisbar, was sich in einem lediglich biphasischen Flussspektrum äußert.
Neben dem triphasischen Spektrum stellt ein biphasisches Spektrum ebenfalls einen Normalbefund dar.

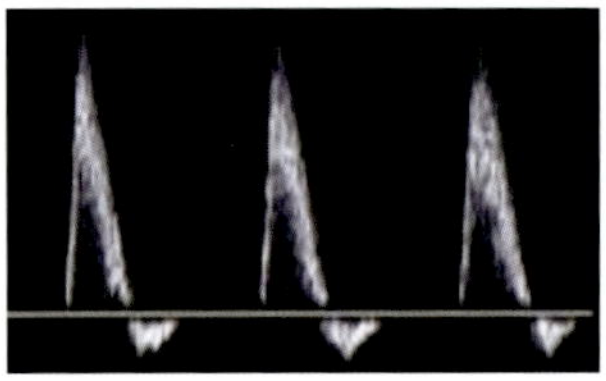

Arterienelastizität und Steifigkeit

Zunehmendes Alter und degenerative Wandveränderungen gehen mit einem Elastizitätsverlust der Arterien einher. Diese Prozesse sind heute messbar.

In der Beurteilung von Arterien wird neben der Blutdruckmessung die **Pulswellenanalyse** und die Messung des **Augmentationsindexes** von den europäischen Fachgesellschaften (ESH, European Society of Hypertension; ESC, European Society of cardiology) in ihren Leitlinien empfohlen. Das Gefäßalter und eine Risikostratefizierung bei Hypertonikern lassen sich daraus ableiten.

Diese Messungen werden hier nicht behandelt, da sie nicht zu den Ultraschalluntersuchungen zählen.

► Frequenzspektrum in Abhängigkeit zum Ableitort und Stenoselokalisation

Die Duplexsonographie bietet anatomische und hämodynamische wichtige Informationen. Sie werden durch das B-Bild und das Frequenzspektrum in Kombination mit der Farbkodierung angezeigt.

So ist das Dopplerspektrum einer Extremitätenarterie unter pathologischen Bedingungen entsprechend verändert. In Kenntnis der Stenoselokalisation zum Ableitort (vor- oder nachgeschaltet einer Stenose) sind hier unterschiedliche Spektren zu erwarten.

1. Dopplerspektrum bei nachgeschalteter (distaler) Stenose

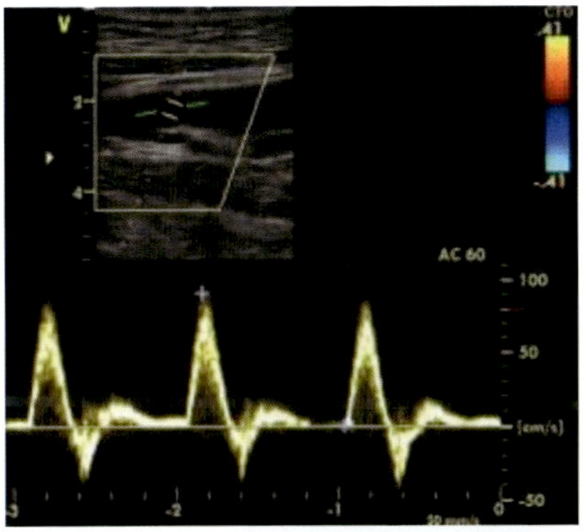

Die erste Abbildung zeigt ein triphasisches, normales Frequenzspektrum, abgeleitet in der A. femoralis communis.
Die vorgeschaltete und nachgeschaltete Gefäßstrombahn ist intakt.

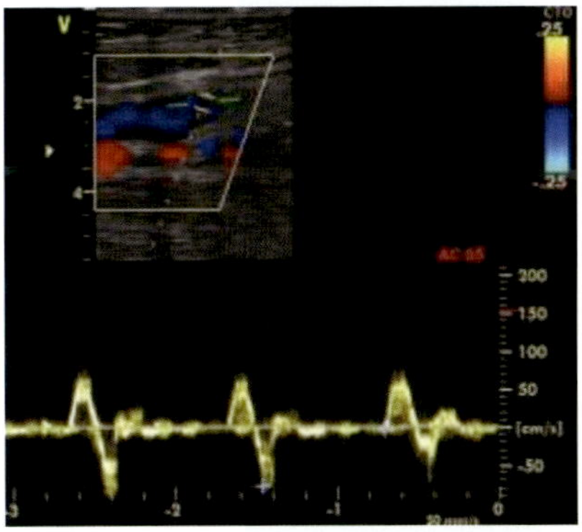

Simulation einer nachgeschalteten Stenose:

Nach Anlegen einer Oberschenkelstaumanschette wird ein Okklusionsdruck von 140 mmHg erzeugt.
Bei gleichem Ableitort wird ebenfalls ein triphasisches Signal abgeleitet.

Im Gegensatz zum Ausgangsbefund ist hier eine Amplitudenminderung zu erkennen.

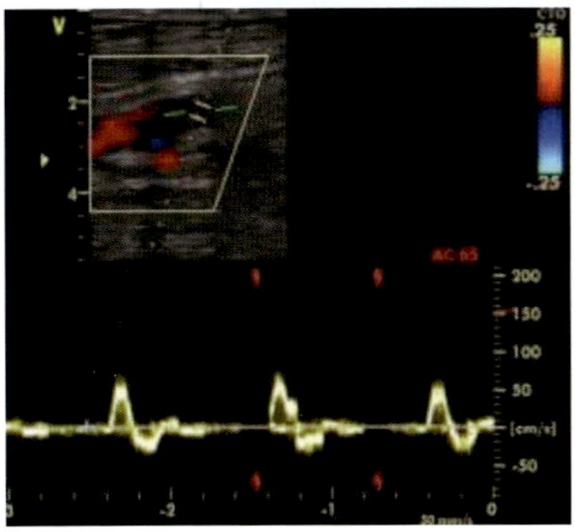

Der Okklusionsdruck beträgt hier 180 mmHg. Das Signal ist weiterhin triphasisch, die Amplitude deutlich reduziert.

Man kann daraus schließen, dass nachgeschaltete Stenosen sich nicht eindeutig im Spektralverhalten nachweisen lassen
(Tipp: Seitenvergleich)

2. Dopplerspektrum bei vorgeschalteter (proximaler) Stenose

Abgeleitet wird in der Poplitaelarterie. Es besteht ein triphasisches Spektrum (Sternchen). Dieses schließt eine höhergradige, vorgeschalteten AVK aus:

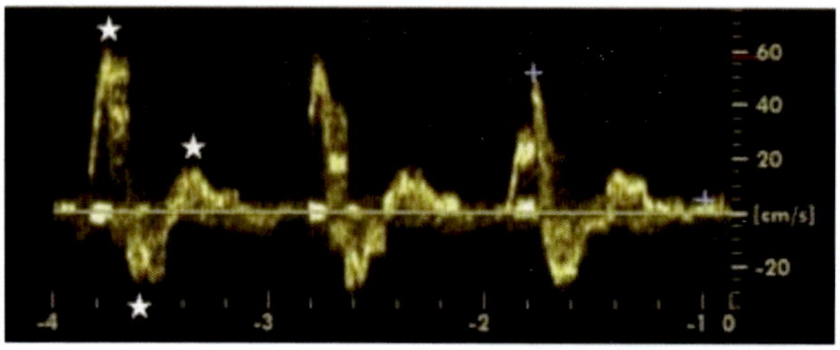

Es wird jetzt mittels Oberschenkelmanschette eine Okklusion der Arterie erzeugt. Die Abbildung zeigt das postokklusive Spektrum in der Poplitealarterie, welches deutlich verändert ist:

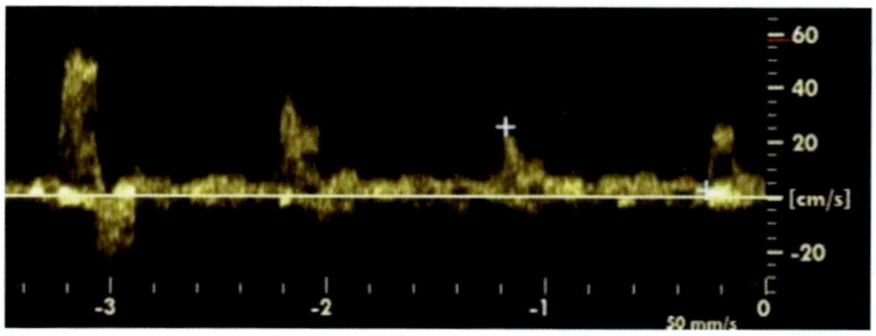

Während zunächst noch ein triphasisches Signal (A) vorliegt, wird nach vollständiger Okklusion nur noch ein monophasisches Signal (B) abgeleitet (weiße Linienmarkierungen). Dieses ist typisch für eine hochgradige Arterienstenose oder Verschluss proximal zum Ableitort.

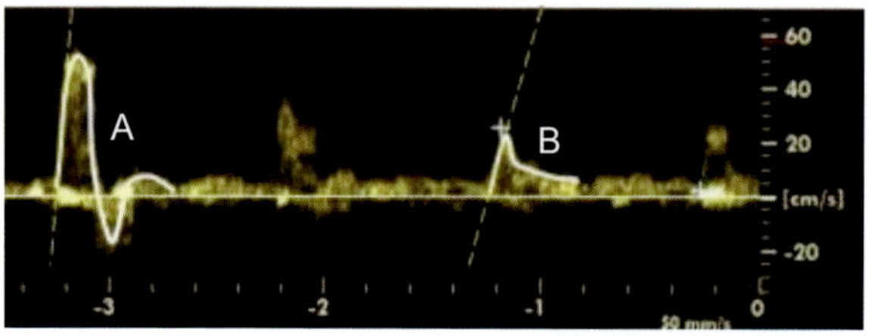

Bei der Beschreibung des Spektrums fällt auf:

- die Amplituden rechts werden deutlich kleiner
- die systolische Anstiegssteilheit wird flacher (unterbrochene gelbe Linie) (Verlängerung der Akzelerationszeit)

Die Verlängerung der Akzelerationszeit (AT) gilt als indirekter Hinweis für eine vorgeschaltete Stenose.

► **Aliasing** (oder Nyquist-Shannon Phänomen)

Der Alias-Effekt ist damit gekoppelt, dass im gepulsten Modus (PW) geschallt wird. Langsame Geschwindigkeiten lassen sich mit einer beliebigen PRF (Abtastrate) eindeutig nachweisen. Um schnelle Flussgeschwindigkeiten exakt wiederzugeben darf die PRF nicht zu niedrig sein. Hier (also bei schnell fließenden Gefäßen) sind Grenzen der PW-Sonographie gesetzt.

Aufgrund unterschiedlicher Hämodynamik im arteriellen und venösen System muss mit Aliasphänomenen in der Duplexsonographie gerechnet werden.

Die folgenden Bilder erläutern dieses Phänomen:

Kurve A (korrekte Abtastrate)
Bei richtiger Wahl der Samplingrate (genügend häufige Abtastpunkte) entspricht die Linie durch die roten Messpunkte exakt dem Verlauf des ursprünglichen Signals.

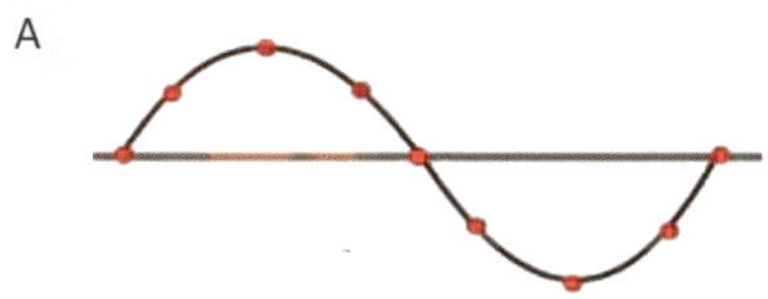

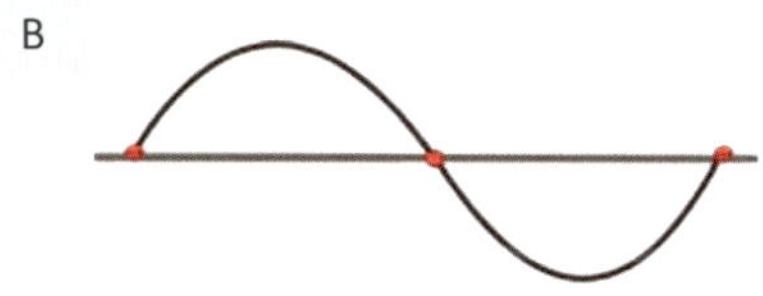

Kurve B (korrekte Abtastrate)
Hier wurde die Abtastrate auf drei Punkte (Pulswellenpakete) deutlich reduziert. In Kenntnis, dass eine sinusförmige Kurve zugrunde liegen muss, lässt sich auch hierbei eine reguläre Signalwiedergabe, nach Verbinden der Samplingpunkte erzielen. Da der dritte Punkt am Phasenende der Position des ersten entspricht, ist er im Grunde auch entbehrlich.
Hieraus kann geschlossen werden, dass zur eindeutigen Identifikation einer sinusförmigen Welle zwei Abtastpunkte genügen.

Für die Praxis heißt das:
Die Abtastfrequenz (PRF oder Samplingrate) muss das Zweifache, oder etwas mehr, von der Originalfrequenz betragen.

Kurve C (Aliasing durch zu niedrige Abtastrate)
Wird die Abtastrate zu klein gewählt, ergibt die rekonstruierte Linie zwischen den Messpunkten (blau) ein falsches Bild des Signals. Es resultieren Schwingungen mit einer viel längeren Schwingungsdauer. Hier sind die entsprechenden Frequenzen (und damit Flussgeschwindigkeiten) falsch (= alias) wiedergegeben.

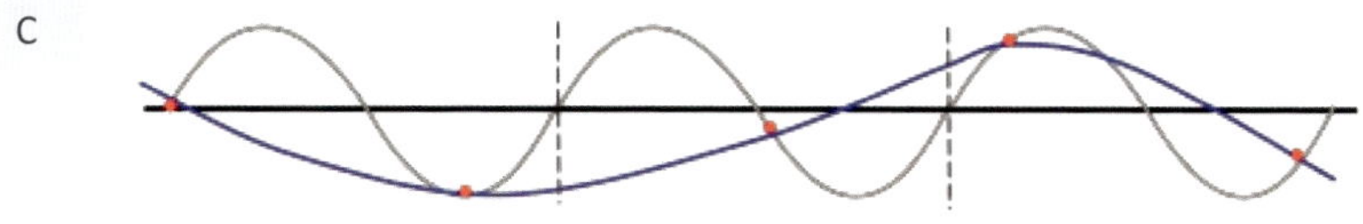

☞ Merke: Die PRF muss doppelt so hoch sein wie die schnellste zu messende Flussgeschwindigkeit.

Auf das Aliasing wird im folgenden Kapitel „Geräteeinstellungen“ nochmals eingegangen.

► Lautsprecher

Wozu brauchen wir Lautsprecher am Ultraschallgerät? Das Gerät ist doch vollgestopft mit Elektronik. Und zeigt auf dem Bildschirm zahlreiche Berechnungswerte und Kurven an. Vergessen wir nicht: unser Ohr ist ein ausgezeichnetes Instrument der Frequenzanalyse! Wir können mühelos mehrere Personen an ihren Stimmen unterscheiden.

Das pfeifend-zischende Geräusch einer hochgradigen Carotisstenose ist „unüberhörbar". Es ist elektronisch nicht zu beschreiben oder darzustellen.
Leider ist es nur eine qualitative Erfassung, ohne der Möglichkeit einer „hard copy".
Und: nicht alle Ohren hören gleich.

Ultraschall produziert Audiosignale, die wir mit den Lautsprechern hörbar machen. Sie werden für die Interpretation bestimmter Gefäßregionen und damit diagnostischer Aussagen benötigt.

Literatur

Anvari A, Forsberg F, Samir AE. A Primer on the Physical Principles of Tissue Harmonic Imaging. RadioGraphics 2015; 35: 1955-1964

Kremkau FW. Sonography, Principles and Instruments. Mosby US. 2019
ISBN 978-0-323-59708-1

Mahé G, Boulon C, Desormais I, Lacroix P,Bressollette L, Guilmot JL, Le Hello C, Sevestre MA, Pernod G, Constans J, Boissier C, Bura-Rivière A. Statement for Doppler waveforms analysis. Vasa 2017; 46 (5): 337-345 doi.org/10.1024/0301-1526/a000638

Mengden T, Hausberg M, Heiss C et al. Arterielle Gefäßsteifigkeit – Ursachen und Konsequenzen. Empfehlungen der Deutschen Hochdruckliga e.V. DHL – Deutsche Gesellschaft für Hypertonie und Prävention.
Kardiologe 2016; 10: 38-46

Oglat AA, Matjafri MZ, Suardi N, Oqlat MA, Abdelrahman MA, Oqlat AA.
A Review of Medical Doppler Ultrasonography of Blood Flow in General and Especially in Common Carotid Artery.
Journal of Medical Ultrasound 2018; 26(1): 3-13 doi: 10.4103/JMU.JMU_11_17

Powers J, Kremkau F. Medical ultrasound systems.
Interface Focus 2011; 1: 477-489

Trihan JE, Mahé G, Laroche JP, Dauzat M, Perez-Martin A, Croquette M, Lanéelle D.
Arterial Blood-Flow Acceleration Time on Doppler Ultrasound Waveforms: What Are We Talking About?
J. Clin. Med. 2023, 12(3), 1097 https://doi.org/10.3390/jcm12031097

Wood MM, Romine LE, Lee YK, Richman KM, O'Boyle MK, Paz DA, Chu PK, Pretorius DH. Spectral Doppler signature waveforms in ultrasonography: a review of normal and abnormal waveforms. Ultrasound Q 2010; 26(2): 83-99 doi: 10.1097/RUQ.0b013e3181dcbf67

Geräteeinstellung in der Sonographie

Ultraschalluntersuchungen haben in Praxis und Klinik einen sehr hohen Stellenwert. Ihre Anwendung ist auf entsprechende Geräte angewiesen. Die korrekte Bedienung dieser Geräte und Interpretation der Bilder ist entscheidend für die Diagnose.

Ultraschallgeräte haben eine große Zahl an Knöpfen, Schaltern und Reglern. Sie sind alle wichtig. Mit Auswahl der Untersuchungsregion werden sogenannte Presets aktiviert, deren Software eine optimale Einstellung vornimmt.
Die Berechnung einzelner Parameter erfordert jedoch zusätzlich die manuelle Bedienung einzelner Knöpfe, die hier erklärt werden.
Der englische Begriff "Knobology" beschreibt die Sachkunde, die im deutschen mit „Knopfologie“ übersetzt werden kann.

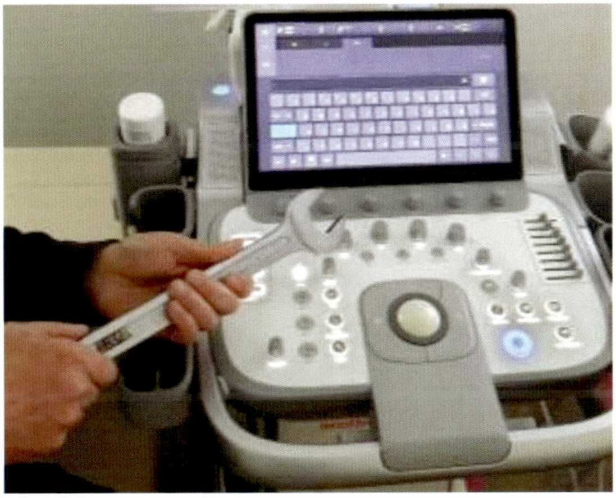

Mit dem technischen Fortschritt wird die Bedienungsoberfläche immer übersichtlicher. Die große Zahl an Knöpfen und Reglern früherer Geräte ist deutlich reduziert worden.
Im Gegensatz zu früher sind jetzt allerdings mehrere Funktionen hinter einem Knopf versteckt und damit nicht sofort erkennbar.

Der Einsatz von Ultraschallgeräten unterliegt bestimmten Mindestanforderungen, die erfüllt werden müssen. Dazu zählen: Gerätesicherheit, biologische Sicherheit und technische Leistungsfähigkeit.
Vor allem bei Verwendung von Gebrauchtgeräten sind diese Fakten zu beachten. Ein Wartungsprotokoll oder Abnahmeprüfung sind obligat.

[Ultraschallvereinbarung vom 31.10.2008 in der ab dem 01.07.2022 geltenden Fassung]

Schallkopfwahl

Je nach Indikation werden Schallköpfe unterschiedlicher Frequenz (1-20 MHz) und Bauweise ausgewählt. Die Auswahl wird am Bildschirm angezeigt.

Neue Geräte zeigen die Schallkopfsymbole auf dem Touchscreen an.
z.B. 12L3 ist ein Linearschallkopf mit einer Frequenzbreite von 3-12 MHz.

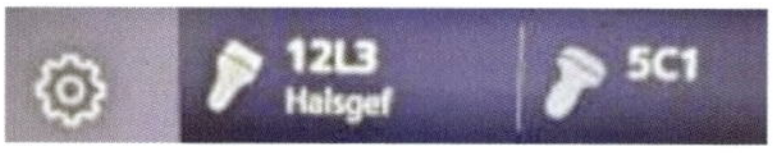

Auf einigen Geräten ist die Taste „PROBE“ (= Schallsonde) anzuwählen.

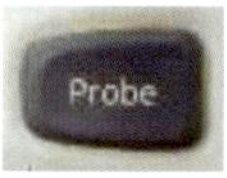

<u>Häufig verwendete Sonden</u>:

Linearschallkopf
3-12 MHz

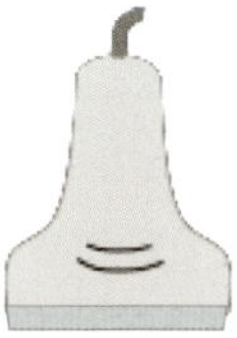

<u>oberflächliche Organe</u>
Schilddrüse, Gefäße.
Lymphknoten, Hoden,
Muskel-Skelettsystem
Lunge

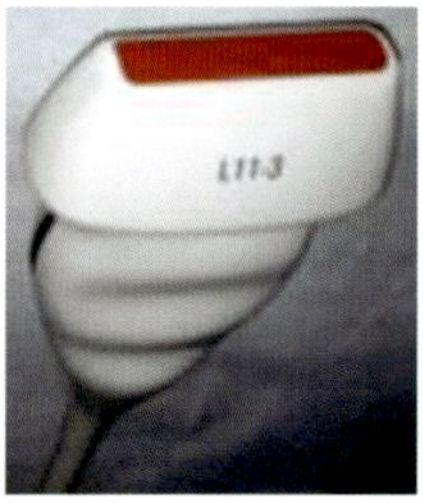

Konvexschallkopf
1-5 MHz

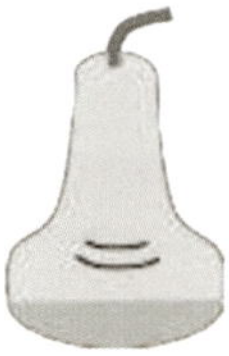

<u>Bauchorgane</u>
Leber, Gallenblase,
Nieren, Pankreas, Milz,
Darm, Appendix, Lunge

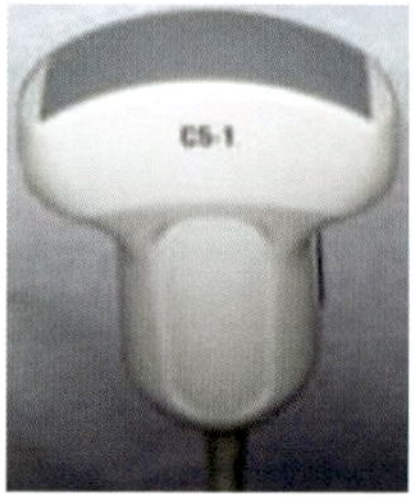

Sektorschallkopf
2-5 MHz

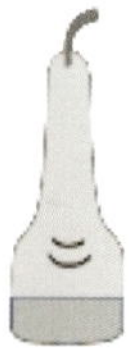

<u>Herz, Bauchorgane</u>
Lunge

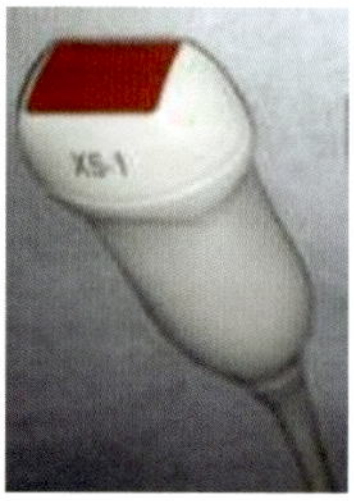

Die angegebenen Zahlen am Schallkopf, z.B. 11-3, zeigen die sogenannte Frequenzbandbreite.

Übergewichtige Patienten benötigen in der abdominellen Sonographie einen Schallkopf mit 2,5 MHz, schlanke Patienten werden eher mit einer 5 MHz Sonde untersucht.
Die Wahl der jeweiligen Frequenz stellt einen Kompromiss zwischen Eindringtiefe und Auflösungsvermögen dar, wobei eine höhere Frequenz eine bessere Auflösung, jedoch eine geringere Eindringtiefe in das Gewebe bedeutet.

Bei speziellen Indikationen (z.B. Endosonographie) sind weitere Schallköpfe im Einsatz.

Untersuchungsregion

Die Untersuchungsregion muss dem Gerät vorgegeben werden. Die Tastatur verwendet hier unterschiedliche Bezeichnungen: **Exam, Applikation, Untersuchung, Model, Preset** Daraufhin erscheint auf dem Bildschirm ein Auswahlmenü, das in Text- oder Bildform dargestellt wird:

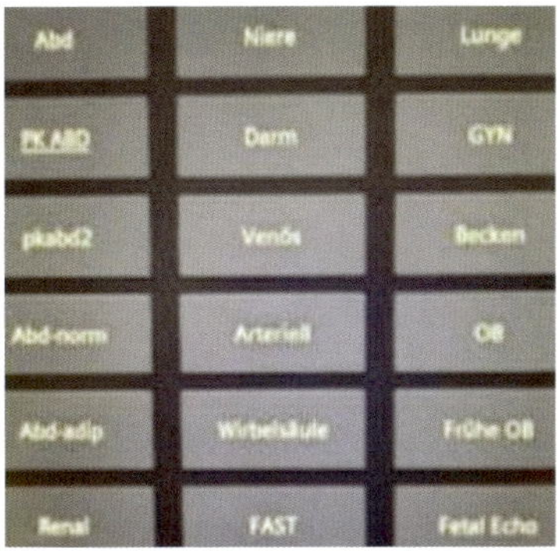

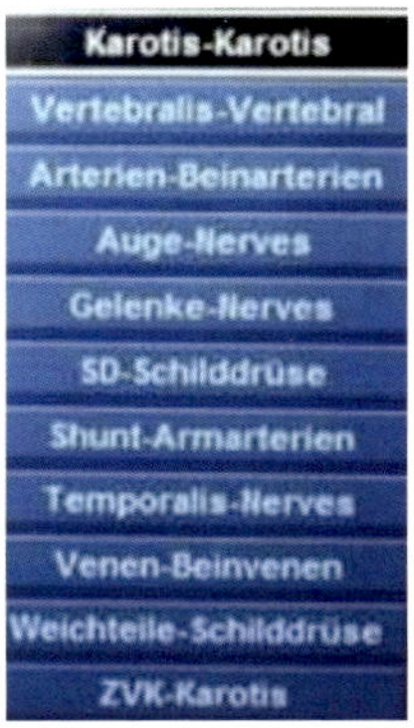

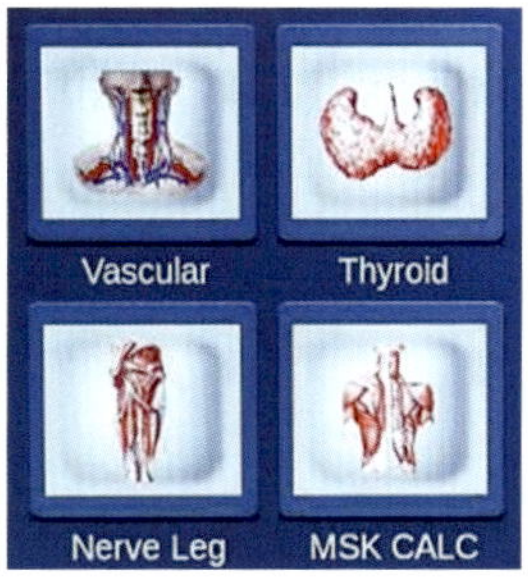

Ultraschallgel

Koppelt den Schallkopf an die Hautoberfläche und verhindert damit Reflexionen an der Haut. Ohne Gel sind Bilder kaum zu erzeugen.

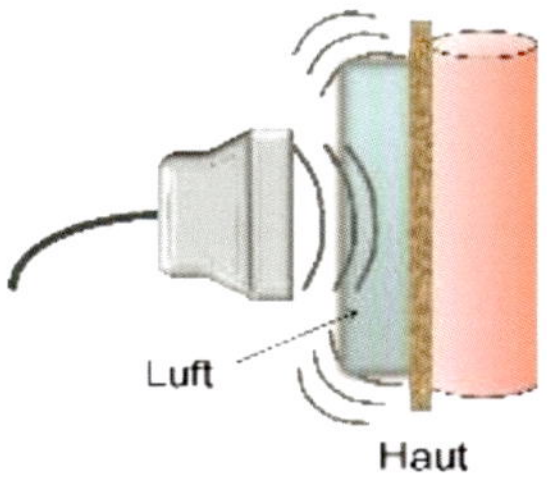

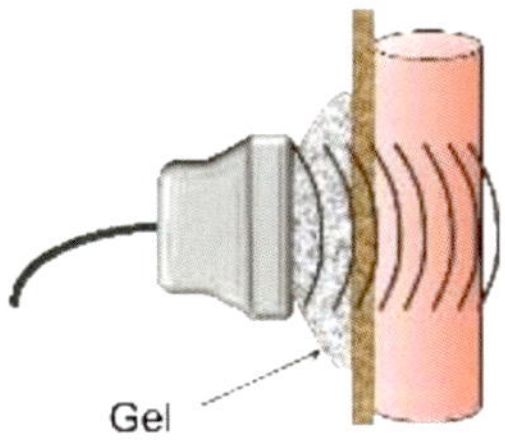

Allergien auf Ultraschallgel sind sehr selten. Am häufigsten tritt eine allergische Reaktion auf den Inhaltsstoff Phenoxyethanol auf, der als Desinfektionsmittel und Antiseptikum verwendet wird.
Als Reaktion unseres Immunsystems wird Histamin gebildet, welches zu Hautjucken, Rötungen und Pusteln führen kann. In diesem Fall ist ein Allergietest sinnvoll.
Da man prinzipiell auf jeden Stoff allergisch reagieren kann, muss der Patient auf diese Reaktion aufmerksam gemacht werden.

Bei Anwendung von laparoskopischem Ultraschall wird physiologische Kochsalzlösung zur Ankopplung des Schalls eingesetzt.

Schallkopfbewegungen

Anatomische Strukturen werden nicht sofort optimal abgebildet. Hierzu ist es oft erforderlich, den Schallkopf in verschiedenen Positionen und Richtungen zu bewegen.

Grundsätzlich können 4 Bewegungsmuster eingesetzt werden:

Gleiten (Sliding)
→ verschieben in alle Richtungen

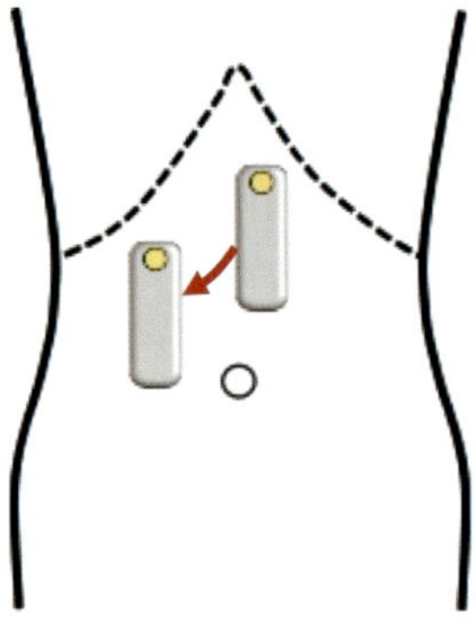

Drehen (Rotating)
→ in der Kabelachse

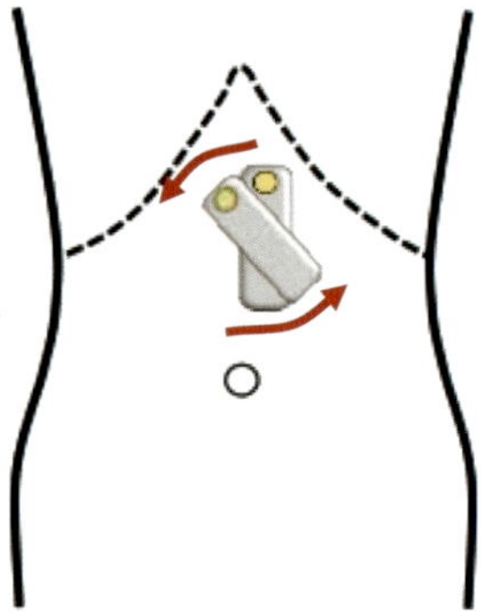

Kippen (Tilting)
→ über die kurze Kante

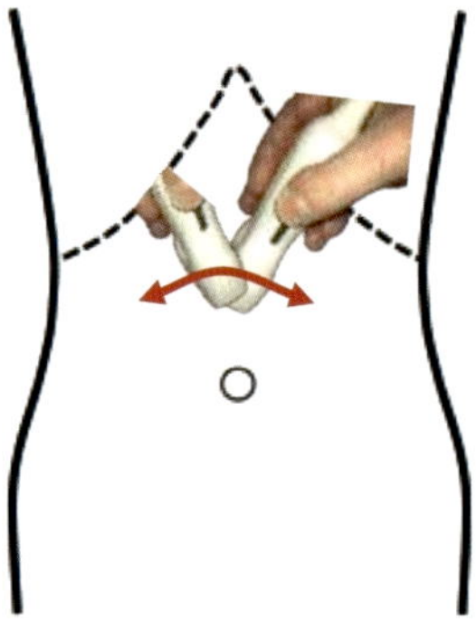

Schaukeln (Rocking)
→ über die lange Kante

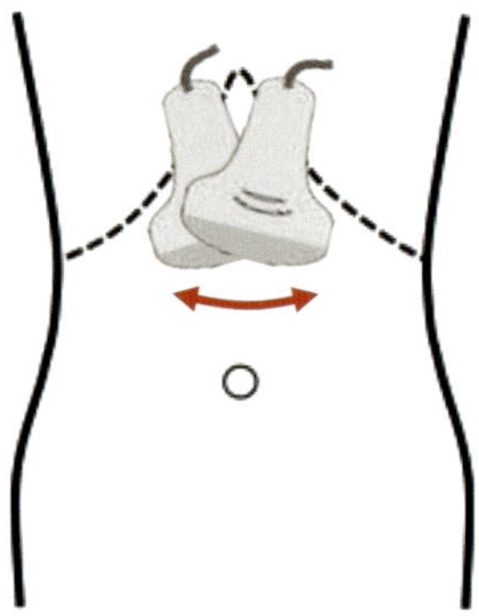

B-Mode (2D)

Das B-Bild ist ein zweidimensionales Schnittbild, das automatisch, nach Auswählen des Schallkopfes und der Untersuchungsregion angezeigt wird und keiner besonderen Tastenaktion bedarf. Physikalisch gesprochen beruht die Erzeugung des B-Bildes auf dem direkten piezoelektrischen Effekt.

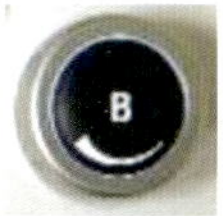

Durch Drehen des 2D-Knopfes kann die Helligkeit (Brightness) verändert werden.
Durch Drücken des 2D-Knopfes wird die Untersuchung immer mit dem B-Bild neu gestartet.

Es werden helle und dunkle Punkte unterschiedlicher Intensität (Amplitude) auf dem Bildschirm als Grauwerte abgebildet. Damit stellt es eine Weiterentwicklung des Amplitudenmodus (A-Modus) dar.

Ein Ultraschallgerät kann zwischen den Grenzwerten „weiß" und „schwarz" 256 Grauwerte abbilden. Dies ist das Ergebnis der Mikroprozessortechnik.
Zum Vergleich: das menschliche Auge unterscheidet etwa 60 Grautöne, ein Computer-Tomographiegerät 1024 Graustufen.

Aus der Zeit zwischen Senden und Empfangen werden die Entfernungen dieser Punkte auf dem Bildschirm im oberen oder unteren Bereich wiedergegeben, wozu das Gerät die Laufzeit des Ultraschalls im Gewebe mit 1540 m/s berechnet.
Das so erzeugte B-Bild ist nicht mit einer Fotografie aus dem Körperinneren zu vergleichen! Es lässt sich somit nicht im Sinne einer Bildbearbeitung verändern, wie wir sie aus der Foto- und Videotechnik kennen.
Die ausgesendete Schallwelle trifft auf biologische Grenzflächen, die weder glatt noch eben sind und eine unterschiedliche Impedanz aufweisen. Aufgrund der Gewebedichten unterliegt sie zahlreichen Phänomenen, die von den physikalischen Gesetzen der Optik bestimmt werden. Hierbei steht die Streuung im Vordergrund.
An den zahlreichen Streupunkten kommt es zu Additionen und Überlagerungen der Streusignale, die den Hauptanteil aller Bildpunkte ausmachen. Das so entstandene Echosignal bildet am Monitor all diese Phänomene wieder, die wir als Speckles bezeichnen.

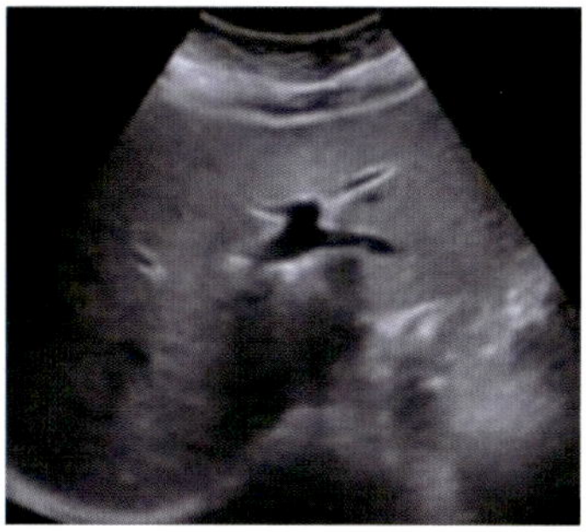

Leberparenchym mit Pfortaderverzweigung

Im B-Bild werden **Anatomie** und **Morphologie** erfasst. Form, Größe, normale und pathologische Strukturen können erkannt, beschrieben und ausgemessen werden.

Hier ist ein Beispiel der Schilddrüse und der Nachbarstrukturen abgebildet:

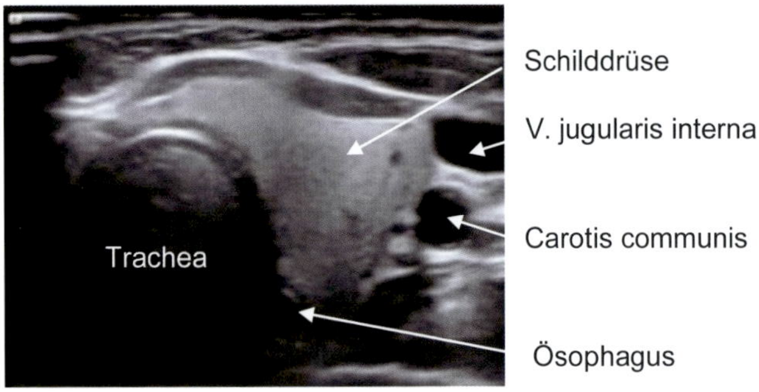

Alle stationären Organe werden so beurteilt. Strukturen in denen Bewegungen stattfinden wie HERZ und GEFÄSSE unterliegen dem Dopplereffekt. Damit lassen sich hämodynamische Parameter messen.

Persistenz

Die Persistenzfunktion dient der Bildoptimierung durch Glättung. Hierzu wird vom zuletzt erfassten Bild mit den vorherigen Bildern ein Mittelwert berechnet. Damit lässt sich die durch Speckles unruhige Bildtextur glätten.

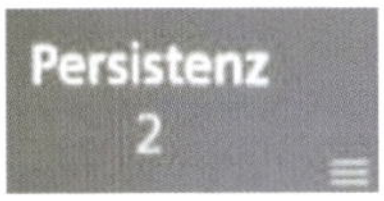

Speckles sind das Ergebnis einer großen Zahl an niederfrequenten Echo's von weichen Geweben, die kombiniert das B-Bild auszeichnen. Schon minimale Bewegungsänderungen, wie sie durch Atmung und Sondenführung entstehen beeinflussen das Speckle-Verhalten. Die Mittelung von wenigen Bildern der gleichen Region aber unterschiedlichen Speckles führt bereits zur Glättung des Specklemusters. Je mehr Bilder diesem Verfahren unterzogen werden, desto bessere Bildqualität wird erzielt.

Als Benutzer besteht die Möglichkeit die Persistenz "an" oder "aus" zu schalten.
Für schnelle Bewegungsabläufe, wie sie in der Echokardiographie auftreten ist die Persistenzfunktion ungeeignet.

Harmonic Imaging, HI oder **Tissue Harmonic Imaging,** THI

Hinter diesem Knopf verbirgt sich ein Verfahren zur Optimierung des B-Bildes.

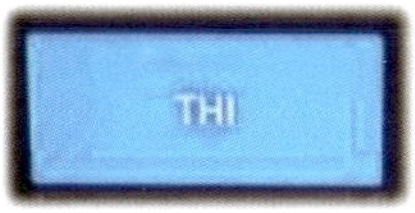

Moderne Schallköpfe senden mit einer gewissen Frequenzbreite (Bandbreite). Trifft der Ultraschall auf Gewebegrenzen entstehen Eigenschwingungen im Gewebe, ähnlich wie die eines Gongs, welcher angeschlagen wird. Verglichen mit der Sendefrequenz weisen die Frequenzen der Eigenschwingungen das Doppelte auf, was man auch „Harmonische“ nennt. Ursächlich dafür sind sogenannte nicht-linearen Vorgänge, die auf der Tatsache beruhen, dass die Schallgeschwindigkeit in komprimiertem Gewebe etwas schneller ist als im relaxierten Gewebe.
Die so entstandenen harmonischen Frequenzen generieren störungsarme Signale und erzeugen damit klare Bilder.

Im Betriebsmodus **„Harmonic Off“** arbeitet der Schallkopf „breitbandig“. Er sendet und empfängt mit identischem Frequenzbereich.
Im Betriebsmodus **„Harmonic On“** arbeitet der Schallkopf nicht mehr breitbandig. Er sendet mit einer festen niedrigen Frequenz. Die Reflexion des Originalsignals wird ausgeblendet und nur die doppelte Eigenfrequenz des Gewebes zum B-Bild verarbeitet.

THI "**ON**"

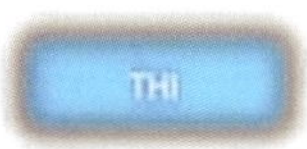

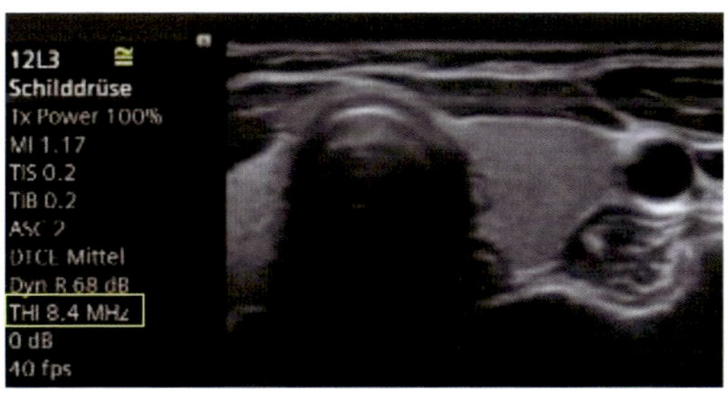

THI "**OFF**"

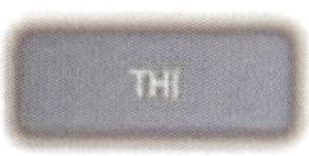

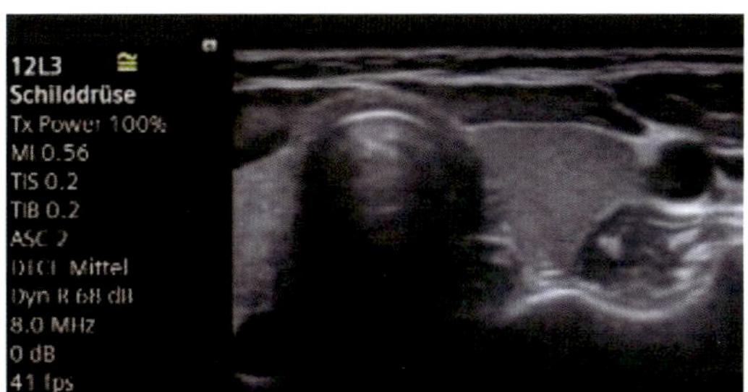

M-Mode (Motion mode)

Zusätzlich zur Information des B-Bildes, können die empfangenen Echosignale über die Zeit dargestellt werden. Dies wird durch den **M-Mode** (Motion Mode) realisiert. Dieser wird über eine lineare Messung, die in das B-Bild gelegt wird, eindimensional erfasst und als Zeitfunktion abgebildet.

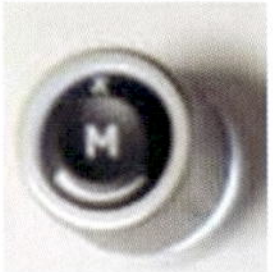

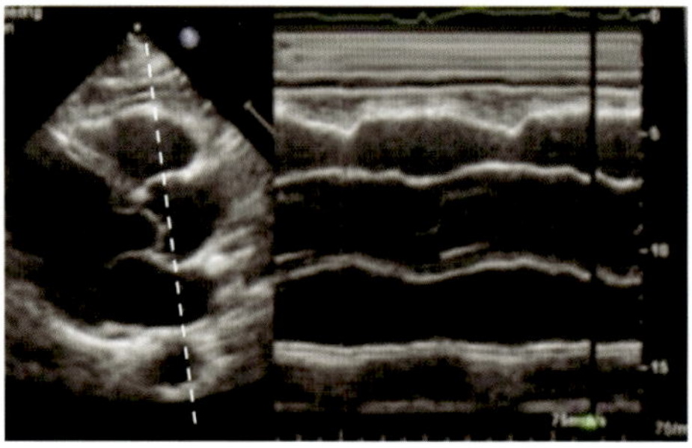

B-Modus M-Modus

Unterbrochene Linie: Dopplerstrahl im B-Bild. Alle Strukturen auf dieser Linie werden in ihrer zeitlichen Bewegung im M-mode aufgezeichnet (rechte Bildseite). Als großer Vorteil ist seine hohe zeitliche Auflösung (temporal resolution) zu nennen.

M-Mode = 1000-2000 frames / sec
2D Mode = 30-100 frames / sec (im Vergleich)

Lange Zeit diente ausschließlich der M-Mode zur Beurteilung des linken Ventrikels. Leitlinien der European Association of Cardiovascular Imaging (EACVI) empfehlen die Bestimmung der linksventrikulären Parameter neben dem M-Mode auch im 2D Modus in der langen parasternalen Achse.
Als wesentliche Indikation für den M-Mode sind Messungen von Klappenbewegungen (Aorten- und Mitralklappe) und das Messen der TAPSE ((Tricuspid annular plane systolic excursion) und MAPSE (Mitral annular plane systolic excursion) zur Beurteilung der RV- und LV-Funktion zu nennen.

Eine weitere Indikation ist die Lungensonographie, wo im M Modus ein Pneumothorax sicher nachgewiesen bzw. ausgeschlossen werden kann.

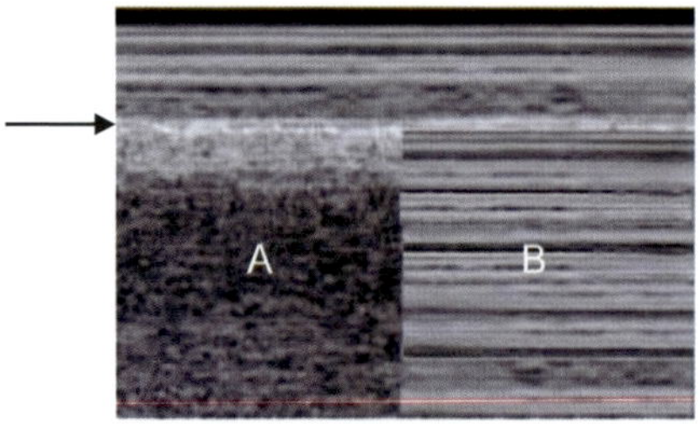

} Bereich der Thoraxwand mit Haut, Fett, Muskulatur (unbewegt)

Bereich A (atembewegt): Normalbefund mit Lungengleiten (Seashore-Zeichen)

Bereich B (unbewegt) Pneumothorax (Barcode-Zeichen)

→ = Pleuralinie

Schließlich sind die respiratorischen Schwankungen der Vena cava inferior in der Beurteilung des Volumenstatus als Indikationen zu sehen.

Depth (Tiefe) und **Fokus**

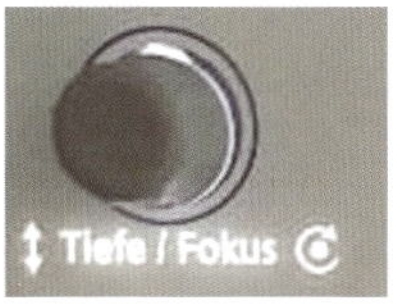

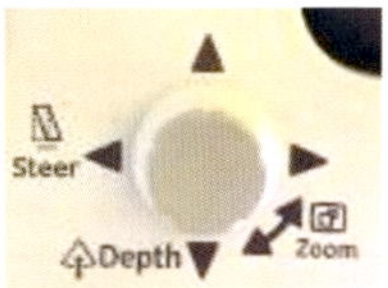

Gemeinsamer oder getrennter Kipp- und Drehknopf für die Einstellung von verschiedenen Parametern.

„**Tiefe**“ bedeutet Eindringtiefe. Der interessierende Bereich wird in die Mitte des Bildschirmes gesetzt (Region of interest, ROI).

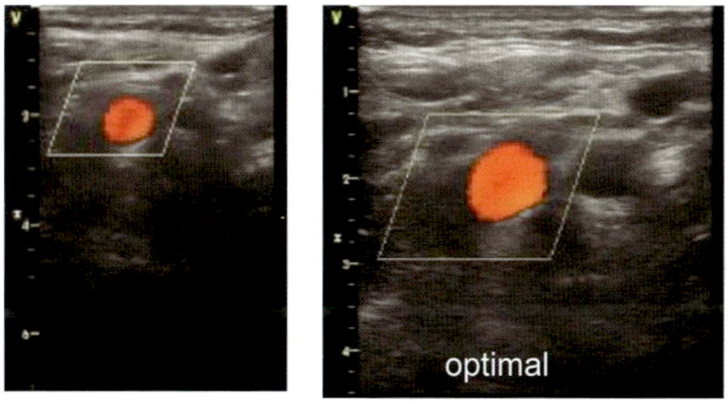

„**Fokus**“ stellt den Ort bester Bildschärfe dar.
Mit der Fokusfunktion wird der Ultraschall gebündelt und damit eine besonders gute Bildschärfe erreicht. Beim Schallen großer Gewebeflächen können mehrerer Foci gesetzt werden. Diese Option führt allerdings zur Verminderung der Bildwiederholungsrate.

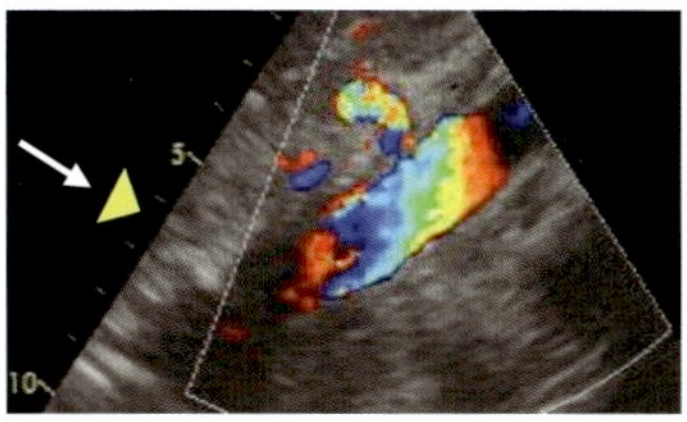

Der Pfeil zeigt die Fokusposition.
Sie wird vom Gerät automatisch vorgegeben und kann manuell angepasst werden.

Technisch wird der Fokusbereich durch unterschiedliches Aktivieren der Piezoelemente im Ultraschallkopf erzielt (von außen nach innen Aktivierung).

Messen und Berechnen

Messungen erfolgen mit den Funktionen „CALIPER“, „MEASURE“ und mit Hilfe der Rollkugel. Neben der reinen Distanzmessung können auch Berechnungen von Flächen (Konturmessungen), Volumina und Winkelbestimmungen erfolgen. Zusätzlich kann eine Reihe von hämodynamischen Parametern berechnet werden.

DISTANZ, FLÄCHE und VOLUMEN

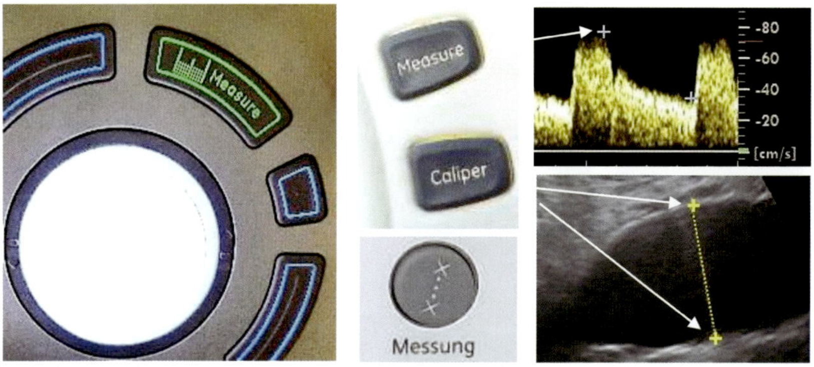

Calliper steht für die reine Distanzmessung. Mit **Measure** oder **Calculate** werden komplexe Messungen (z.B. PSV, EDV, Flussvolumen) vorgenommen.

Intima-Media-Komplex Carotis communis

Geräte der neuen Generation bieten eine automatische Vermessung des Intima-Media Komplexes (IMK) an. Er wird immer an der schallkopffernen Gefäßwand bestimmt.

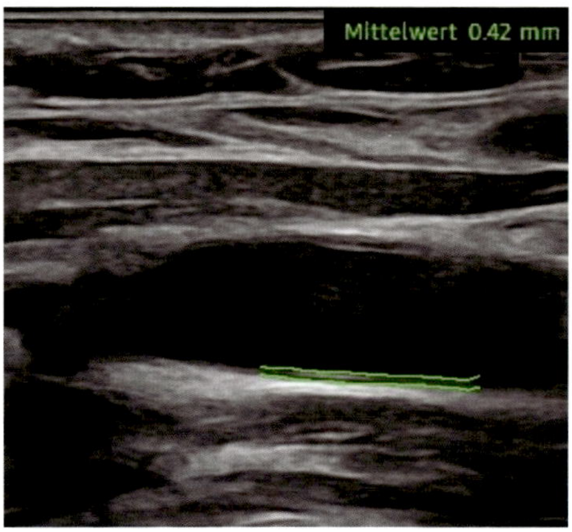

In diesem Beispiel wird ein Wert von 0,42 mm gemessen. Ein Wert von unter 1 mm gilt als normal, ein Wert über 1 mm als pathologisch.

Der IMK dient nicht der Beurteilung der Carotis, sondern ist als kardialer Risikomarker zu sehen. Ein pathologischer Wert soll mit einer Koronararteriensklerose assoziiert sein.

Planimetrische Bestimmung der Ejektionsfraktion

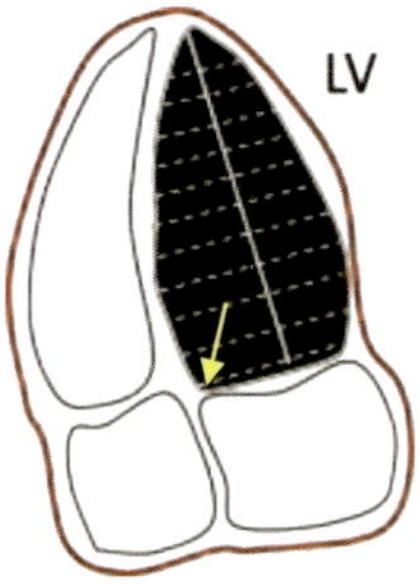

Hier im Beispiel ist die linksventrikuläre Flächenmessung (LV) im 4-Kammerblick gezeigt.
Wird sie in verschiedenen Schallebenen und Herzphasen durchgeführt, kann z.B. die linksventrikuläre Auswurffraktion (LVEF) durch das Gerät berechnet werden.

Volumenbestimmung der Schilddrüse

Mittels der Dualfunktion werden Bilder in 2 Ebenen generiert, eingefroren und danach vermessen. Die Distanzmessungen erfolgen manuell. Die Volumenberechnung erfolgt automatisch durch die Gerätesoftware.

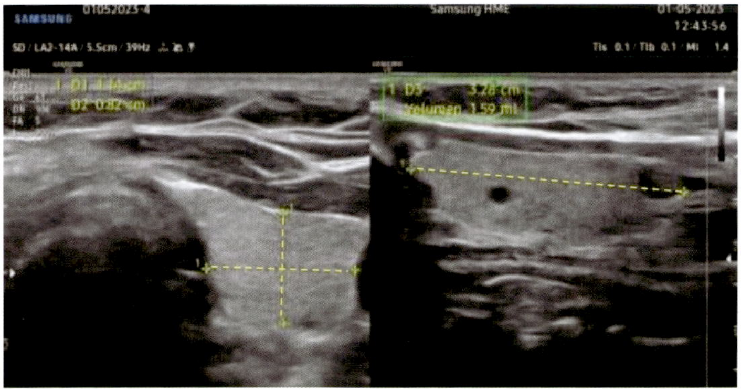

Winkelbestimmung

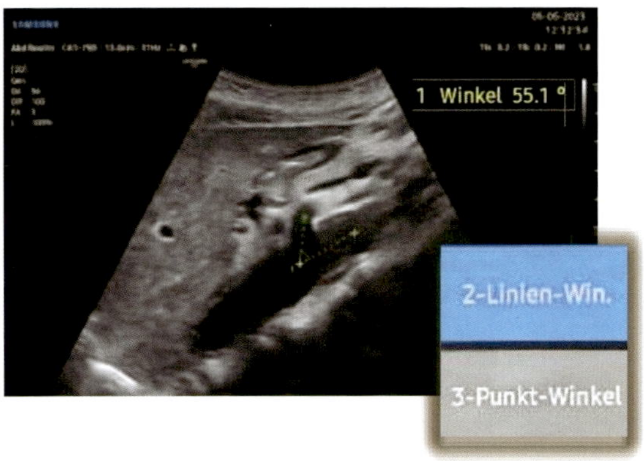

Bestimmung des aorto-mesenterialen Winkels.

Dieser ist zur Abschätzung von Kompressionssyndromen der Vene renalis sinistra (Nussknackersyndrom) und des Duodenums (Wilkiesyndrom) wichtig.
De Normwert liegt zwischen 38-65 Grad.

DOPPLER-INDICES

Resistive Index (RI) und Pulsatilitäts Index (PI) werden nach Ableiten des Frequenzspektrums (PW-Taste) berechnet und im Freeze-Modus angezeigt. Eine gesonderte Tastenfunktion existiert nicht.

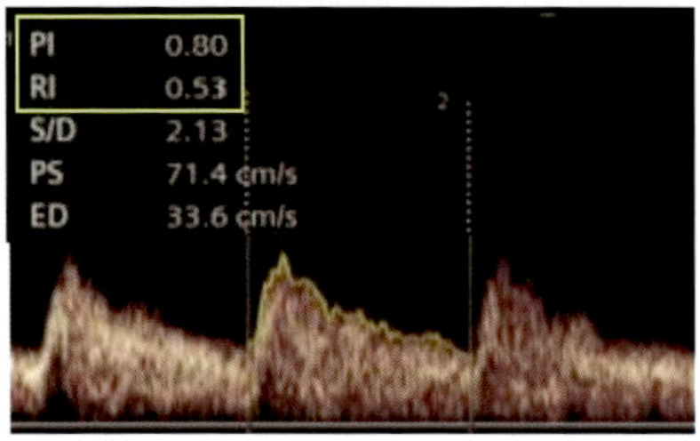

RI Resistive Index (nach Pourcelot, 1974)
Beschreibt den Gefäßwiderstand distal zum Messort, unabhängig vom Herzzyklus. Messparameter sind PSV und EDV. Er ist winkelunabhängig und dimensionslos.

Berechnung PSV – EDV / PSV

Norm: 0,5 - 0,7 Der Wert 1 wird in der Regel nicht überschritten, da die EDV minimal Null beträgt [PSV – Null / PSV = 1].

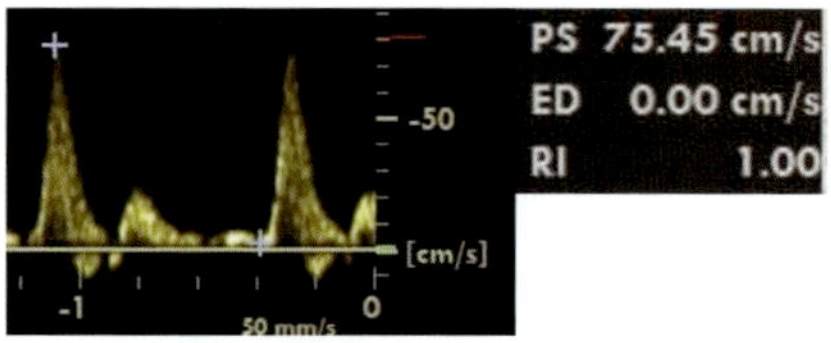

RI-Wert erhöht bei Aorteninsuffizienz
RI-Wert erniedrigt bei Aortenstenose

PI Pulsatility Index (nach Gosling und King, 1974)
Auch hier wird der Gefäßwiderstand interpretiert. Im Gegensatz zum RI bezieht sich der PI-Wert über einen definierten Herzzyklus. Er ist winkelunabhängig und dimensionslos.

Berechnung PSV – EDV / V_{mean} PSV und EDV werden eingegeben. V_{mean} wird vom Gerät berechnet.

Norm (Beinarterien) 3-5 Mittelwert
>4 für Oberschenkelarterien
>8 für Unterschenkelarterien
(je peripherer desto höher der PI)

PI-Wert erniedrigt spricht für eine Widerstandserhöhung proximal des Messortes
PI-Wert erhöht spricht für eine Widerstandserhöhung peripher des Messortes

Inraoperative Dopplermessungen dienen damit der Qualitätssicherung!

Time Gain Compensation (TGC) Tiefenausgleich

Auch als Depth Gain Compensation (DGC) bezeichnet.

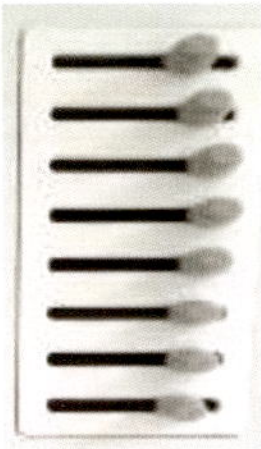

Meist als Schieberegler am Gerät vorhanden.
Echosignale aus unterschiedlichen Tiefen lassen sich damit isoliert verändern.

Linksverschiebung = Abschwächung
Rechtsverschiebung = Verstärkung

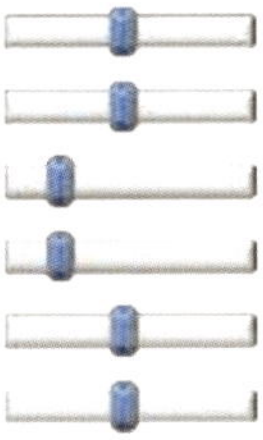

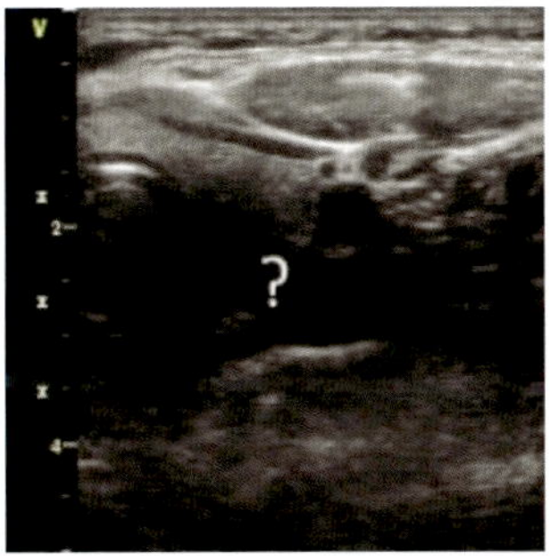

Die mittleren Regler sind nach links verschoben.
Im B-Bild ist dieser Bildbereich schwarz.
Eine Information ist hier nicht möglich (Fragezeichen).

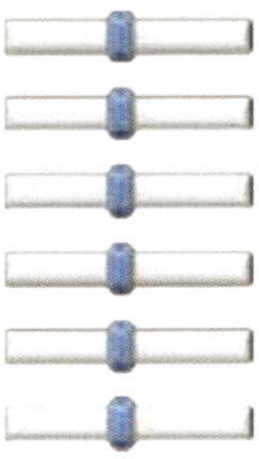

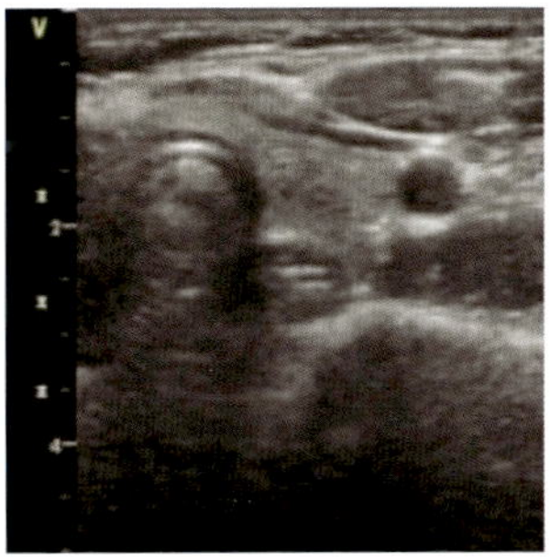

Sämtliche Regler sind auf einer geraden Mittellinie positioniert.
Im B-Bild ist der mittlere Bildbereich gut abgebildet.
Man erkennt den kompletten linken Schilddrüsenlappen und den Ösophagus

Orientierung

Zur korrekten Interpretation der auf dem Monitor gezeigten Bilder ist die Orientierung von großer Bedeutung. Hierzu dienen am Schallkopf und am Bildschirm sogenannte Marker. Am Schallkopf ist entweder eine erhabene Linie oder auch eine Vertiefung angebracht.

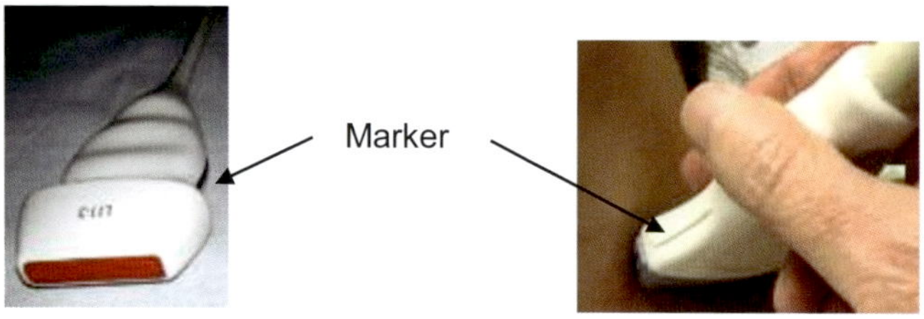

Am B-Bild erscheint am linken oder rechten oberen Rand ein kleines Symbol, was den Namen des Geräteherstellers enthält.

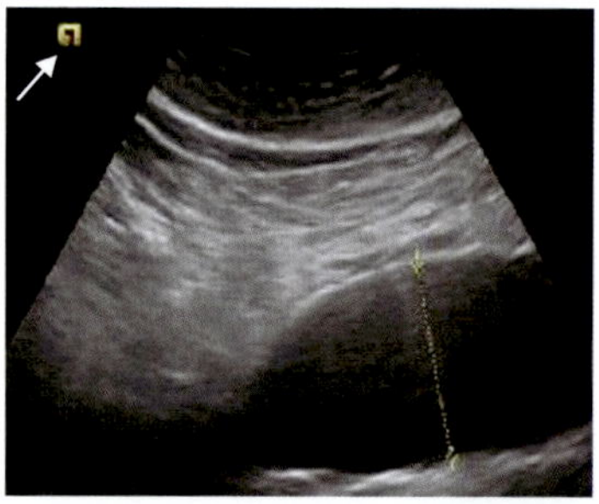

Sämtliche Untersuchungen erfolgen mit dem Bildschirmmarker **OBEN LINKS** (Pfeil). In der Gefäß- und Abdomensonographie ist es die Standardeinstellung.

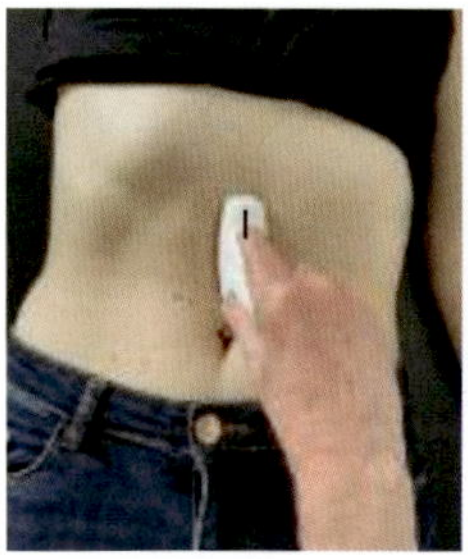

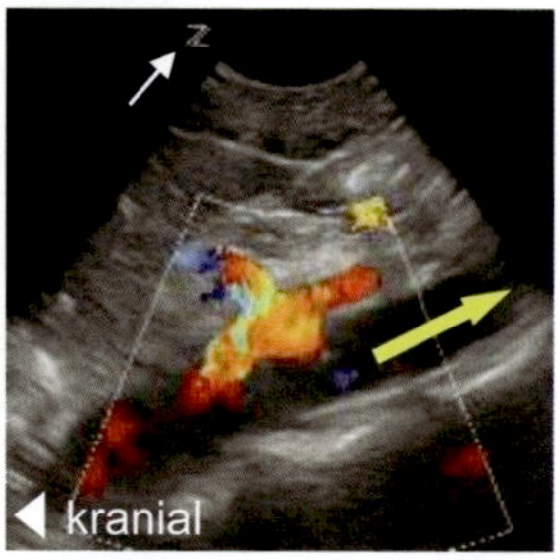

Längsachse:

Die linke Seite des Monitorbildes ist kranial. In diesem Fall ist der Aortenfluss von links nach rechts gerichtet (gelber Pfeil).

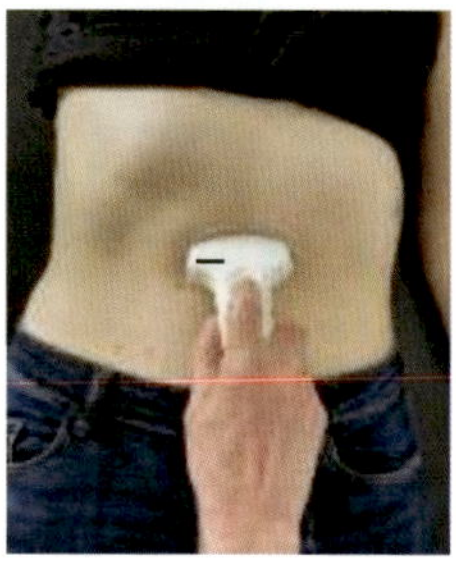

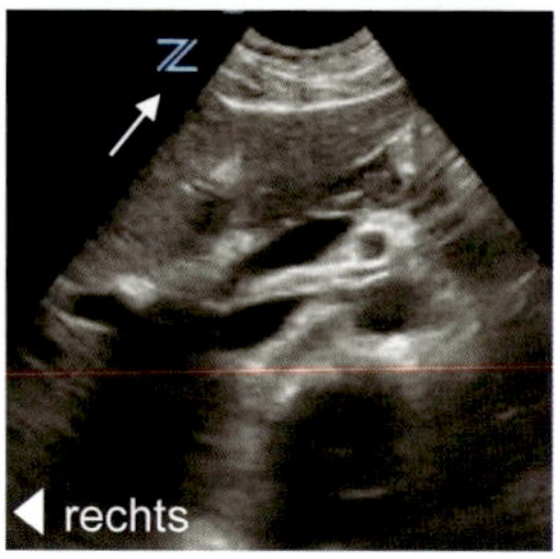

Querachse:

Die linke Seite des Monitorbildes zeigt die rechte Seite des Patienten. Das B-Bild entspricht der Lageanatomie eines CT-Bildes.

Einzige Ausnahme stellen <u>kardiologische</u> Untersuchungen dar, wobei der Marker **OBEN RECHTS** erscheint (Preset: Echokardiographie).

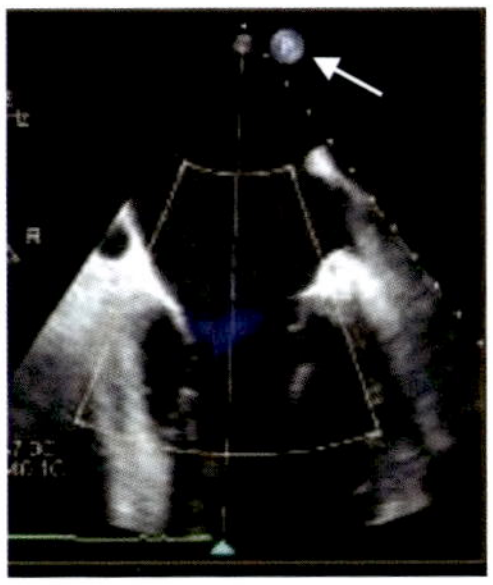

Mit Hilfe der Geräteknöpfe kann die Markerposition manuell verändert werden. Zum Beispiel mit der Taste „L/R Umkehr“ oder „O/U Umkehr“ [L/R = Links/Rechts; O/U = Oben/Unten].

Die O/U Umkehr stellt das B-Bild „auf den Kopf“. Diese Einstellung wird zur <u>anatomischen Orientierung</u> in der pädiatrischen Echokardiographie gelegentlich verwendet.

Findet sich der Marker im oberen Bildbereich (linke oder rechte Seite) ist die Schallkopfposition immer von oben zu denken.

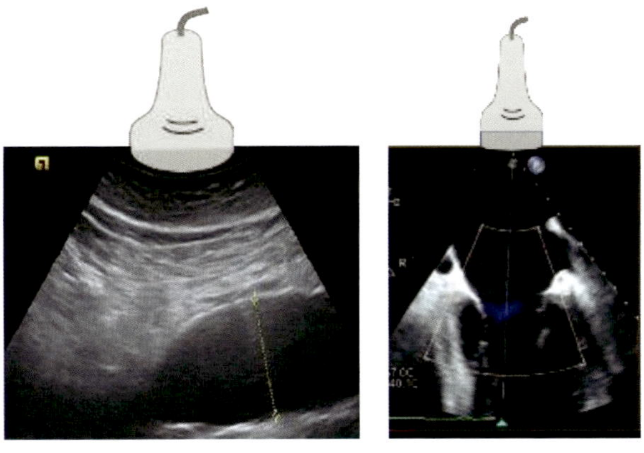

<u>Prüfen der Markerposition</u>
Durch ein Abkopplungsmanöver lässt sich die richtige Markerposition einfach prüfen.

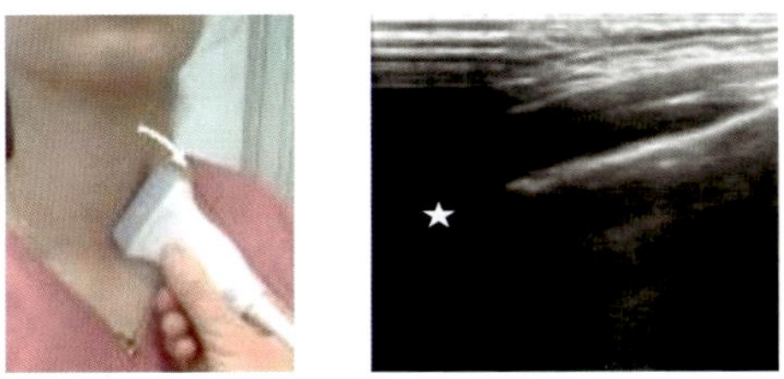

Die Sonde wird am Markerende über Hautniveau angehoben. Der Lufteintritt erzeugt im B-Bild einen schwarzen Schatten (*).

Farbbild, Farbbalken, Farbfenster

Drücken des Farbknopfes.

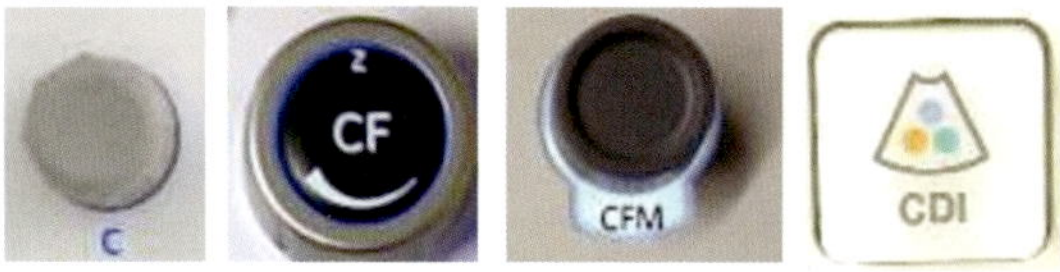

Viele Namen, eine Funktion:
- **C** (Color)
- **CF** (Color Flow)
- **CFM** (Color Flow Modus
- **CDI** (Color Doppler Imaging)

Es erscheinen:
Farbbalken und das **Gefäß** mit entsprechender Farbkodierung im **Farbfenster**.
Am Farbbalken ist die Flussrichtung zu erkennen:

ROT = Fluss auf die Sonde zu;
BLAU = Fluss von der Sonde weg.

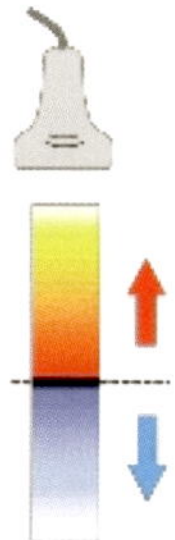

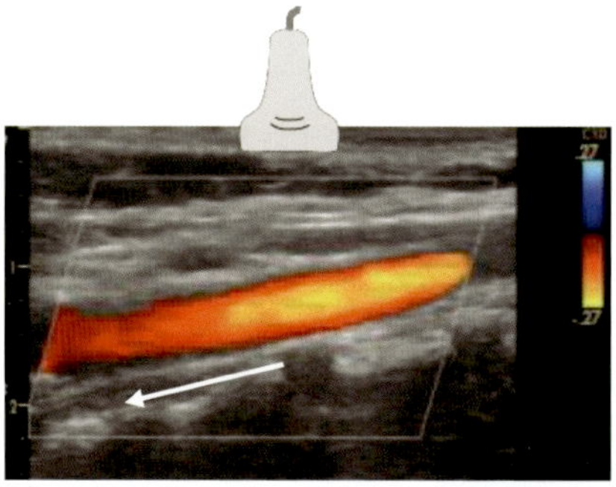

Der Farbbalken zeigt Geschwindigkeiten und Flussrichtung an.
Das Blut fließt in diesem Beispiel von rechts nach links (weißer Pfeil).
In Bezug zum Schallkopf fließt es vom ihm weg. Auf dem Farbbalken wird es durch die rote Farbe (unten) korrekt angezeigt.

Varianz

Während der übliche Farbbalken einen Geschwindigkeitsmodus darstellt, liefert die Streubreite der Dopplerfrequenzen (im Messvolumen) eine zusätzliche Information, die als Varianz bezeichnet wird. Hiermit können schnelle und damit turbulente Flüsse erfasst werden. Speziell bei kardiologischen Untersuchungen wird im Farbmodus zusätzlich die Kodierfarbe „GRÜN“ verwendet.

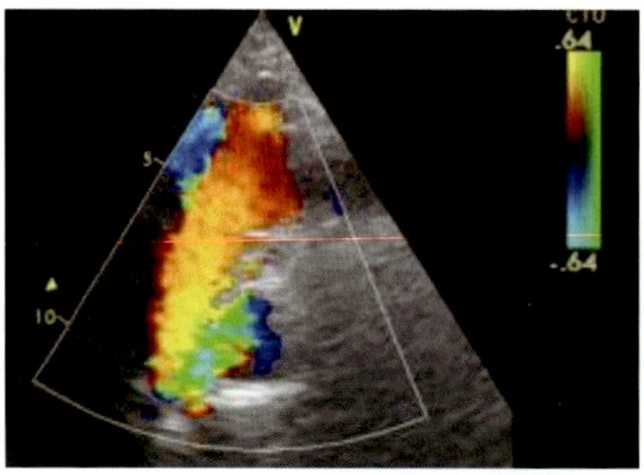

Das Farbbild zeigt die Aorta ascendens.
Neben blauen und rot-gelben Farben sind hellgrüne Anteile zu erkennen.
Diese entsprechen turbulenten Flüssen, die in der Aorta physiologisch vorkommen.

Power-Modus (Intensitäts-Modus, Angio-Modus)
Sonderform der Farbkodierung. Hierbei werden die Intensitäten (Amplituden) der Echos dargestellt. Das Farbbild ähnelt einer Angiographie.
Der Farbbalken enthält lediglich braun-gelbe Farben.

Hierzu wird zunächst der Farbmodus aktiviert und danach der Power (Angio)-Modus [z.B. GE-Geräte]

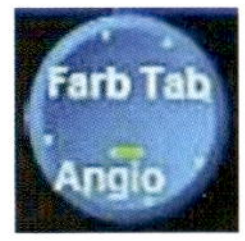

Ein anderes Kürzel für den Powermodus ist CDE (Color Doppler Energy) [z.B. Siemens Acuson Geräte].

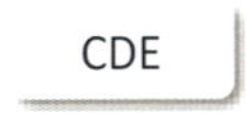

Eine Richtungsbestimmung sowie Analyse der Strömungsgeschwindigkeiten sind in diesem Modus aus physikalischer Sicht nicht zu erwarten, können aber durch neue Technologien ermöglicht werden.
Als Vorteil ist die Darstellung auch kleiner oder langsam fließender Gefäße zu nennen. Ein Aliasing ist nicht zu erwarten.
Die Bedeutung des Powermodus liegt In der Darstellung der Vaskularisierung von Tumoren und Transplantaten. Im unten gezeigten Beispiel ist eine normale Niere abgebildet.

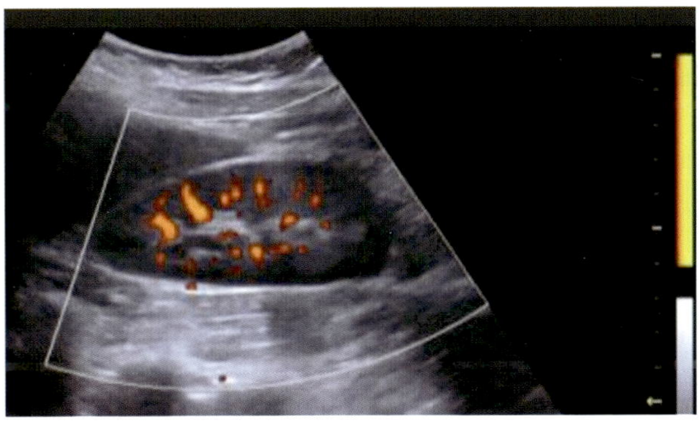

Optimierung des Farbbildes
Bildoptimierung durch Kippen des Farbfensters (BEAM STEERING)
Beide Schallbilder zeigen das gleiche Gefäß:

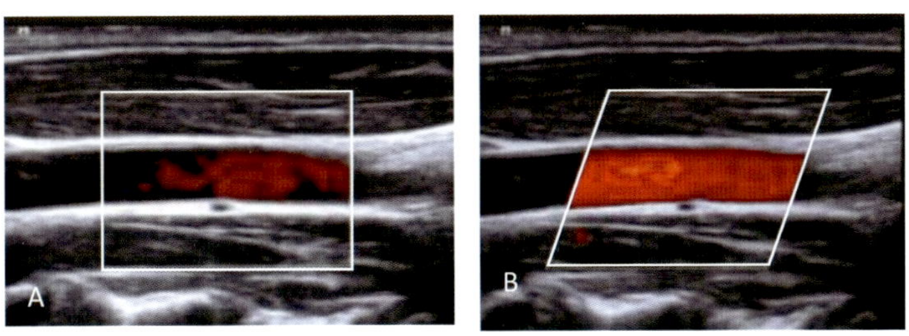

Bild A: Untersuchung der Arterie mit 90° Schallwinkel
Bild B: optimale Farbfüllung durch Angulieren des Farbfensters

Die Hauptinformation des Farbbildes ist der Flussnachweis (Flow detection); die zweite, die Bestimmung der Flussrichtung (Flow direction).

Frequenzspektrum und Winkel

Drücken des **„PW"-Knopfes** bzw. des **„D"-Knopfes** (= Dopplerspektrum)
Die meisten Geräte arbeiten mit einem PW-Knopf.

Das Drücken der PW-Taste erzeugt zunächst den Messtrahl, das Messfenster und die Winkelanzeige Diese werden zum Gefäßbild angepasst. Mit einem nochmaligen Drücken wird jetzt das Frequenzspektrum angezeigt.

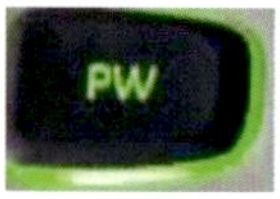

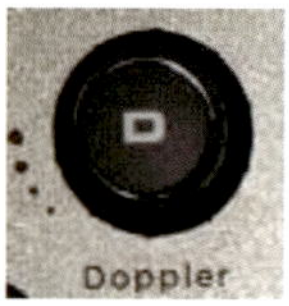

Das **Messvolumen** kann durch eine zusätzliche Tastenfunktion (SV, sample volume oder DV, doppler volume) vergrößert oder verkleinert werden.
Nur derjenige Anteil der innerhalb des Messvolumens (weiße parallele Linien) liegt, wird als Frequenzspektrum dargestellt und entspricht der hier vorliegenden Blutströmung.

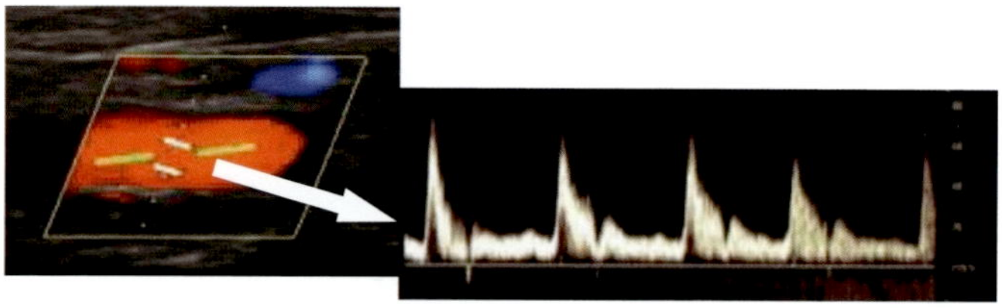

Der Schallwinkel ist zur korrekten Geschwindigkeitsmessung entscheidend. Dies wird durch die Cosinusfunktion in der Dopplergleichung verständlich (z.B. Cosinus von 90° ist = Null). Ein Schallwinkel bis 60° gilt als akzeptabel.

Mit der Winkelkorrektur wird die gelbe, unterbrochene Linie parallel zur Gefäßachse ausgerichtet. Hierzu wird der Drehknopf „WINKEL" benutzt.

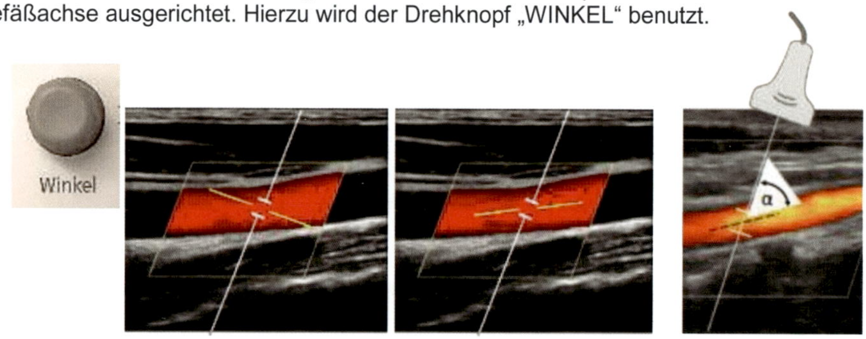

Durch Positionsänderungen des Schallkopfes und der elektronischen Steuerung (= beam steering) lässt sich der Schallwinkel ebenfalls beeinflussen.
Mit der Kipptaste „STEER" wird das Farbfenster anguliert.

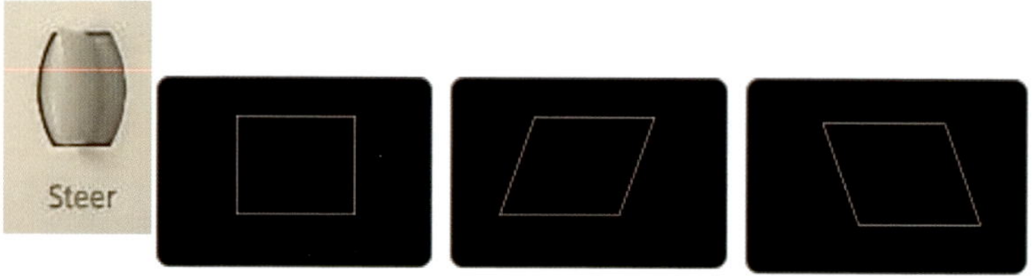

Analyse des Frequenzspektrums:
Hier sind Informationen von Frequenz und Amplitude des Dopplersignals enthalten.
Abbildung eines physiologischen Spektrums (meist triphasisch) einer Arterie mit hohem peripheren Widerstand (Arm- oder Beinarterien):

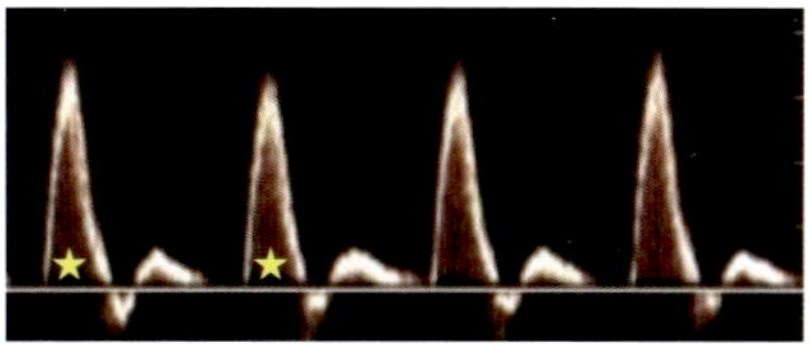

Die Sterne markieren das systolische, echofreie Fenster, das einen Bereich mit wenigen Strömungsanteilen zeigt. Spektren mit systolischem Fenster sind physiologisch. Sie weisen auf einen laminaren Blutfluss hin.

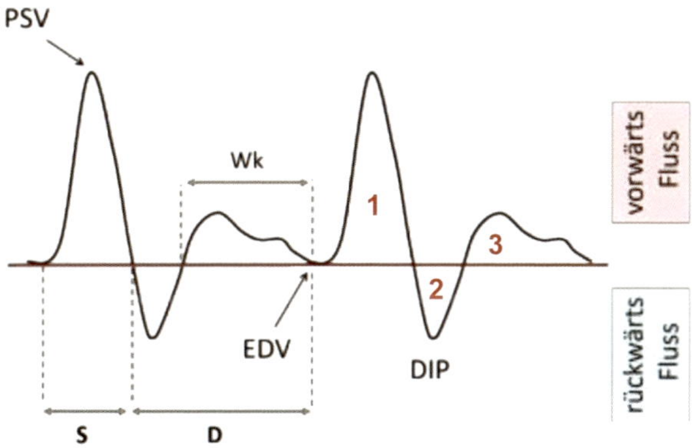

Anhand des Verlaufs durch die Nulllinie werden Phasen der Vorwärts- und Rückwärtsströmung erfasst. In diesem Schema sind es drei (1,2,3).

PSV: peak systolic velocity
EDV: end diastolic velocity
S: Systole
D: Diastole
DIP: frühdiastolischer Rückwärtsfluss unterhalb der Nulllinie (als Ausdruck des Aortenklappenschlusses)
Die Tiefe des DIP entspricht dem peripheren Widerstand (großer DIP = großer Widerstand und umgekehrt).
Wk: spätdiastolischer Kurvenverlauf oberhalb der Nulllinie als Ausdruck der Windkesselfunktion

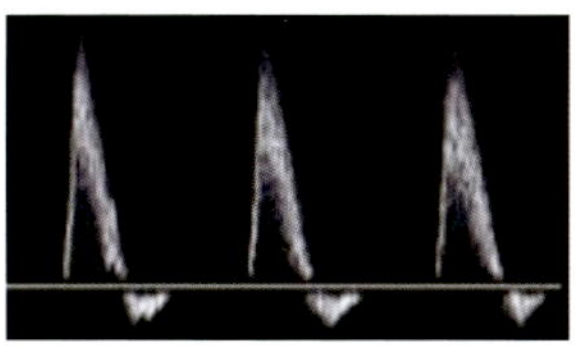

Biphasisches Spektrum. Es weist auf eine nachlassende oder fehlende Windkesselfunktion hin, wie sie beim älteren Menschen zu erwarten ist (Abbau elastischer Fasern der Gefäßwand). Es ist physiologisch.

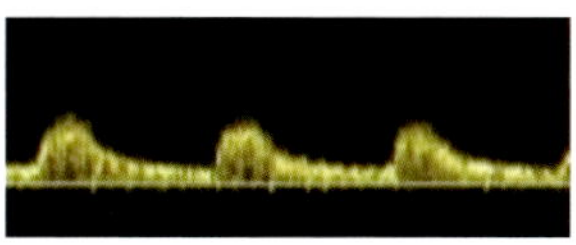

Monophasisches Spektrum mit kleiner Amplitude und verbreitetem Spektrum (tardus-parvus). Es deutet auf eine hochgradige Stenose (oder Verschluss) proximal des Ableitungsortes hin. Es ist pathologisch.

Aliasing

Bei der Ableitung des Frequenzspektrums ist durch die Ultraschallphysik das Auftreten von Aliasing möglich. Dieses ist immer ein Problem einer zu niedrigen Abtastrate.
Der Grund dafür ist die gepulste Untersuchung (PW-Modus), die bei sehr schnellen Strömungen zu Fehlern führt.

<u>Echtes Aliasing</u>
Aliasing ist die fehlerhafte Frequenzbestimmung eines Signals, wenn die Signalerfassung (Samplingrate) nicht korrekt (zu niedrig) ist.
Die korrekt zu messende Geschwindigkeit, ohne dass Aliasing auftritt, wird am Farbbalken am oberen und unteren Ende in cm/s angezeigt. Diese Grenzgeschwindigkeit nennt man auch Nyquist-Limit.

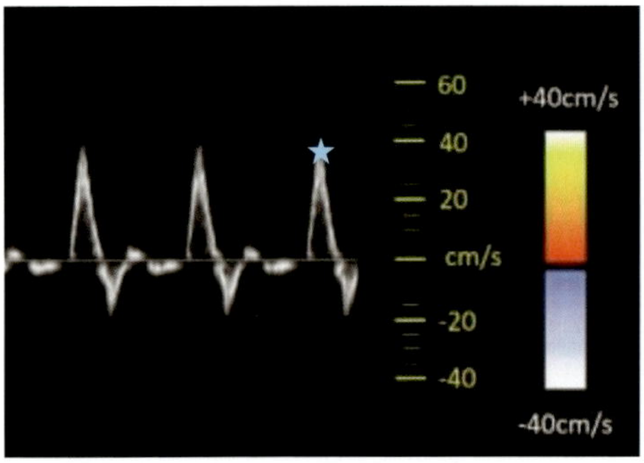

Die Grenzgeschwindigkeit am Farbbalken beträgt 40 cm/s.
Die Maximalgeschwindigkeit (★) liegt bei knapp 40 cm/s.
Das Frequenzspektrum wird korrekt wiedergegeben, da die gemessene Blutströmung Geschwindigkeiten von 40 cm/s nicht überschreitet.

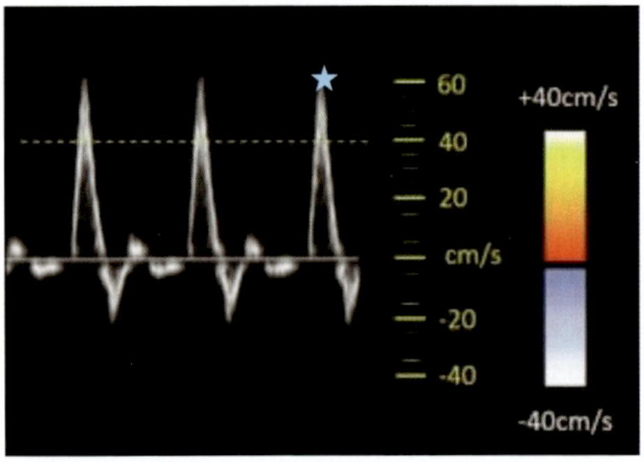

Die Maximalgeschwindigkeit (★) liegt hier bei 60 cm/s.
Das Nyquist-Limit von 40 cm/s (gelbe unterbrochene Linie) wird überschritten. Ein Aliasing ist zu erwarten.
Dieses Bild erscheint nicht auf dem Monitor und ist nur aus didaktischen Gründen hier abgebildet.

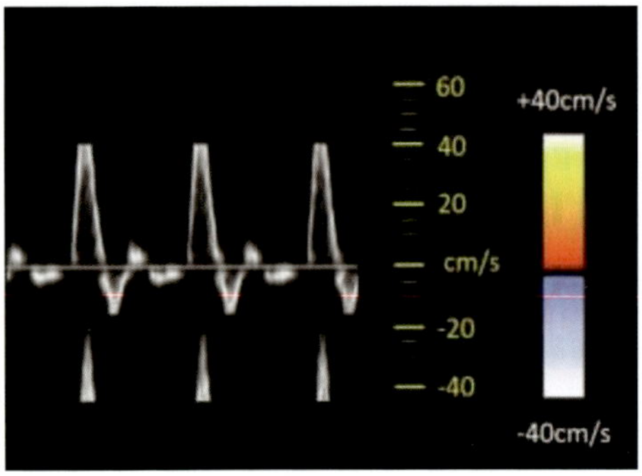

Typisches Bild bei Aliasing:
Das Frequenzspektrum wird in seinem oberen Anteil (ab der Nyquistgrenze) abgeschnitten und unterhalb der Nulllinie wieder angefügt (Spitzen).

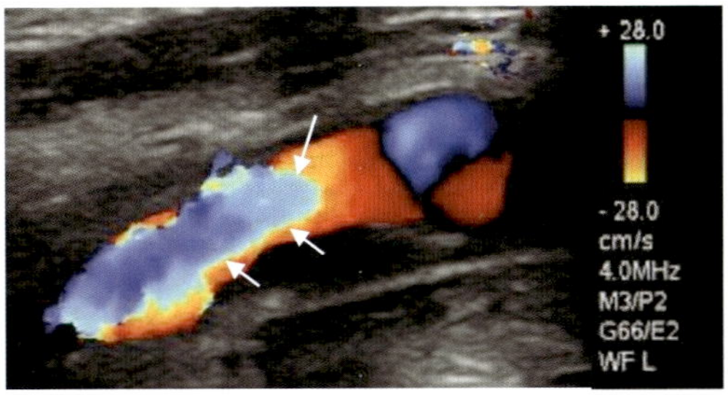

Im Farbbild ist das Aliasing durch den Farbwechsel von „rot“ nach „blau“ über feine weiße Linien (Pfeile) zu erkennen (Region einer mittelgradigen Carotisstenose).

Der Farbwechsel über die schwarze Linie (rechts im Bild) ist ein Richtungswechsel im abgangsnahen Bereich und ist physiologisch.

Aliasing ist nichts Negatives. Es zeigt Orte sehr schneller Blutströmung und ist damit ein Hinweis für Gefäßstenosen. Dieser Bereich sollte im B-Bild und Farbmodus sehr genau untersucht werden.

Zur Vermeidung des Aliasing muss die Abtastrate (PRF) mindestens das Doppelte der Signalfrequenz betragen.

Die Korrektur des Aliasing kann durch Erhöhung der Abtastrate und Verschiebung der Nulllinie (Baselineshift) erreicht werden.

<u>Scheinbares Aliasing</u>

Physikalisch gesehen handelt es sich hier ebenfalls um ein Aliasing. Es hat allerdings eine andere Ursache.

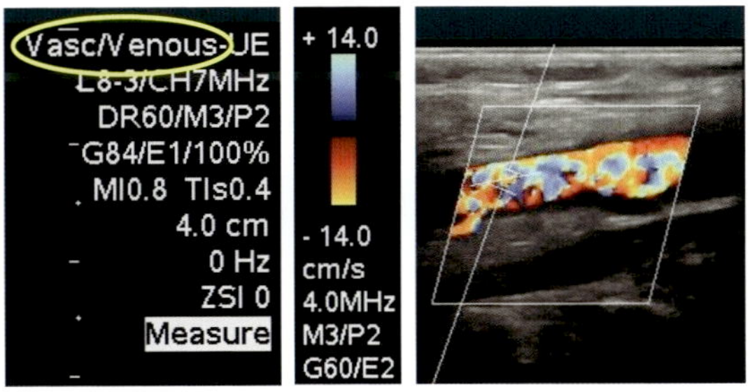

- Hier ist ein venöses Preset gewählt (Vasc/Venous, gelbes Oval).
- Der Farbbalken zeigt mit 14,0 cm/s die entsprechende Grenzgeschwindigkeit, die für eine Venenuntersuchung korrekt gewählt ist.
- Im Farbbild besteht ein „buntes“ Bild, was einem Aliasing entspricht. Es entsteht dadurch, dass in diesem Fall eine Beinarterie (anstelle einer Vene) geschallt wird, mit einer entsprechend hohen Geschwindigkeit.
- Da diese Geschwindigkeit deutlich über 14,0 cm/s liegt, tritt Aliasing auf.

Zwei weitere Beispiele für Aliasing. Beide Farbbilder sind bei einem gesunden 24jährigen Studenten abgeleitet.

1. Ableiten der Arteria femoralis superficialis (AFS) und Vena femoralis (VF) am rechten Oberschenkel bei einem gesunden Probanden.
   Die Arterie zeigt Aliasing (Farbwechsel von „blau“ nach „rot“ über weiße Linien) infolge zu geringer Abtastrate (Farbbalken mit 5,9 cm/s).
   Das venöse Farbsignal (VF) ist regelrecht.

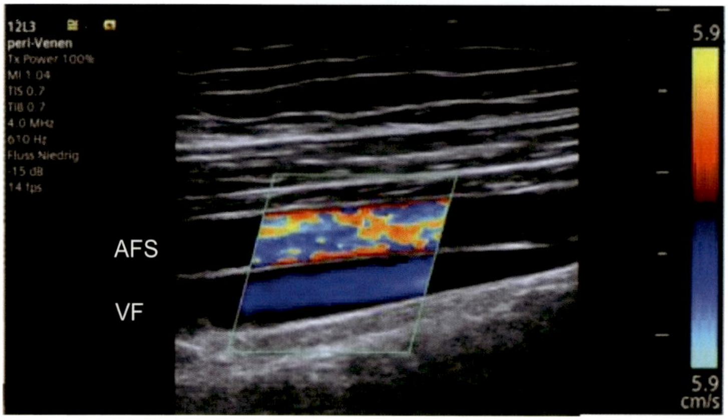

2. Gleicher Ableitort. Durch Sondendruck wird die Vene komprimiert. Nach dem Kontinuitätsgesetz steigt damit die Strömungsgeschwindigkeit. Die schnellere Strömung liegt über 5,9 cm/s und ruft Aliasing hervor.
   Als Folge zeigt die Vene jetzt ebenfalls Aliasing.

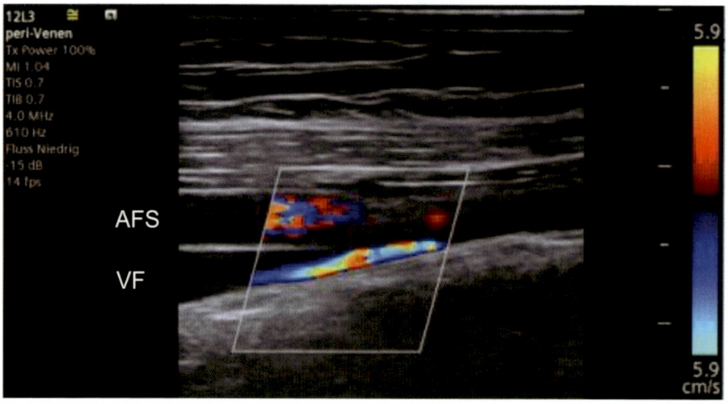

Die Beispiele zeigen Aliasing, ohne dass es sich um pathologische Befunde handelt. Bei der Arterie ist das Preset ungeeignet, bei der Vene ist die Handhabung des Schallkopfes der Auslöser.

Geschwindigkeiten (PSV, EDV, Mean)

Zum Ausführen der Messungen muss die „FREEZE“-Taste gedrückt werden. Sie ist an den Geräten meist unten rechts angebracht.

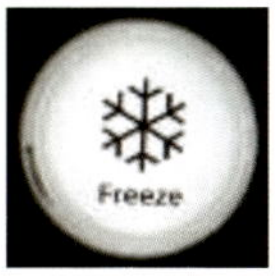

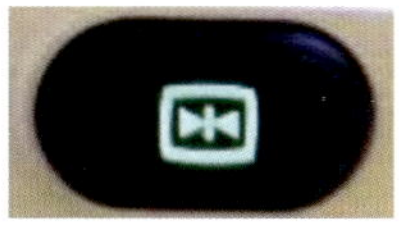

Peak Systolic Velocity, PSV:
Das Beispiel zeigt 3 Maximalgeschwindigkeiten zwischen 62 bis 85 cm/s bei gleichem Patienten. Das Problem ist das korrekte Setzen des Messpunktes über dem Maximum des Frequenzspektrums.
Wenn das Gerät die Maximalgeschwindigkeit selber bestimmt, sollte die korrekte Messposition geprüft werden. In dem Beispiel ist die Messung 4 korrekt. Messungen 2 und 3 sind nicht korrekt. Dies ist mit dem Abstand von Messpunkt und Frequenzspektrum zu erkennen (Pfeile).

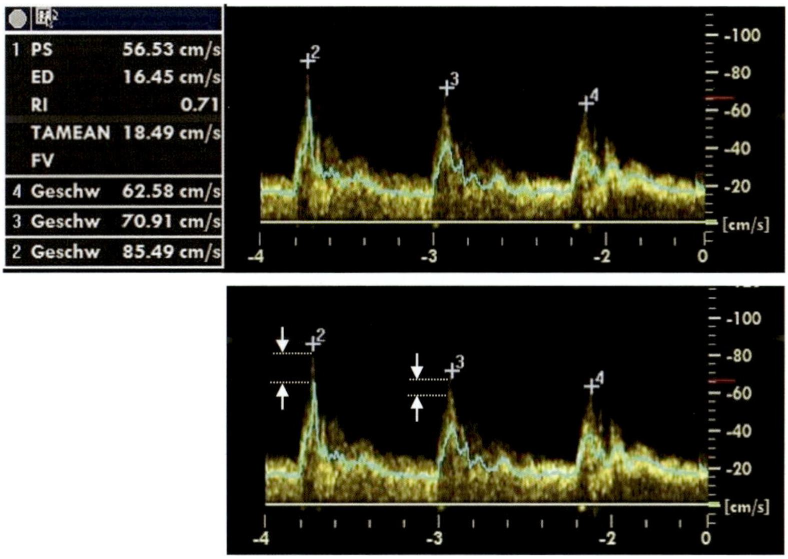

End Diastolic Velocity, EDV:
Auch hier sind bestimmte Kriterien zu beachten.

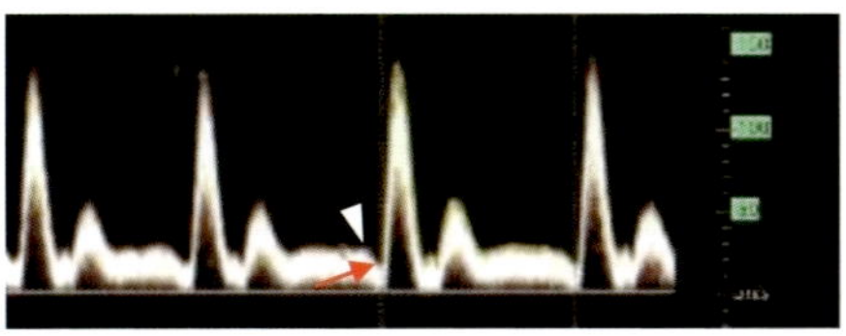

Korrekt liegt der Messpunkt am Ende der fast waagerechten Frequenzstrecke (weiße Pfeilspitze) und nicht am tiefsten Punkt (roter Pfeil). Hier würde man einen falsch niedrigen Wert messen.

Die EDV-Wert geht in die Berechnung des Resitive Index (RI) ein. Ist die EDV sehr niedrig, wird der RI-Wert hoch, fast bei 1 liegen. Ein hoher RI ist meist mit einer schweren Organschädigung assoziiert.

Beispiel einer automatischen Cursorpositionierung und Hüllkurve:

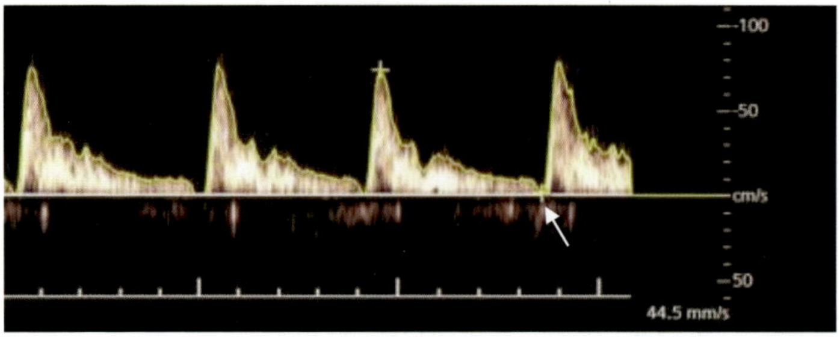

Die Maximalgeschwindigkeit (+) wird korrekt angezeigt.
Enddiastolisch liegt der Messpunkt zu tief (Pfeil).

Geschwindigkeitsberechnung
Die Frequenzspektren repräsentieren die empfangenen Dopplerfrequenzen (Dopplershift). Ihre Umwandlung in eine Geschwindigkeit (cm/s) geschieht mit Hilfe des Gefäßbildes. Anhand dieses kann eine Winkelbestimmung vorgenommen werden, welche das Gerät unter Verwendung der Dopplergleichung in eine Geschwindigkeit umrechnet.

Die ausführliche Erklärung der Dopplergleichung, der Dopplershift und der Winkelfunktion wird im folgenden Kapitel „Flussmessungen" gezeigt.

Gain (Verstärkung)

B-Bild und Farbbild lassen sich separat verstärken.
Eine zu hohe oder niedrige Verstärkung des B-Bildes kann das Frequenzspektrum verfälschen:

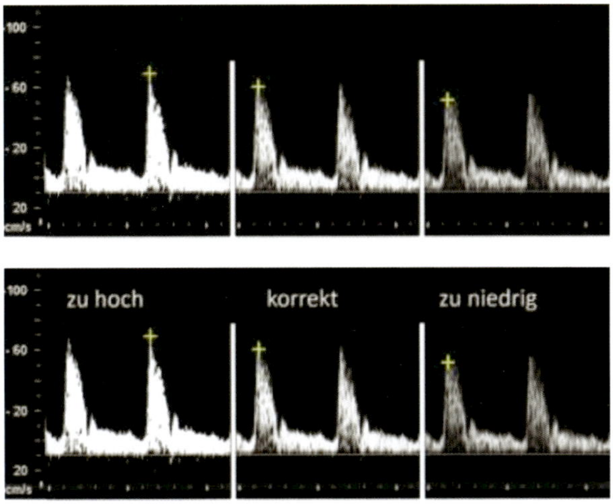

PSV 70 cm/s 60 cm/s 50 cm/s

Die gemessenen Maximalfrequenzen, ergeben unterschiedliche Werte!

Beim Farbbild sind ebenfalls Falschinterpretationen möglich:

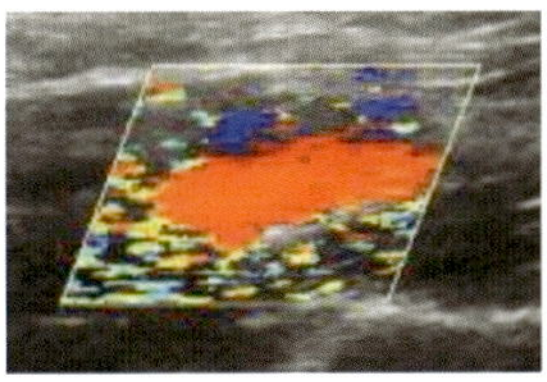

Zu hohe Farbgain:

Die Farbe ist außerhalb des Gefäßes → sogenanntes „blooming Phänomen".

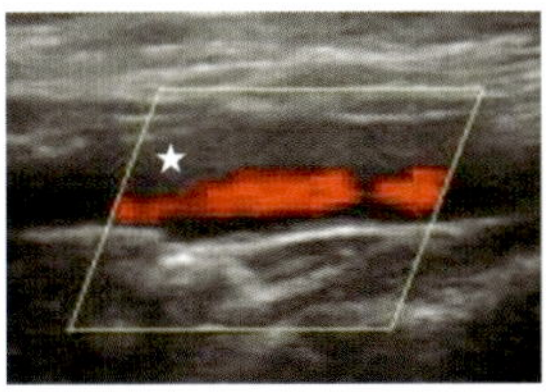

Zu niedrige Farbgain:

Unvollständige Gefäßfüllung.
Der schwarze Anteil (★) kann eine Thrombose vortäuschen.

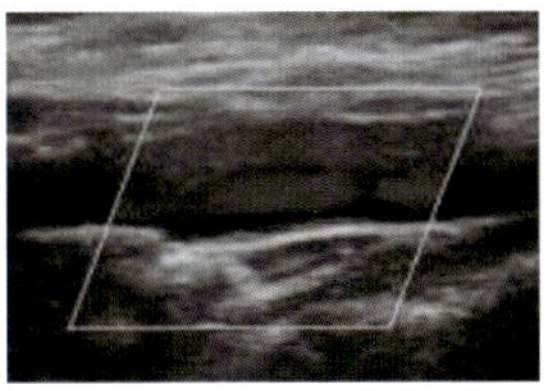

In diesem Beispiel ist die Gain extrem niedrig eingestellt.
Durch die fehlende Farbe ist die Fehldiagnose „Gefäßverschluss" möglich.

Wandfilter (WF oder F)

Dient der Unterdrückung von Störsignalen. Diese sind insbesondere durch Bewegungen der Gefäßwand zu erwarten und liegen im niederfrequenten Bereich. Da höhere Frequenzen durchgelassen werden spricht man auch vom Hochpassfilter.
Der Wandfilterbereich ist als schwarzer Streifen oberhalb und unterhalb der Nulllinie zu sehen.

Wandfilter {

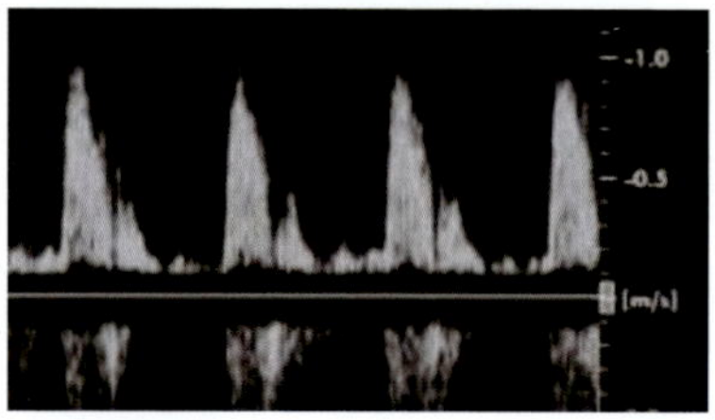

A

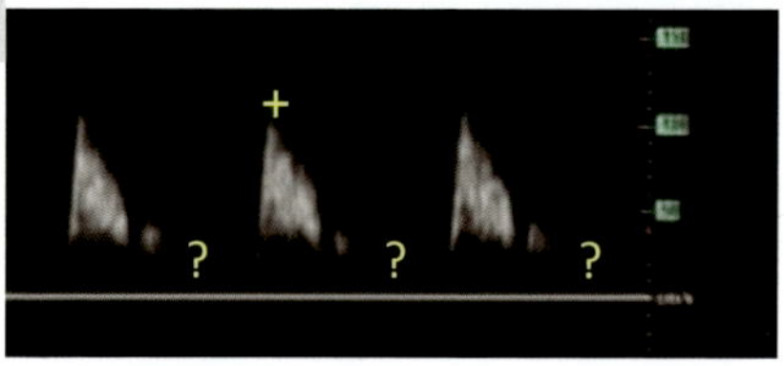

Wandfilter zu hoch:
Der systolische Fluss ist gut zu erkennen (+). Der diastolische Kurvenanteil ist nicht abgebildet. Der enddiastolische Wert ist nicht messbar (Fragezeichen).

B

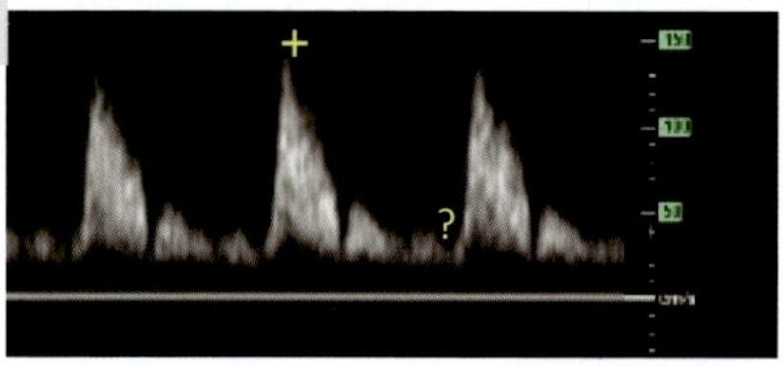

Wandfilter mittel:
Der diastolische Kurvenanteil ist teilweise abgebildet.
Der enddiastolische Wert ist nicht eindeutig bestimmbar (?).

C

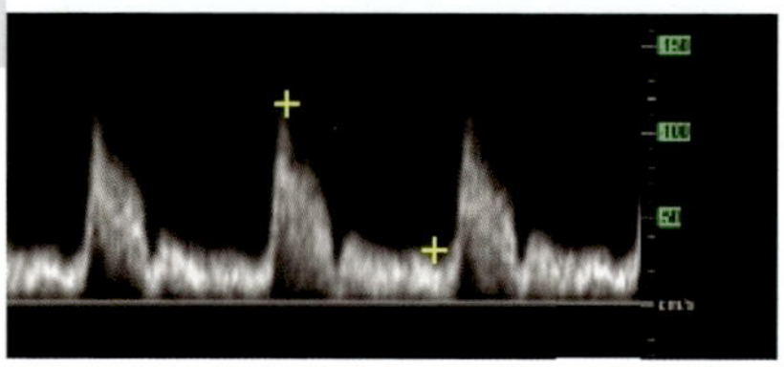

Wandfilter niedrig:
Das Frequenzspektrum ist komplett abgebildet. Systolischer und enddiastolischer Fluss sind beide messbar.

Ein monophasisches Spektrum, wie in Abbildung A ist nicht immer pathologisch!
Es ist auf eine korrekte Einstellung des Wandfilters zu achten.

Ein hoch eingestellter Wandfilter erzeugt eine Verbreiterung des schwarzen Übergangs von ROT nach BLAU im Bereich des Farbbalkens.

Artefakte

Das Monitorbild stellt nicht immer die wahre Anatomie dar. Ultraschall kennt keine Anatomie, er kennt nur physikalische Gesetze. Also lassen Sie sich nicht verwirren!
Es gibt zahlreiche Artefakte, von denen das häufige Spiegelartefakt hier erklärt werden soll. Dabei handelt es sich um Schallphänomene jenseits von Grenzflächen.

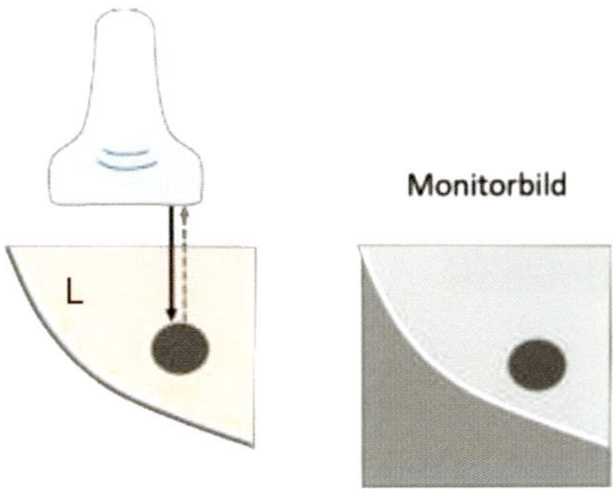

Das erste Beispiel zeigt einen Befund „schwarzer Kreis“ in der Leber (L).
Der Ultraschall trifft den Befund direkt. Er wird reflektiert und bildet auf dem Monitor diesen korrekt ab.

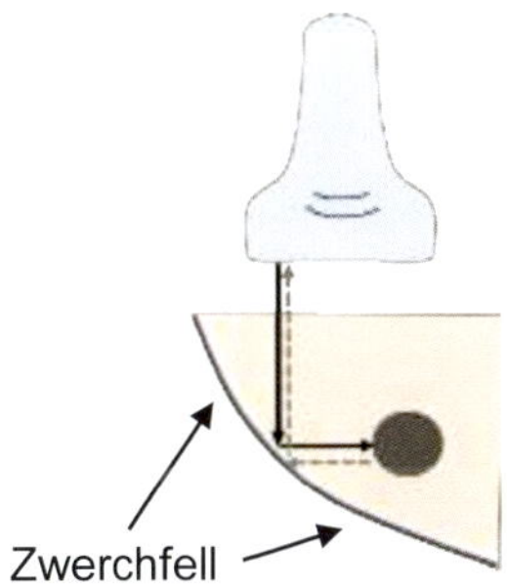

Das zweite Beispiel zeigt eine weitere Möglichkeit des Ultraschallverlaufs. Dieser trifft zunächst auf eine stark reflektierende Fläche, hier das Zwerchfell, von wo er in einem bestimmten Winkel reflektiert wird (durchgehende Pfeillinien). Danach erreicht er die Zielstruktur, wo er erneut reflektiert wird. Für den Rückweg (unterbrochene Pfeillinien) nimmt der Schall die gleiche Strecke wie für den Hinweg.

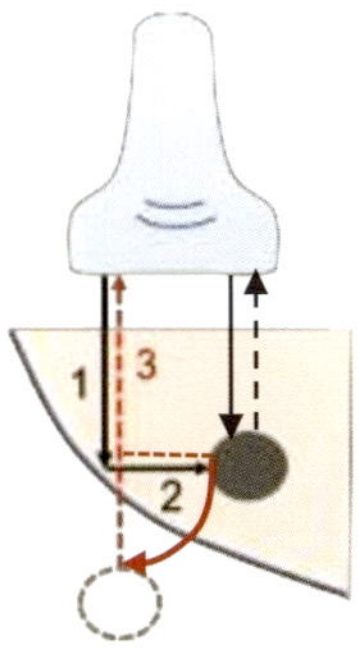

Das Gerät „denkt“ nicht um die Ecke. Es interpretiert mit der längeren Laufzeit (3) ein zusätzliches Objekt und setzt dieses in entsprechender Distanz auf dem Monitorbild ab.

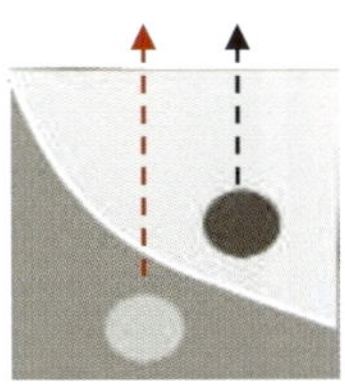

echter Befund
(kürzere Laufstrecke)

Artefakt
(längere Laufstrecke)

Häufiges Spiegelartefakt der Leber am Zwerchfell:

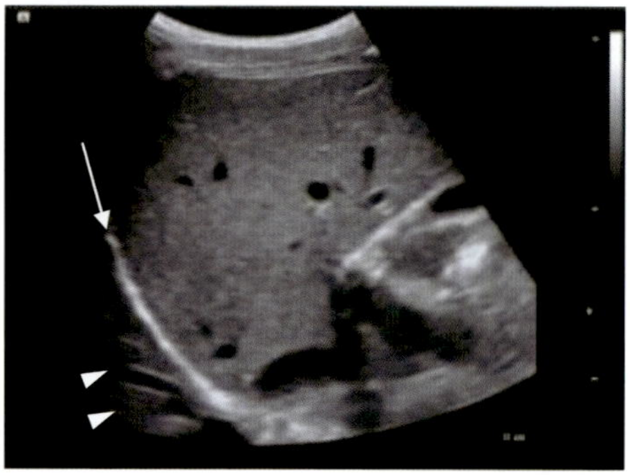

Man sieht jenseits des Zwerchfells (Pfeil) Leberanteile, obwohl eigentlich hier die Lunge lokalisiert ist.
Infolge des hohen Gasanteils wird der Schall an der Lunge vollständig reflektiert und ein Spiegelbild der Leber (Pfeilspitzen) abgebildet.

Häufiges Spiegelartefakt der A. subclavia an der Pleura:

Die Arterie wird an der Pleurakuppel gespiegelt und als scheinbar zweites Gefäß unterhalb der Pleura wiedergegeben. Tatsächlich existiert aber nur 1 Arterie pro Seite.
Interessant ist, dass sich außer im B-Bild auch im Farbbild und Frequenzspektrum, also in allen 3 Modi, das Artefakt abbildet.

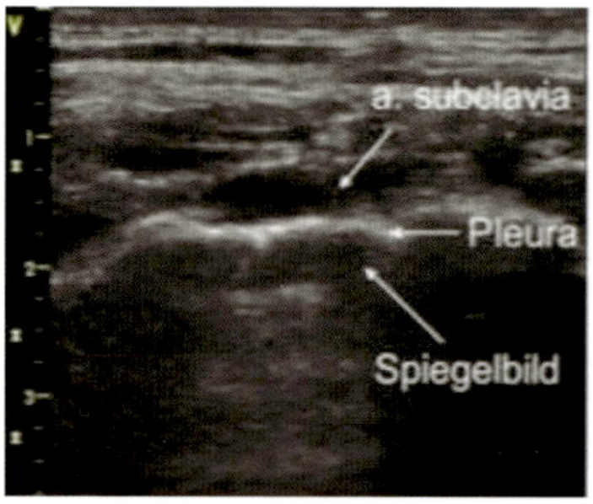

B-Bild mit Originalgefäß und Spiegelbild (unten)

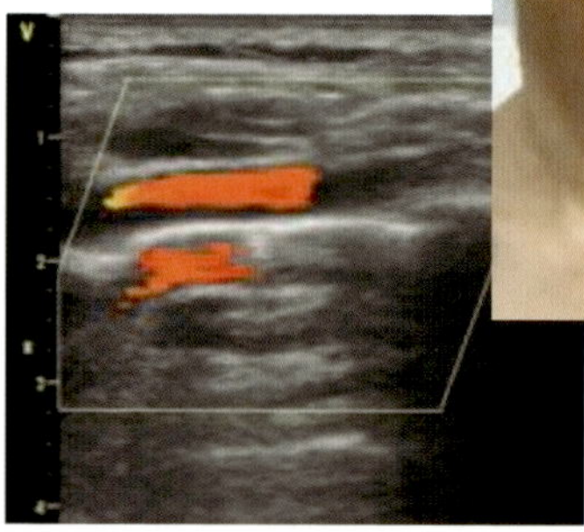

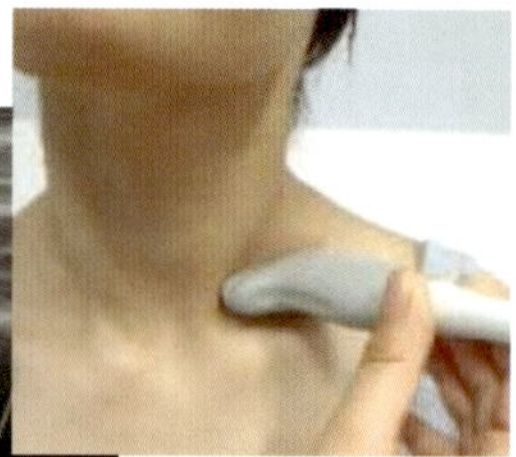

Farbbild mit Originalgefäß und Spiegelbild

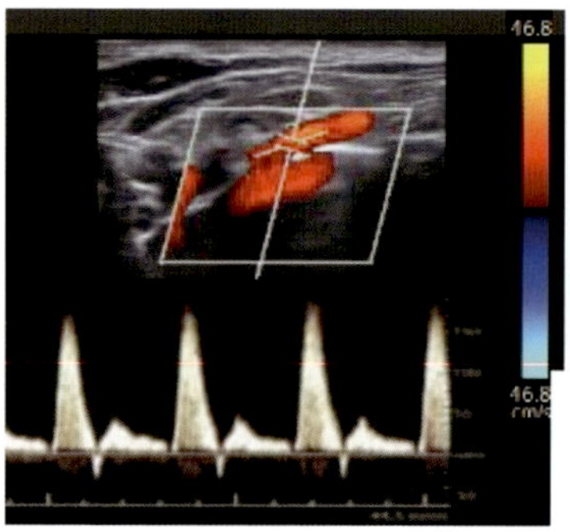

Frequenzspektrum des Originalgefäßes

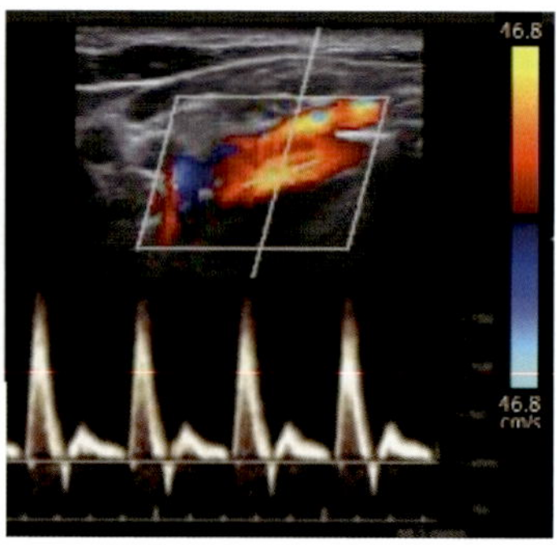

Frequenzspektrum des Spiegelbildes

Dokumentation und Datenexport

Zum Ende der Untersuchung wird die Funktionstaste „Untersuchung beenden“ oder „End EXAM“ gedrückt. Alle Bilder werden auf der Festplatte des Gerätes gespeichert.

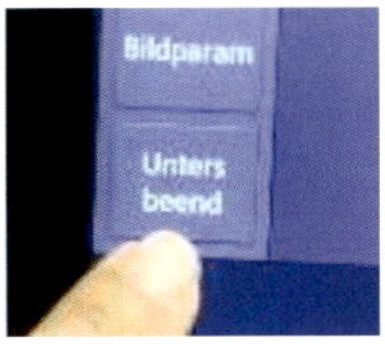

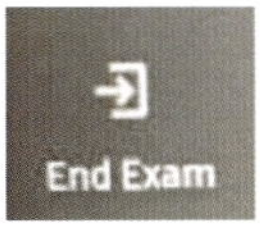

Je nach Bedarf können die Bilder ausgedruckt oder an zentrale Krankenhaussysteme (PACS, Picture Archieving and Communications System) verschickt werden.

Mit der Funktion „Export“ können Bilder oder Videosequenzen an externe Datenträger über einen USB-Port verschickt werden. Das Anonymisieren der Daten sollte beachtet werden.

Aus der ärztlichen Dokumentation müssen hervorgehen:

1. Patientenidentität (Name und Alter)
2. Untersucheridentifikation
3. Untersuchungsdatum
4. Fragestellung bzw. Indikation der Untersuchung
5. ggf. eingeschränkte Untersuchungsbedingungen bzw. Beurteilbarkeit
6. organspezifische Befundbeschreibung, außer bei Normalbefunden
7. (Verdachts-)Diagnose
8. abgeleitete diagnostische und / oder therapeutische Konsequenzen und / oder abgeleitetes anderweitiges Vorgehen, außer bei Normalbefund

Alle Bilder müssen zur Kennung der Position und Orientierung des Schallkopfes ein Piktogramm enthalten. Dieses wird mittels der Taste „Bodymarker“ eingefügt.

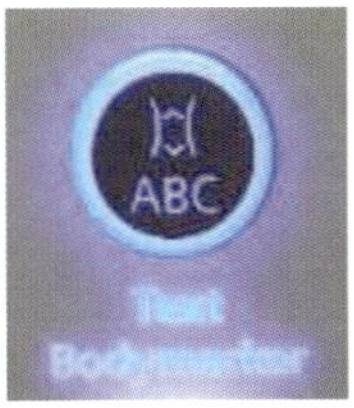

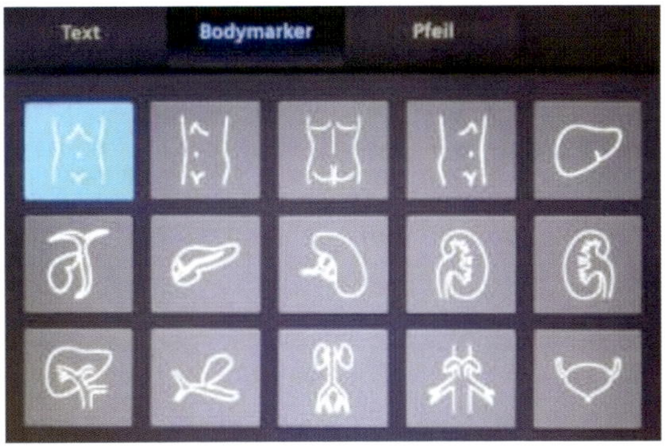

Quelle: Vereinbarung von Qualitätssicherungsmaßnahmen nach § 135 Abs. 2 SGB V zur Ultraschalldiagnostik (Ultraschall-Vereinbarung) vom 31.10.2008 in der ab dem 01.07.2022 geltenden Fassung

Download: https://www.kbv.de/media/sp/Ultraschallvereinbarung.pdf

Abschluss

Am Ende der Untersuchung wird der Schallkopf vom Gel gesäubert. Für die Schallfläche müssen spezielle, weiche Tücher mit Desinfektionslösung verwendet werden.

Schallköpfe sind teuer. Ihre Lebensdauer kann deutlich verlängert werden, wenn:

- beim Auftragen von Gel die Oberfläche nicht berührt wird (verhindert Zerkratzen)
- am Untersuchungsende der „Freeze-Knopf“ gedrückt wird (inaktiviert die Sonde)
- man das Kabel schont und am Gerät aufhängt (verhindert das Überfahren)

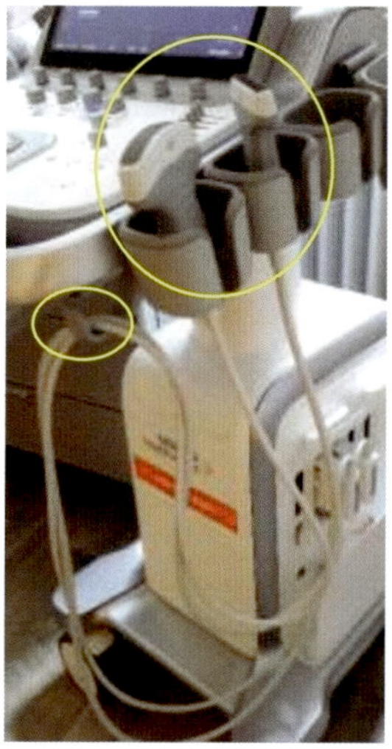

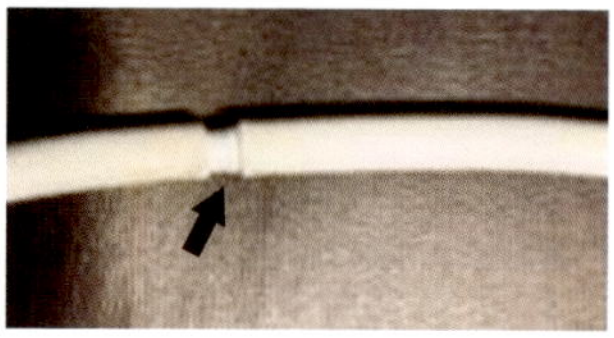

Kabelbruch

Literatur:

Löwe A, Jenssen C, Hüske S, Zander D, Ignee A, Lim A, Cui XW, Dong Y, Hoffmann B, Dietrich CF. „Knobology“ in Doppler Ultrasound.
Med Ultrason 2021; 23: 480-486

Rosenberg I, Schwarzenbach HR, Tuma J. «Knopfologie» (Wichtige Geräteeinstellungen).
Praxis 2012; 101 (18): 1207-1212

Internet:
http://www.mmheme.org/knobology-1
KNOBOLOGY AND IMAGE OPTIMISATION

Flussmessung mit Ultraschall

Neben der Erfassung morphologischer Strukturen lassen sich mithilfe von Ultraschall eine Fülle hämodynamischer Parameter messen. Ein Hauptanliegen ist die Flussmessung in Gefäßen. Sie beruht auf 2 Variablen. Diese sind:

1. die Dopplershift (Frequenzänderung)
2. der Schallwinkel (Schalleinfall zur Gefäßachse)

Die **Dopplershift** ist das Ergebnis des Dopplereffekts und wird vom Gerät automatisch berechnet. Sie leitet sich aus der Subtraktion von empfangener zu gesendeter Frequenz (in Hertz, Hz) ab und wird mit ΔF abgekürzt.

$$\text{Dopplershift } (\Delta F) = \text{Frequenz}_{\text{empfangen}} - \text{Frequenz}_{\text{gesendet}}$$

Sie beruht auf der Tatsache, dass Sender (Ultraschalltransducer) und Reflektor (strömendes Blut) in relativer Bewegung zueinander sind. Schallen wir stationäre Organe (z.B. Leber, Schilddrüse) sind gesendete und empfangene Frequenz identisch. Kommen Bewegungen ins Spiel (Blutströmung, Herzaktionen) treten kleine Änderungen zwischen gesendeter und empfangener Frequenz auf, was als Dopplereffekt bekannt ist.

Strömendes Blut kann auf den Sender zufließen oder von ihm weggerichtet sein.
Damit kann die Dopplershift

- positiv sein, wenn $F_{empfangen} > F_{gesendet}$ ist
- negativ sein, wenn $F_{empfangen} < F_{gesendet}$ ist

Mit der **Dopplergleichung** werden die Zusammenhänge zwischen ΔF und der Flussgeschwindigkeit (V) hergestellt. Beide stehen unter folgender, direkt proportionaler Beziehung (neben einigen Konstanten) zueinander:

$$\Delta F = \frac{F_{gesendet} \bullet V_{Blut}}{V_{Schall}} \bullet 2$$

$$\Delta F = \frac{F_{gesendet} \bullet V_{Blut}}{c} \bullet 2$$

Unter Berücksichtigung der **Winkelfunktion** (**cos α**) wird die Dopplergleichung jetzt komplett:

$$\Delta F = \frac{F_{gesendet} \bullet V_{Blut} \bullet \cos \alpha}{c} \bullet 2$$

F = Frequenz (Transducerfrequenz)
V = Blutströmungs-Geschwindigkeit
c = Schallgeschwindigkeit im Gewebe (1540 m/s)
α = Schallwinkel (in Bezug zur Strömungsrichtung)
Nicht der Winkel selbst, sondern sein Cosinuswert ist entscheidend!
2 = der Dopplereffekt tritt 2mal beim Schallen des Blutes auf

Durch Umformung lässt sich die Flussgeschwindigkeit (**V**) zu den Variablen (ΔF, cos α) und Konstanten (c, F_g und 2) angeben:

$$V_{Blut} = \frac{\Delta F \cdot c}{F_{gesendet} \cdot \cos\alpha \cdot 2}$$

Die entscheidenden Größen zur Berechnung der Flussgeschwindigkeit sind jetzt:

$$V_{Blut} \sim \frac{\Delta F}{\cos\alpha}$$

- ΔF wird vom Gerät automatisch gemessen
- Winkel α wird vom Untersucher eingestellt; als Orientierung dient die Gefäßachse

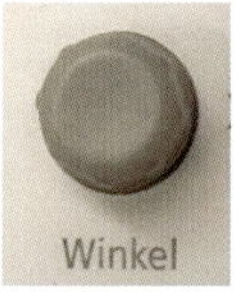

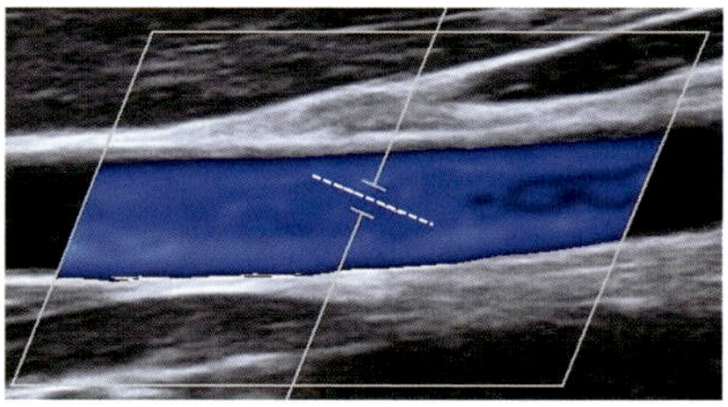

schlechter Winkel von 90°

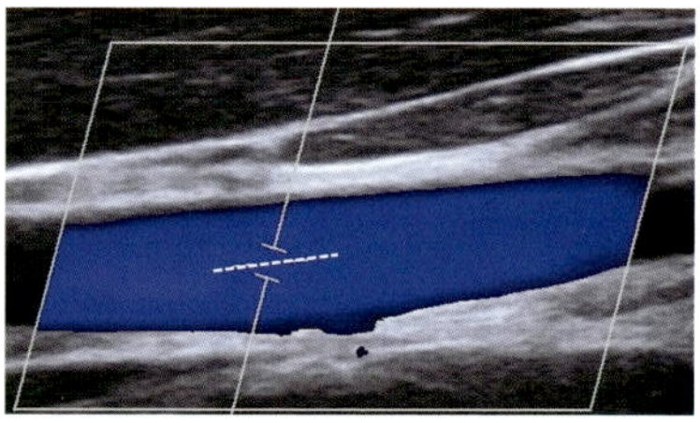

korrigierter Winkel parallel zur Gefäßachse (und damit zur Flussrichtung)

Betrachten wir nun den **Winkel** oder besser gesagt die **Winkelfunktion** genauer.

Da der Schall in einem bestimmten Winkel auf das Gefäß trifft, müssen wir die Trigonometrie einbeziehen. Beim rechtwinkligen Dreieck bestehen folgende Kenngrößen:

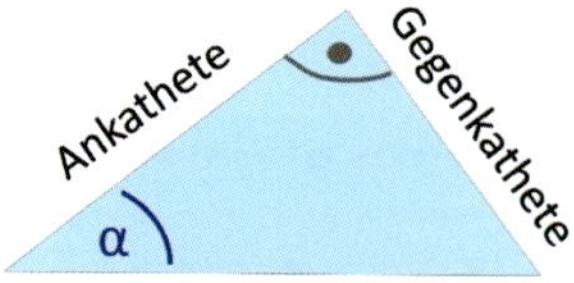

Hypotenuse: gegenüber dem rechten Winkel
Ankathete: immer zum betrachteten Winkel gelegen
Gegenkathete: gegenüber dem betrachteten Winkel

Übertragen wir dies auf unser Schallbeispiel, ergeben sich:

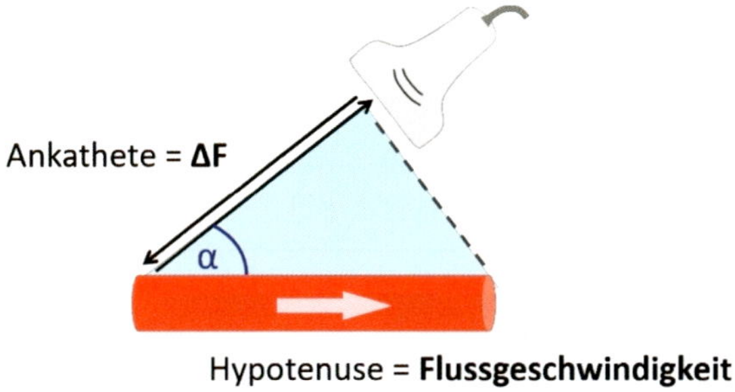

Aus rein skalaren Größen erhalten wir definierte Größen der Geschwindigkeit und der Richtung, die unter einem bestimmten Winkel zueinander stehen. Mathematisch gesehen handelt es sich hierbei um VEKTOREN.

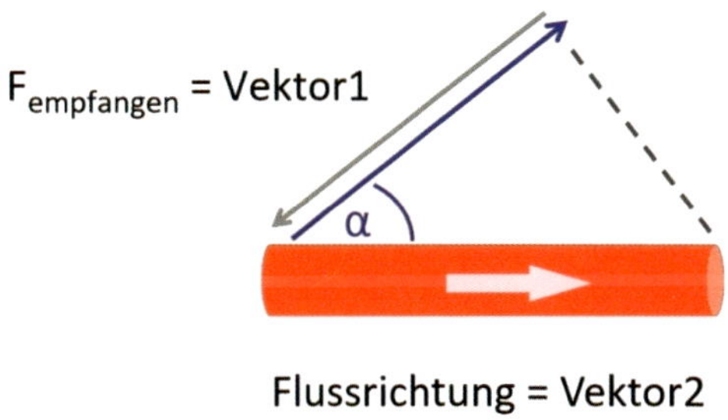

Und nun zurück zur Berechnung der Blutgeschwindigkeit.

Als Beispiel gehen wir von einer vom Gerät berechneten Dopplershift (ΔF) von 20 Hertz aus und setzen sie in den Zähler. Im Weiteren halten wir diesen Wert konstant und ändern nur den Winkel im Nenner der Gleichung:

$$V_{Blut} \sim \frac{\Delta F}{\cos \alpha} \sim \frac{20}{\cos \alpha} \quad \begin{matrix}\text{konstant} \\ \text{variabel}\end{matrix}$$

Da der Schallwinkel (Schalleinfall zur Gefäßachse) variabel ist muss er vom Untersucher angepasst werden. Er wird durch die Cosinusfunktion definiert und ist in der Tabelle für verschiedene Winkel (0° bis 80°) berechnet.
Wir dividieren jetzt den konstanten Zählerwert durch den variablen Wert im Nenner für unterschiedliche Cosinuswerte (1 bis 0,17) und erhalten daraus die Geschwindigkeiten:

Winkel	Cosinus	Geschwindigkeit
0°	1	V1 = 20 cm/s
40°	0,77	V2 = 26.1 cm/s
60°	0,5	V3 = 40 cm/s
80°	0,17	V4 = 114,9 cm/s

Wie man sieht ergeben sich starke Schwankungen in der gemessenen Flussgeschwindigkeit (V1-V4) in Abhängigkeit zum Cosinuswert.

Zwischen 0° und 40° unterscheidet sich die Geschwindigkeit wenig (20-26 cm/s).
Zwischen 60° und 80° besteht ein sehr großer Geschwindigkeitsunterschied (40-115 cm/s).

Aus der Literatur wissen wir, dass bei hämodynamischen Messungen ein Schallwinkel von unter 60° angestrebt werden soll und 60° nicht überschreiten darf.

Warum wird dieser 60-Grad Wert propagiert?

Um diese Frage zu beantworten müssen wir das Verhältnis von Schallwinkel und Flussgeschwindigkeit verstehen. Dieses ist nicht linear sondern unterliegt, mit steigendem Winkel, einer exponentiellen Beziehung:

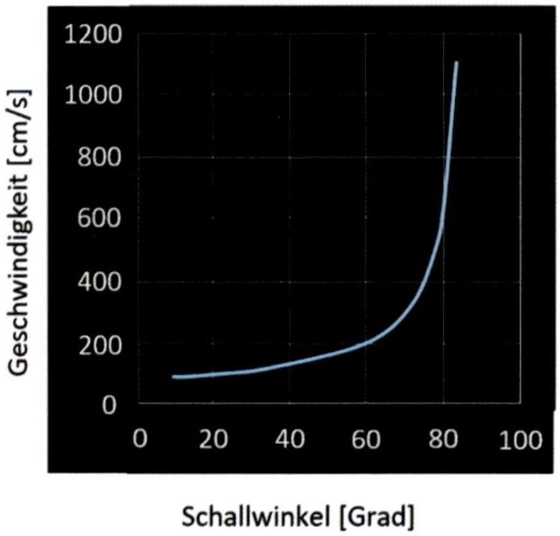

In die beiden Graphiken sind zwei gelbe Linien eingezeichnet, die sich durch eine unterschiedliche Anstiegssteilheit (slope) unterscheiden:

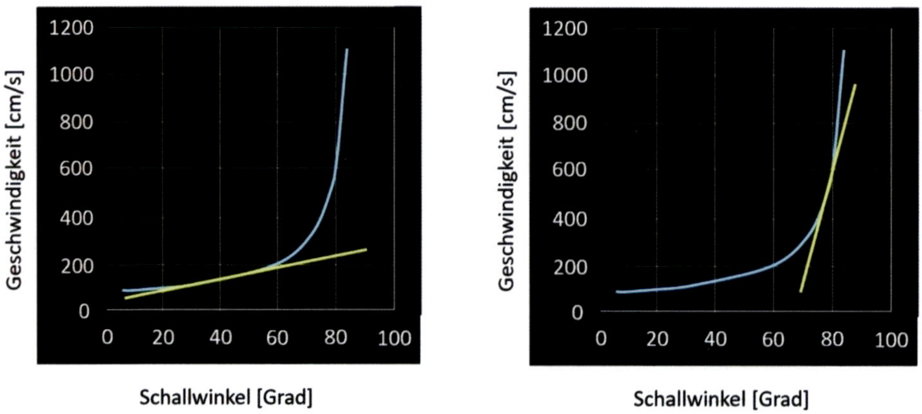

Wie man erkennt ist bei kleinen Winkeln (etwa bis 60°, linke Abbildung) ein geringer Anstieg zu verzeichnen, während auf der rechten Graphik sich die Steilheit dramatisch ändert, obwohl der Winkel „nur" von 60° auf 80° zugenommen hat.

Zurück zur Frage der 60° Bedeutung

Wir erinnern uns, dass unter Idealbedingungen bei einem Schalleinfallswinkel von 0° die Flussgeschwindigkeit mit 100% Genauigkeit (und 0% Irrtum) gemessen wird.
Mit Berechnung der Dopplershift und Annahme der genannten Idealsituation misst das Gerät z.B. eine Flussgeschwindigkeit von 100 cm/s, die der tatsächlichen Geschwindigkeit entspricht. Dieser Wert ist in der Graphik durch den gelben Kreis markiert.

A

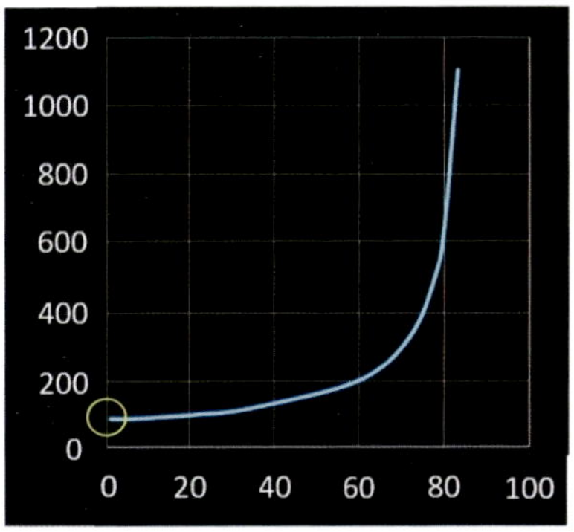

Die blaue Linie startet auf der Geschwindigkeitsskala bei 100 cm/s. Ein Idealwinkel von 0°(x-Achse) wird angenommen.
[Cosinus von 0° = 1]

B

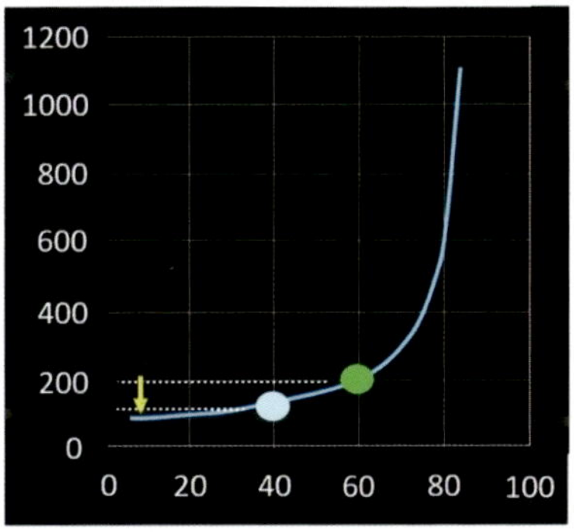

Winkel bei 60° (grüner Kreis):
Fluss steigt auf 200 cm/s!

Winkel bei 40° (weißer Kreis)
Fluss fällt leicht ab.

unter 60°
führen kleine Winkeländerungen
zu geringen Geschwindigkeitsfehlern!

→ akzeptabel

C

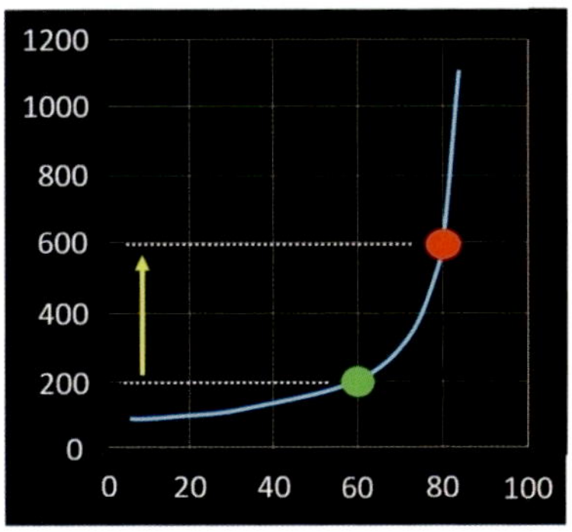

Winkel bei 60° (grüner Kreis):
Fluss beträgt 200 cm/s

Winkel bei 80° (roter Kreis):
Fluss beträgt 600 cm/s

über 60°
führen kleine Winkeländerungen
zu großen Geschwindigkeitsfehlern!

→ inakzeptabel

Zur Erinnerung:
Ein Winkel von 60° hat einen Cosinuswert von 0,5. Da dieser Wert im Nenner der Gleichung steht wird beim 60° Winkel durch 0,5 dividiert. Für die gemessene Geschwindigkeit bedeutet dies immer eine Verdoppelung.
(siehe Beispiele A und B: → Fluss in A liegt bei 100 cm/s, weil Cosinus von 0° =1 ist
→ Fluss in B liegt bei 200 cm/s, weil Cosinus von 60° = 0,5 ist)

Was mache ich, wenn ein Winkel unter 60° nicht einzustellen ist?

Es gibt drei Möglichkeiten den Schallwinkel zu verbessern:

1. Kippen des Schallfensters (Beam steering)

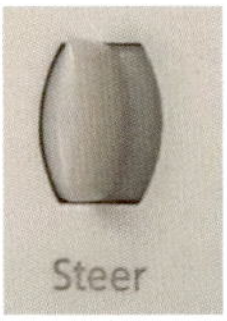

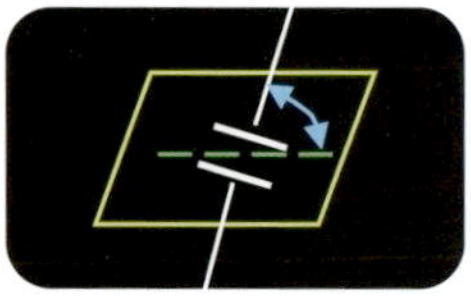

Winkel nahe 90°

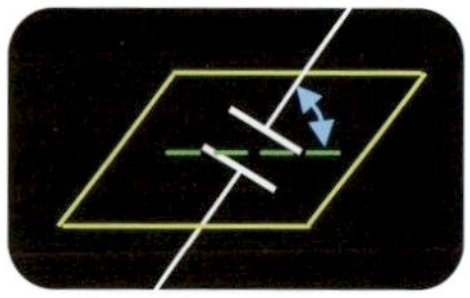

Winkel deutlich <90°

2. Ändern der Sondenstellung (Probe rocking, Kippen an der kurzen Kante)

   Betonen von „Zehen“ oder „Ferse“ (toe and heel) des Schallkopfes

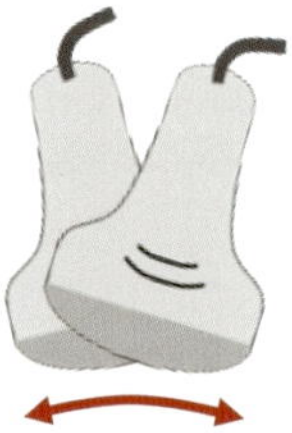

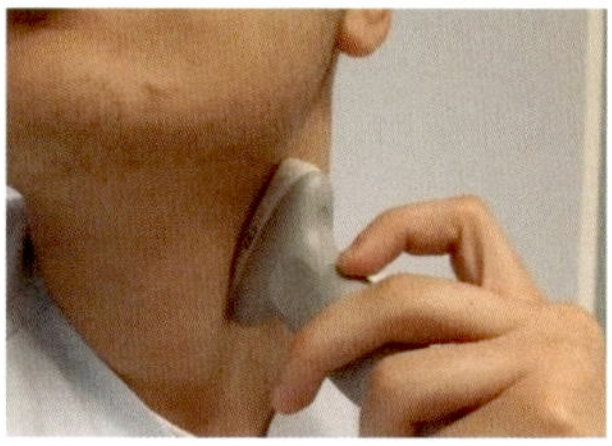

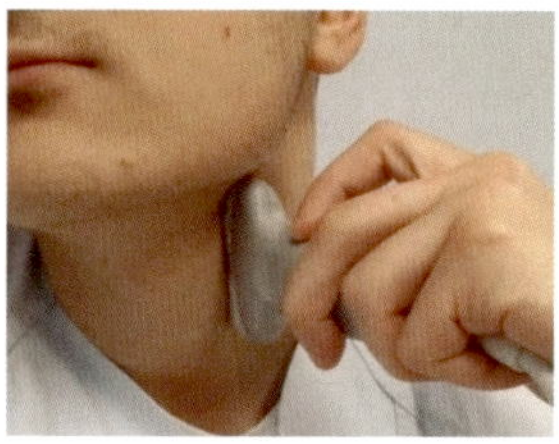

3. Ändern des Schallzugangs (Window changing)
kardial und abdominal gut möglich

z.B. Nierenarterien

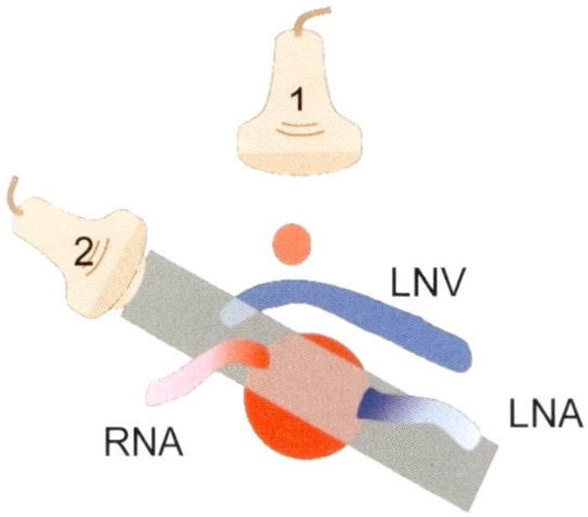

1	anteriorer Schallzugang
2	lateraler Zugang
RNA	rechte Nierenarterie
LNA	linke Nierenarterie
LNV	linke Nierenvene (zwischen Aorta und A. mesenterica superior)

Wie man an der Skizze erkennt liefert der laterale Schallzugang (Sonde 2) einen idealen Winkel zu den Nierenarterien. Die rechte Arterie fließt dabei auf die Sonde zu und wird rot farbkodiert, während die linke Arterie einen entgegengesetzten Fluss aufweist und demzufolge blau kodiert wird. In beiden Fällen ist der Schallwinkel sehr klein und erlaubt daher eine präzise Flussmessung.

Anteriorer Schallzugang:

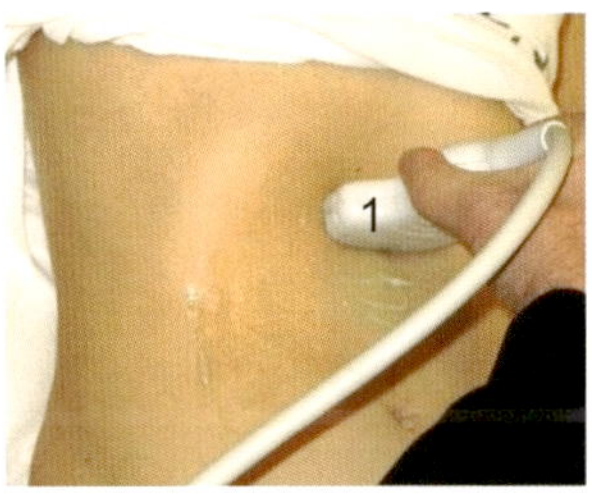

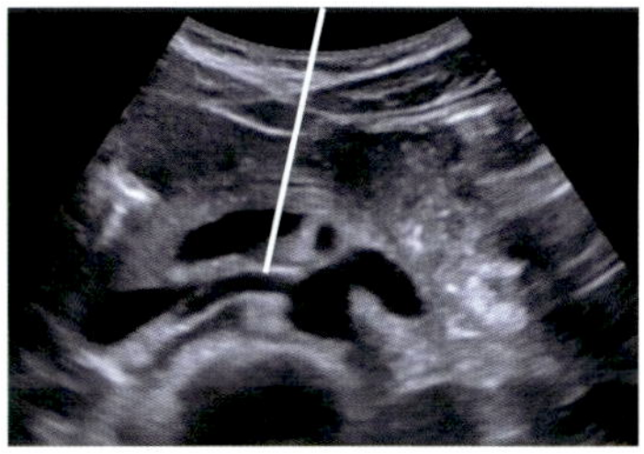

Hier liegt der Schallwinkel nahe bei 90° und liefert daher ungenaue Geschwindigkeitsmessungen (weiße Linie = Schallstrahl).

Lateraler Schallzugang:

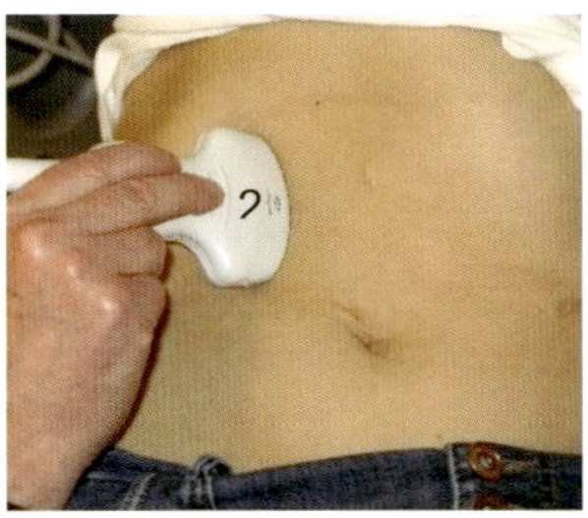

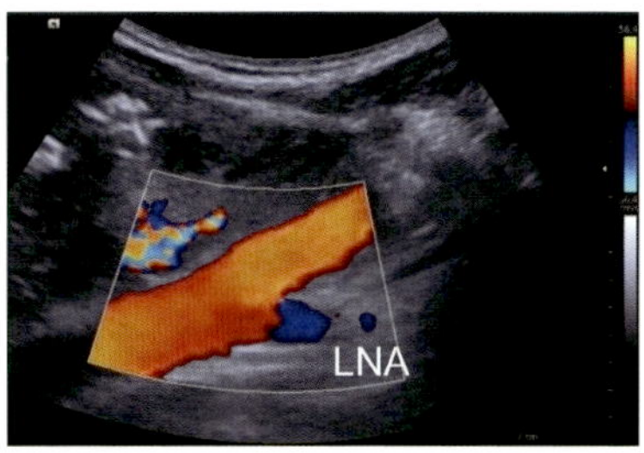

Hier wird die linke Nierenarterie (LNA) gut dargestellt. Die rechte Nierenarterie geht versetzt ab und ist hier nicht erfasst.

In der Echokardiographie wird mit einem sehr kleinen Winkel zwischen 0° und 20° geschallt. Hier sind deshalb keine relevanten Messfehler zu erwarten.

Korrektes Platzieren des Messvolumens

Bei laminarem Fluss bestehen in Gefäßmitte schnelle Strömungen, die sich im Randbereich abschwächen. Demzufolge sollte das Messvolumen (Gate) korrekt in Gefäßmitte platziert werden. Die Gateweite sollte etwa 1/3 des Lumens betragen.

In diesem Beispiel wird die Carotis communis geschallt. Die Gateweite ist besonders klein gewählt (0,5mm), um die unterschiedlichen Geschwindigkeiten besser darzustellen.

1. **Ableiten der Geschwindigkeit in Gefäßmitte**:

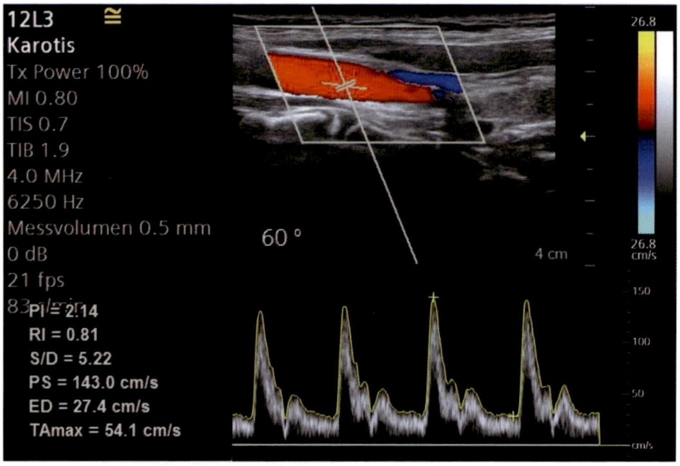

Die **PSV** beträgt **143,0 cm/s**; die EDV 27,4 cm/s

2. **Ableiten der Geschwindigkeit in Randnähe**:

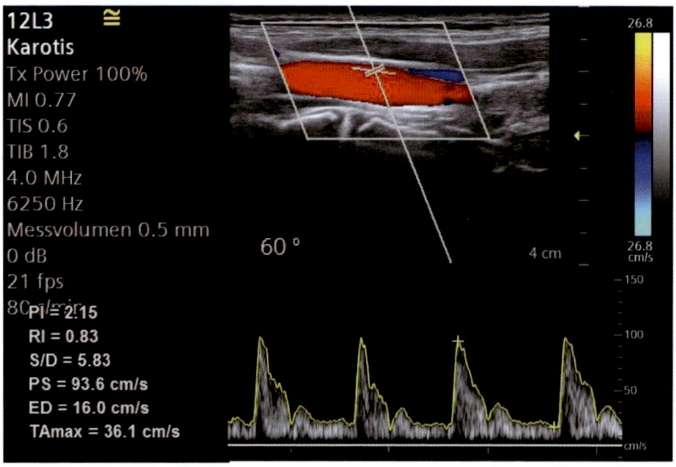

Die **PSV** beträgt **93,6 cm/s**; die EDV 16,0 cm/s

Gleiches Gefäß, unterschiedliche PSV. Gateweite und Winkel sind gleich, Messort und damit die Geschwindigkeiten sind verschieden.

Korrekte Messung der PSV

Das Setzen des Messpunktes für die PSV (Peak systolic velocity) kann manuell (Caliper-Funktion) oder durch die Maschine geschehen (AutoCalculation). Dazu muss der „Freeze-Modus“ aktiviert werden.
Je nach Herzrhythmus (z.B. Extrasystolen) können die Ausschläge deutlich variieren.

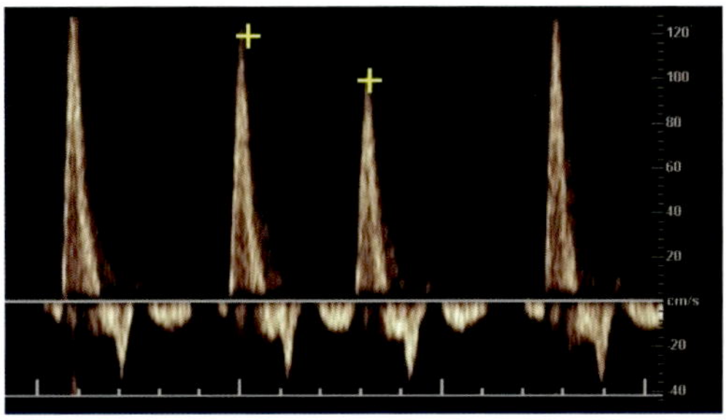

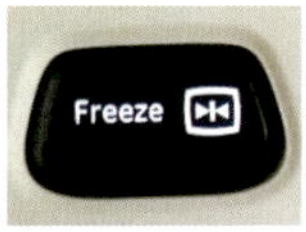

Bedeutung des 90° Winkels

Nicht nur in der Flussmessung, sondern auch zum Flussnachweis spielt die Winkelfunktion eine Rolle.
Das Beispiel zeigt die Pfortader mit Abzweigungen. Der rechtsseitige Ast (Pfeil) zeigt keinen Fluss. Handelt es sich um eine Thrombose?

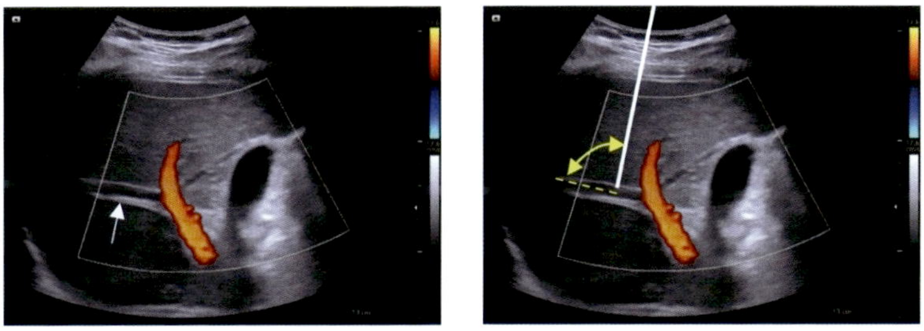

Die fehlende Farbkodierung im rechten Pfortaderast ist darauf zurückzuführen, dass der Schall das Gefäß in einem Winkel von 90° trifft. Da der Cosinus von 90° Null ist, kann kein Dopplereffekt detektiert werden.

Bei gleichem Probanden wurde der Schallwinkel durch Änderung der Sondenposition verändert. Die Pfortader ist in beiden Aufzweigungen komplett farblich dargestellt. Eine Thrombose ist damit ausgeschlossen.

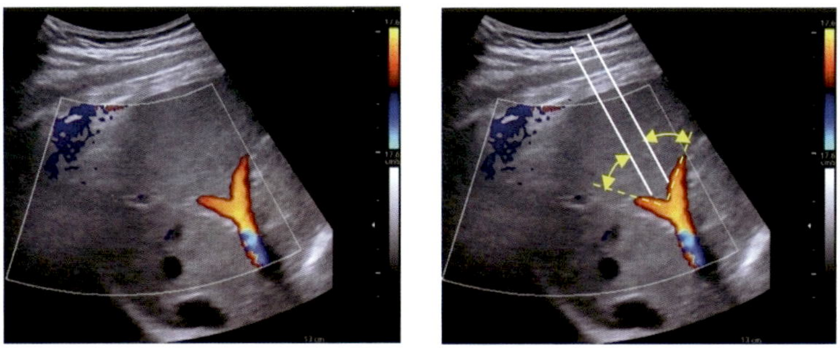

Die Abbildungen zeigen den Normalbefund eines Studenten.

Duplexsonografie der Arteria carotis

ICD-10 Code	**I65.2** Verschluss und Stenose der A. carotis **I72.0** Aneurysma und Dissektion der A. carotis
Indikationen	• neurologische Hemisymptomatik (TIA, Insult) • Nachsorge (nach Endarterektomie; Stentangioplastie) • Screening (vor koronarer Bypassoperation)
Vorbereitung	keine
Schallkopf	linearer Schallkopf mit 5 - 12 MHz
Preset	► „Carotis“ oder „Halsgefäße“
Position	Rückenlage oder im Sitzen
Dauer	etwa 5-15 Minuten

Die Sonografie der hirnversorgenden Gefäße stellt eine sehr valide Untersuchung dar. In der Erfassung höhergradiger Stenosen erreicht sie eine Sensitivität von 94% und eine Spezifität von 92% (Wolff et al. 2020). Zusätzlich zur reinen Bildgebung erfasst sie auch hämodynamische Parameter und ist damit angiographischen Verfahren sogar überlegen.

Beurteilt wird das gesamte extrakranielle Carotissystem zunächst im B-Bild und danach im Farbbild. Das Ableiten des Dopplerspektrums ist obligatorisch und erleichtert die sichere Zuordnung von Carotis interna und Carotis externa.
Messorte sind Carotis communis, Interna und Externa, wobei auch der periphere Internaverlauf nach Möglichkeit dargestellt werden soll.
Von sonographischem Interesse ist die Erfassung von Plaques. Diese werden bezüglich ihrer Größe, Oberfläche und Echogenität beschrieben und eine sich daraus ergebende Lumenreduktion dokumentiert.
Danach werden hämodynamische Flussparameter in Längsachse ermittelt. Standardgrößen sind die systolische Spitzengeschwindigkeit (peak systolic velocity, PSV) und die Minimalgeschwindigkeit (enddiastolic velocity, EDV). Diese werden intrastenotisch aber auch poststenotisch gemessen. Mit der Messung von PSV und EDV in der Carotis communis lassen sich zusätzlich Indizes berechnen.
Zu den erweiterten Messungen können Flussvolumina bestimmt werden.

Nach Erfassung der genannten Parameter lassen sich Stenosen verlässlich graduieren, was zu den wichtigsten Fragestellungen in der Carotisduplexdiagnostik zählt.

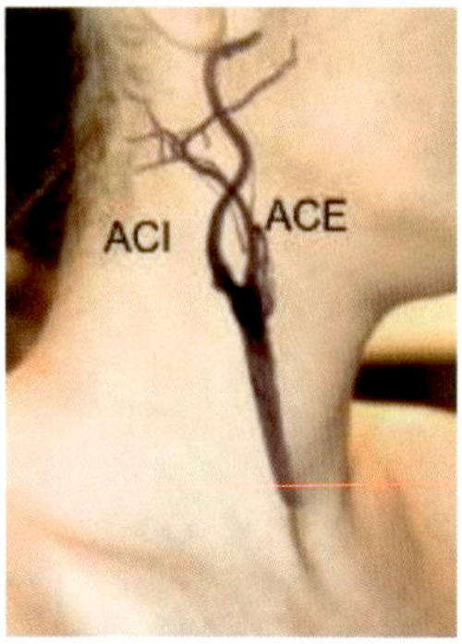

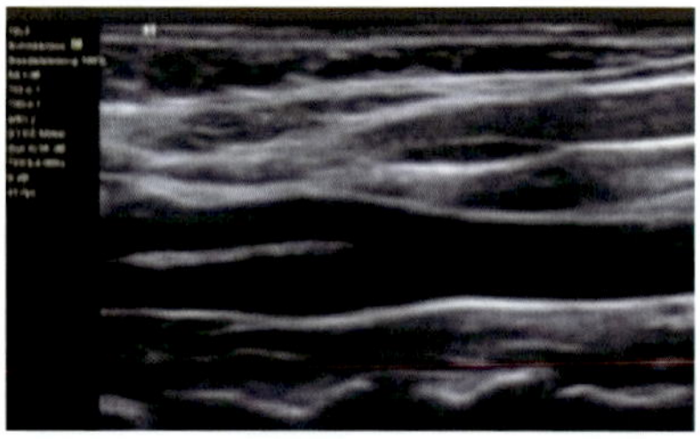

Die Gefäßanatomie mit der Aufzweigung lässt sich nicht immer auf einer Schnittebene abbilden. Dies ist aus anatomischen Gründen mit der Sondenposition zu erklären.

Anatomie der Halsstrukturen (Querachse)

1 Carotis communis (+ V. jugularis interna)
2 Vertebralisgefäße
3 Schilddrüse
4 Sternocleidomastoideus Muskel
5 Scalenusmuskulatur
6 Longus colli Muskel

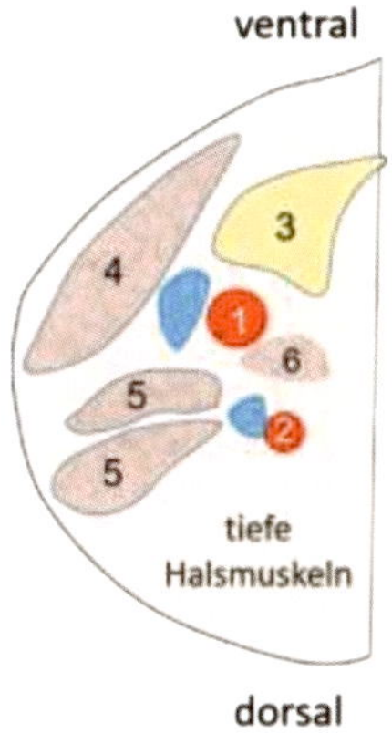

Carotisgefäße in Querachse:
Die Untersuchung beginnt in Höhe der Schilddrüse. Links wie rechts zeigt der Marker am Schallkopf zur rechten Seite des Patienten.

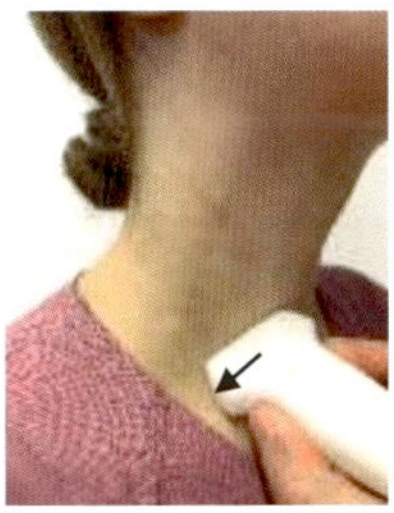

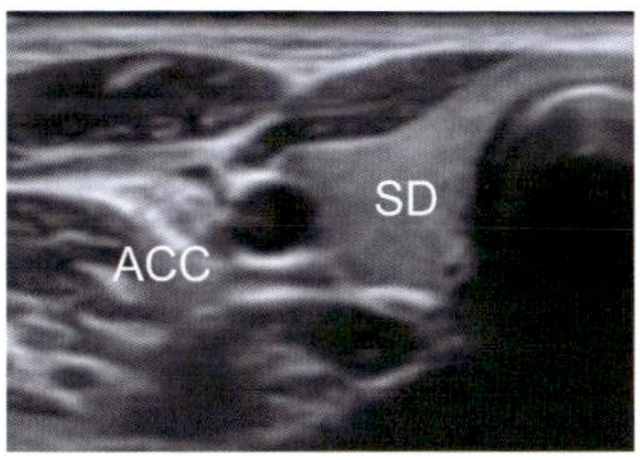

Jugulumnahe Position:

Carotis communis (ACC) (kreisrund) und rechter Schilddrüsenlappen (SD)

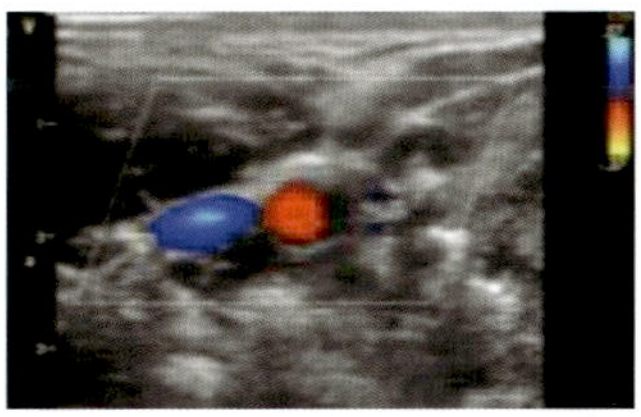

Position in Halsmitte:

Carotis communis (rot) mit Vena jugularis interna (blau; lateral gelegen)

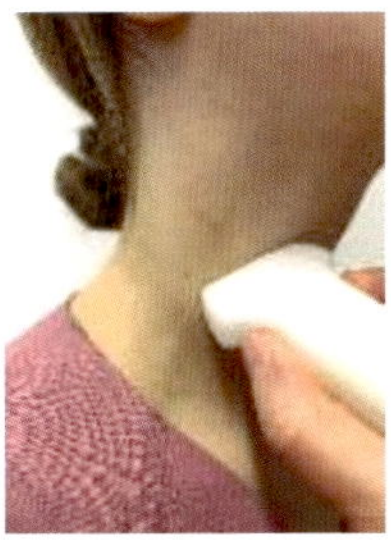

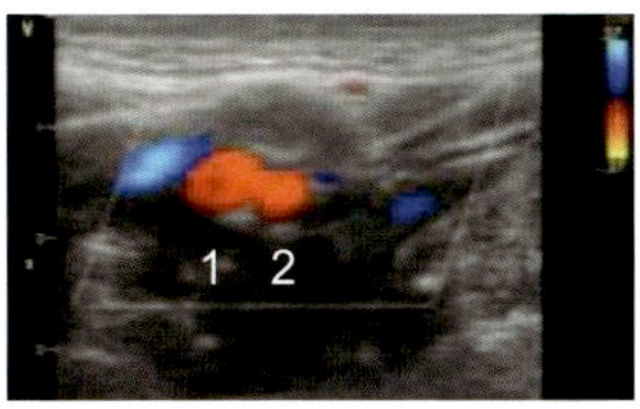

Carotis Bifurkation mit Aufzweigung in die Interna (1) und Externa (2)

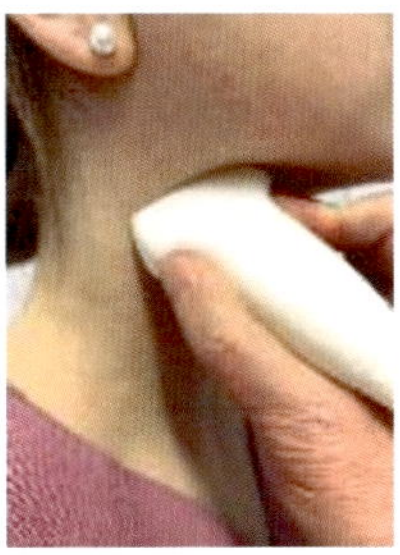

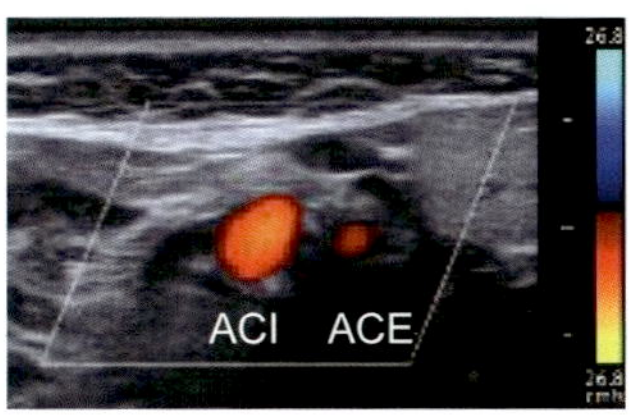

Kiefernahe Position:

Interna (lateral) und Externa sind getrennt abgebildet. Das Externasignal (ACE) ist diastolisch deutlich schwächer.

Eventuelle Pathologien werden hier erfasst:

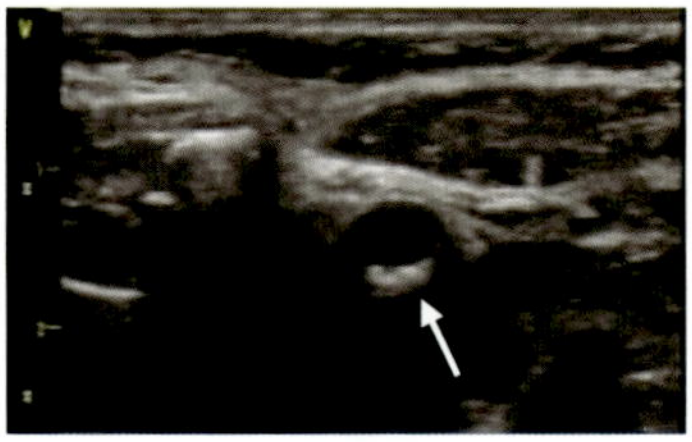

Bifurkationsnahe echoreiche Plaque an der Hinterwand ohne hämodynamische Relevanz.

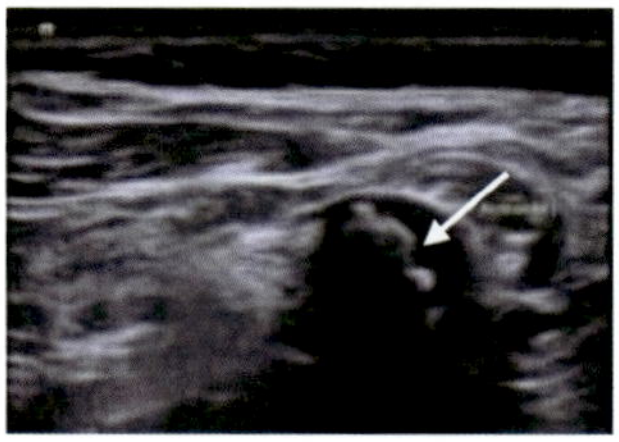

Fortgeschrittene Verkalkung mit filiformer Lumeneinengung.

Carotis communis in Längsachse

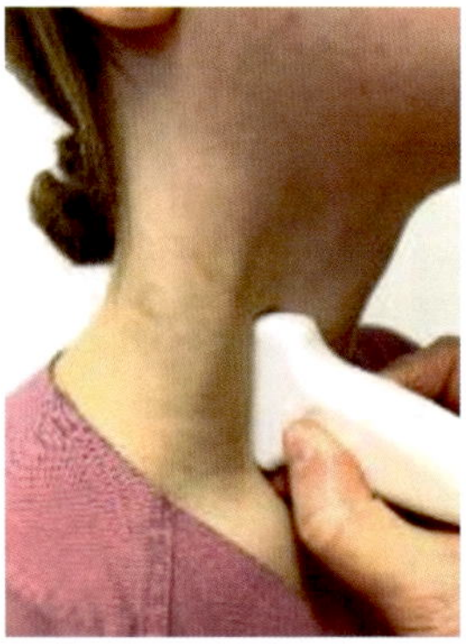

Leitstruktur ist der Vorderrand des M. sternocleidomastoideus.
Die Sonde wird am medialen Muskelrand aufgesetzt und B-Bild, Farbbild sowie das Frequenzspektrum erzeugt.

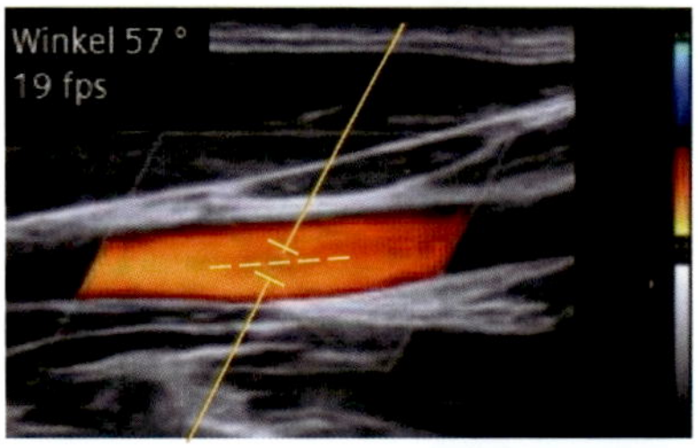

Beim Normalbefund ist auf eine vollständige Farbfüllung des Gefäßes zu achten.
Durch Anpassen des Farbgains und der Farbbox kann das Bild optimiert werden.
Messfenster und Winkel sind hier optimal.

Pathologische Prozesse sind in der Carotis communis kaum zu erwarten, da hier überwiegend ein laminarer Blutfluss vorliegt.

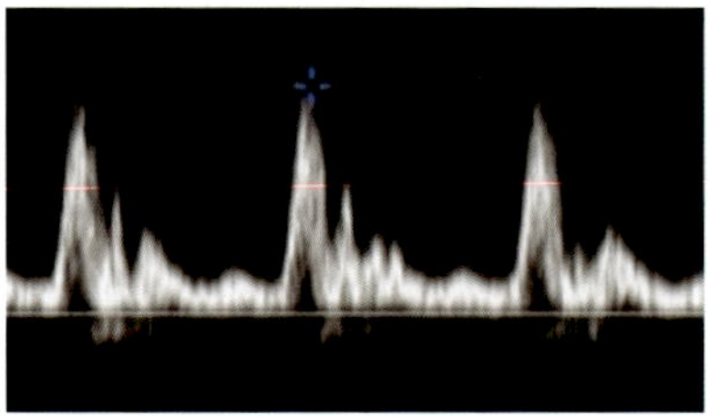

Das Frequenzspektrum liegt komplett über der Nulllinie. Er stellt eine Mischung aus Interna- und Externaspektrum dar.

Intima-Media-Komplex (IMK)

Im B-Bild kann der Intima-Media-Komplex leicht gemessen werden. Diese Untersuchung ist nicht obligatorisch. Sie dient nicht der Beurteilung der Carotisstrombahn sondern wird als Ausdruck einer generalisierten Arteriosklerose gesehen. Bei pathologischem Befund soll sie mit einer Koronararteriensklerose assoziiert sein.

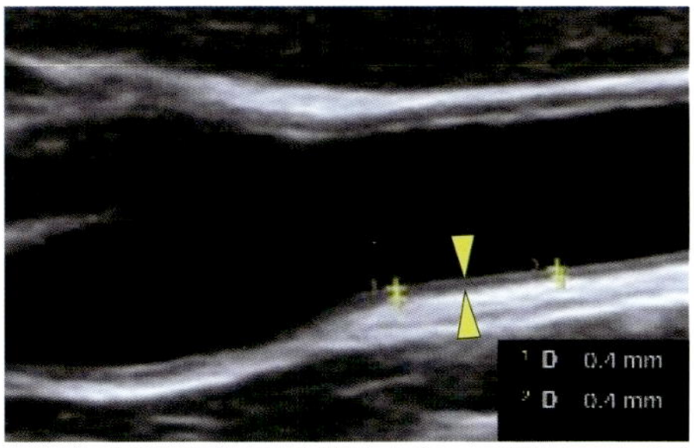

Gemessen wird der Abstand vom Intimabeginn zum Mediabeginn an der schallkopffernen Gefäßwand (Nutzen des echofreien Gefäßlumens als Schallfenster). Die Intima beginnt mit der feinen hellen Linie direkt vom Gefäßlumen, die Media beginnt mit der breiten weißen Linie (Pfeilspitzen).
Für eine exakte Messung ist es hilfreich die „Zoom"-Funktion am Gerät zu benutzen. Eine Farbdarstellung ist nicht erforderlich.

Ein Wert bis 1mm gilt als normal.
Altersabhängig gelten:

- im 30.- 40. Lebensjahr etwa 0,5 mm
- pro Dekade danach ist eine Zunahme um circa 0,1 mm zu erwarten

Eine Therapie mit Statinen kann eine deutliche Reduktion der Intima-Media-Ablagerung herbeiführen (Bedi, 2016).

Carotisbifurkation, Carotis interna, Carotis externa in Längsachse

Carotis externa und Carotis interna werden durch leichte Drehbewegung des Schallkopfes aufgesucht, was eine gewisse Übung erfordert. Es ist manchmal hilfreich sich die Gefäße in Querachse darzustellen und von da aus in die Längsachse zu wechseln.

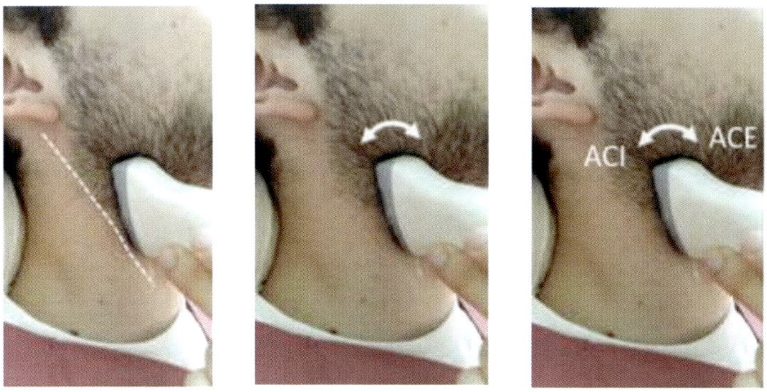

Das Drehen des Schallkopfes zum Gesicht zeigt das Externagefäß. Zum Internagefäß wird der Schallkopf entgegen dem Uhrzeigersinn gedreht und parallel zum Muskelrand (unterbrochene Linie) ausgerichtet. Die Abbildungen zeigen die Externaposition.
Das dabei abgeleitete Frequenzspektrum ist ein zuverlässiges Merkmal für das jeweilige Gefäß.

Für die Dokumentation reicht es aus, die Carotis communis jeweils mit dem Übergang zur Carotis externa und dem Übergang zur Carotis interna abzubilden.

Schallkopfposition, Farbbild und Spektrum der ACE

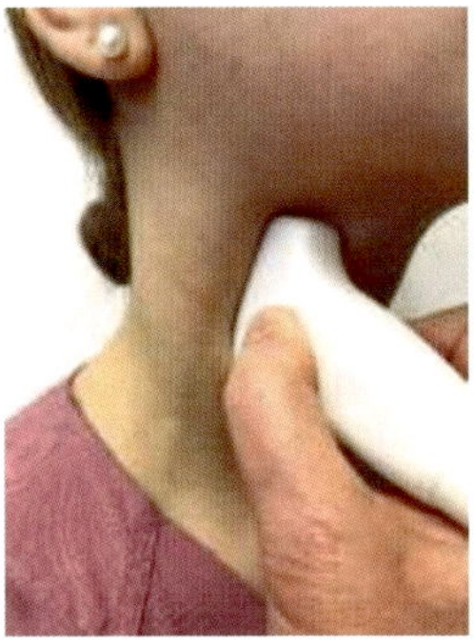

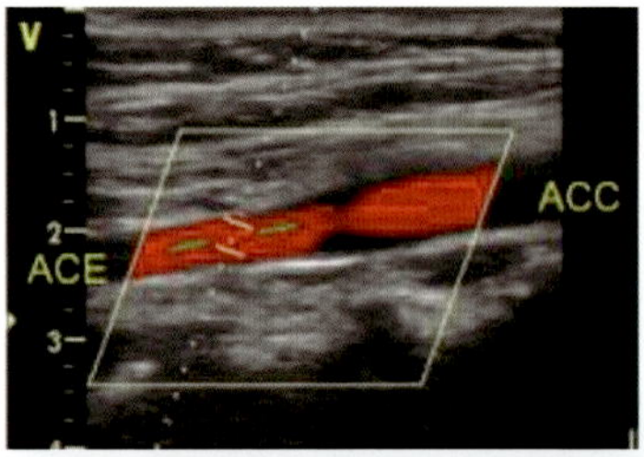

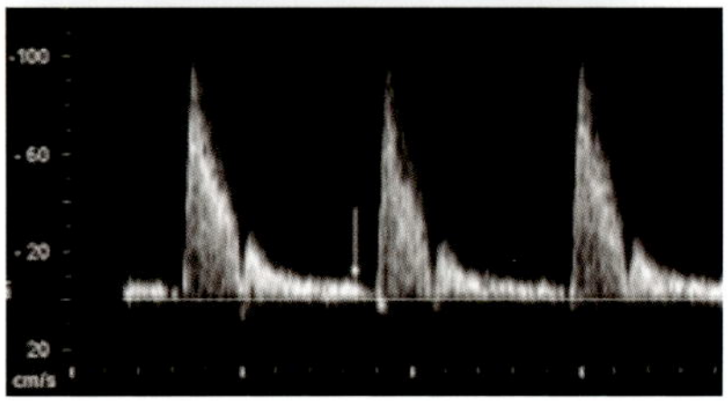

Das Spektrum reicht enddiastolisch (Pfeil) bis knapp an die Nulllinie.

Zur Identifizierung der Carotis externa ist das Triggermanöver über der A. temporalis superficialis hilfreich. Im Externaspektrum erscheinen damit zusätzliche Zacken, die auf das Manöver zurückzuführen sind.

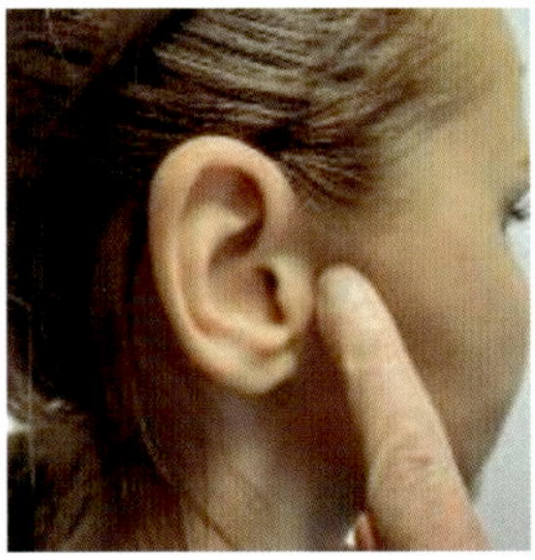

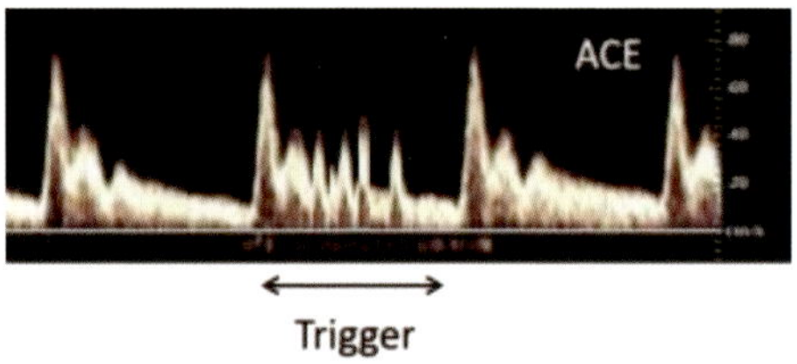

Die Interpretation des Audiosignals (weiches Strömungsgeräusch für die Interna, peitschendes Geräusch für die Externa) kann hinzugezogen werden.

Schallkopfposition, Farbbild und Spektrum der ACI

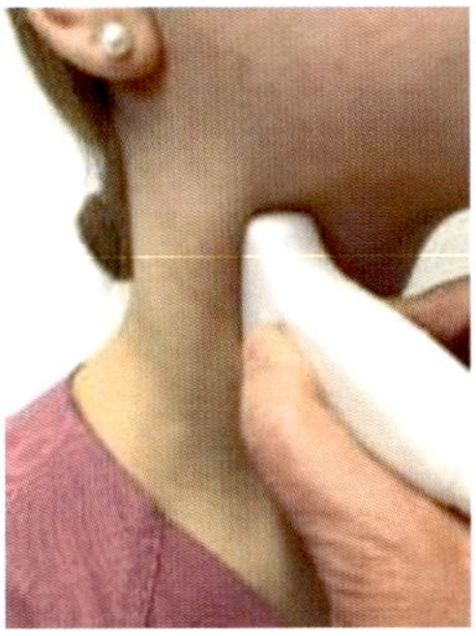

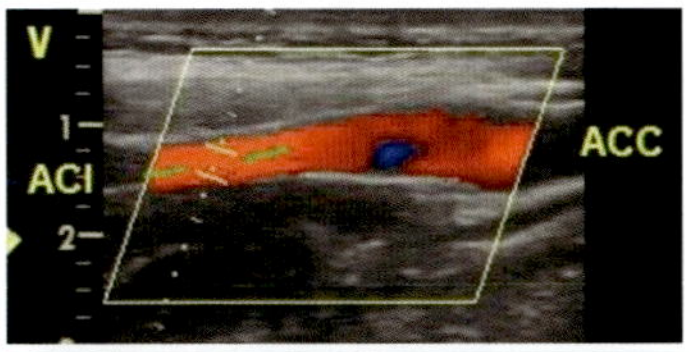

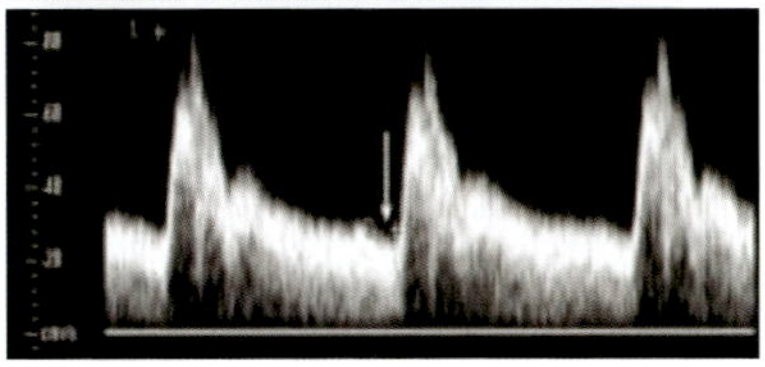

Das Spektrum liegt enddiastolisch (Pfeil) deutlich über der Nulllinie.

Die Abgangsregion der Carotis interna (und oft auch der Externa) weist eine physiologische Strömungsänderung (Strömungsseparation) auf.

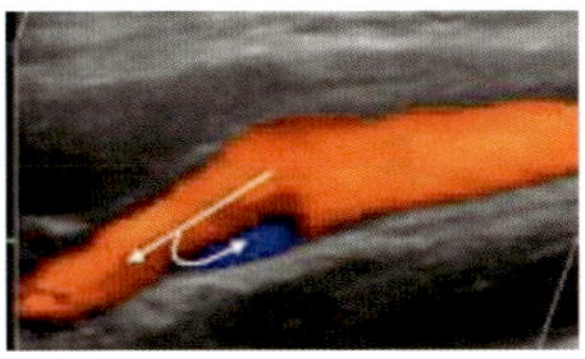

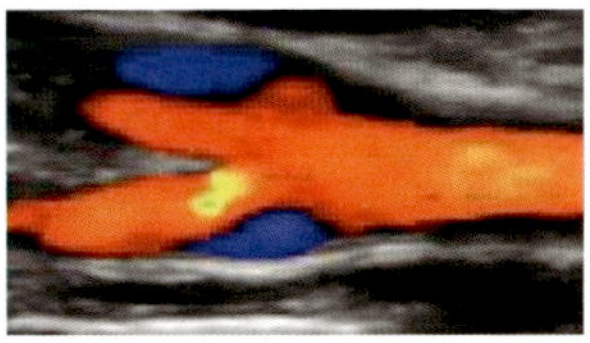

Der blau kodierte Anteil zeigt einen kurzen Rückwärtsfluss und spricht für eine Verwirbelung (sogenannter „eddy flow" im Englischen). Dabei handelt es sich um physiologische Verhältnisse, die nicht mit einer Strömungsstörung verwechselt werden dürfen.

Für die korrekte Messung sollte ein Schallwinkel bis zu 60° eingehalten werden. Winkel von über 60° erlauben keine verlässlichen Messungen der Flussgeschwindigkeiten (siehe Kapitel: Flussmessung).
Durch Kippen des Farbfensters (Beamsteering), der Anpassung der Winkelachse und Lageänderung der Sonde (Rocking) wird der Schallwinkel optimiert; und zwar so lange, bis er unter 60° liegt!

<u>Beispiel einer korrekten Messung</u>:

1. Farbbox ist zum Kopf hin anguliert.
2. Die Winkellinie ist parallel zur Gefäßachse
3. Der Messwinkel (A) beträgt 60°
4. Die PSV ist 92 cm/s

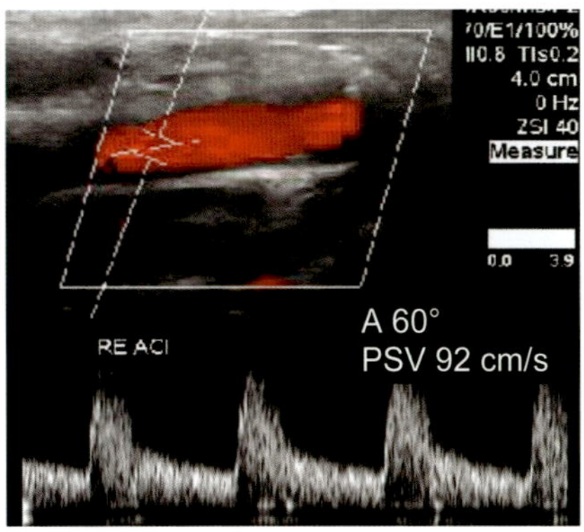

Beim Verfolgen der Carotis interna nach peripher ändert sich das Frequenzspektrum, welches einen schnelleren Fluss anzeigt.

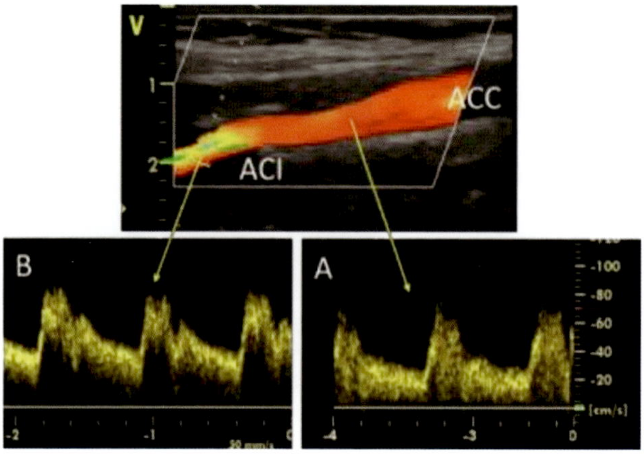

Der Gefäßdurchmesser nimmt nach kranial ab. Nach dem Kontinuitätsgesetzt nimmt damit die Strömung in der Gefäßperipherie zu. Dies lässt sich gut mit der Spektralkurve nachweisen.
Proximal (Spektrum A) sind Maximal- und Minimalgeschwindigkeit deutlich niedriger als weiter distal (Spektrum B).

<u>Normalwerte</u>: ACC, ACI und ACE: **60-100 cm/s PSV** und **15-20 cm/s EDV**

Junge Erwachsene haben oft PSV-Werte deutlich über 100 cm/s.

Falls eine sehr schnelle Internaströmung gemessen wird, ohne dass ein pathologischer Befund im Abgangsbereich vorliegt, sollte an einen gegenseitigen Verschluss der Carotis gedacht werden.
Es besteht dann nämlich eine kompensatorische Strömungsbeschleunigung.

Posteriorer Schallzugang zur Carotis:
Bifurkation und periphere extrakranielle Carotisstrombahn lassen sich auch über einen posterioren Zugang darstellen.

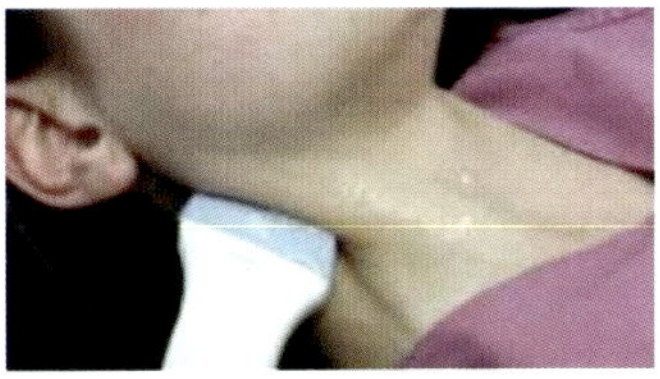

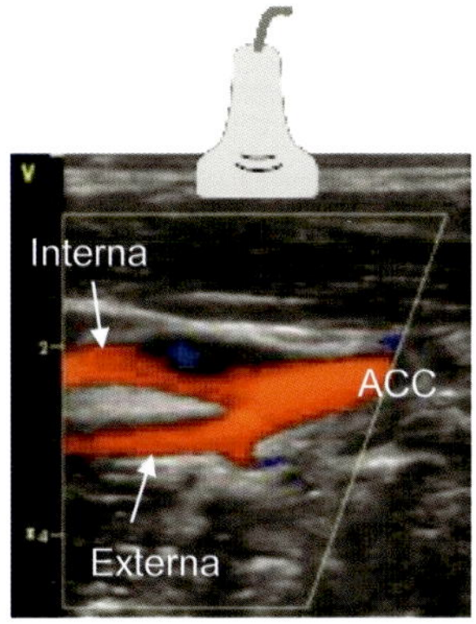

Die Ultraschallanatomie zeigt bei dorsaler Beschallung das Internagefäß meist im oberen Bildabschnitt, da die Interna sondennah liegt.

Man erkennt sofort, dass sich von dorsal gut die Peripherie von Carotis interna und Externa erreichen lassen. Mit dem weiter kranial gelegenen Prozessus mastoideus lässt sich vor allem das Internagefäß auch nach distal gut darstellen.
Von Vorteil ist auch die geringere Abschwächung und damit bessere Bildqualität zu nennen, da wir durch die V. jugularis interna schallen und diese als akustisches Fenster benutzen.

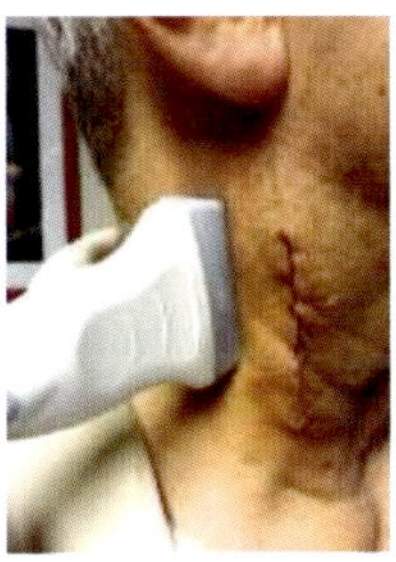

Ein weiterer Vorteil dieses Zugangs stellt die postoperative Duplexkontrolle dar. Hier wird nicht über die frische Operationswunde geschallt, was den Patienten verunsichern kann.

Kriterien zur Differenzierung von Carotis interna und Carotis externa:

Carotis interna	Carotis externa
Durchmesser größer	Durchmesser kleiner
keine Abzweigungen im zervikalen Verlauf	hat mehrere Abzweigungen
latero-dorsale Lage	antero-mediale Lage
„low resistance“ Spektrum	„high resistance“ Spektrum
diastolisch gute Farbfüllung	diastolisch schwache Farbfüllung
kein Gefäßtrigger	positiver Gefäßtrigger (A. temporalis)
„weiches“ Strömungsgeräusch	„peitschenartiges“ Strömungsgeräusch

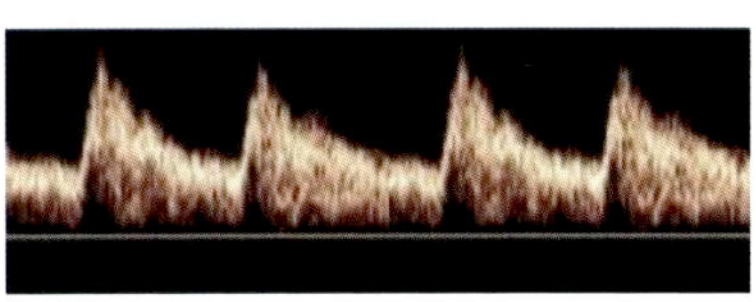

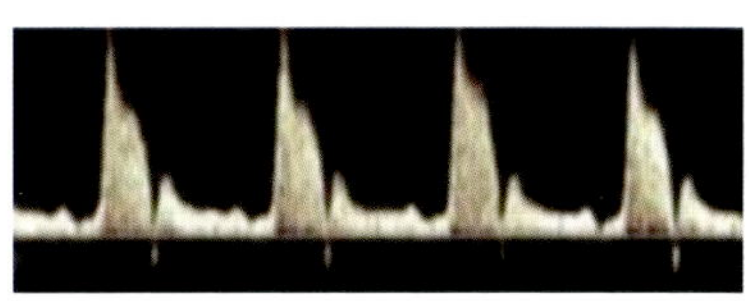

Carotis communis (1) und Vertebralisgefäße (2) lassen sich oft gemeinsam darstellen. Nachdem die Carotis erscheint wird der Schallkopf leicht aufgestellt und gegen die Wirbelsäule gerichtet.

Position: Carotis communis

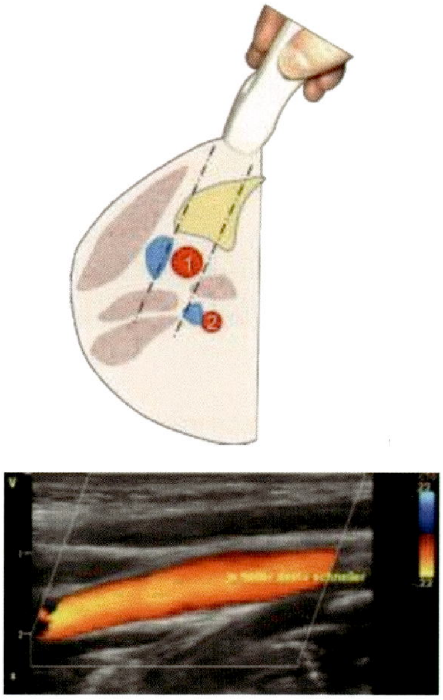

Position: Carotis und Vertebralarterie

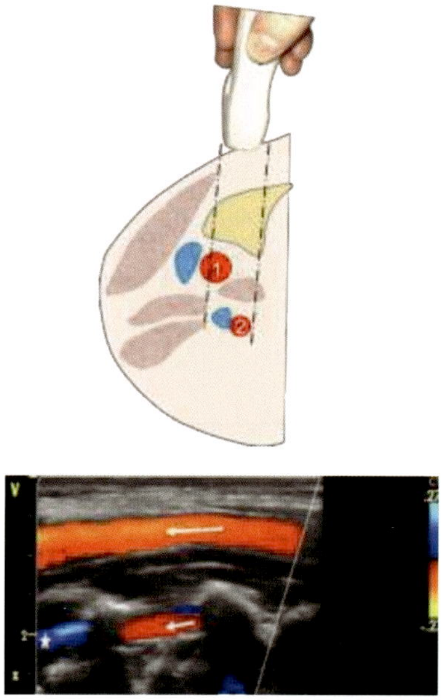

Die Pfeile weisen auf die Strömungsrichtung nach kranial. Sind beide Farben identisch kann ein Vertebralis-Stealphänomen ausgeschlossen werden. Das Sternchen zeigt die Vena vertebralis mit herzwärts gerichteter, blau kodierter Strömung.

Flussvolumina:

Die quantitative Messung von Flussvolumina im Carotis- und Vertebralisstromgebiet erlaubt Rückschlüsse auf den zerebralen Blutfluss. Damit lässt sich die hämodynamische Bedeutung von Carotisstenosen, der Nachweis von Kollateralflüssen und das Ausmaß einer zerebrovaskulären Insuffizienz beurteilen.

Berechnung des Flussvolumens in der Carotis communis:

Nach Erzeugen von Farbbild und Spektrum wird das Berechnungsfenster geöffnet und die TAMEAN aktiviert. Zur Berechnung des Flussvolumens (FV) wird der Querdurchmesser benötigt. Das Setzen der Messpunkte (Pfeile) erfolgt von Wand zu Wand intraluminal.

Der berechnete Wert mit 315 ml/min liegt im Normbereich.

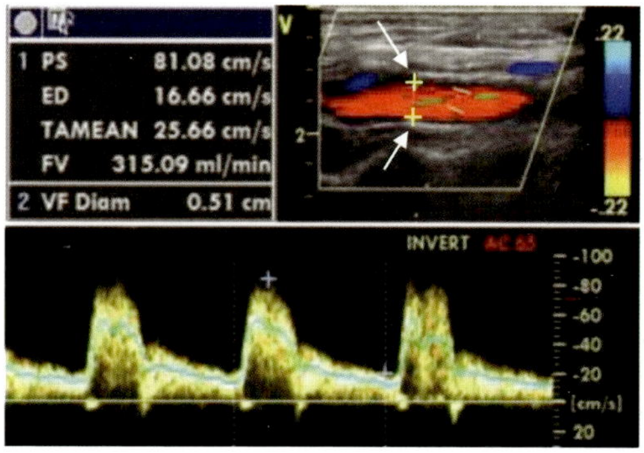

Pathologische Befunde

Leichte bis mittelgradige ACI-Stenose

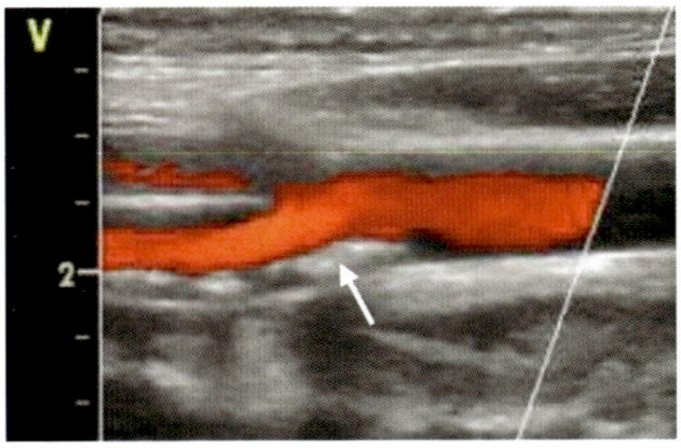

Geringe Stenose des Carotisbulbus und der proximalen Carotis interna.

Die Plaque (Pfeil) wird als echoreich (echogen) beschrieben.

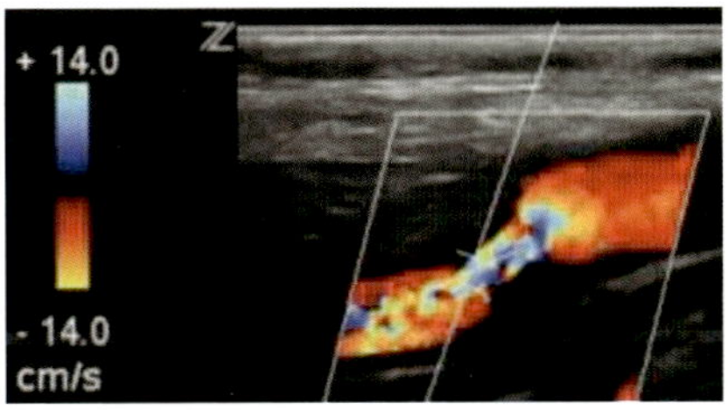

Das Farbbild zeigt ein Aliasing mit Farbübergang von rot nach blau über feine weiße Linien. Der über dem Farbbalken angezeigte Wert von 14,0 cm/s entspricht der maximalen, korrekt messbaren Geschwindigkeit ohne Aliasphänomen. Da die Stenoseströmung sicherlich deutlich höher liegt, ist mit dem eingestellten Wert eine Fehlerfassung zu erwarten (zu niedrige Abtastrate).

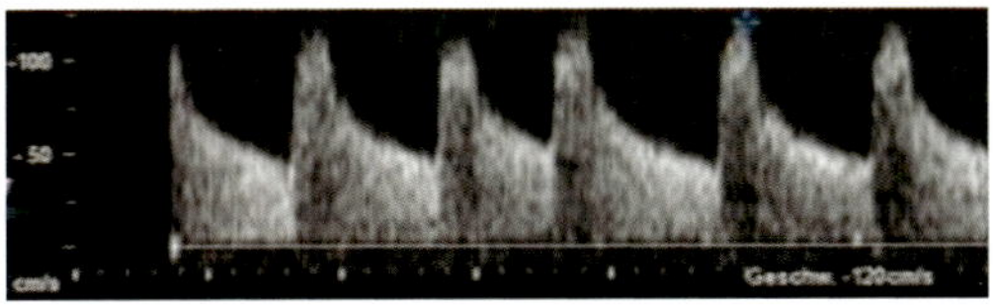

Das zugehörige Frequenzspektrum zeigt eine erhöhte systolische Maximalgeschwindigkeit (120 cm/s) und eine erhöhte enddiastolische Geschwindigkeit.

Filiforme, asymptomatische ACI-Stenose

(80jähriger Mann, PSV von 460 cm/sec)

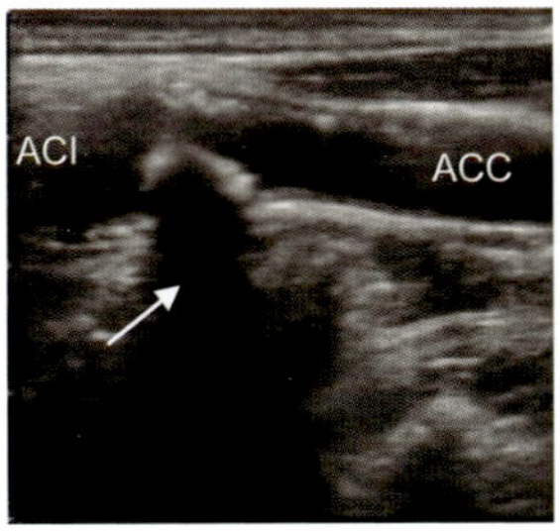

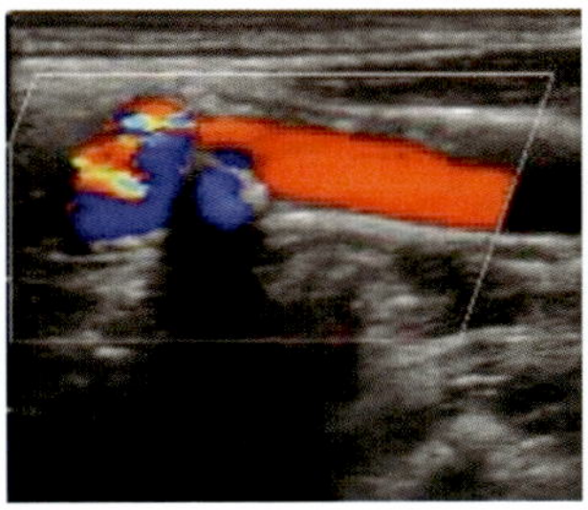

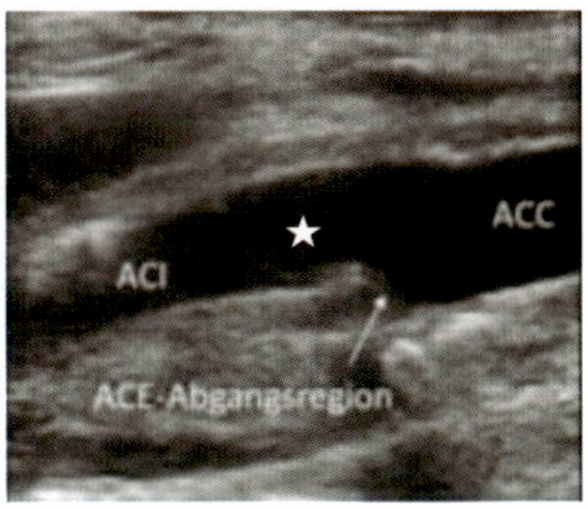

Im B-Bild (links) ist der Schallschatten unterhalb der echoreichen (verkalkten) Plaque zu sehen (Pfeil). Das Farbbild (Mitte) zeigt Aliasing infolge der sehr schnellen Stenoseströmung. Das B-Bild rechts zeigt das postoperative Ergebnis nach Desobliteration und Patch des Carotis interna Abgangs mit glatten Wandverhältnissen (Sternchen).
Die Carotis externa ist nur abgangsnah erfasst.

Stenosegraduierung

Die korrekte Bestimmung des Stenosegrades ist für die Beurteilung des Spontanverlaufs aber auch für die Indikationsstellung zur invasiven Therapie einer Carotisstenose entscheidend.
Messorte im Gefäßverlauf und Messparameter sind genau einzuhalten.

Messorte: **ACC** und
ACI intrastenotisch

Parameter: **PSV** und **EDV** in der ACC
PSV und **EDV** in der ACI-Stenose

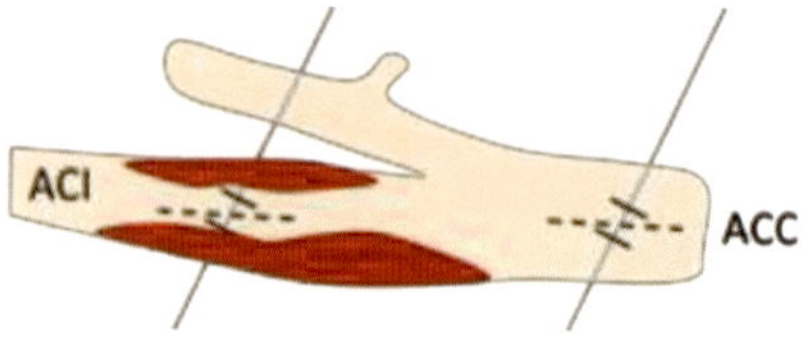

Messwinkel

Position 1:
Die Winkelkorrektur (gestrichelte Linie) orientiert sich an der anatomischen Gefäßachse und wird parallel dazu vorgenommen. Mit dem Beamsteering wird das Farbfenster zum Kopf gekippt.

Position 2:
Je nach Plaqueaufbau ist eine Extrakorrektur vorzunehmen.
Hierbei ist die Plaqueform und nicht die Gefäßachse von Bedeutung.
Dazu ist es hilfreich im Farbmodus die Strömungsverhältnisse heranzuziehen.

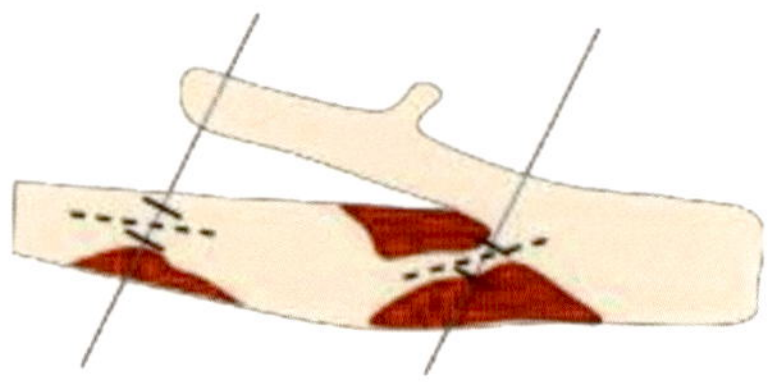

Position 1 Position 2

An diesem Beispiel ist die Winkelkorrektur nach Zuschalten der Farbe vorgenommen worden (unterbrochene gelbe Linie).
Diese liegt nicht in der Gefäßachse.
Der kleinere Schallwinkel (weißes Dreieck) erlaubt eine realistische Geschwindigkeitsmessung.

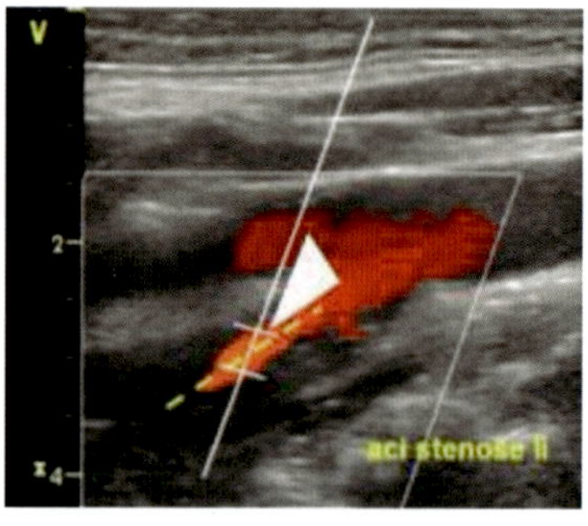

Die intrastenotisch gemessene Maximalgeschwindigkeit (PSV) gilt als wesentlicher Messwert in der Stenosegraduierung. Die zusätzliche Bestimmung der enddiastolischen Minimalgeschwindigkeit (EDV) dient der weiteren Graduierung.

Die alleinige Messung der PSV ist nur bei kardial unauffälligen Patienten zulässig. Situationen mit gesteigertem oder erniedrigen Herz-Zeit-Volumen, eine vorgeschaltete Aortenklappenstenose und kontralaterale Carotisstenosen ergeben verfälschte PSV-Werte. Zusätzliche Parameter [ACI/ACC Ratio oder Index] sind dann ergänzend notwendig.

Die derzeit valideste Methode der Graduierung liefert die nachfolgende Tabelle. Die Inhalte dieser Tabelle sind der Arbeit von Arning et al. (Ultraschall in der Medizin, 2010) entnommen und in leicht modifizierter Form wiedergegeben. Eine Genehmigung liegt vom Autor vor.

	Stenosegrad [%] **NASCET**	**10**	**20-40**	**50**	**60**	**70**	**80**	**90**	Verschluss
	Stenosegrad [%] ECST (alt)	45	50-60	70	75	80	90	95	Verschluss
Hauptkriterien	B-Bild	+++	+						
	Farbdoppler	+	+++	+	+	+	+	+	+++
	Vmax [cm/s] im Stenosemaximum			200	250	300	350-400	100-500	
	Vmax [cm/s] poststenotisch					>50	<50	<30	
	Kollateralen und Vorstufen					(+)	++	+++	+++
Zusatzkriterien	prästenotische diastolische Verlangsamung					(+)	++	+++	+++
	poststenotische Strömungsstörung			+	+	++	+++	(+)	
	Vmin [cm/s] im Stenosemaximum			bis 100	bis 100	über 100	über 100		
	Konfetti-Zeichen				(+)	++	++		
	Stenoseindex ACI/ACC			≥2	≥2	≥4	≥4		

NASCET North American Symptomatic Carotid Endarterectomy Trial
ECST European Carotid Surgery Trial

Die Beurteilung von kollateralen Flüssen ist ein zusätzliches Kriterium bei extrakranieller hochgradiger Internastenose. Hier sind das Ophthalmica-Stromgebiet (mit der A. supratrochlearis) und der intrakranielle Kreislauf zu untersuchen (siehe Kapitel → Ophthalmica-Sonographie).

Poststenotische Strömungsstörungen werden in ihrer Spitzengeschwindigkeit beurteilt. Die PSV wird möglichst distal der Stenose gemessen. Je höher der vorgeschaltete Stenosegrad, desto niedriger ist die poststenotische Spitzengeschwindigkeit.

Hohe Strömungsgeschwindigkeiten sind mit Vibrationsphänomenen der umliegenden Gewebe verbunden. Diese Farbmuster treten im Falle einer hochgradigen Stenose (etwa ab 70%) unmittelbar im Bereich der Stenose (perivaskulär) auf und werden als Konfetti-Zeichen benannt.

Der Stenoseindex wird als Spitzengeschwindigkeit (Vmax) von Carotis interna und Carotis communis berechnet.

Beispiel der sonographischen Stenoseberechnung nach **NASCET**:

Das Farbbild zeigt eine abgangsnahe Stenose der Carotis interna. Durch das Ausmessen der intra- und poststenotischen Gefäßgrößen lässt sich mit Hilfe der Gerätesoftware der Stenosegrad in Prozent bestimmen.

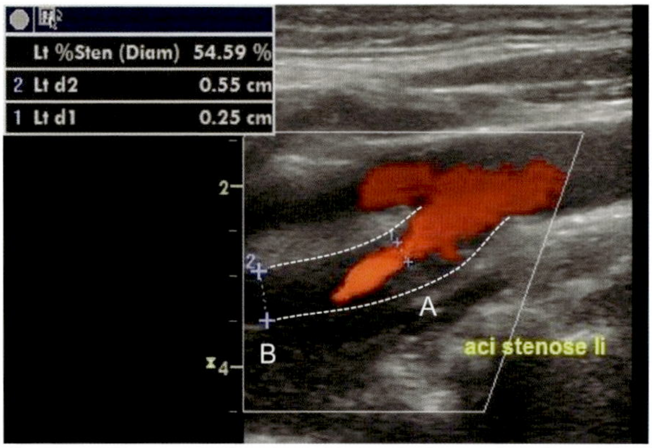

Distanz 1: 0,25 cm (A)
Residuallumen intrastenotisch

Distanz 2: 0,55 cm (B)
normaler Internadurchmesser distal

$$\% \text{ Stenose} = \frac{B-A}{B} \times 100$$

Berechneter Stenosegrad nach NASCET: 55%

Vergleich von **ECST**- und **NASCET**-Messung:

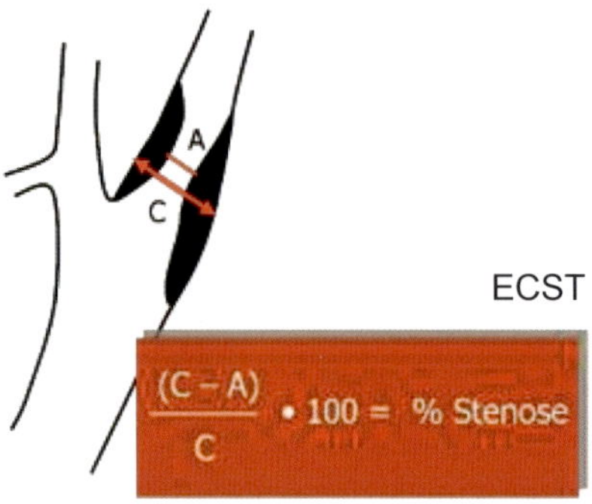

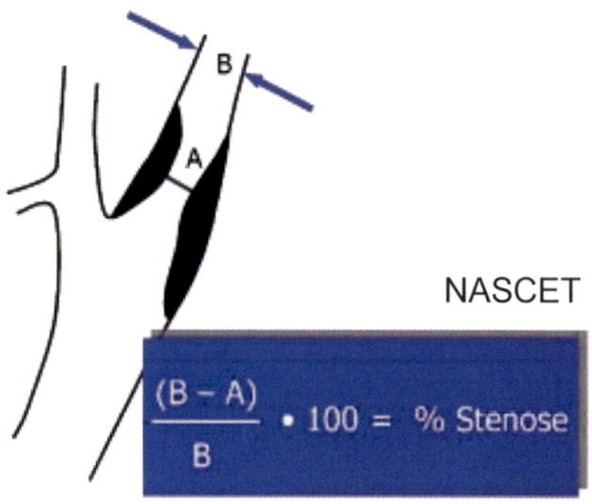

Indikationen zur Berechnung einer ACI/ACC Ratio

Die Bestimmung der gängigen Ratio (PSV ACI dividiert durch PSV ACC) dient der Graduierung unter Bedingungen einer low flow Situation bzw. high flow Situation.

Low flow:	schlechtes HZV (Herzinsuffizienz, Kardiomyopathie)
	abgangsnahe ACC-Stenose
	weit distale oder intrakranielle ACI-Stenose
High flow:	hohes HZV (Anämie, Hyperthyreose)
	kontralateraler Carotisverschluss

Carotisstent und **In-Stent Restenose** (ISR)

Patienten nach Angioplastie und Stent werden routinemäßg 1-2mal jährlich mittels Ultraschall kontrolliert.

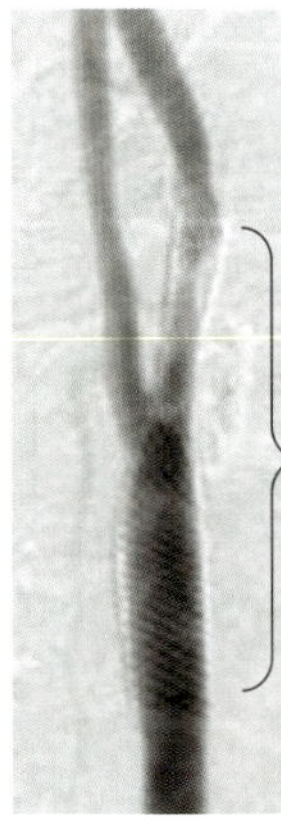

Grundsätzlich sind bei der Beurteilung von Rezidivstenosen die Darstellung im B-Bild sowie Messungen der Geschwindigkeiten (PSV, EDV) obligatorisch. Dabei ist zu beachten, dass oft erhöhte Spitzenflüsse ermittelt werden, aber im B-Bild keine Lumeneinengung vorliegt.
Grund ist die fehlende arterielle Wandbewegung (fehlende Compliance), die im gestenteten Segment unterbleibt.

Hinweisend für eine Restenose **>70%** sind eine

- PSV von >300 cm/s
- EDV von >90 cm/s
- ACI/ACC Ratio >4
  (Zhou et al. 2008; Schäberle, 2019).

Elongation und **Kinking**

Es gibt angeborene und erworbene Formen, die unter dem Begriff der Dolichoarteriopathie zusammengefasst werden. Sie sind nicht selten anzutreffen. Ihre Häufigkeit wird mit 10-45% angegeben (Beigelman et al. 2010, Di Pino et al. 2021).
Abgangsnahe Elongationen oder Kinking sind vorwiegend erworben (bei Hypertonie), mehr distale Veränderungen der Carotis interna (z.B. Loops) sind häufig angeborene Störungen.

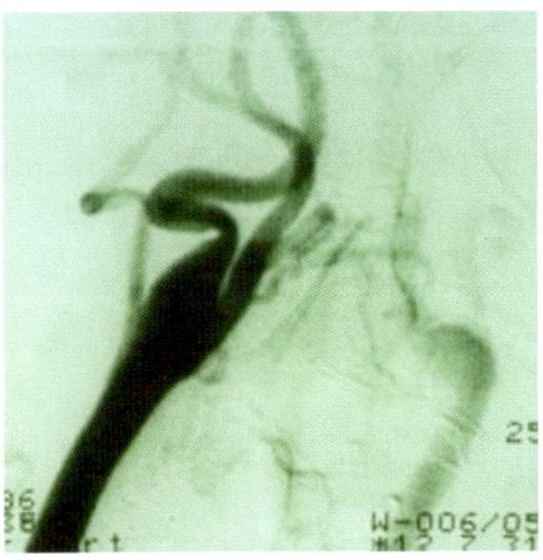

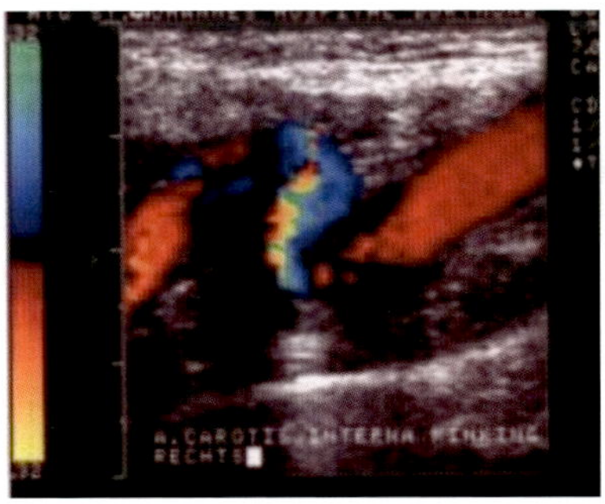

Sie sind dann zu vermuten, wenn duplexsonografisch die physiologische, nach kranial gerichtete Blutströmung plötzlich eine Richtungsänderung aufweist.
Im B-Bild oder Farbbild wird die Diagnose gestellt.

Beschwerden sind unspezifisch. Das Internakinking kann zu Schwindelsymptomen führen.

Carotisdissektion

Carotisdissektionen sind eine eher seltene Erkrankung der hirnversorgenden Gefäße. Sie sind mit 2,5% ursächlich für Schlaganfälle anzusehen (Thanvi et al. 2005).
Treten Ischämische Hirninsulte bei jüngeren Patienten auf (< 50 Jahre), ist in etwa 20% eine spontane Dissektion der Internastrombahn dafür verantwortlich (Blum et al. 2015).

Die folgenden Bilder zeigen einen 50-jährigen Patienten mit spontaner Carotisdissektion und nachfolgendem Internaverschluss rechts. Klinisch besteht eine bleibende Hemiparese links.

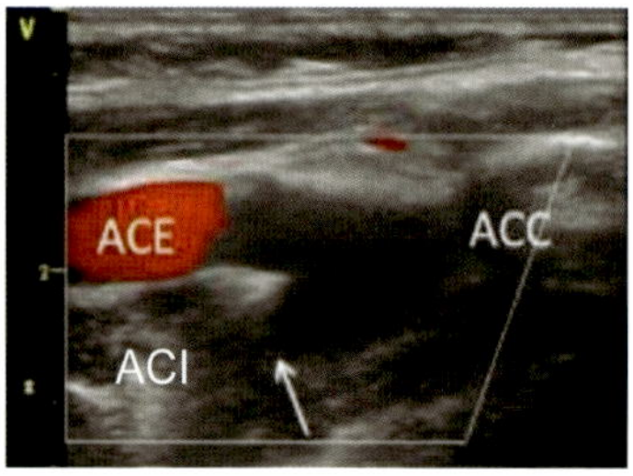

Carotis communis und Externa sind unauffällig (die fehlende Farbfüllung des Externaabgangs aus der Communis beruht auf einem ungünstigen Beschallungswinkel von 90°).

Der Pfeil zeigt auf die Abgangsregion der verschlossenen Carotis interna rechts mit fehlender Farbgebung.

Farbbild und Frequenzspektrum der vorgeschalteten Carotis communis:

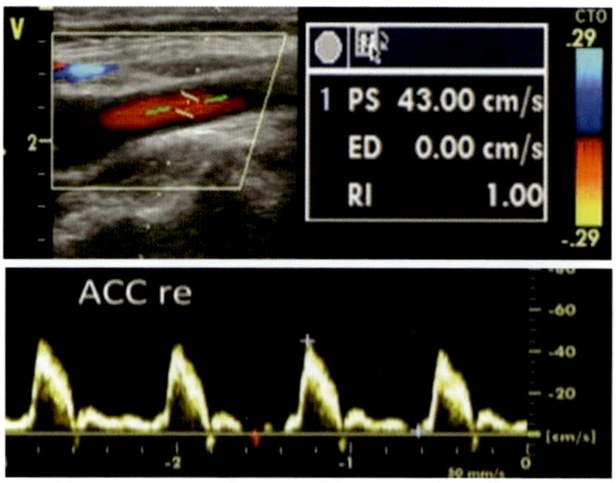

Die systolische Maximalgeschwindigkeit mit 43 cm/s ist auffallend niedrig. Der niedrige Wert ist ein Hinweis für ein distal gelegenes Strömungshindernis (Internaverschluss).

Das in der ACC abgeleitete Spektrum entspricht einem Externaspektrum mit niedrigem enddiastolischen Fluss.

Eine weitere Ursache stellt die Dissektion der Aorta ascendens dar (sogenannte Typ A-Dissektion). Die dabei entstehende Dissektionsmembran reicht in den Bogen und kann sich auch in die Carotiden fortsetzen.

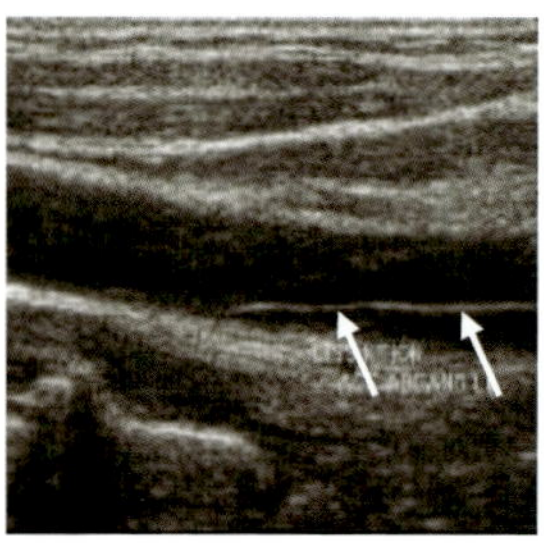

Bild einer Communisdissektion (Abgangsregion aus dem Truncus brachiocephalicus).

Die Dissektionsmembran (Pfeile) ist als schräge helle Linie im B-Bild zu erkennen.

Die Therapie der Typ A-Dissektion besteht im Ersatz der Aorta ascendens und des Bogens. Danach legt sich in aller Regel die Dissektionsmembran wieder an.

Wertigkeit des Ultraschalls vor Carotis-Prozedur

Welche bildgebende Diagnostik ist vor geplanter Carotis-Operation (CEA) oder Intervention (CAS) notwendig?

CEA

Die duplexsonographische Abschätzung des Stenosegrades soll durch CTA oder MRA oder durch eine erneute DUS durch einen weiteren qualifizierten Untersucher bestätigt werden.

CAS

Jedwede DUS soll durch eine CTA oder MRA ergänzt werden, um zusätzliche Informationen zum Aortenbogen, zur Stenosemorphologie sowie der extra- und intracraniellen Zirkulation zu erhalten.

[S3 Leitlinie 2020 „Carotisstenose", Kapitel 5; Diagnostik]

DUS, Duplex Ultraschall
CTA, Computer tomographische Angiographie
MRA, Magnet-Resonanz Angiographie

Ein allgemeines Screening auf das Vorliegen einer Carotisstenose wird generell nicht empfohlen (Eckstein, 2020, S3 Leitlinie Carotisstenose, Kapitel 5: Diagnostik)

Ausnahmen
1. Patienten vor geplanter koronaren Bypassoperation. Hier wird von der European Society of Cardiology (ESC) eine starke Empfehlung (Evidenzlevel B) zum präoperativen Carotis-Screening bei symptomatischen Patienten ausgesprochen, Als symptomatisch gelten alle Patienten, bei denen innerhalb der letzten 6 Monate eine TIA oder Insult aufgetreten sind. Eine weitere Indikation zum präoperativen Screening stellen über 70jährige Koronarpatienten mit einer pAVK dar.

2. Ein hohes kardiovaskuläres Risiko mit deutlicher Reduktion der Lebenserwartung ist bei Patienten mit Diabetes mellitus und gleichzeitig >50%iger Carotisstenose zu erwarten. Die Überlebensrate nach 12 Jahren ist mit 20% erschreckend niedrig.
Für diese Gruppe wird aus prognostischen Gründen die sonographische Überwachung empfohlen (Hoke et al. 2019).

Therapie der Carotisstenose

Schlaganfallverhütung ohne Komplikationen ist das erklärte Ziel in der Behandlung der Carotisstenose. Revaskularisierende Maßnahmen in Form von Operation oder Intervention stehen zur Verfügung.
Dabei spielt die Unterscheidung von „symptomatisch“ und „asymptomatisch“ eine wichtige Rolle. Als asymptomatisch gelten alle Patienten bei denen das ipsilaterale neurologische Ereignis länger als 6 Monate zurückliegt.

Zu den Indikationen für die operative Endarterektomie zählen in erster Linie symptomatische Patienten mit höhergradiger ACI-Stenose, was durch die Literatur gut belegt ist.

Erfolgt dieser Eingriff bei Männern innerhalb von 2 Wochen nach neurologischem Ereignis, wird der größte Benefit erzielt. Die Abbildung zeigt ein typisches Präparat nach Endarterektomie.

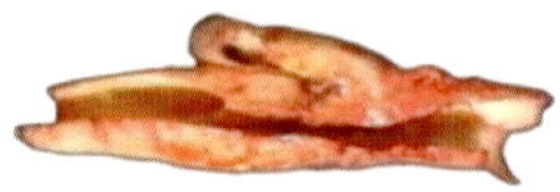

Die während des Krankenhausaufenthalts dokumentierte kombinierte periprozedurale Schlaganfallrate und Letalität soll bei allen (früh-)elektiven CEA oder CAS bei maximal 4% liegen.
Bei asymptomatischen Patienten sollte die perioprozedurale Schlaganfallrate/Letalität bei der CEA oder CAS so gering wie möglich sein und 2% während des stationären Aufenthalts nicht überschreiten (Eckstein 2020; S3 Leitlinie Carotisstenose, Kapitel 6: Therapie).

Unter bester medikamentösen Therapie (BMT) lässt sich für asymptomatische Patienten das neurologische Risiko (TIA, Insult) unter 1% pro Jahr senken, wodurch der Benefit von Operation oder Stent für diese Gruppe in Frage gestellt wird.

Nach Studienlage (CREST-1, ACST-1) liefern die operative (CEA) und die interventionelle Behandlung (CAS) der Carotisstenose ähnliche Ergebnisse, auch wenn es im periprozeduralen Verlauf (30 Tage) geringe Unterschiede zu Gunsten des einen oder anderen Verfahren gibt. Im Spätverlauf sind diese nicht mehr nachweisbar (Muller et al. 2020).

In der aktuellen ACST-2 Studie (Halliday, 2021) betrug die periprozedurale Rate an invalidisierendem oder tödlichem Schlaganfall 1% in beiden Gruppen (CAS vs CEA). Im Follow-up von 5 Jahren lag diese Rate in beiden Studienarmen bei 0,5% pro Jahr (Halliday et al 2021).

Therapie der In-Stent Restenose

Die meissten Patienten mit hochgradiger Restenose nach Stenting werden erneut mittels Angioplastie und Stent behandelt (repeat CAS, rCAS). Die operative Endarterektomie wird als Alternative akzeptiert (Huang, 2021).

Therapie bei Carotis-Kinking

Die Korrektur bei symptomatischen Patienten besteht in der operativen Verkürzungsplastik, die meist in Kombination mit einer Endarterektomie erfolgt.

Therapie bei Carotis-Dissektion

Patienten mit ischämischem Insult nach Dissektion werden vorwiegend medikamentös mittels Thrombozytenhemmung oder Antikoagulantien behandelt. In Einzelfällen kann eine Lysetherapie bei frischem Thrombus erwogen werden (Debette et al. 2021).

Literatur

Arning C, Widder B, von Reutern GM, Stiegler H, Görtler M.
Ultraschallkriterien zur Graduierung von Stenosen der A. carotis interna. Revision der DEGUM-Kriterien, Transfer in NASCET-Stenosierungsgrade.
Ultraschall Med 2010; 31: 251-257

Ballotta E, Thiene G, Baracchini C, Ermani M, Militello C, Da Giau G, Barbon B, Angelin A. Surgical vs medical treatment for isolated internal carotid artery elongation with coiling or kinking in symptomatic patients: A prospective randomized clinical study.
J Vasc Surg 2005; 42: 838-846

Bedi O, Dhawan V, Sharma PL, et al. Pleiotropic effects of statins: new therapeutic targets in drug design. Naunyn Schmiedebergs Arch Pharmacol 2016; 389: 695-712

Beigelman R, Izaguirre AM, Robles M, Grana DR, Ambrosio G, Milei J. Are kinking and coiling of carotid artery congenital or acquired? Angiology 2010; 61(1): 107-112

Blum CA, Yaghi S. Cervical Artery Dissection: A Review of the Epidemiology, Pathophysiology, Treatment, and Outcome. Arch Neurosci. 2015; 2 (4)

Chambless LE et al. Risk factors for progression of common carotid atherosclerosis. ARIC Atherosclerotic Risk in Communities Study. Am J Epidemiol 2002; 155 (1): 38-47

Debette S, Mazighi M, Bijlenga P et al.
ESO guideline for the management of extracranial and intracranial artery dissection.
European Stroke Journal 2021; 6 (3) XXXIX-LXXXVIII

Di Pino L, Franchina AG, Costa S, Gangi S, Strano F, Ragusa M, Costanzo L, Tamburino C, Capodanno D. Prevalence and morphological changes of carotid kinking and coiling in growth: an echo-color Doppler study of 2856 subjects between aged 0 to 96 years. International Journal of Cardiovascular Imaging 2021; 37: 479-484

Eckstein HH, Kühnl A, Berkefeld J, Dörfler A, Kopp I, Langhoff R, Lawall H, Ringleb P, Sander D, Storck M et al.
S3-Leitlinie zur Diagnostik, Therapie und Nachsorge der extracraniellen Carotisstenose
2. Auflage – 03. Februar 2020, AWMF-Registernummer: 004-028

Halliday A, Bulbulia R, Bonati LH, Chester J, Cradduck-Bamford A, Peto R, Pan H for the ACST-2 Collaborative Group: Second asymptomatic carotid surgery trial (ACST-2): a comparison of carotid artery stenting versus carotid endarterectomy.
The Lancet 2021; 398, September 18, 1065-1073

Han HC. Twisted Blood Vessels: Symptoms, Etiology and Biomechanical Mechanisms.
J Vasc Res 2012; 49: 185-197

Hoke M, Schillinger M, Minar E, Goliasch G, Binder CJ, Mayer FJ.
Carotid ultrasound investigation as a prognostic tool for patients with diabetes mellitus.
Cardiovasc Diabetol 2019; 18: 90 https://doi.org/10.1186/s12933-019-0895-0

Huang H, Wu L, Guo Y, Zhang Y, Zhao J, Yu Z, Luo X. Treatment of the Carotid In-stent Restenosis: A Systematic Review.
Front Neurol 2021; 12: 748304. doi: 10.3389/fneur.2021.748304

Johri AM, Nambi V, Naqvi TZ, Feinstein SB. Recommendations for the Assessment of Carotid Arterial Plaque by Ultrasound for the Characterization of Atherosclerosis and Evaluation of Cardiovascular Risk: From the American Society of Echocardiography.
J American Society Echocardiography 2020; 33: 8917-8933

Lal BK, Hobson RW, Tofighi B, Kapadia I, Cuadra S, Jamil Z.
Ultrasound criteria for severe in-stent restenosis following carotid artery stenting.
J Vasc Surg 2008; 47: 63-73.

Metz H, Bannister RG, Murray-Leslie RM, Bull JWD, Marshall J.
Kinking of the internal carotid artery. Lancet 1961; 277: 424-426

Muller MD, Lyrer P, Brown MM, Bonati LH.
Carotid artery stenting versus endarterectomy for treatment of carotid artery stenosis.
Cochrane Database Syst Rev 2020; 2: CD000515

Naylor AR, Ricco JB, de Borst GJ et al. Management of atherosclerotic carotid and vertebral artery disease: 2017 Clinical Practice Guidelines of the European Society for Vascular Surgery (ESVS). Eur J Vasc Endovasc Surg. 2018; 55: 3-81

Polak JF, O'Lear DH. Carotid Intima-Media Thickness as Surrogate for and Predictor of CVD. Global Heart 2016; 11: 295-312

Rao AS, Makaroun MS, Marone LK et al. Long-term outcomes of internal carotid artery dissection. J Vasc Surg. 2011; 54 (discussion 375): 370-374

Redekop GJ. Extracranial carotid and vertebral artery dissection: a review.
Can J Neurol Sci 2008; 35: 146-152

Saxena A, Kwee Ng EY, Lim ST. Imaging modalities to diagnose carotid artery stenosis: progress and prospect. BioMedical Engineering Online 2019; 18: 66

Schäberle W. Sonographic grading of recurrent stenosis after carotid stenting and stented peripheral arteries. Gefässchirurgie 2019; 24 (Suppl 1): S40-S51

Stein JH et al. Use of Carotid Ultrasound to Identify Subclinical Vascular Disease and Evaluate Cardiovascular Disease Risk: A Consensus Statement from the American Society of Echocardiography. Carotid Intima-Media Thickness Task Force.
J Am Society Echocardiography 2008; 21: 93-111

Thanvi B, Munshi SK, Dawson SL, Robinson TG. Carotid and vertebral artery dissection syndromes. Postgrad Med J. 2005; 81 (956): 383-388

Tokunaga K, Koga M, Yoshimura S, Arihiro S, Suzuki R, Nagatsuka K, Toyoda K.
Optimal Peak Systolic Velocity Thresholds for Predicting Internal Carotid Artery Stenosis Greater than or Equal to 50%, 60%, 70%, and 80%.
J Stroke Cerebrovasc Dis 2016; 25: 921-926

Wolff T, Guirguis-Blake J, Miller T, Gillespie M, Harris, R. Screening for carotid artery stenosis: An update of the evidence for the U.S. Preventive Services Task Force. Ann. Intern. Med. 2007, 147, 860-870

Yu J, Qu L, Xu B, Wang S, Li C, Xu X, Yang Y. Current Understanding of Dolichoarteriopathies of the Internal Carotid Artery: A Review. Int J Med Sci 2017; 14 (8): 772-784

Zhou W, Felkai DD, Evans M, McCoy SA, Lin PH, Kougias P, El-Sayed HF, Lumsden AB. Ultrasound criteria for severe in-stent restenosis following carotid artery stenting. J Vasc Surg 2008; 47: 74-80

Internet

https://dgkn.de/fuer-experten/us

Dokumentationsempfehlungen zur Qualitätssicherung in der Neurologischen Ultraschalldiagnostik gemäß dem gemeinsamen DEGUM/DGKN-Zertifikat

Untersuchung der Ophthalmica Gefäße

Hier wird nur die Untersuchung der A. supratrochlearis gezeigt. Die Voraussetzung ist eine Stiftsonde.

Als erster Ast der A. carotis interna geht im intrakraniellen Verlauf die A. ophthalmica ab und verzweigt sich in die A. supratrochlearis (a. frontalis medialis) und die A. supraorbitalis (a. frontalis lateralis).
Beide Arterien gehen Verbindungen mit Ästen der Arteria carotis externa ein und bilden die Ophthalmica-Anastomose, die einen wichtigen Kollateralkreislauf zwischen dem Interna- und Externa-Stromgebiet darstellt.
Aufgrund des höheren Druckes im Internastromgebiet ist der Blutfluss in der Ophthalmica von intrazerebral nach extrazerebral gerichtet.
Deshalb zeigt die Flussmessung über der A. supratrochlearis im Normalfall eine nach außen gerichtete Strömung an und wird als orthograder Blutfluss definiert.

Die A. supratrochlearis ist in der Regel lagekonstant angelegt und als dominierendes Gefäß leicht darzustellen. Die A. supraorbitalis (am mittleren Oberlid) weist häufig Schlängelungen auf und kann bei Fehlen des anderen Gefäßes aufgesucht werden.

Carotis interna

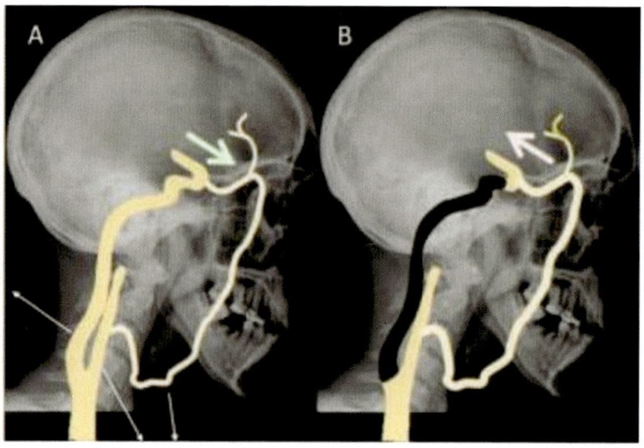

Carotis externa
(mit Kollaterale)

A: orthograder Fluss in der Ophthalmica
B: retrograder Fluss in der Ophthalmica bei Internaverschluss

Arteria supratrochlearis / supraorbitalis

Die Untersuchung ist nur mit einer Dopplerstiftsonde möglich.
Da hier nicht die eigentlichen Carotisgefäße geschallt werden, spricht man auch von der indirekten Carotissonographie. Sie sagt etwas über die Hämodynamik des intrazerebralen Carotiskreislaufs aus. Pathologische (retrograde) Flüsse sind hinweisend für eine hochgradige ACI-Stenose oder einen Verschluss.
Für die Praxis hat es kaum eine Bedeutung. Allerdings wird im Rahmen einer Arterienbiopsie (Temporalisbiopsie bei Vasculitisverdacht) die Untersuchung des Ophthalmica-Kreislaufs vor Biopsie empfohlen.

Dopplerunterersuchung mit Stiftsonde

Positionieren einer **8 MHz**-Sonde am Augeninnenwinkel (A. supratrochlearis, im Englischen: frontal artery) oder in Oberlidmitte (A. supraorbitalis).

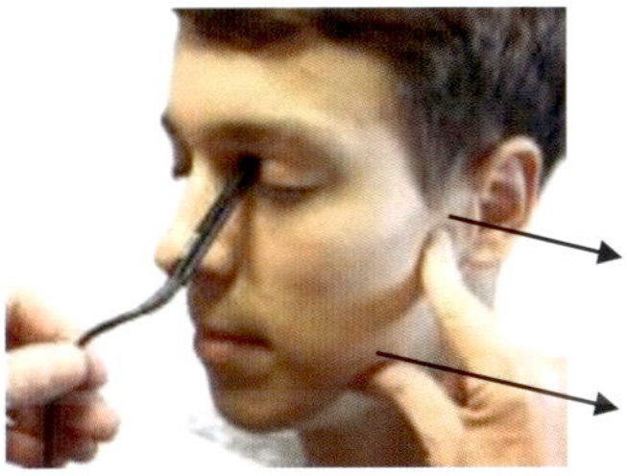

Zur Interpretation des Strömungssignals und Bestimmung der wahren Flussrichtung sind Kompressionstests der Externaäste notwendig.

► bei Messen des Flusses auf die Sonde zu

Frage:	tatsächlich orthograder Fluss?
Test:	Kompression der Externaäste (A. temporalis und A. facialis)
Befund:	Flusszunahme
Folgerung:	tatsächlich orthograder Fluss durch Wegfall der Externa-Gegenströmung

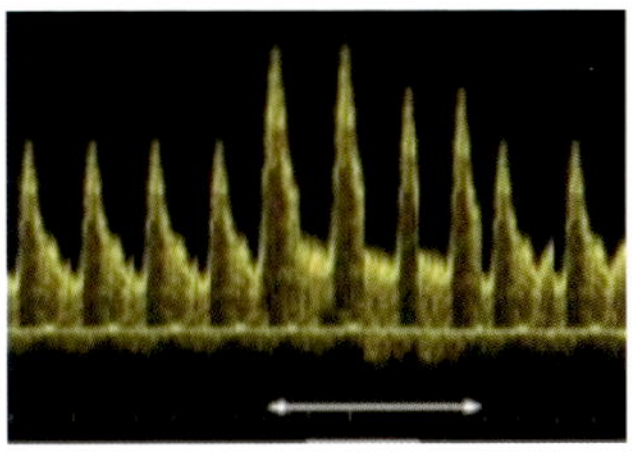

Doppelpfeil:
Dauer der Kompression

► bei Messen des Flusses von der Sonde weg

Frage:	tatsächlich retrograder Fluss (Umkehrfluss) oder Schlingen-Phänomen mit nur vorgetäuschtem retrograden Fluss?
Test:	Kompression der Externaäste (A. temporalis, A. facialis)
Befund:	Flussabnahme, Flussstopp (oder Umkehr der Flussrichtung)
Folgerung:	tatsächlich retrograder Fluss durch Wegfall der Externa-Strömung mit Überwiegen der Interna-Strömung

Interpretation:

Findet sich ein retrograder Fluss in der A. supratrochlearis, liegt meist ein Internaverschluss vor. Seitenunterschiede in der Kurvenform sollten nicht überbewertet werden, da es sich um zahlreiche anatomische Varianten handelt.

Die Gefäße des Gesichtsschädels werden hier nicht besprochen. Dazu werden hochfrequente lineare Schallsonden (hockey stick) zwischen 8-18 MHz verwendet.

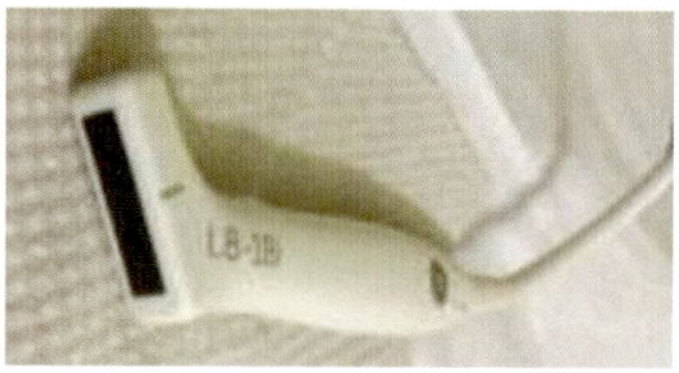

Ihre Untersuchung spielt heute eine zunehmende Bedeutung in der Antiaging-Therapie. Bei Applikationen von Hyaluronfillern im Gesichtsbereich können diese versehentlich in das arterielle System gelangen und zu Embolien führen. Bei retinalen Arterien sind irreversible Sehausfälle beschrieben worden.

Literatur

Lee W. Hyaluronic Acid Filler Injection Guided by Doppler Ultrasound.
Arch Plast Surg 2023; 50: 348-353

Lee W, Moon HJ, Kim JS, Yang EJ. Safe glabellar wrinkle correction with soft tissue filler using Doppler ultrasound.
Aesthet Surg J 2021; 41(09): 1081-1089

Thanasarnaksorn W, Cotofana S, Rudolph C, Kraisak P, Chanasumon N, Suwanchinda A. Severe vision loss caused by cosmetic filler augmentation: case series with review of cause and therapy.
J Cosmet Dermatol 2018; 17(05): 712-718

Duplexsonografie der Arteria temporalis

ICD-10 Codes

I77.6	Arteriitis, nicht näher bezeichnet
M31.6	Sonstige Riesenzellarteriitis (RZA)
M31.5	Riesenzellarteriitis bei Polymyalgia rheumatica
M31.4	Aortenbogen-Syndrom (Takayasu-Syndrom)
M31.3	Wegener-Granulomatose
M31.0	Hypersensitivitätsangiitis (Goodpasture-Syndrom)

Indikationen	• Kopfschmerzen • Sehstörungen • Abklärung bei Vaskulitis [z.B. Arteriitis temporalis, Takayasu-Syndrom. Polymyalgia rheumatica, Morbus Wegener]
Zuweiser	Augenklinik, Rheumatologie, Angiologie
Vorbereitung	keine
Schallkopf	• linearer Schallkopf mit 8-12 MHz • Hockey-stick Schallkopf mit 8-18 MHz
Preset	▶ wie bei Carotis
Dauer	10 Minuten pro Seite

Die Vaskulitis (GGV, Groß-Gefäß Vaskulitis) ist eine ernstzunehmende Erkrankung der Arterien, die mit schwerwiegenden Komplikationen einhergehen kann. Dazu zählen Gefäßverschluss und Aneurysma. Die im Gesichts-Kopfbereich auftretende Form (Vaskulitis cranialis) kann zur Erblindung führen (anteriore ischämische Optikusneuropathie, AION).

Anatomie

Die Temporalarterie entspringt aus der A. carotis externa. Ihr Stamm heißt A. temporalis superficialis communis, der sich in den Ramus frontalis und Ramus parietalis am seitlichen Gesichtsschädel aufteilt.

Alle drei Gefäße sollten untersucht werden, da die Erkrankung oft segmental verläuft und nicht alle Gefäßabschnitte in gleicher Weise betroffen sind.

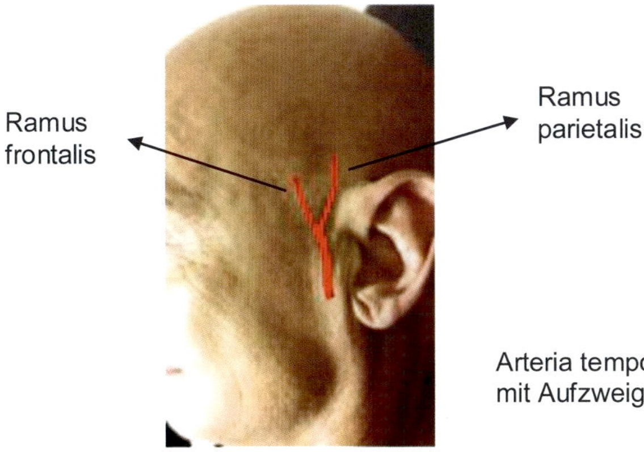

Arteria temporalis mit Aufzweigungen

Diagnostik

Zur klassischen Diagnostik zählen die CT-Angiographie und die Arterienbiopsie. Mit einer Sensitivität und Spezifität von 95 und 100% stellt die Angiographie eine valide Methode dar. Seit der Erstanwendung 1997 und der zunehmenden Verbreitung steht der Ultraschall mittlerweile an erster Stelle (Sensitivität und Spezifität von 92 und 96%).
Die Abklärung mittels Duplexsonographie ist bei erfahrenem Untersucher ausreichend für die Diagnose. Ergänzend kann eine Biopsie erfolgen (Schirmer et al. S2-Leitlinie, 2020).

Arteria temporalis Stamm:

Die hier geschallte Temporalarterie ist mit einem Preset für „Carotis" untersucht worden. Als Vorlaufstrecke dient ein dick aufgetragenes Ultraschallgel. Durch Anheben der kranialen Sondenspitze lässt sich die Arterie gut darstellen. Untersucht wird in Längs- und Querachse.

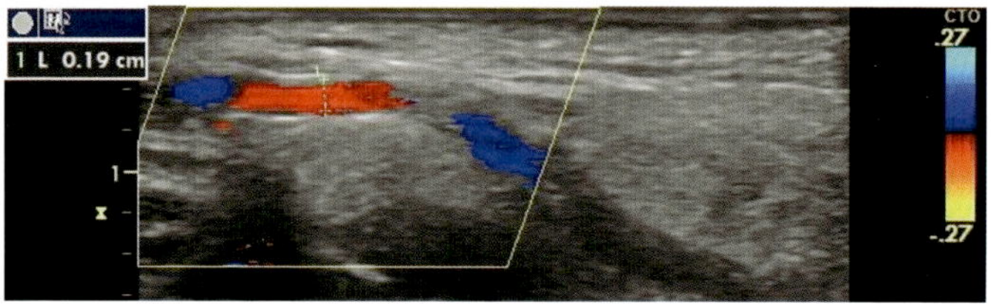

Ramus frontalis:

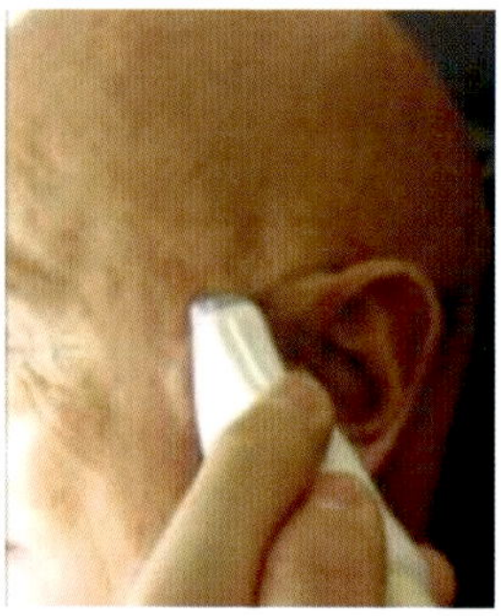

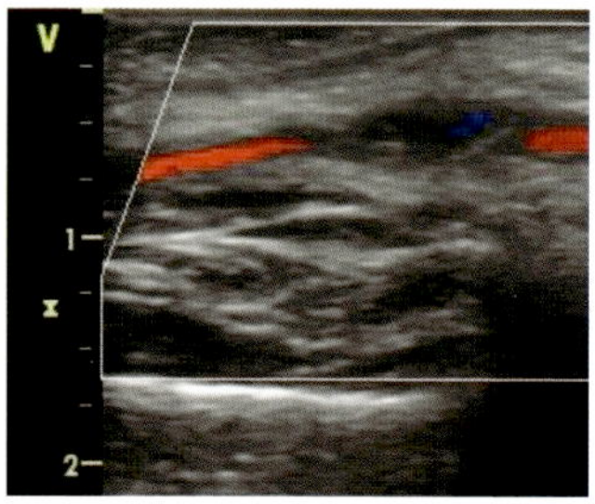

Ramus parietalis:

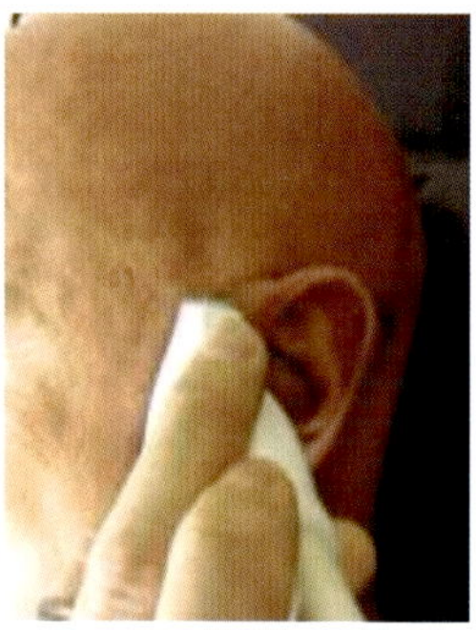

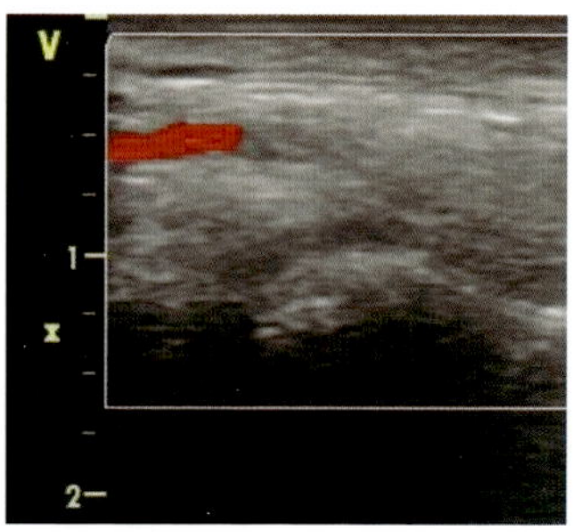

Die Untersuchung umfasst auch weitere Abschnitte der oberflächlichen Kopfarterien.

Das Frequenzspektrum liegt komplett oberhalb der Nulllinie mit niedrigem enddiastolischen Fluss (Widerstandsgefäß).

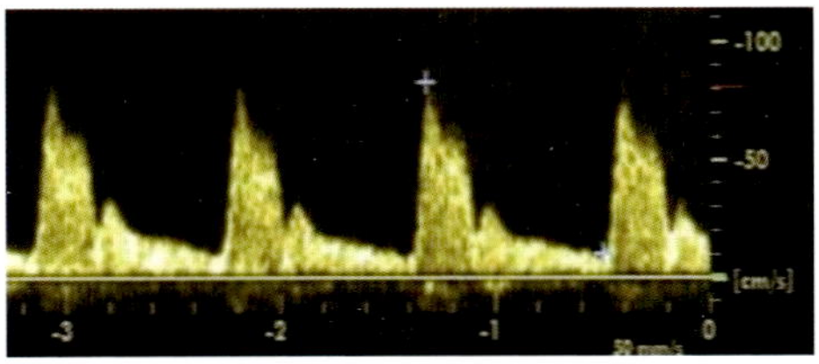

Neben der Temporalarterie und deren Ästen sollte die **A. axillaris** und **A. vertebralis** mit untersucht werden, da die Erkrankung mittelgroße Gefäße der Nachbarschaft betreffen kann.

Leitlinien-Empfehlung zur histopathologischen Untersuchung:

> „Bei Verdacht auf eine kranielle Riesenzellarteriitis (RZA) soll eine Temporalarterienbiopsie erfolgen, wenn eine aussagekräftige Bildgebung nicht zur Verfügung steht. Die Probenlänge einer Temporalarterienbiopsie sollte mindestens 1 cm betragen“ (Schirmer et al. S2-Leitlinie, 2020).

Pathologie

Sonographische Kriterien:

- Halo-Phänomen mit deutlicher Wandverdickung (im B-Bild und Farbbild)
- reduziertes Gefäßlumen mit Strömungsbeschleunigung

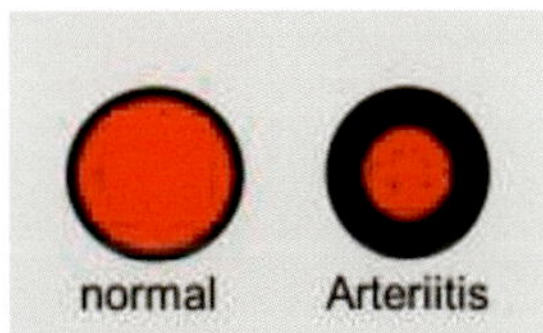

- geschlängelter Arterienverlauf (Tortuosität)
- oft segmentaler Befall, unterbrochen von normalen Gefäßabschnitten
- fehlende Komprimierbarkeit der Arterie, was die Vaskulitisdiagnose sehr wahrscheinlich macht (Aschwanden et al. 2015).

Therapie

Standardtherapie ist die Gabe von Glukokortikoiden (GC) mit 40-60 mg pro Tag. Sie ist bei Erstdiagnose einer Risenzellarteriitis und aktiver Takayasu-Erkrankung indiziert.
Eine Dosisreduktion wird nach Erreichen einer Remission vorgenommen. Bei Visusverlust soll eine deutlich höhere Dosis, 500-1000 mg, über 3-5 Tage intravenös gegeben werden.
Ergänzend können Immunsupressiva (Interleukin-Inhibitoren) gegeben werden.
Die Therapiedauer wird durch bildgebende Diagnostik (meist Ultraschall), Laborparametern und klinischen Symptomatik festgelegt. Mit Rückbildung der Entzündungszeichen kann die Therapie reduziert werden.
Je nach betroffenem Gefäßgebiet werden ischämiebedingte Komplikationen interventionell oder gefäßchirurgisch behandelt.

Literatur

Aschwanden M, Imfeld S, Staub D et al. The ultrasound compression sign to diagnose temporal giant cell arteritis shows an excellent interobserver agreement.
Clin Exp Rheumatol 2015; 33: S-113-115

Bley TA, Wieben O, Leupold J, Uhl M.
Magnetic Resonance Imaging Findings in Temporal Arteritis.
Circulation 2005; 111 (16): Page e260

Hernández P, Jalbout NA, Matza M, Kohler MJ, Shokoohi H. Temporal Artery Ultrasound for the Diagnosis of Giant Cell Arteritis in the Emergency Department
Cureus. 2023 Jul; 15(7): e42350. Published online 2023 Jul 24. doi: 10.7759/cureus.42350

Kremmler L, Pfister K, Bogdahn S, Zoubaa S, Schlachetzki F. High-Resolution Color-Coded Ultrasonography Findings of Subacute Temporal Arteritis With Ulcerating Skin Lesions.
Circulation 2014; 130 (4): 348-349

Saadoun D, Vautier M, Cacoub P. Medium- and Large-Vessel Vasculitis.
Circulation 2021; 143 (3): 267-282

Schirmer JH, Aries PM, Balzer K et al.
S2k Leitlinie, Management der Großgefäßvaskulitiden
AWMF - Registernummer: 060-007. August 2020

Duplexsonografie der Arteria vertebralis

ICD-10 Code	**I65.0**	Verschluss und Stenose der A. vertebralis
	G45.8	Sonstige zerebrale transitorische Ischämie und verwandte Syndrome (Subclavian-Steal Syndrom)

Indikation
- Ischämien im posterioren Hirnkreislaufgebiet (20% dieser Patienten haben eine proximale Vertebralisstenose)
- Schwindel unklarer Genese (Vertebraliskinking?)
- Abklärung vertebrobasilärer Symptomatik

Vorbereitung	keine
Schallkopf	linearer Schallkopf mit 5-10 MHz (alternativ konvexer Schallkopf)
Position	Rückenlage oder im Sitzen
Preset	► „vascular“, „Carotid/Vertebral“ oder „Halsgefäße“
Dauer	5-15 Min.

Die Sonografie der Arteria vertebralis wird zusammen mit der Untersuchung der Arteria carotis durchgeführt. Beide Gefäßsysteme sind entscheidend für eine regelrechte Hirndurchblutung wobei der Carotistrombahn mit 80% Blutfluss der Hauptanteil zukommt.

Normale Anatomie und Varianten

Die Arteria vertebralis entspringt beidseits aus der Arteria subclavia.

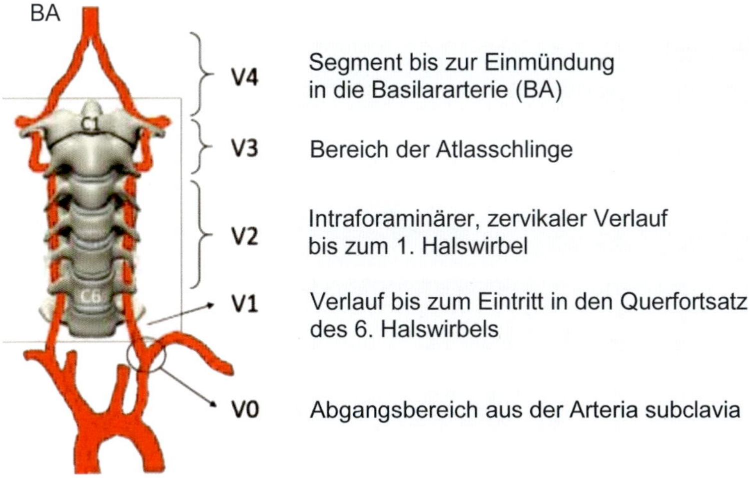

Für die Ultraschalluntersuchung sind der Abgangsbereich und der zervikale Verlauf zugänglich (V0-V2). Zum Teil kann auch der Bereich der Atlasschlinge dargestellt werden.

Vertebralarterien sind nicht symmetrisch angelegt. Meist ist die linke Seite dominant. Aus diesem Grund werden hier die höheren Geschwindigkeiten und Flussraten gemessen.

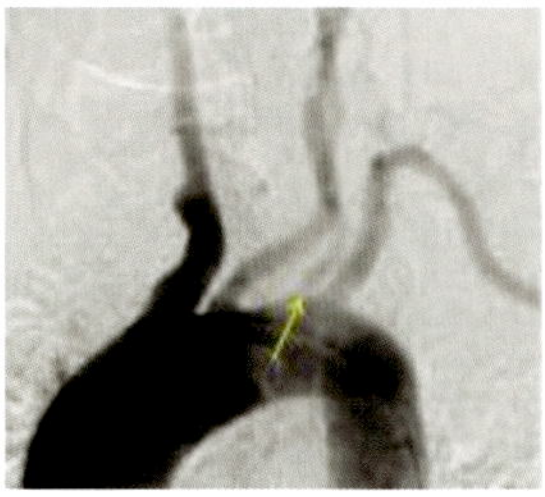

In ca. 6% entspringt die linke VA direkt aus dem Aortenbogen (Pfeil).

Topographische Anatomie der Halsstrukturen im Querschnitt (rechts)

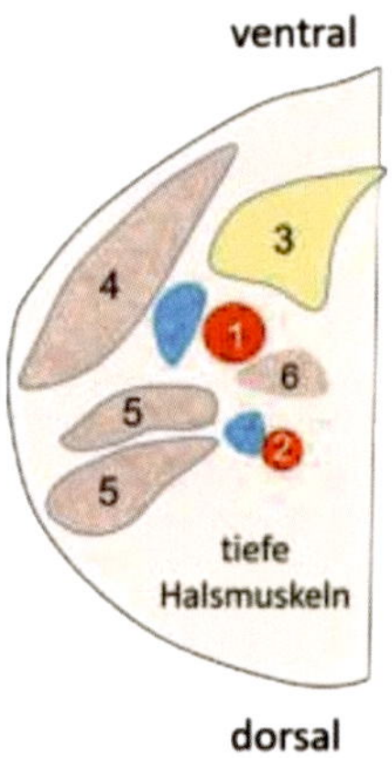

1 Carotis communis
2 Vertebralisgefäße
3 Schilddrüse
4 Sternocleidomastoideus Muskel
5 Scalenusmuskulatur
6 Longus colli Muskel

Arteria vertebralis (zervikaler Verlauf, V2-Segment)

Leitstruktur ist der Vorderrand des M. sternocleidomastoideus. Alternativ kann auch vom hinteren Muskelrand untersucht werden. Die Carotis communis (1) wird als erstes Gefäß aufgesucht. Danach wird der Schallkopf leicht aufgestellt und der Schallstrahl gegen die Wirbelsäule gerichtet.

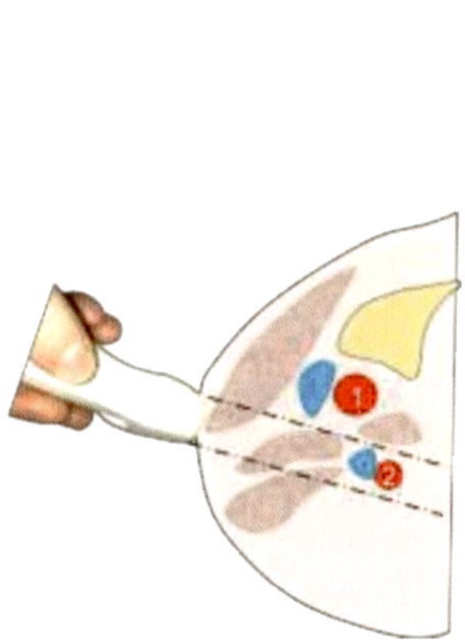

anteriorer Zugang: Vertebralarterie (+ Carotis)

lateraler Zugang

Im B-Bild sieht man die Querfortsätze der Halswirbelsäule (Pfeile) und die dazwischen gelegenen Arterienabschnitte. Mit Hinzuschalten der Farbe wird die Strömungsrichtung erfasst.

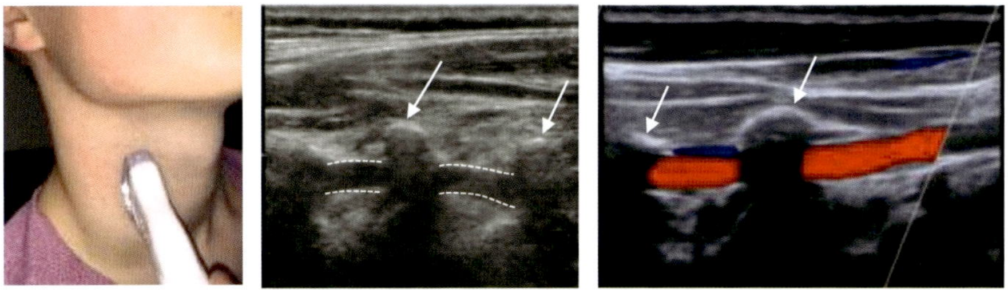

Der Ultraschall benötigt für die Vertebralarterie eine längere Laufstrecke (als bei der Carotis), so dass die beste Farbdarstellung durch Herabsetzen der Abtastrate (PRF) erzielt wird.

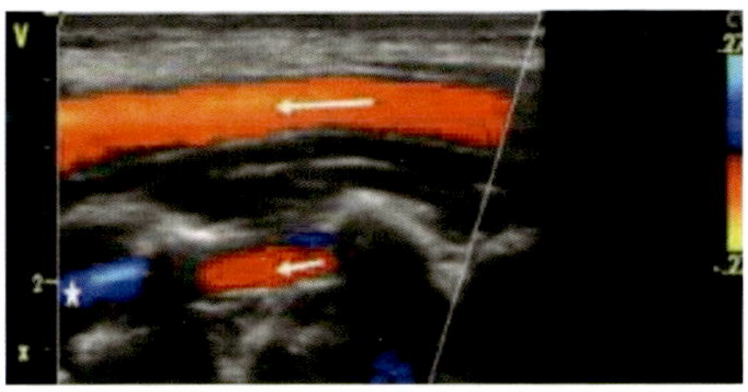

Die gemeinsame Darstellung von Carotis und Vertebralis erlaubt eine rasche hämodynamische Orientierung. Die Pfeile weisen auf die Strömungsrichtung nach kranial. Sind beide Farben identisch kann ein Vertebralis-Stealphänomen ausgeschlossen werden.
Das Sternchen markiert die Vertebralvene mit entgegengesetzter Flussrichtung.

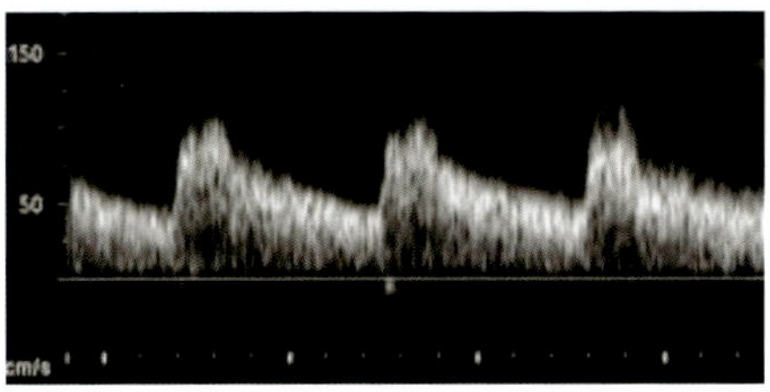

Das Frequenzspektrum ähnelt dem einer Carotis interna mit hohem enddiastolischen Flussanteil.

Parameter:	kopfwärts gerichteter Fluss	
	PSV	60 (20-90) cm/s
	EDV	10-35 cm/s
	FV	150-300 ml/min (Flussvolumen)
	Weite	3-5 mm

Maximale Flussgeschwindigkeiten und Volumenfluss sind in der linken A. vertebralis meist deutlich höher (Nemati, 2009).

Vertebralisabgangsregion

Die Abgangsregion ist aus klinischer Sicht der wichtigste Abschnitt, da hier pathologische Prozesse am häufigsten lokalisiert sind. Sie kann über 2 Schallzugänge erreicht werden.

▶ <u>Am Vorderrand des M. sternocleidomastoideus</u>
Nach Darstellung der Vertebralarterie im V2-Segment wird der Schallkopf herzwärts zum Jugulum verschoben. Durch leichte Kippmanöver oder leichte Drehung in der Kabelachse kann der Abgang aus der A. subclavia meist erfasst werden.

<u>Rechte Seite</u>

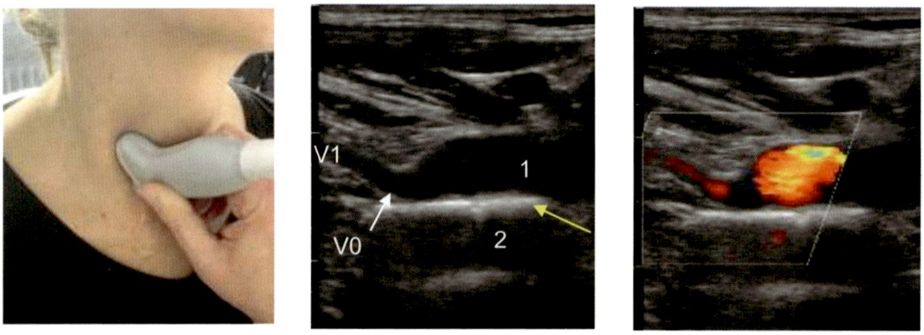

B-Bild:	Abgangsregion der Arteria vertebralis (V0) aus der Arteria subclavia (1). Unterhalb der Pleura (gelber Pfeil) ist das Spiegelbild der Arteria subclavia (2) zu sehen, was ein Artefakt ist.
Farbbild:	Hier ist die Farbfüllung unvollständig, was auf einen ungünstigen Schallwinkel von 90° zurückzuführen ist.

<u>Linke Seite</u>

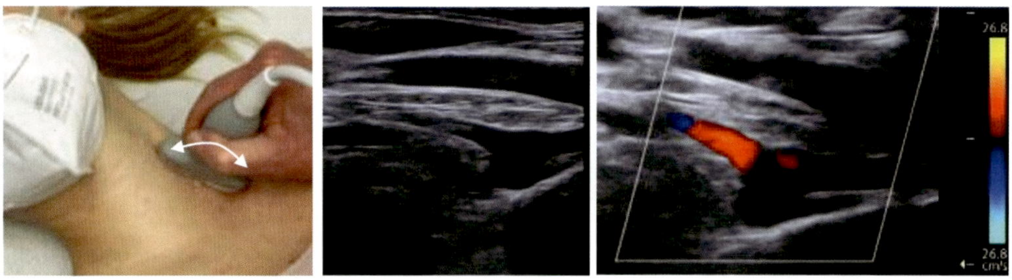

Das „Rocking" der Schallsonde mit Betonen des kranialen Teils (Doppelpfeil) ist oft hilfreich beim Darstellen der Abgangsregion.

▶ Am Hinterrand des M. sternocleidomastoideus
Hierzu wird der Schallkopf schräg (etwa 45°) zwischen Clavicula und Muskelhinterrand positioniert.

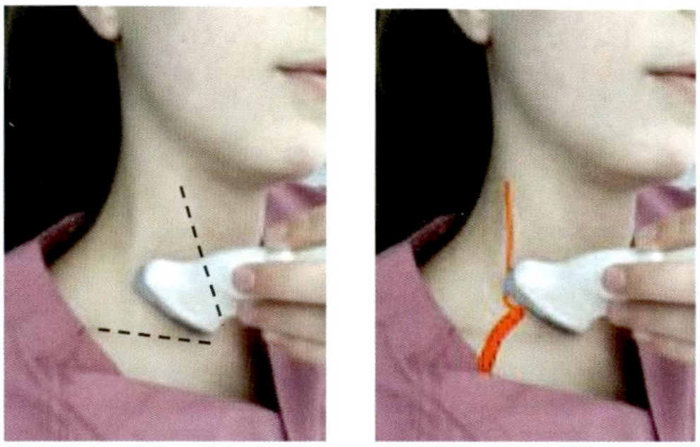

Sondenposition und Arterienschema

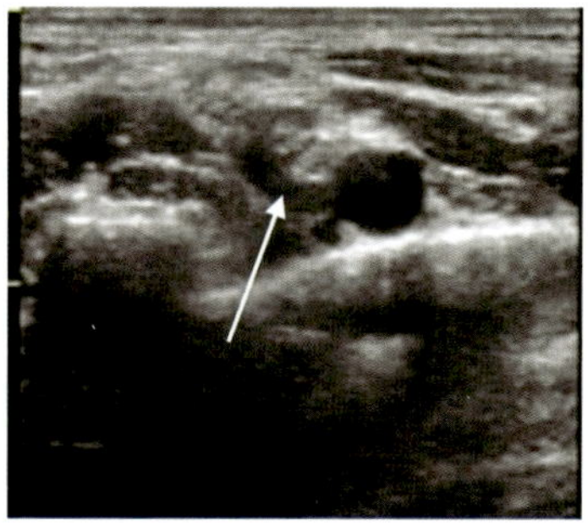

B-Bild

Man sieht die kreisrunde A. subclavia im B-Bild und die Abgangsregion der A. vertebralis (Pfeil).
Wenn hier das Frequenzspektrum abgeleitet wird ähnelt es oft einer extremitätenversorgenden Arterie! Es hat demnach keinen erhöhten diastolischen Flussanteil wie in der weiter peripheren Vertebralarterie.

Bestimmung des Flussvolumens (FV):

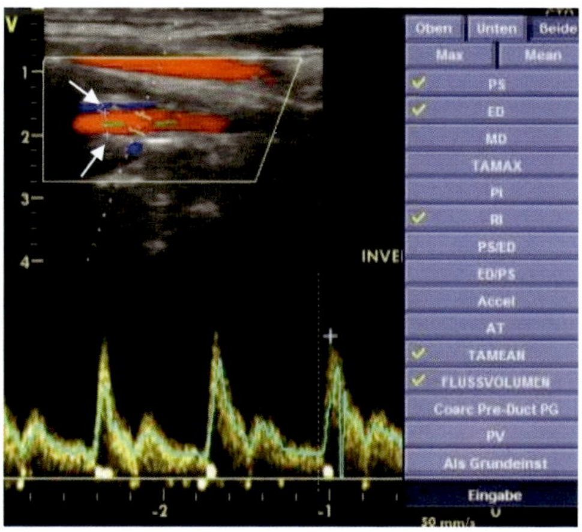

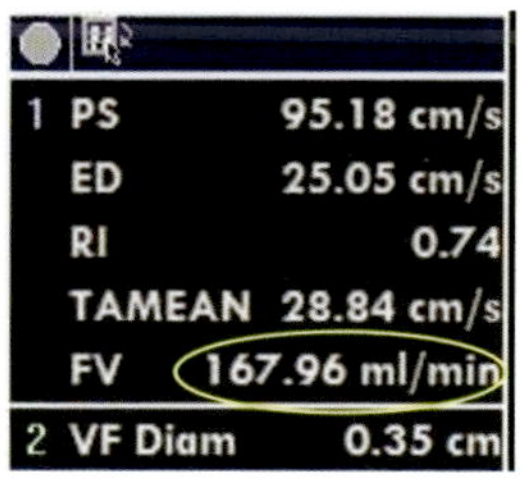

Die Pfeile zeigen auf die Messung des Querdurchmessers.

Subclavian Steal Phänomen (SSP) und Subclavian Steal Syndrom (SSS)

Handelt es sich lediglich um eine Flussumkehr, ohne klinische Symptomatik, spricht man vom „Steal Phänomen“. Orientierend ist der gemessene Blutdruck am Oberarm. Seitendifferenzen bis 20 mmHg gelten als normal und sind physiologischen Kaliberschwankungen zuzuschreiben.
Treten Beschwerden auf, spricht man vom „Steal Syndrom“. Dazu zählen rasche Muskelermüdung beim Arbeiten mit der Hand, oft in Kombination mit Schwindelsymptomatik.

Die sonographische Beurteilung erfolgt in 3 Kategorien:

- lediglich Flussreduktion mit erhaltener antegrader Strömung

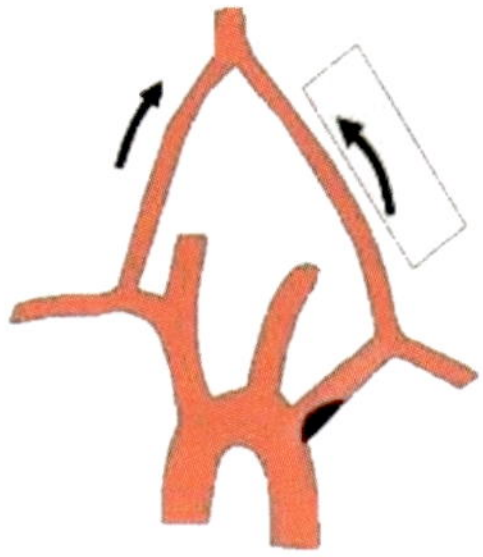

- Intermittierende Flussumkehr (Doppelpfeil) bei hochgradiger Stenose (antegrad in Diastole; retrograd in Systole)

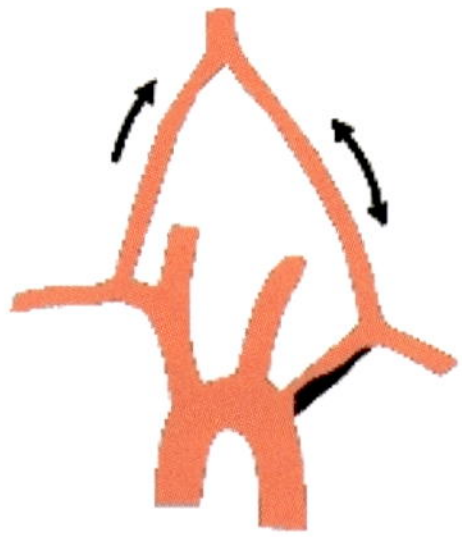

- permanent retrograder Fluss in Ruhe (Arterienverschluss)

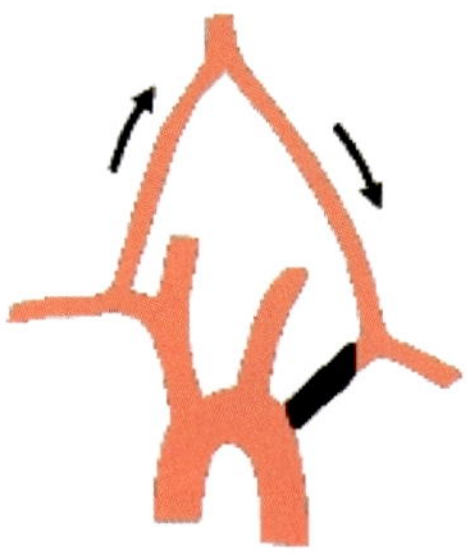

Darstellung bei Normalbefund (ACC, Carotis communis; VA, Vertebralarterie)

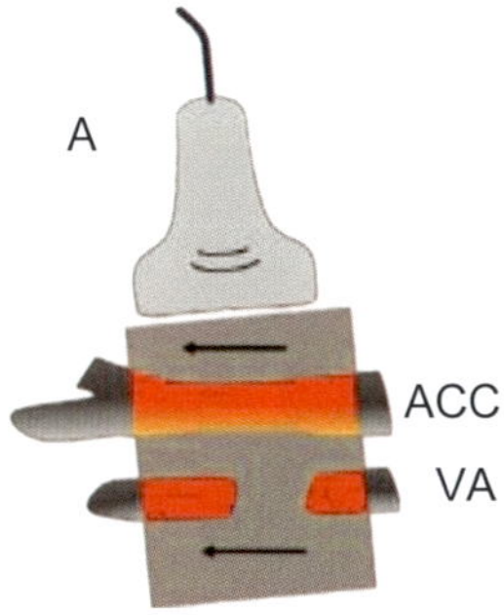

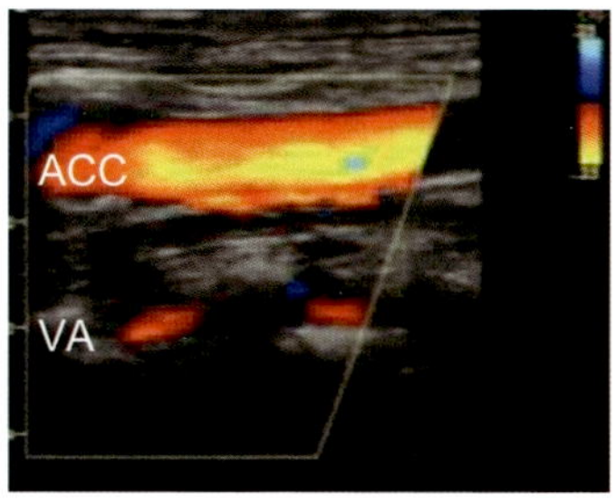

Darstellung bei Flussumkehr

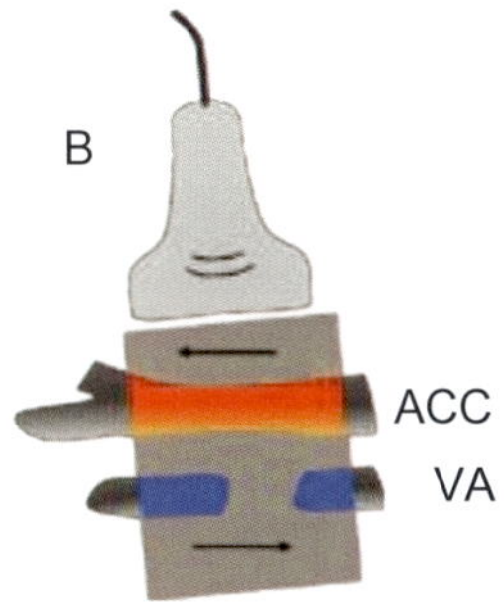

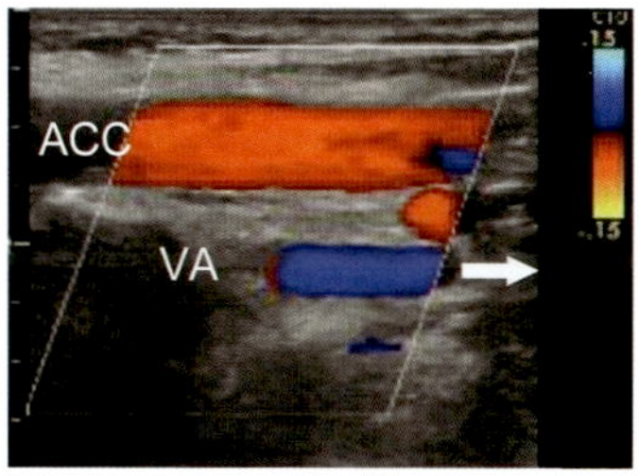

A Normalbefund: ACC und VA mit gleichgerichtetem Fluss nach kranial.
B Pathologischer Befund: Flussumkehr in der VA in Richtung Herz (Pfeil).

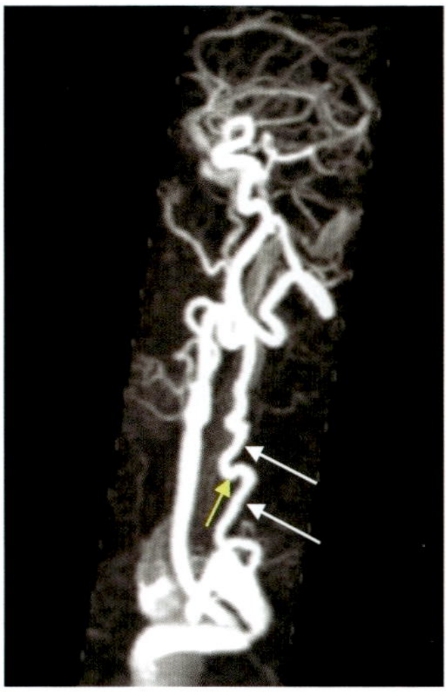

Die Angiographie zeigt ein ausgeprägtes Coiling der A. vertebralis beidseits. Hier ist die linke Seite abgebildet.
Die Strömung ist kopfwärts gerichtet (weiße Pfeile), kann aber im Ultraschall eine scheinbare „Strömungsumkehr" vortäuschen, wenn in der Schlinge gemessen wird (gelber Pfeil).

(83jähriger Patient mit Bluthochdruck)

Farbduplex und Spektralkurve der Vertebralarterie bei Arteria subclavia Verschluss links:

rechte Seite (Normalbefund)

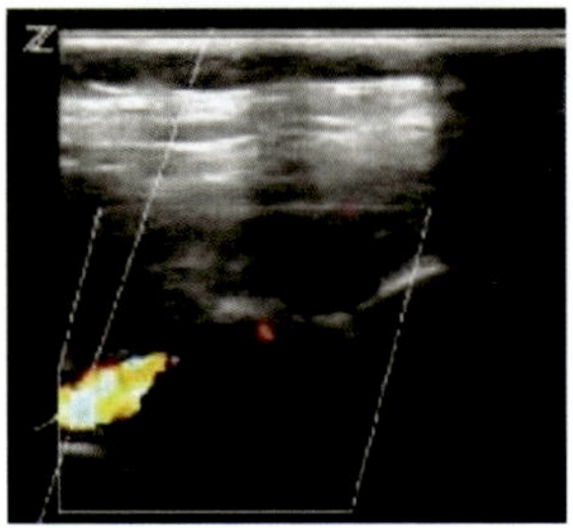

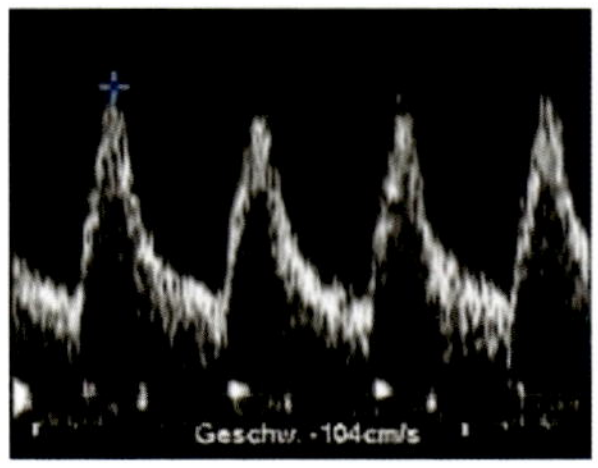

gelb = Fluss nach cranial

linke Seite (pathologischer Befund)
Der Spektralkurve auf der erkrankten linken Seite ist deutlich amplitudenreduziert und liegt unterhalb der Nulllinie.

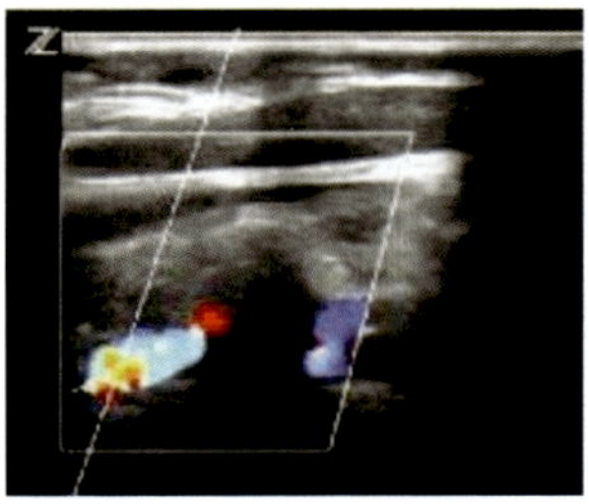

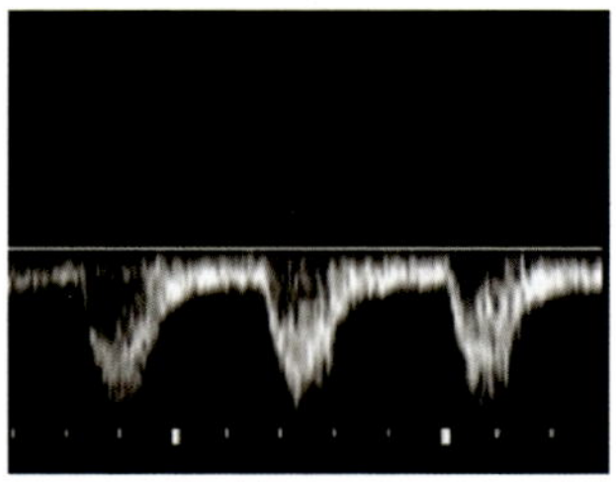

hellblau = Flussumkehr

Angiographie (DSA) beim gleichen Patienten vor und nach Angioplastie:

Proximaler Verschluss (Pfeil)

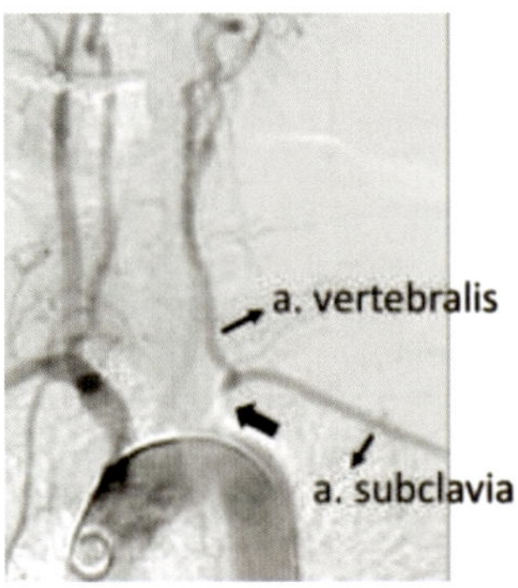

Dilatation und Stent

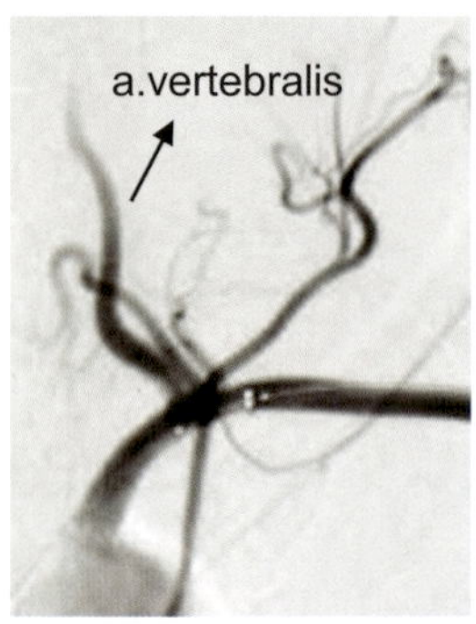

Die Angioplastie zeigt ein sehr gutes Ergebnis mit vollständiger Wiedereröffnung der Arterie.

Therapie der Vertebralisabgangsstenose/Verschluss

1. Intervention (Angioplastie + Stent) oder
2. Transposition der A. vertebralis zur Carotis communis

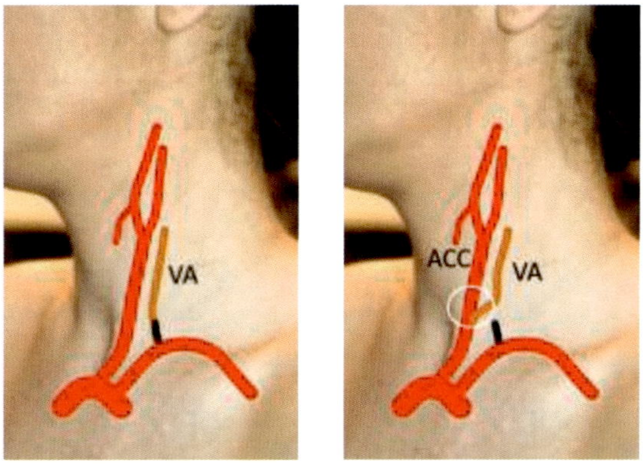

ACC Arteria carotis communis
VA Vertebralarterie
Kreis Anastomose zur Carotis communis

Therapie der Subclaviaabgangsstenose/Verschluss

1. Intervention (Angioplastie+Stent) oder
2. Carotido-subclavialer Bypass (extrathorakal)
   Indikation: symptomatische Subclaviastenose, die endovaskulär nicht behandelbar ist

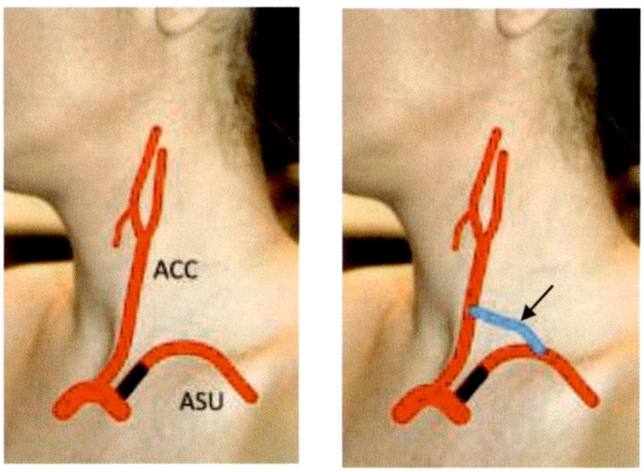

ACC Arteria carotis communis
ASU Arteria subclavia
Pfeil Bypass

Im Langzeitverlauf zeigt sich in der Bypassgruppe eine bessere Offenheitsrate (Song et al, 2012).

Literatur

2016—AIUM PRACTICE PARAMETER
Extracranial Cerebrovascular Ultrasound Examination of the Extracranial Cerebrovascular System

Albayrak R, Degirmenci B, Acar M, Haktanır A, Colbay M, Yaman M.
Doppler Sonography Evaluation of Flow Velocity and Volume of the Extracranial Internal Carotid and Vertebral Arteries in Healthy Adults.
J Clin Ultrasound 2007; 35: 27-33

Brott TG, Halperin JL, Abbara S et al.
ASA/ACCF/AHA/AANN/AANS/ACR/ASNR/CNS/SAIP/SCAI/SIR/SNIS/SVM/SVS Guideline on the Management of Patients With Extracranial Carotid and Vertebral Artery Disease: Executive Summary.
Circulation 2011; 24 (4): 489-532

Buckenham TM, Wright IA. Ultrasound of the extracranial vertebral artery.
Br J Radiol 2004; 77

García-García J, Ayo-Martín O, Argandoña-Palacios L, Segura T. Vertebral Artery Halo Sign in Patients With Stroke. A Key Clue for the Prompt Diagnosis of Giant Cell Arteritis.
Stroke 2011; 42 (11): 3287-3290

Horrow MM, Stassi J. Sonography of the Vertebral Arteries: A Window to Disease of the Proximal Great Vessels.
Am J Roent 2001; 177: 53-59

Kliewer MA, Hertzberg BS, Kim, DH, Bowie JD, Courneya DL, Carroll BA.
Vertebral Artery Doppler Waveform Changes Indicating Subclavian Steal Physiology
AJR 2000; 174: 815-819

Mousa AY, Morkous R, Broce M, Yacoub M, Sticco A, Viradia R, Bates MC, AbuRahma AF.
Validation of subclavian duplex velocity criteria to grade severity of subclavian artery stenosis. J Vasc Surg 2017; 65: 1779

Naylor AR, Ricco JB, de Borst GJ et al.
Management of Atherosclerotic Carotid and Vertebral Artery Disease: 2017 Clinical Practice Guidelines of the European Society for Vascular Surgery (ESVS)
Eur J Vasc Endovasc Surg 2017; 1-79

Nemati M, Bavil AS, Taheri N. Comparison of normal values of Duplex indices of vertebral arteries in young and elderly adults.
Cardiovascular Ultrasound 2009; 7: 2 doi:10.1186/1476-7120-7-2

Ochoa VM, Yeghiazarians Y. Subclavian artery stenosis: A review for the vascular medicine practitioner.
Vascular Medicine 16 (1) 29-34 DOI: 10.1177/1358863X10384174

Psychogios K, Magoufis G, Kargiotis O, Safouris A, Bakola E, Chondrogianni M, Zis P, Stamboulis E, Tsivgoulis G. Ultrasound Assessment of Extracranial Carotids and Vertebral Arteries in Acute Cerebral Ischemia.
Medicina 2020; 56: 711 doi:10.3390/medicina5612071

Rozeman AD, Hund H, Westein M, Marieke J. Werme H, Nijeholt GJL, Boiten J, Schimsheimer RJ, Algra A. Duplex ultrasonography for the detection of vertebral artery stenosis. A comparison with CT angiography.
Brain Behav. 2017; 7: e00750 doi.org/10.1002/brb3.750

Song L, Zhang J, Li J, Gu Y, Yu H, Chen B, Guo L, Wang Z.
Endovascular Stenting vs. Extrathoracic Surgical Bypass for Symptomatic Subclavian Steal Syndrome. J Endovasc The. 2012; 9 (1): 44-51 doi: 10.1583/11-3692.1

Stayman AN, Nogueira RG, Gupta R. A systematic review of stenting and angioplasty of symptomatic extracranial vertebral artery stenosis.
Stroke 2011; 42: 2212-2216

Tan TY, Schminke U, Lien LM, Tegeler CH. Subclavian steal syndrome: can the blood pressure difference between arms predict the severity of steal?
J Neuroimaging 2002; 12 (2): 13113-5

Yurdakul M, Tola M. Doppler Criteria for Identifying Proximal Vertebral Artery Stenosis of 50% or More. J Ultrasound M 2011, 30: 163-168

Duplexsonografie des Aortenbogens und der Gefäßabgänge

ICD-10 Code	**I70.0**	Atherosklerose der Aorta
	M31.4	Aortenbogen-Syndrom [Takayasu-Syndrom]
	I71.0	Dissektion der Aorta

Indikationen
- Anomalien des Aortenbogens
- Aortenaneurysma und Aortendissektion
- Gefäßstatus der Aortenbogenäste

Vorbereitung	keine
Preset	▶ Kardiologie, Echokardiographie, Aorta (Marker im rechten oberen B-Bildrand)
Schallkopf	Sektorschallkopf 1-5 MHz
Position	Liegen oder Sitzen
Dauer	10 Minuten

Aus kardiologischer Sicht ist die Sonographie dieser Region meist bei Abklärung von Anomalien im Neugeborenenalter indiziert.

Aus hämodynamischer Sicht ist gerade die Abgangsregion der Bogengefäße mit veränderten Scherkraftbedingungen Anlass arteriosklerotischer Prozesse, die sich oft im Ursprungsgebiet des Subclaviaabgangs links, seltener im Truncusabgang, manifestieren. Sie können dann Anlass thrombembolischer Ereignisse im peripheren Stromgebiet der Hirn- und Armarterien sein.

Patienten mit zerebraler Symptomatik und unauffälliger extrakraniellen Carotisstrombahn sowie fehlender kardialen Ursache stellen die klassische Indikation für die Untersuchung des Aortenbogens und den daraus entspringenden Arterien dar.

<u>Anatomie und Variationen</u>
Die Gefäßreihenfolge ist von rechts nach links benannt (herznah-herzfern).

75%	haben eine klassische Anatomie mit 3 Gefäßen: Truncus brachiocephalicus, linke Carotis communis, linke A. subclavia
13 - 22%	haben 2 Gefäße: Truncus brachiocephalicus, linke A. subclavia (die linke A. carotis communis entspringt aus dem Truncus)
4%	haben 4 Gefäße: Truncus brachiocephalicus, linke Carotis communis, linke A. vertebralis, linke A. subclavia
1%	Rechte A. subclavia entspringt als letzter Ast aus dem Aortenbogen (Arteria lusoria)

(Vučurević, 2013; Jacanani, 2010)

<u>Schematische Darstellung der Gefäßanatomie</u>:

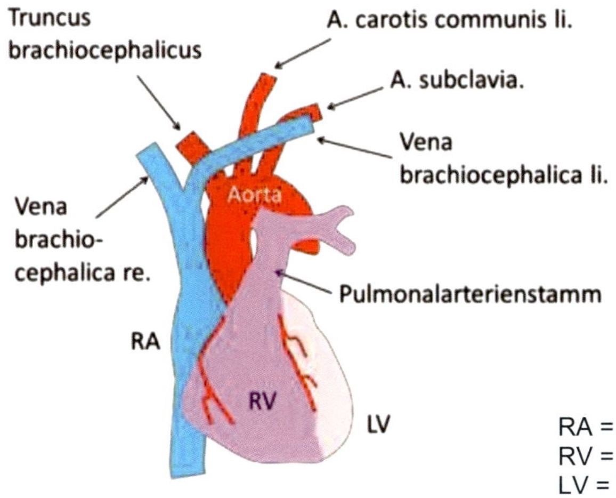

RA = rechtes Atrium
RV = rechter Ventrikel
LV = linker Ventrikel

Aortenbogen mit **Gefäßabgängen**

Der Sektor-Schallkopf wird im Jugulum aufgesetzt. Der Marker (Pfeil) ist gegen 1 Uhr gerichtet und am Bildschirm im rechten oberen Bildrand (kardiologische Position).

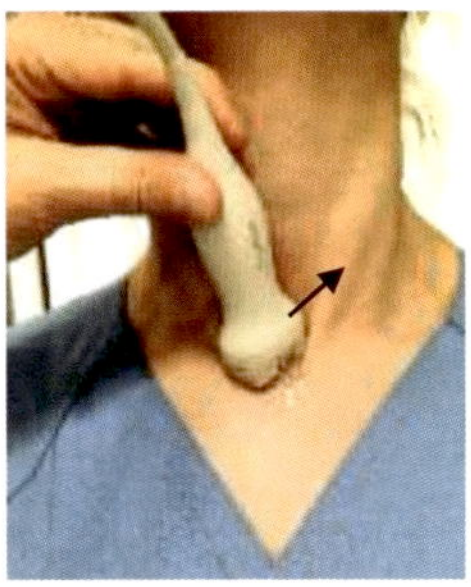

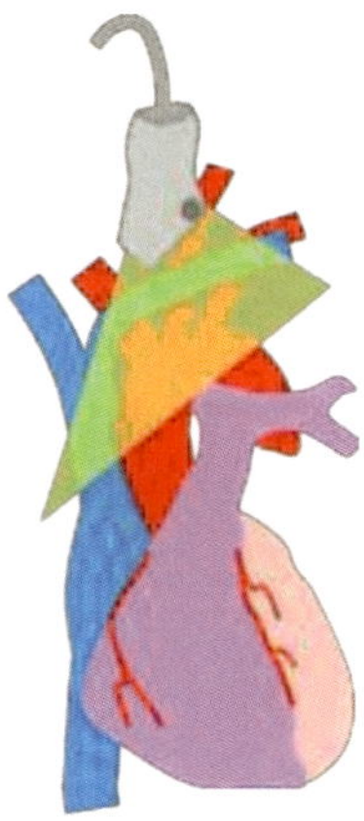

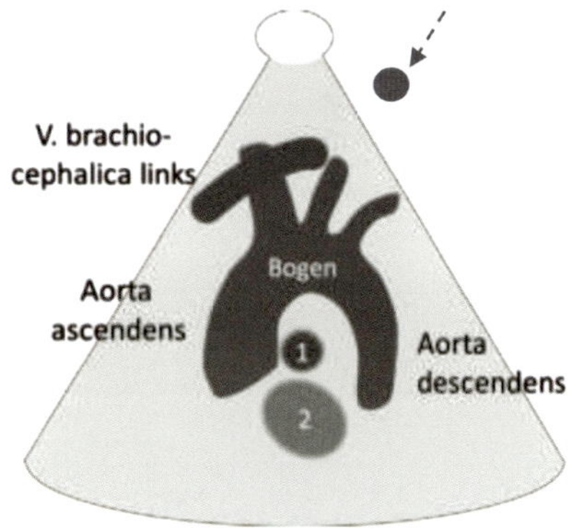

1 = Pulmonalarterie rechts
2 = linker Vorhof (LA)

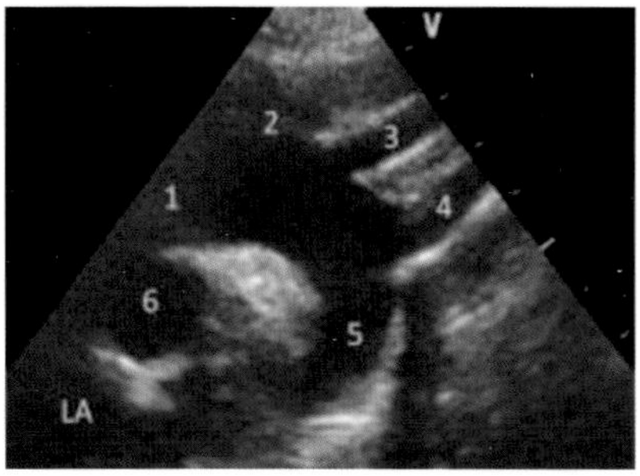

1 = Aorta ascendens
2 = Truncus brachiocephalicus (überlagert mit querverlaufender Vena brachiocephalica links)
3 = Carotis communis links
4 = A. subclavia links
5 = Aorta descendens
6 = rechte Pulmonalarterie
LA = linkes Atrium

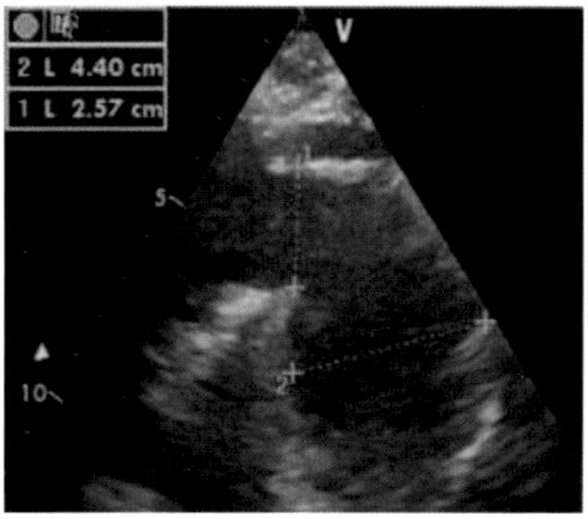

Messung 1
Normal weiter Aortenbogen mit 2,6 cm

Messung 2
Asymptomatisches Descendensaneurysma mit 44 mm

Das Descendensaneurysma ist als „klein“ einzustufen. Bei asymptomatischem Patient ist eine jährliche Ultraschallkontrolle ausreichend.
Eine deutliche Progredienz und das Auftreten von Symptomen (thorakales Druckgefühl, Heiserkeit durch Vaguskompression) muss als drohendes Rupturzeichen aufgefasst und behandelt werden (endoluminaler Aortenstent, TEVAR).

Literatur

D'Abate F, Oladokun D, La Leggia A, Hinchliffe R, Thompson M, Holt P, de Bruin J, Loftus I, Patterson B. Transthoracic Ultrasound Evaluation of Arch and Descending Thoracic Aortic Pathology. Eur J Vasc Endovasc Surg 2018; 55: 658-665

Hanneman K, Newman B, Chan F. Congenital Variants and Anomalies of the Aortic Arch. Radiographics 2017; 37 (1): 32-51

He X, Chen J, Li G. Study on the views and methods of ultrasonic screening and diagnosis for abnormal aortic arch in infants.
Cardiovascular Ultrasound 2021 doi.org/10.1186/s12947-021-00237-2

Jakanani GC, Adair W. Frequency of variations in aortic arch anatomy depicted on multidetector CT. Clin Radiol 2010; 65 (6): 481-487. doi: 10.1016/j.crad.2010.02.003

Karacan A, Türkvatan A, Karacan K. Anatomical variations of aortic arch branching: evaluation with computed tomographic angiography.
Cardiol Young 2014; 24 (3): 485-493. doi: 10.1017/S1047951113000656.

Shapiro M, Raz E, Nelson PK. Aortic Arch Variants: A Practical Guide to Safe and Timely Catheterization.
Intervent Neurol 2018; 7: 544-555

Vučurević G, Marinković S, Puškaš L, Kovačević I, Tanasković S, Radak D, Ilić A. Anatomy and radiology of the variations of aortic arch branches in 1,266 patients.
Folia Morphol., 2013, 72 (2): 113-122. DOI: 10.5603/FM.2013.0019

Duplexsonografie des Truncus brachiocephalicus

ICD-10 Code **I65.8** Verschluss und Stenose sonstiger präzerebraler Arterien

Indikationen	• supraaortaler Gefäßstatus (Stealphänomene) • unklare neurologische Symptomatik (z.B. TIA) • Arm-Claudicatio rechts
Voraussetzungen	keine
Schallkopf	Sektorschallkopf 1 - 5 MHz (Aortenbogen mit Abgang) Linearschallkopf 5 - 10 MHz (zerevikaler Verlauf)
Preset	Vascular/ Arterial/ UE, upper extremity
Position	Rückenlage oder im Sitzen

Der Truncus brachiocephalicus ist das erste große Gefäß, was rechts aus dem Aortenbogen entspringt. Nach kurzem Verlauf teilt es sich in die A. carotis communis und die A. subclavia auf.
Isolierte Stenosen oder Verschlüsse sind hier selten. In der medizinischen Literatur werden sie gelegentlich als Fallberichte publiziert.
Eine Prädilektionsstelle ist die Abgangsstenose des Truncus direkt nach Verlassen der Aorta. Diese Region liegt intrathorakal und ist nur mit einem Sektorschallkopf erreichbar.

Der Aufzweigungsbereich Carotis/ Subclavia aus dem Truncus stellt (wie jede Bifurkation) ebenfalls eine Prädilaktionsstelle der Arteriosklerose dar.
Diese Region sollte insbesondere bei denjenigen Patienten untersucht werden, die neurologisch auffällig sind aber keine Carotisstenose oder kardiale Ursache aufweisen.

Truncusabgang aus der Aorta

Patient liegt auf dem Rücken, der Kopf ist rekliniert.
Der Schallkopf wird im Jugulum aufgesetzt mit der Markierung zur rechten Schulter.
Die Kreise zeigen den Marker am Schallkopf und dem Bildschirm. Hier ist darauf zu achten, dass der Marker am Gerät zur rechten Bildschirmseite weist. Bei Auswahl des Sektorschallkopfs wird meist der Marker durch die Gerätesoftware am linken Bildschirm positioniert (Kardiologieeinstellung).

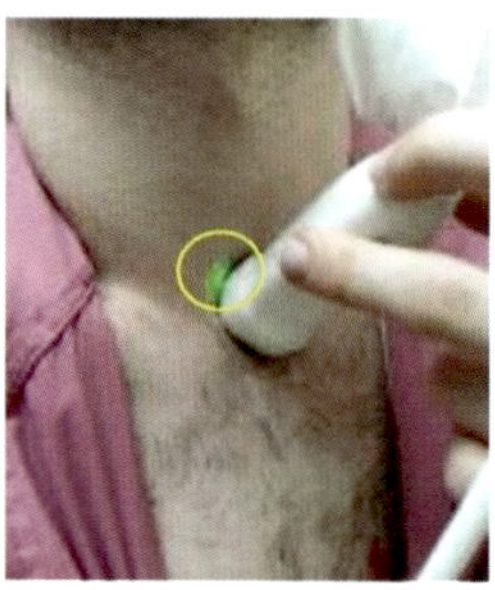

Sondenposition

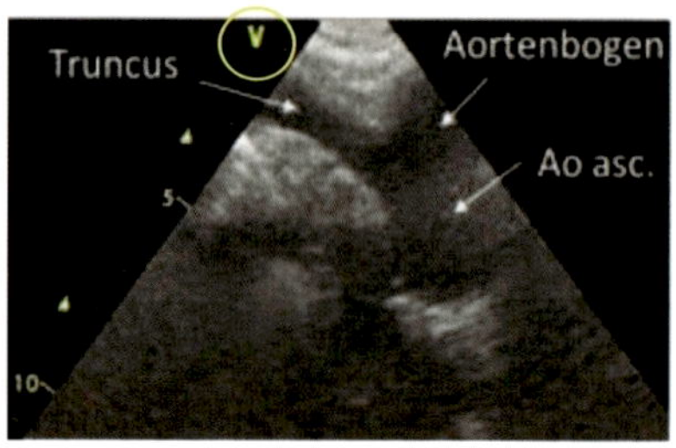

B-Bild

Von hier können auch die Aorta ascendens, der Bogen, die Deszendens und die übrigen supraaortalen Gefäßabgänge dargestellt werden.

Truncus brachiocephalicus mit **A. carotis communis (ACC)** und **A. subclavia (ASU)**

Der lineare Schallkopf wird im Jugulum, dem medialen Rand des Sternocleidomastoideus folgend, aufgesetzt. Die Schallkopfmarkierung zeigt nach kranial.
Durch leichtes Drehen der Sondenachse in Richtung rechte Schulter oder Halsmitte erreicht man den Truncus mit seinen Aufzweigungen.

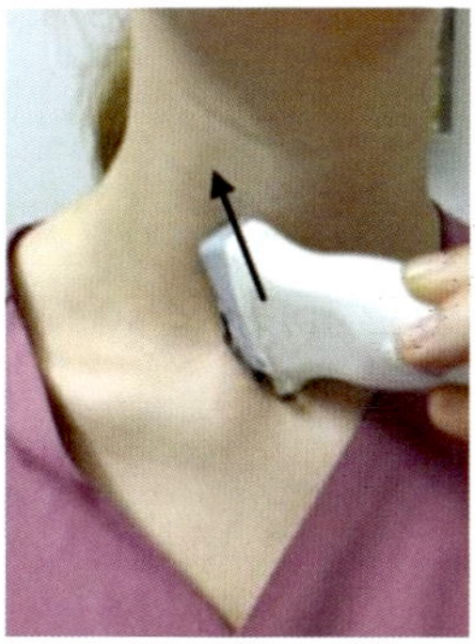

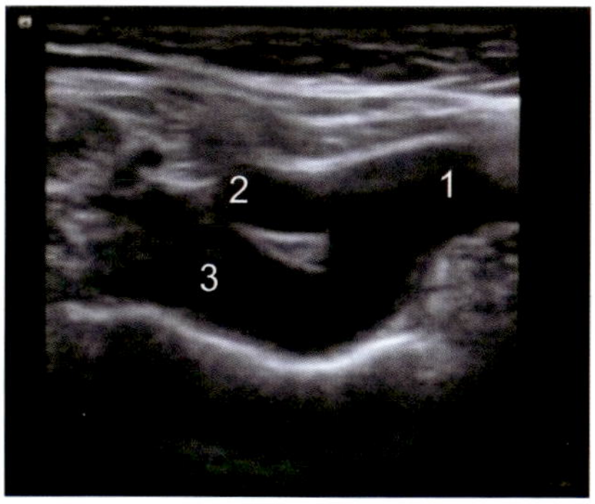

1 = Truncus brachiocephalicus
2 = Carotis communis rechts
3 = A. subclavia rechts

Das Farbduplexbild zeigt den Truncus brachiocephalicus, der direkt oberhalb der Pleura verläuft. Diese Nachbarschaft führt zum bekannten Artefakt einer Spiegelung. Diese zeigt ein scheinbar zweites Gefäß unterhalb der Pleura, welches im B-Bild als auch im Farbbild das originäre Gefäß abbildet. Der Durchmesser ist mit 10 mm normal.

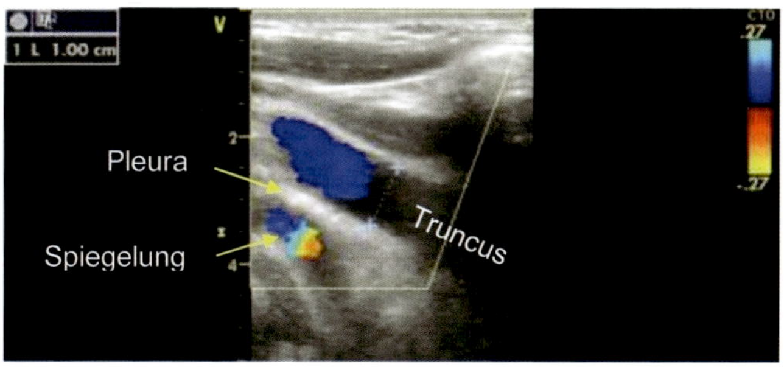

Das Frequenzspektrum ist hier nicht abgeleitet. Es würde aber im originären als auch im gespiegelten Gefäß zur Darstellung kommen.

Truncus und **Carotis communis** (ACC)
Der Schallkopf wird etwas zur Halsmitte gedreht.

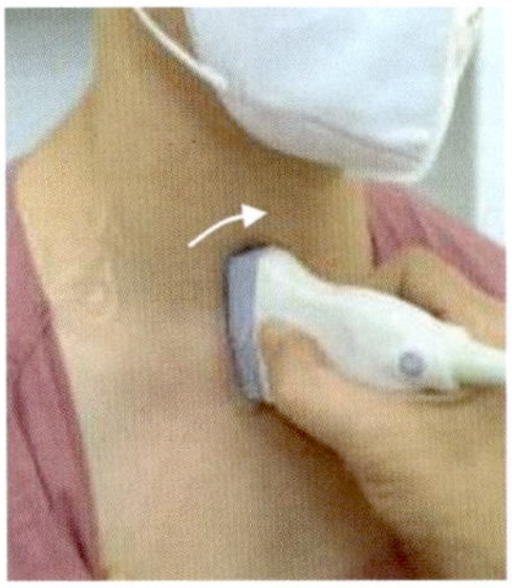

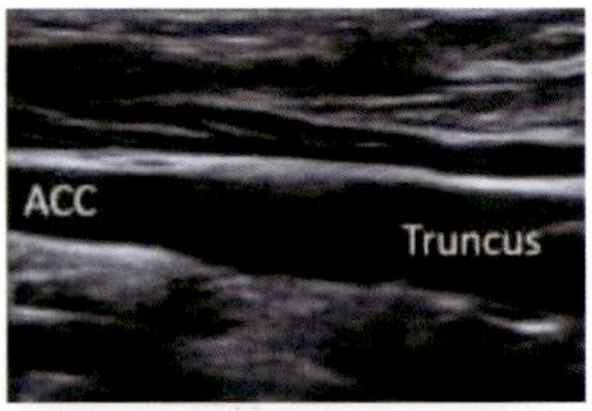

B-Bild

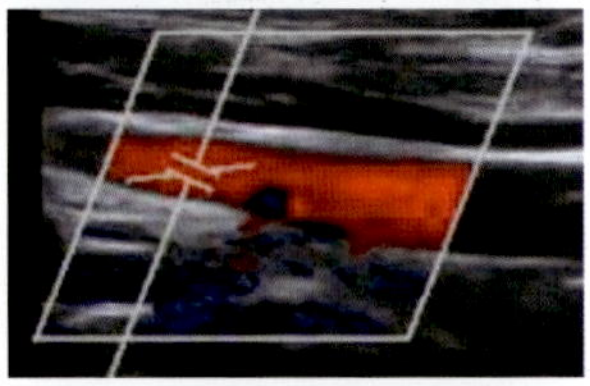

Die rote Kodierung des Gefäßflusses ist korrekt. Hier ist der Fluss auf die Sonde zu gerichtet. Der Achsenwinkel ist noch nicht korrigiert.

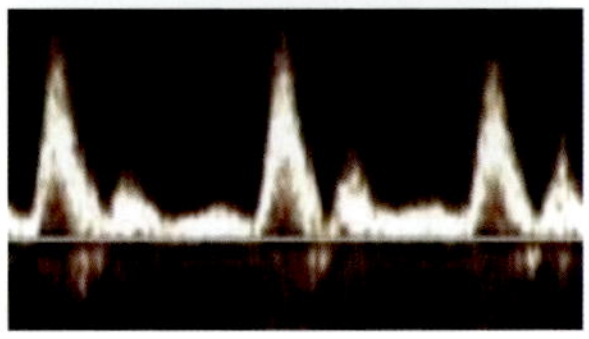

Frequenzspektrum der Carotis communis

Truncus und **Arteria subclavia** (ASU)
Der Schallkopf wird etwas zur rechten Schulter gedreht.

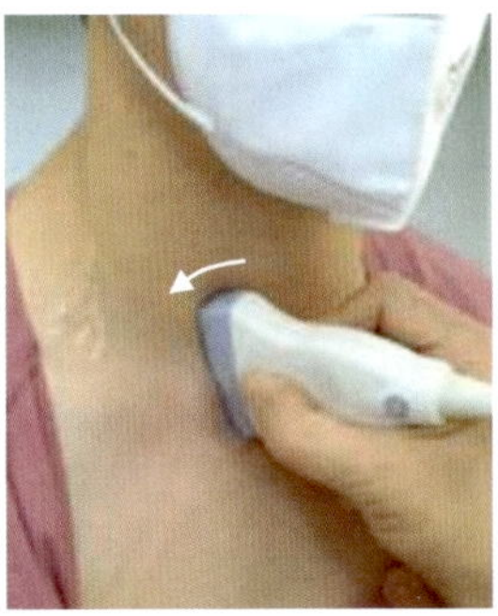

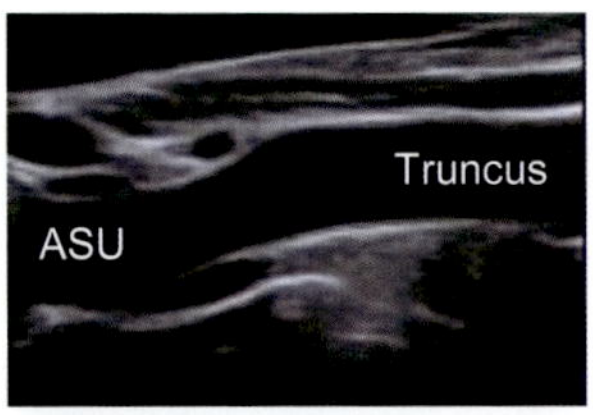

B-Bild

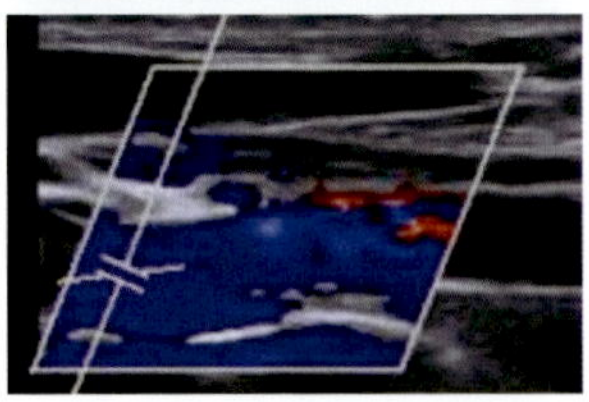

Die blaue Kodierung des Gefäßflusses ist korrekt. Hier ist der Fluss von der Sonde weg gerichtet

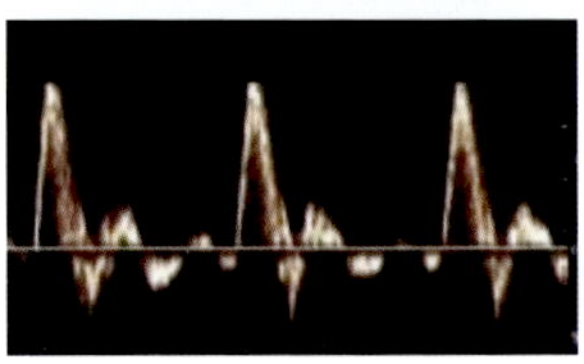

Frequenzspektrum der A. subclavia

Beispiel einer mittelgradigen Stenose des Truncus (Tr) an der Aufzweigung zur Arteria subclavia:

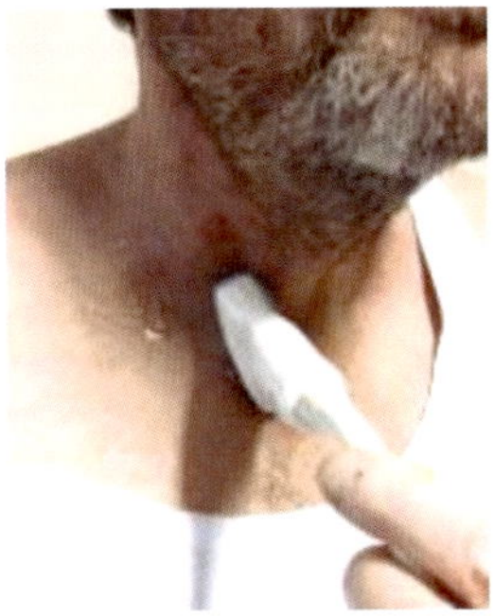

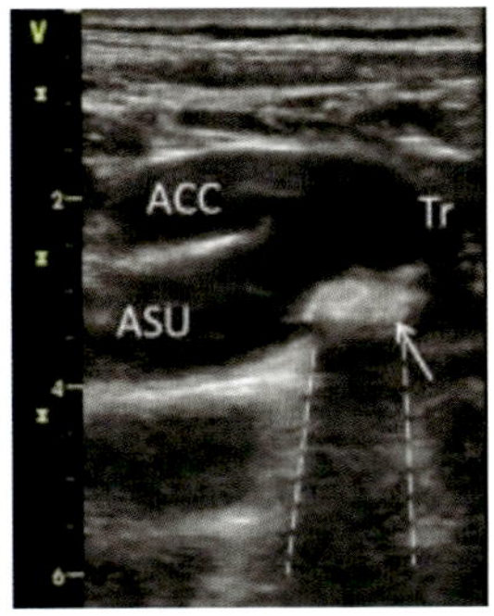

Auf dem B-Bild ist eine echoreiche Plaque (Pfeil) zu sehen. Distal davon findet eine Schallauslöschung statt (Fläche zwischen den gestrichelten Linien).

Eine Strömungsbeschleunigung besteht nicht.

Hochgradige Stenosen und Verschlussprozesse des Truncus brachiocephalicus sind oft asymptomatisch. Ein Verdacht auf Truncuspathologien ist immer dann gegeben, wenn pathologische Flüsse in den distal davon gelegenen Gefäßen registriert werden.
Dies können sehr niedrige Flussgeschwindigkeiten in den Carotiden oder Umkehrflüsse (Steal) in der Vertebralarterie oder Arteria subclavia sein.

Konsequenzen
Hochgradige oder symptomatische Stenosen werden durch eine Angioplastie mit Stent versorgt.
Milde oder asymptomatische Stenosen werden 1-2mal pro Jahr sonographisch kontrolliert.
Die Abklärung von Risikofaktoren ist notwendig.

Literatur

Anwar D, Bullock-Palmer RP. The Use of Transthoracic Echocardiography in Diagnosing Brachiocephalic-Subclavian Artery Stenosis.
Cardiovascular Imaging Case Reports 2018, 2 (3): 109-113

Cheng P, Liu B, Yu D, Xu J. The value of color Doppler sonography in diagnosis and hemodynamic analysis of innominate artery occlusion.
J Clin Ultrasound 2022; https://doi.org/10.1002/jcu.23139

Del Valle CE, Ferreira LFT, Bragato PH, Oliveira SL, Mauro FO, Araújo WJB. Total reversal of internal carotid blood flow in a patient with severe stenosis of the brachiocephalic trunk.
J Vasc Bras. 2020; 19: e20190124. https://doi.org/10.1590/1677-5449.190124

Deurdulian C, Emmanuel N, Tchelepi H, Grant EG, Malhi H. Beyond the bifurcation: there is more to cerebrovascular ultrasound than internal carotid artery stenosis!
Ultrasound Q. 2016; 32 (3): 224-240

Grant EG, El-Saden SM, Madrazo BL, Baker JD, Kliewer MA. Innominate Artery Occlusive Disease: Sonographic Findings. AJR 2006; 186: 394-400

Ruegg WR, VanDis FJ, Feldman HJ, Mani K, Bronstein G, Moon JD, et al.
Aortic arch vessel disease and rationale for echocardiographic screening.
J Am Soc Echocardiogr 2013; 26: 114-125

Yurdakul M, Tola M, Uslu OS. Color Doppler Ultrasonography in Occlusive Diseases of the Brachiocephalic and Proximal Subclavian Arteries.
J Ultrasound Med 2008; 27: 1065-1070

Zwiebel WJ, Pellerito JS. Tricky and interesting carotid cases.
Ultrasound Q. 2005; 21 (2): 113-122

Duplexsonografie der Armarterien

A. subclavia, A. axillaris, A. brachialis, A. radialis, A. ulnaris

ICD-10 Codes

I70.2- Atherosklerose der Extremitätenarterien
I74.2 Embolie und Thrombose der Arterien der oberen Extremitäten
I70.26 Schulter-Arm-Typ, alle Stadien
I73.1 Thrombangiitis obliterans
I73.0 Raynaud Phänomen (sekundär)
G54.0 Thoracic outlet Syndrom
M31.4 Aortenbogen Syndrom (Takayasu Syndrom)
M34 Systemische Sklerose, Sklerodermie
M34.1 CREST Syndrom (kutane systemische Sklerose)

Indikation

- Prüfen der arteriellen Durchblutung bei Arteriosklerose, Embolie und Ischämiesyndromen (Takayasu Arteriitis, Thoracic outlet Syndrom)
- rasche Armermüdung
- Blutdruckdifferenz an den Armen
- Abklärung vor arterieller Bypassentnahme (Koronarchirurgie)
- Abklärung vor Anlage eines Dialyseshunts
- Abklärung von Schwindelzuständen

Vorbereitung	keine
Schallkopf	Linearschallkopf, 5 - 10 MHz
Preset	► Vasc, periphere Arterien, Upper Extremity (UE)
Position	in Rückenlage oder im Sitzen
Dauer	variabel (abhängig von der Fragestellung)

Arteria subclavia

Die A. subclavia entspringt rechts aus dem Truncus brachiocephalicus und links direkt aus dem Aortenbogen. Der supra- und infraclaviculäre Arterienverlauf lässt sich sonographisch gut erreichen.

Nach Möglichkeit sollte der Abgangsbereich auf jeder Seite dargestellt werden, da hier Stenosen am häufigsten lokalisiert sind.

Aufsuchen des Subclaviaabgangs rechts aus dem Truncus brachiocephalicus:

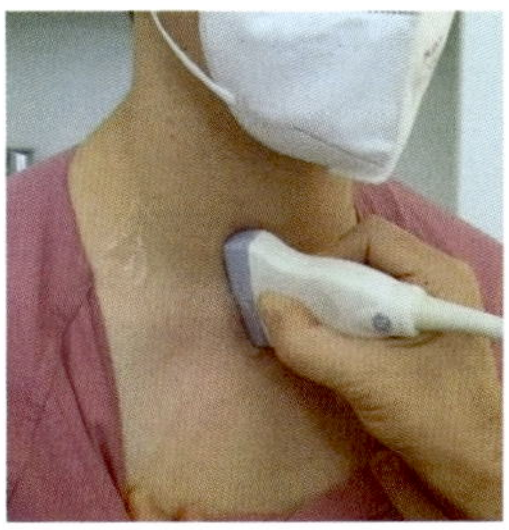

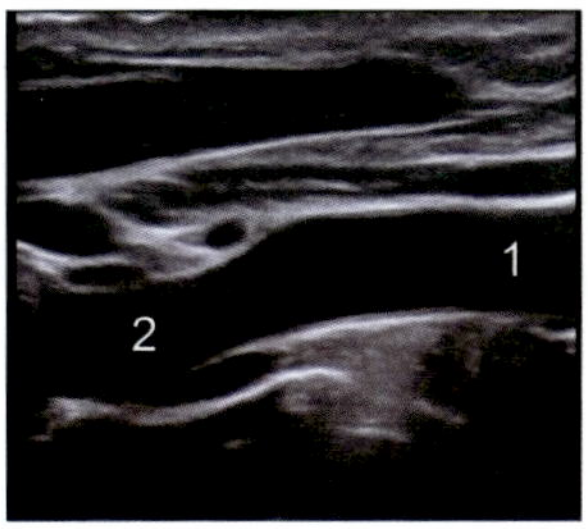

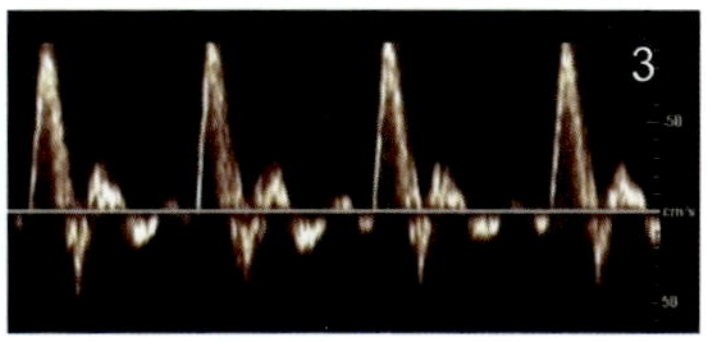

1 Truncus brachiocephalicus
2 A. subclavia (Abgangsregion)
3 Frequenzspektrum

<u>Supraclaviculäre Darstellung</u>:

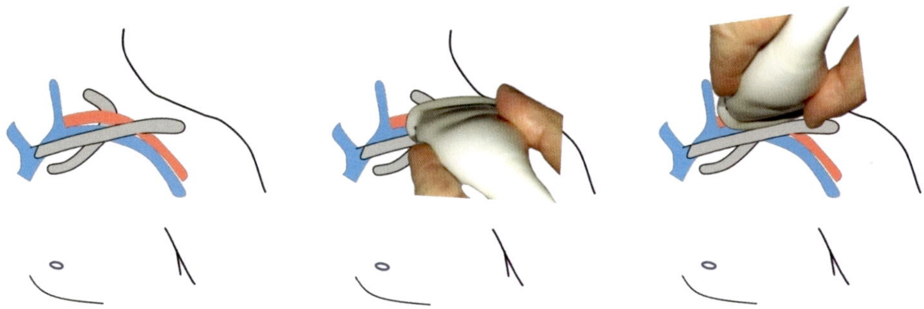

Gefäßschema Arterienposition Venenposition

Die Arterie wird in Längsrichtung erfasst. Im B-Bild erkennt man eine helle weiße Linie (schlanker Pfeil), die der Pleura entspricht. Direkt darüber verläuft die Arterie (1), die im Farbmodus gut zu erkennen ist. Lateral davon findet sich eine zweite weiße Linie (breiter Pfeil), die der ersten Rippe entspricht. Darunter ist der Schallschatten (Stern) zu sehen.

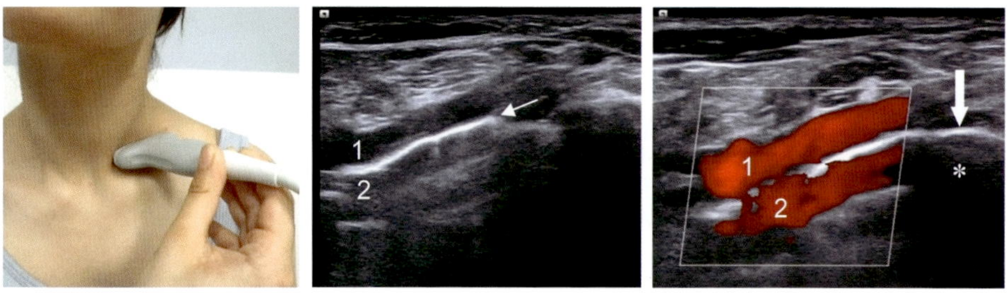

Sehr häufig findet man direkt unterhalb der Pleura ein zweites, parallel verlaufendes Gefäß. Dabei handelt es sich um ein Spiegelartefakt (2) der Arterie, welches durch die starke Reflexion an der Pleura verursacht wird.

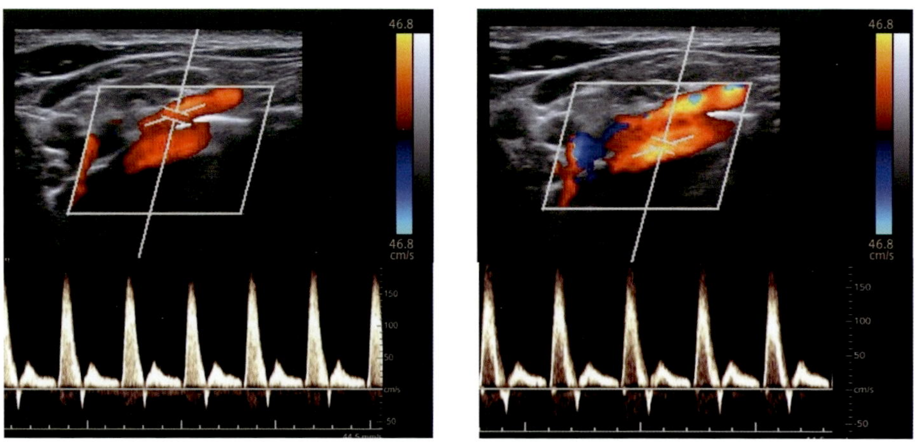

Im linken Bild erfolgt die Messung in der originären A. subclavia. Im rechten Bild wird in der gespiegelten Arterie gemessen. Beide Dopplerspektren zeigen die gleiche Charakteristik.

Untersuchung der supraclaviculären Gefäße mittels Stiftsonde:

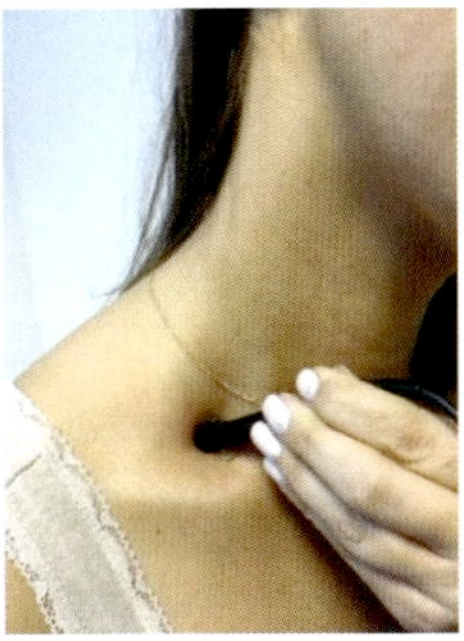

Position Arteria subclavia

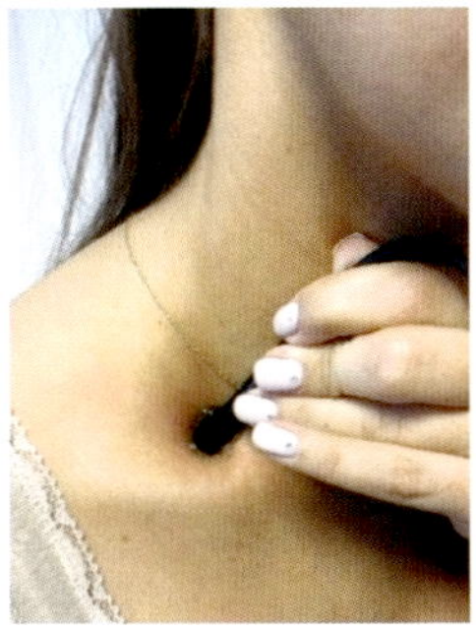

Position Vena subclavia

Die unterschiedlichen Positionen der Stiftsonde zeigen die topographischen Verhältnisse von Arterie und Vene. Hierbei wird lediglich ein Frequenzspektrum abgeleitet. Ein triphasisches Spektrum ist normal

<u>Infraclaviculäre Darstellung (rechts)</u>:

<u>Längsachse</u>:

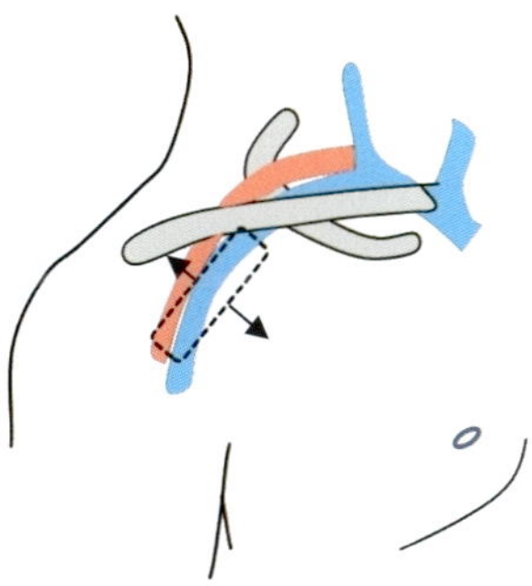

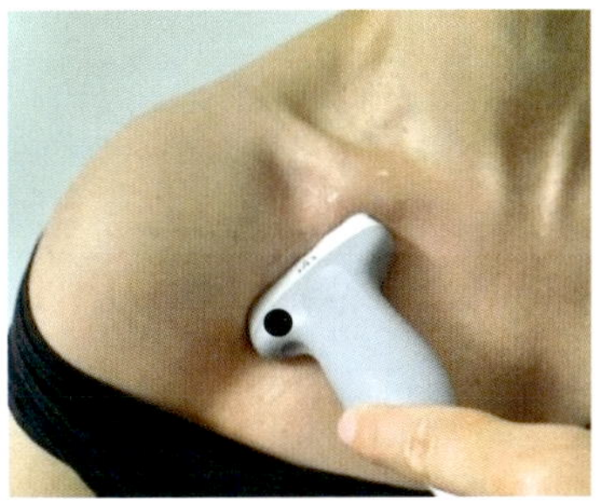

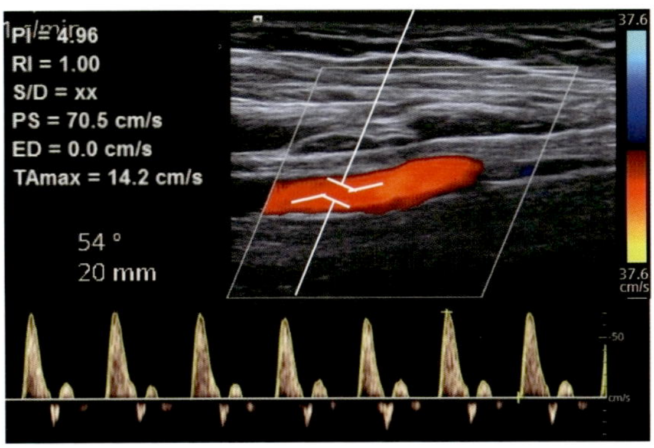

Das Frequenzspektrum der A. subclavia zeigt einen regelrechte Kurvenverlauf.
Die Maximalgeschwindigkeit (PS) ist 70 cm/s. Der RI beträgt 1. Dies ist auf die enddiastolische Geschwindigkeit (ED) von „0“ zurückzuführen.

Querachse:

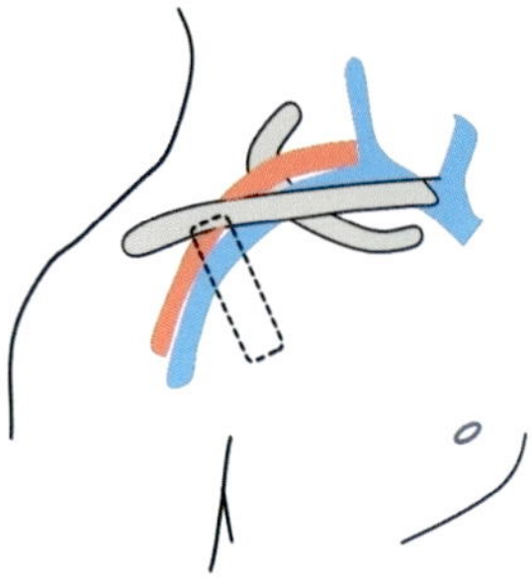

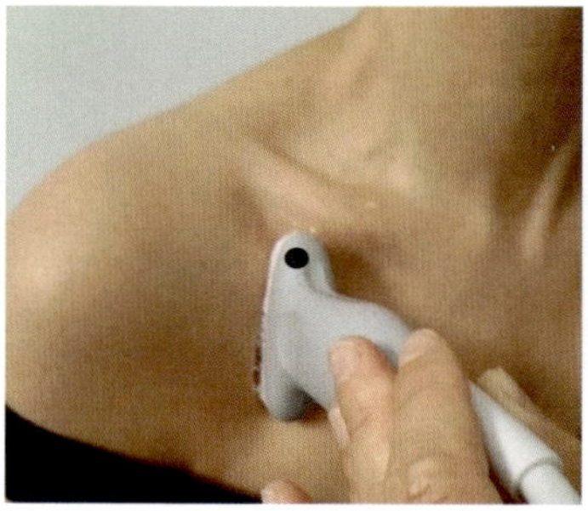

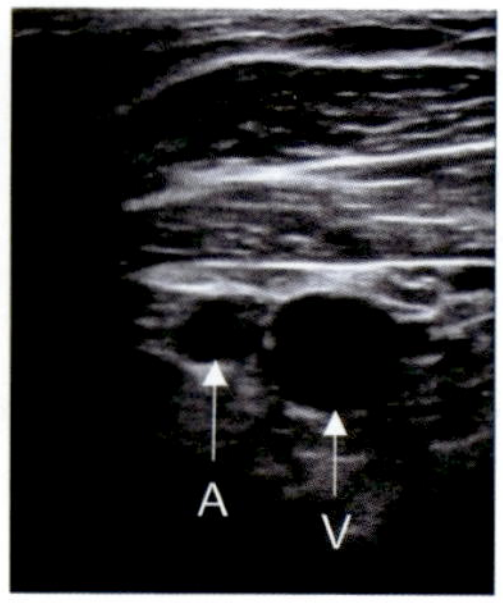

Die Vene lässt sich in dieser Position vollständig komprimieren was einen Thromboseausschluss erlaubt.

Zusammenfassung A. subclavia

Etwa 3% der Erwachsenenbevölkerung haben eine Subclaviastenose. Blutdruckdifferenzen bis zu 20 mm Hg gelten noch als normal. Sie sind durch unterschiedliche Gefäßkaliber bedingt.
Darüber hinaus besteht der dringende Verdacht auf eine Abgangsstenose der betreffenden A. subclavia, die wesentlich häufiger auf der linken Seite (etwa 4mal so oft) anzutreffen ist.

Normalwerte	• PSV = 100 - 135 cm/s • RI = 0,8
Stenose >70 %	• PSV >240 cm/s (Overall accuracy 81 %) • EDV ≥60 cm/s (Mousa et al. 2017)

Oberarmgefäße

Arteria axillaris

Die A. axillaris ist die Fortsetzung der A. subclavia. Ihr Beginn ist an der Außenseite der ersten Rippe anatomisch festgelegt. Sie geht distal des M. teres major in die A. brachialis über.

Schallkopfpositionen in Längs- und Querachse, das Farbbild sowie das Frequenzspektrum werden gezeigt.

Längsachse:

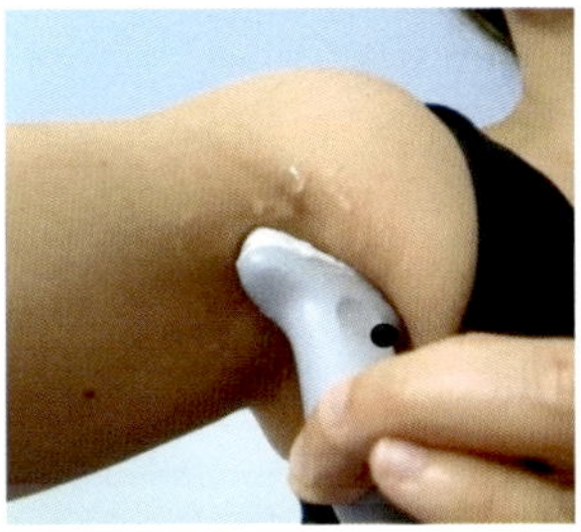

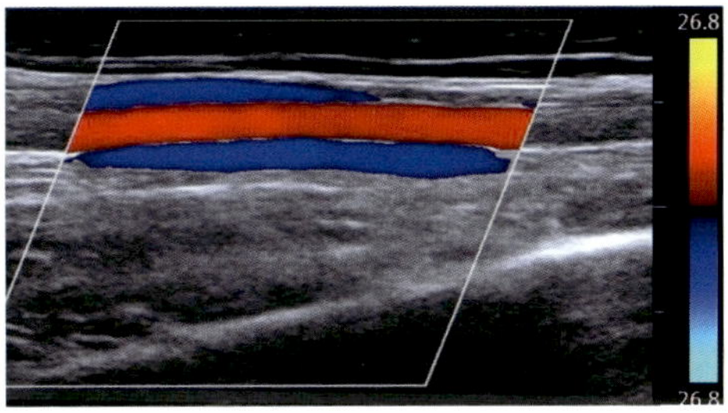

Querachse:

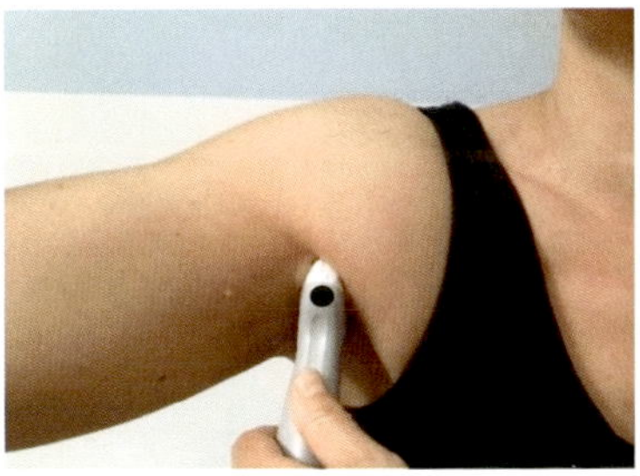

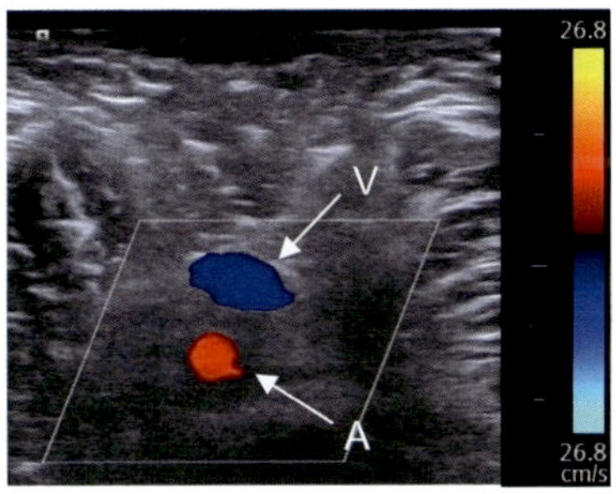

Das farbkodierte Bild in Querachse zeigt die Gefäßpositionen mit der deutlich größeren Vena axillaris. (1 = Arterie, 2 = Vene)

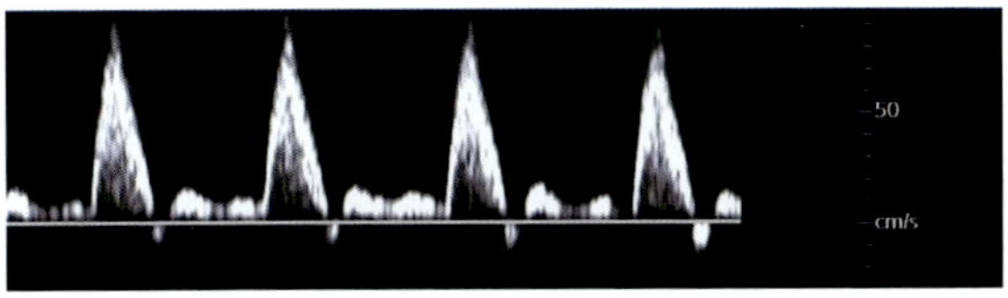

Regelrechtes triphasisches Frequenzspektrum. Damit ist eine vorgeschaltete höhergradige Stenose ausgeschlossen.

Arteria brachialis

Mit ihrem geradlinigen Verlauf ist die Arterie selten von einer arteriosklerotischen Erkrankung betroffen. Sie versorgt die Muskulatur des Ober- und Unterarmes.
Ihre Bedeutung liegt in der nichtinvasiven Messung des arteriellen Blutdrucks.

Schema von Muskulatur und den Gefäßen am Oberarm:

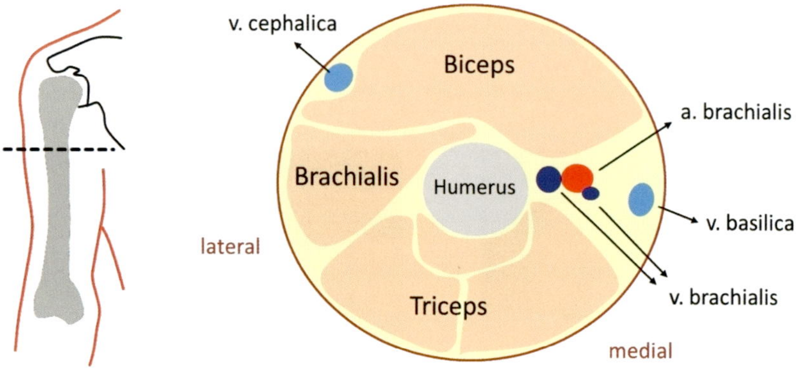

Je weiter man den Gefäßverlauf nach distal verfolgt, desto größer wird der Abstand von Arterie und Vene zueinander.

Querachse:

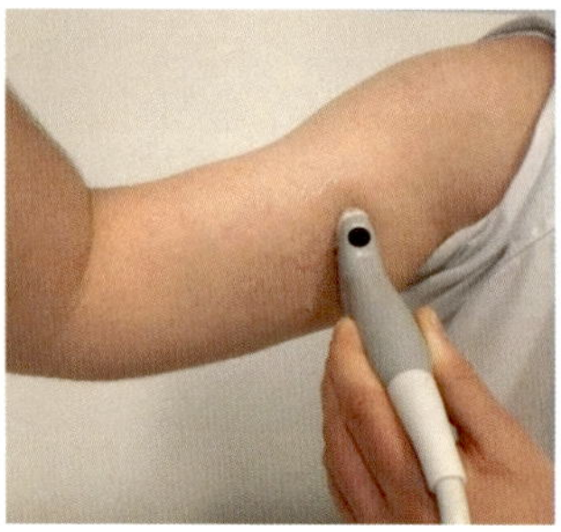

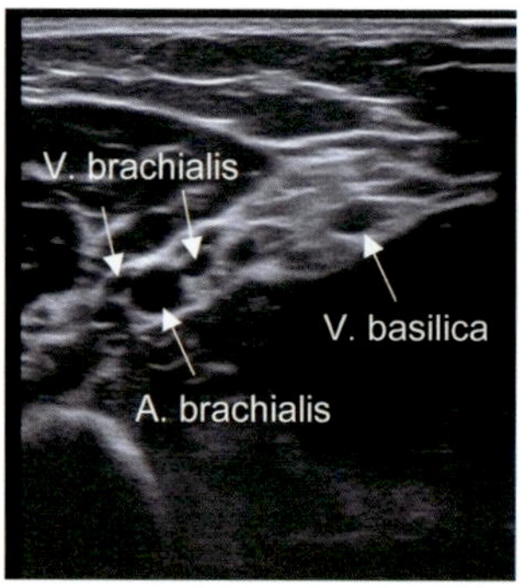

Im Farbbild ist nur die Arterie sichtbar. Die Venen lassen sich aufgrund langsamer Flüsse nur unter Provokationsmanövern farblich darstellen.

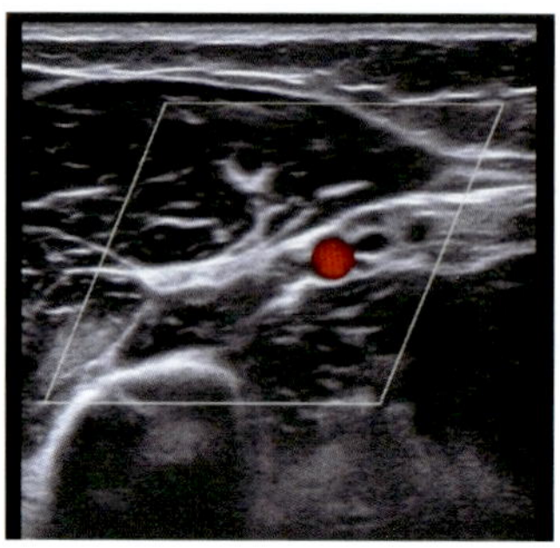

Längsachse:

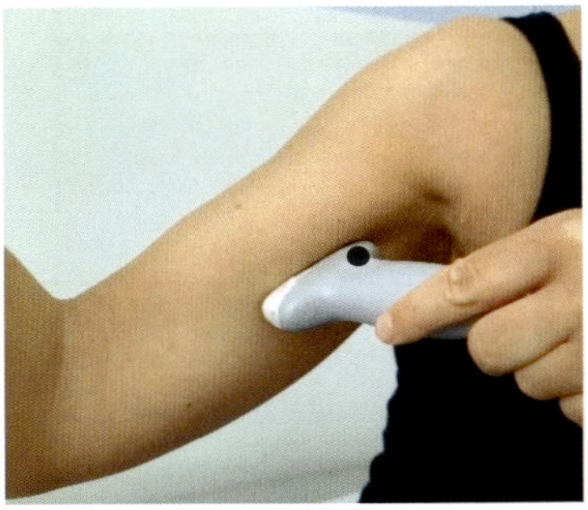

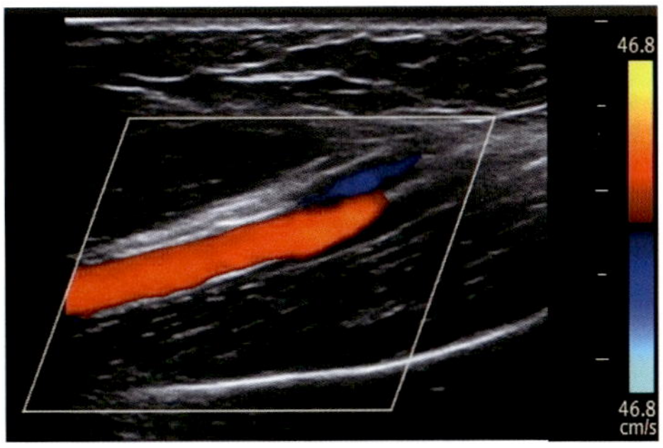

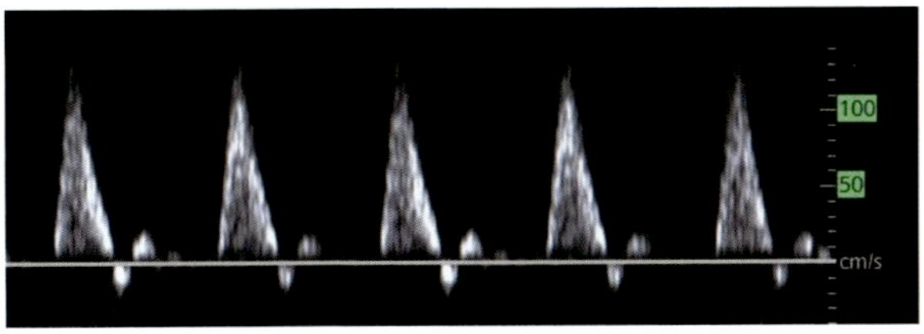

Das triphasische Spektrum zeigt einen Normalbefund.

Fossa cubitalis

In Höhe des Ellenbogens findet sich im Bereich der Fossa cubitalis die Aufzweigung der A. brachialis in die beiden Unterarmarterien.

Diese Region ist von klinischem Interesse, da hier arterielle Verschlüsse durch Embolien lokalisiert sind. Periphere arterielle Embolien betreffen in 15 % die Armgefäße.

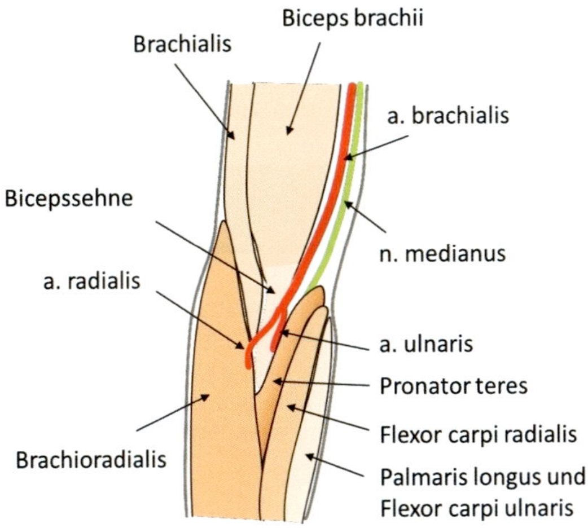

Die Ränder des M. brachioradialis und des M. pronator teres bilden ein spitzes „V“ mit der Bizepssehne (Lacertus fibrosus). Direkt darunter findet sich der Gefäßverlauf.

Aufzweigung der A. brachialis

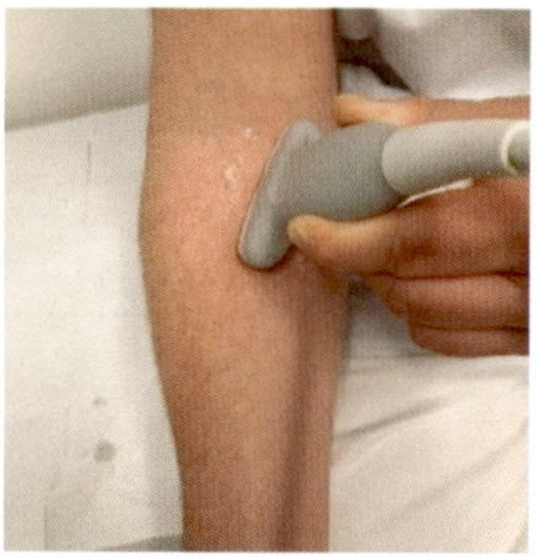

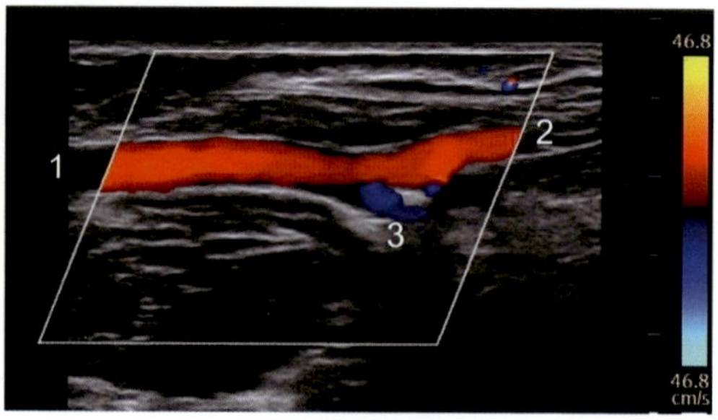

1 = a. brachialis
2 = a. radialis
3 = a. ulnaris

Der Schallkopf registriert einen Fluss auf die Sonde zu und kodiert diesen „rot“. Es handelt sich um die A. brachialis (1) und A. radialis (2). Die A. ulnaris (3) wird „blau“ kodiert, da hier der Fluss von der Sonde weg gerichtet ist.

Zur Unterscheidung von „Radialis“ oder „Ulnaris“ kann ein Triggermanöver der betreffenden Arterie dienen.

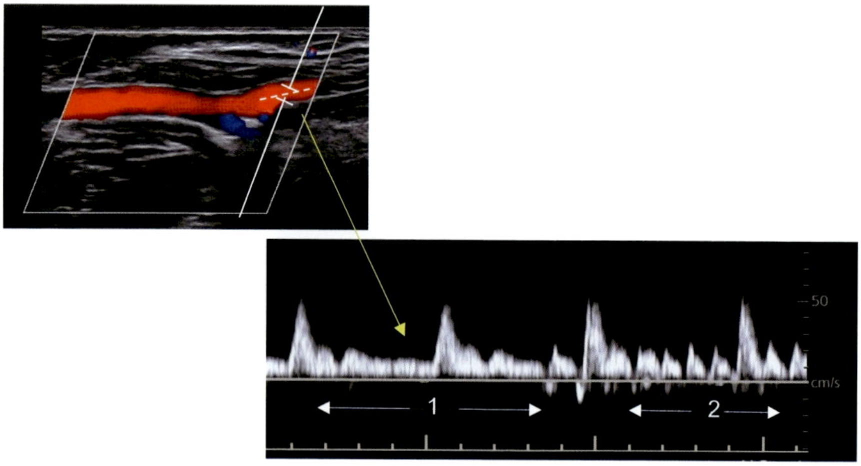

Schnelle intermittierende Druckausübung über der distalen A. radialis.

1 = Spontanfluss
2 = Triggermanöver

Unterarmarterien

Arteriosklerotische Veränderungen der Unterarmarterien sind selten hämodynamisch bedeutsam. Sie treten aber im Sinne von Wandeinlagerungen (Kalzinose) mit einer Häufigkeit von etwa 25% in den Unterarmarterien von älteren Menschen auf.

Messungen der Unterarmarterien sind vor allem bei Anlagen arterio-venöser Fisteln zur Dialysetherapie wichtig. Hierbei sind Durchmesser und Resistence-Index von prognostischer Bedeutung bezüglich der Shuntentwicklung.

Selektive Darstellung der Unterarmarterien rechts:

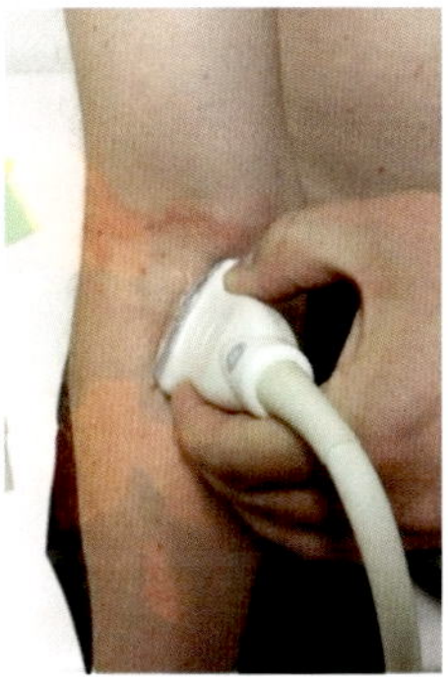

Arteria radialis

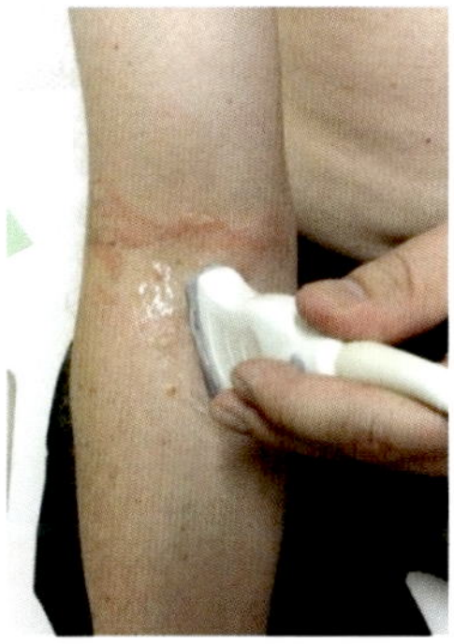

Arteria ulnaris

A. radialis, Normalbefund (Sondenmarker zum Ellbogen)

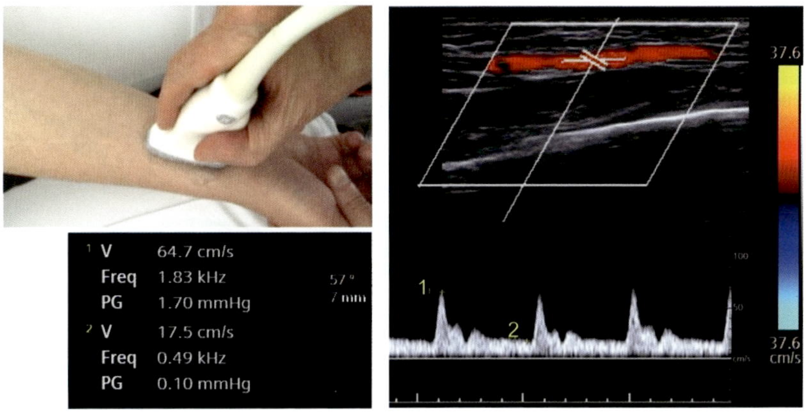

Die Grenzgeschwindigkeit liegt bei 37,6 cm/s (Farbbalken). Für die arterielle Darstellung ist diese korrekt. Systolische (^{1}V) und enddiastolische (^{2}V) Geschwindigkeiten liegen im Normbereich.

A. ulnaris, Normalbefund:

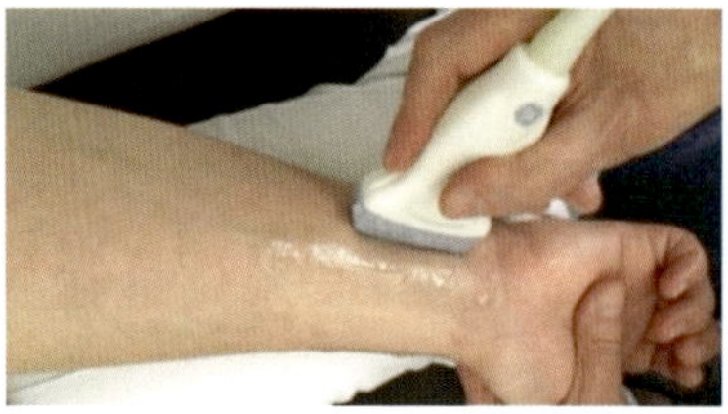

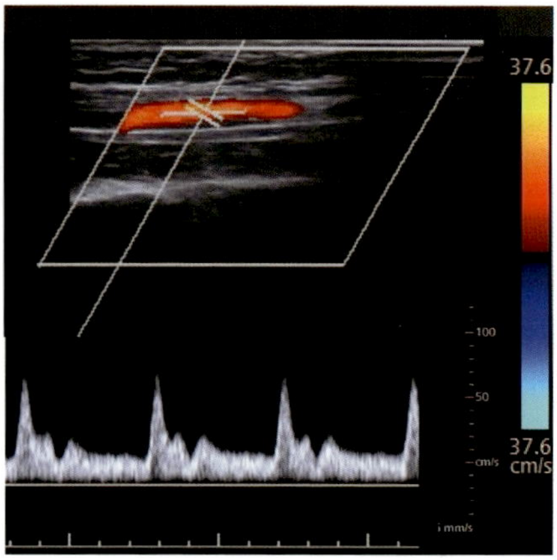

Farbbild, Spektrum und Geschwindigkeiten sind praktisch identisch mit der Arteria radialis.
Das Spektrum zeigt keinen triphasischen Verlauf, was bei einer Extremitätenarterie typisch wäre. Der Grund ist hier ein niedriger peripherer Widerstand.

Pathologische Befunde

Arteriosklerose

Patientin mit trophischen Störungen am Mittelfinger rechts

Die Angiographie zeigt einen Ulnarisverschluss. Im Farbbild ist ein Restfluss proximal des Verschlusses nachweisbar. Die Radialarterie ist dominant.

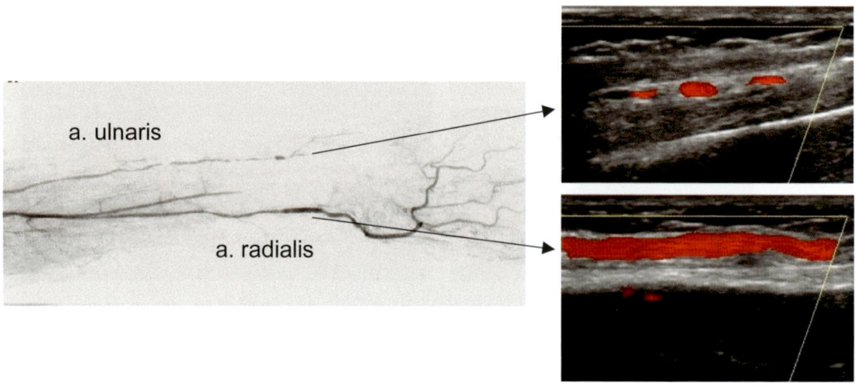

Subclavian steal

Die folgenden Bilder zeigen eine Patientin mit Verschluss der linken A. subclavia und Stealsyndrom.

Farbkodierte Duplexsonographie und Frequenzspektrum bds.:

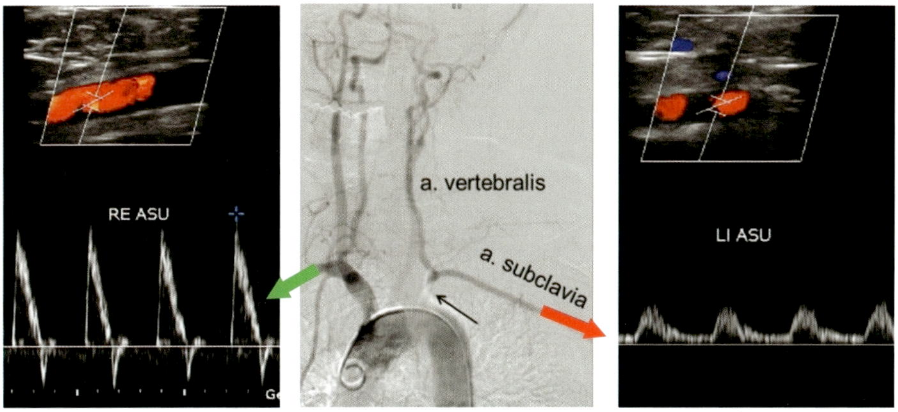

<u>Frequenzspektrum rechts</u>
Physiologische triphasische Kurve.
PSV = 88 cm/s.

<u>DSA-Darstellung</u>
Arterienverschluss im Abgangsbereich (schwarzer Pfeil).

<u>Frequenzspektrum links</u>
Pathologische monophasische Kurve.
PSV = 40 cm/s.

Subclaviaspektrum bei **Aorteninsuffizienz**

Der <u>diastolische</u> Kurvenanteil des normalen Subclaviaspektrums verläuft über der Nulllinie (Bild A). Liegt dieser unterhalb der Nulllinie (Doppelpfeil im Bild B), besteht der Verdacht auf eine Aortenklappeninsuffizienz. Das Spektrum liegt hier bei minus 10 cm/s, was für eine leichte Klappeninsuffizienz spricht. Über 20 cm/s würde man von einer schweren Insuffizienz ausgehen.

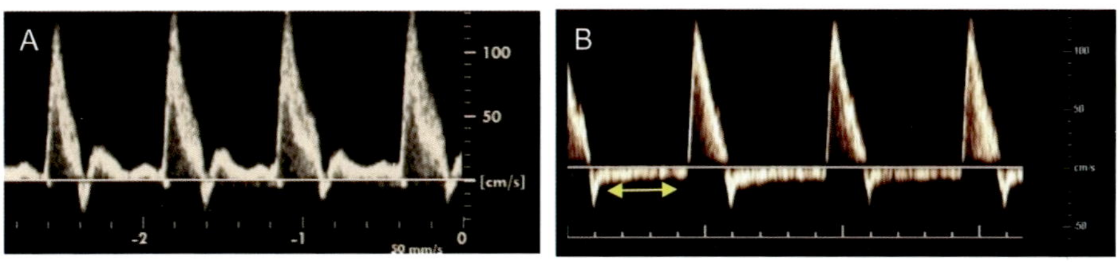

Elongationen

Die Bilder zeigen die rechte Seite mit stark elongierten, jedoch nicht verkalkten Gefäßen einer 85jährigen Patientin.

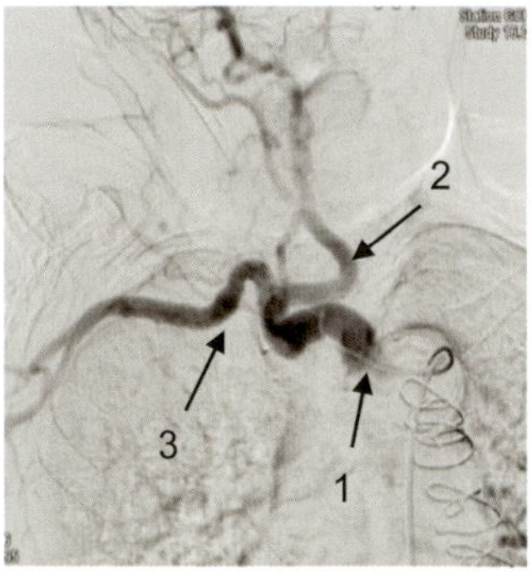

DSA:

1 = Truncus brachiocephalicus
2 = A. carotis communis
3 = A. subclavia

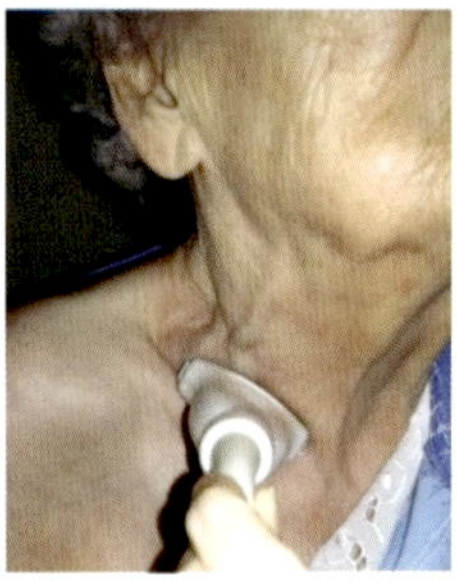

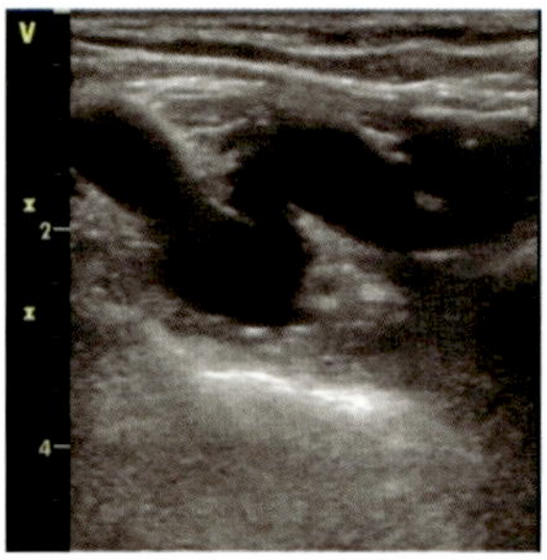

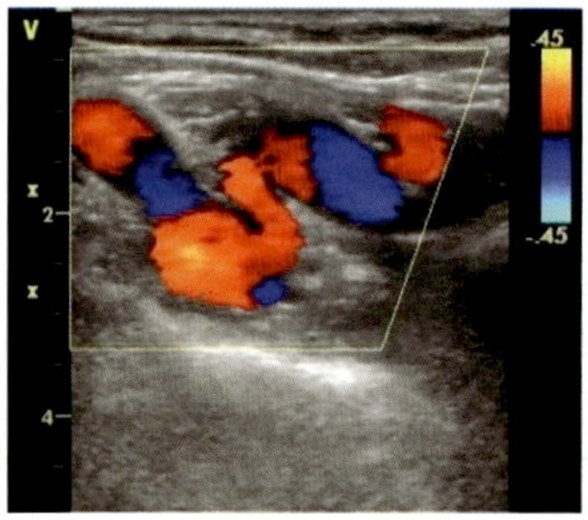

Im Farbbild sind mehrfache Farbwechsel von „rot“ nach „blau“ zu sehen. Bezogen auf den Schallkopf entsprechen sie unterschiedlichen Flussrichtungen, was anhand des Farbbalkens interpretiert werden kann. In diesem Fall bedeutet „rot“ einen Fluss auf die Sonde zu. Zudem wird das Gefäß mehrmals im 90°-Winkel getroffen. Ein Aliasing liegt nicht vor, was daran zu erkennen ist, da der Farbwechsel über schmale schwarze Linien erfolgt.

Therapie der abgangsnahen Subclaviastenose

Eine asymptomatische Stenose oder Verschluss, auch bei retrogradem Fluss in der Arteria vertebralis, bedarf keiner speziellen Therapie. Es liegt dann ein sogenanntes Steal-Phänomen vor.
Eine symptomatische Stenose oder Verschluss liegen dann vor, wenn spontan Schwindelzustände oder eine rasche Ermüdbarkeit der Armmuskulatur auftreten. Man spricht hier dann von einem Subclavian-Steal-Syndrom.

• Abgangsnahe Verschlüsse oder Stenosen werden effektiv durch Dilatation und Stent interventionell behandelt (Chatterjee et al. 2013).

Die DSA Kontrolle zeigt ein exzellentes Ergebnis nach Stentimplantation links.

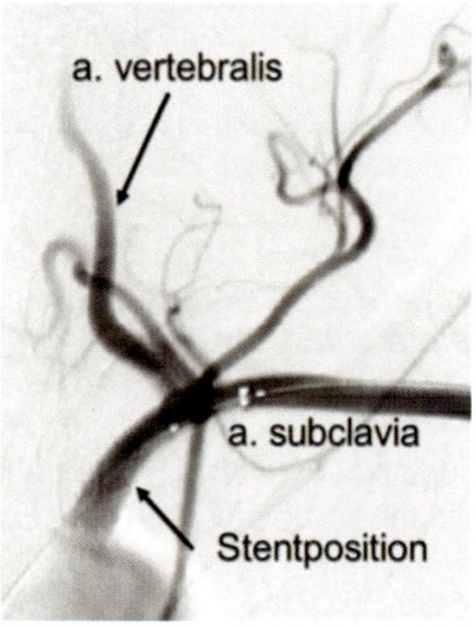

• Alternativ kann ein kurzer Bypass zwischen A. carotis communis und der A. subclavia über einen supraclaviculären Zugang implantiert werden (sogenannter carotido-subclavialer Bypass) (Modarai et al. 2004). Die Indikation besteht dann, wenn bei symptomatischer Stenose/Verschluss eine Angioplastie nicht möglich ist.

Die Operation ist technisch anspruchsvoll. Erst nach Durchtrennung des M. scalenus anterior wird die Arterie in der Tiefe erreicht.
Die anatomischen Nachbarstrukturen (Ductus thoracicus, Nervus phrenicus) müssen beachtet werden.

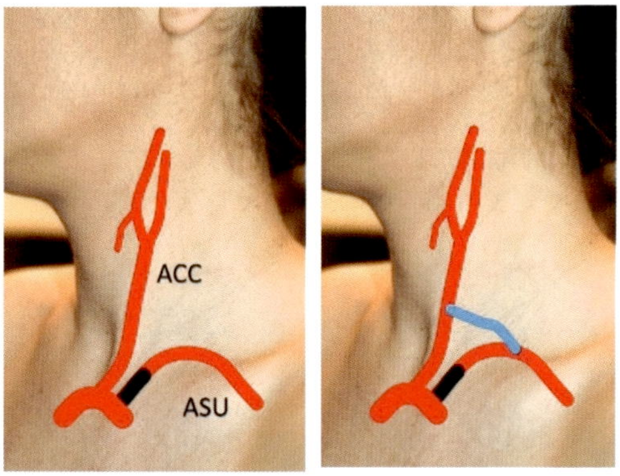

Literatur

Aboyans V, Ricco JB, Bartelink MLEL et al. 2017 ESC Guidelines on the Diagnosis and Treatment of Peripheral Arterial Diseases, in collaboration with the European Society for Vascular Surgery (ESVS).
European Heart Journal 2018; 39: 763-821

Asil S, Eşki S, Geneş M, Görmel S, Yaşar S, Fırtına S, Tolunay H, Yüksel UC, Çelik M. Endovascular Treatment of Subclavian Artery Stenosis: Single-Center Experience.
Eur J Cardiovasc Med 2021; 9 (3): 136-142

Chatterjee S, Nerella N, Chakravarty S, Shani J. Angioplasty alone versus angioplasty and stenting for subclavian artery stenosis—a systematic review and meta-analysis.
Am J Ther 2013; 20: 520-523

Gupta P, Lyons S, Hedgi S. Ultrasound imaging of the arterial system
Cardiovasc Diagn Ther 2019; 9 (Suppl 1): S2-S13

Modarai B, Ali T, Dourado R, Reidy JF, Taylor PR, Burnand KG.
Comparison of extra-anatomic bypass grafting with angioplasty for atherosclerotic disease of the supra-aortic trunks.
Br J Surg 2004; 91: 1453-1457

Mousa AY, Morkous R, Broce M, Yacoub M, Sticco A, Viradia R, Bates MC, AbuRahma AF. Validating Subclavian Artery Duplex Ultrasound Peak Systolic Velocity with Angiographic Defined Stenosis.
J Vasc Surg June 2017; 65: 1779-1785

Ochoa VM, Yeghiazarians Y.
Subclavian artery stenosis: A review for the vascular medicine practitioner.
Vasc Med 2011; 16: 29-34

Reivich M, Holling HE, Roberts B, Toole JF. Reversal of blood flow through the vertebral artery and its effect on cerebral circulation.
N Engl J Med 1961; 265: 878-985 [Erstbeschreibung]

Toprak U, Hayretci M, Erhuner Z, Tascilar K, Ates A, Karaaslan Y, Karademir MA. Dynamic Doppler Evaluation of the Hand Arteries to Distinguish Between Primary and Secondary Raynaud Phenomenon.
Am J Radiol 2011; 197

Duplexsonografie der Armvenen

ICD-10 Codes	**I80.80** Thrombose, Phlebitis und Thrombophlebitis oberflächlicher Gefäße der oberen Extremitäten **I80.81** Thrombose, Phlebitis und Thrombophlebitis tiefer Gefäße der oberen Extremitäten **G54.0** Thoracic outlet Syndrom — nTOS = neurogenes TOS, aTOS = arterielles TOS, vTOS = venöses TOS
Indikation	• Schmerzen, Schwellungen • Ausschluss/ Nachweis von Thrombosen (z.B. nach Infusionskathetern, Portanlagen, Schrittmachersystemen) • Venenstatus vor und nach Anlage eines Dialyseshunts
Vorbereitung	keine
Position	im Sitzen oder Liegen
Schallkopf	Linearschallkopf 5-10 MHz
Preset	► Armgefäße, upper extremitäy (UE)
Dauer	15 -20 Minuten pro Seite

<u>Schema der Armvenen rechts:</u>
(hellblau: oberflächliches System, dunkelblau: tiefes System)

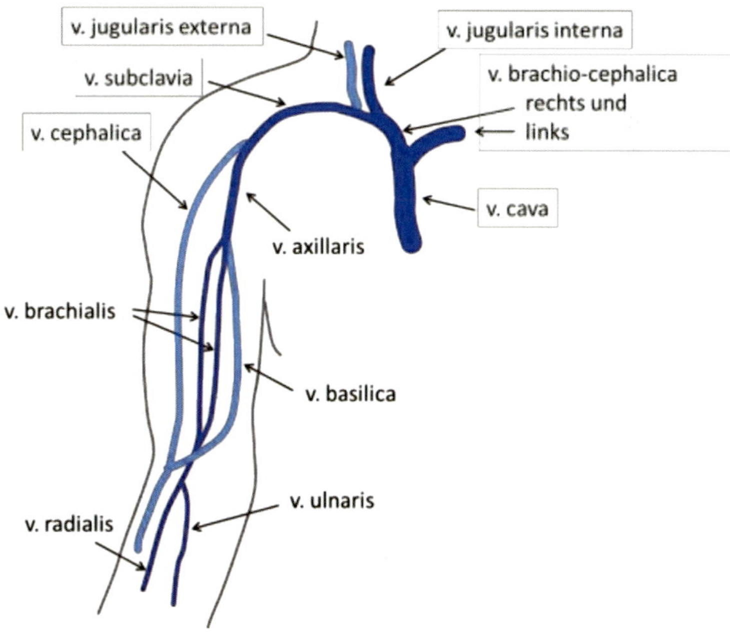

<u>Bemerkungen zur Anatomie und Pathologie:</u>
Oberflächliche Armvenen: Cephalica, Basilica, Cubitalvenen
Tiefe Armvenen: Radialis, Ulnaris, Brachialis, Axillaris, Subclavia

- Die Vena brachiocephalica hat oft ein pulsatiles Frequenzspektrum, da sie nahe zum Herz liegt.
- Die Vena brachialis ist oft doppelt angelegt und in enger Nachbarschaft zur Arterie.
- Die Vena basilica ist die größte oberflächliche Armvene. Sie wird deshalb auch Königsvene genannt.
- Thrombosen der tiefen Armvenen sind seltener als am Bein. Intravasale Katheter oder Schrittmacherelektroden können Thrombosen auslösen. Neben katheterassoziierten Thrombosen stellen Tumorkrankheiten die zweithäufigste Ursache dar.
- Lungenembolien bei Armvenenthrombosen sind möglich. Ihre Häufigkeit wird in der Literatur zwischen 3-36% angegeben (Heil et al. 2017).
- Venöse Aneurysmen sind sehr selten und kommen am Arm in der V. axillaris vor.

Vena subclavia rechts

Die Untersuchung der Armvenen beginnt mit der V. subclavia unmittelbar in ihrem Abgangsbereich aus der V. brachiocephalica. Hier können auch die Mündungen der Jugularvenen (jugularis interna, externa) erfasst werden. Die Jugularis interna weist gegenüber der Externa das größere Kaliber auf.

<u>Abgangsbereich (supraclaviculär):</u>

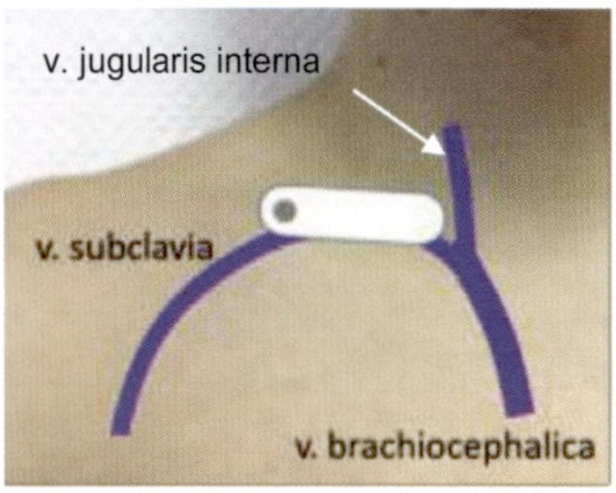

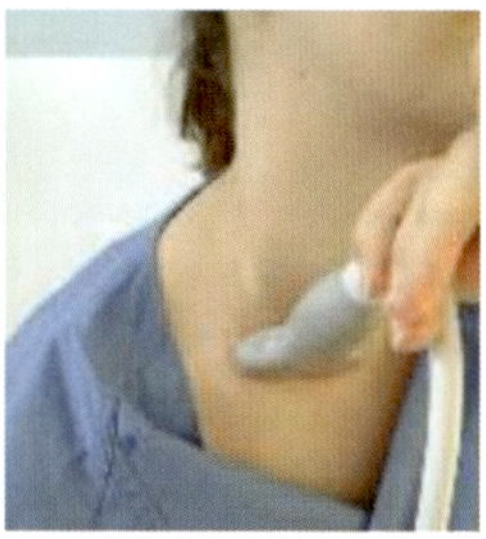

Position: Vene

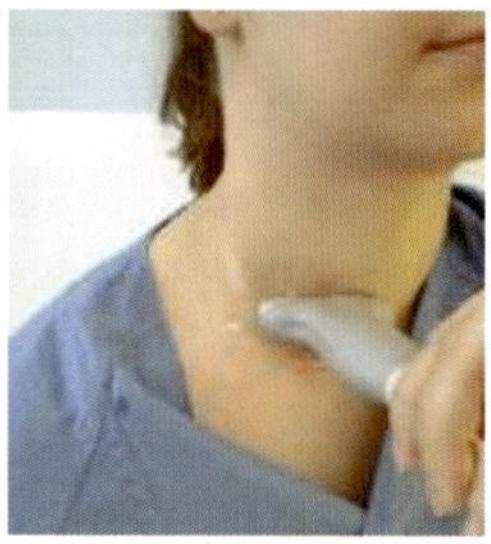

Position: Arterie

B-Bild und farbkodiertes Bild

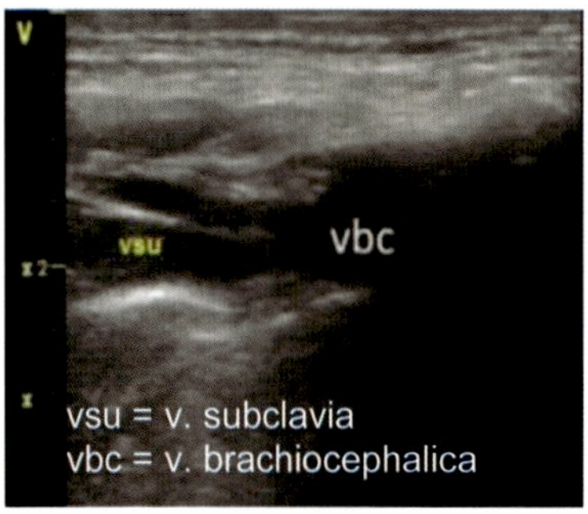

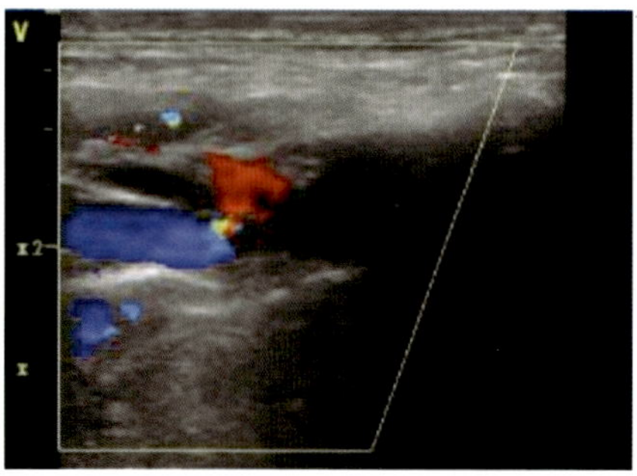

Infraclaviculär (Längs- und Querachse):

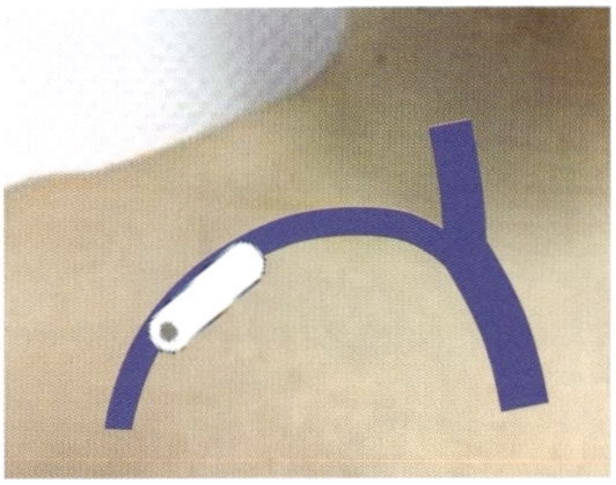

Position: Vene

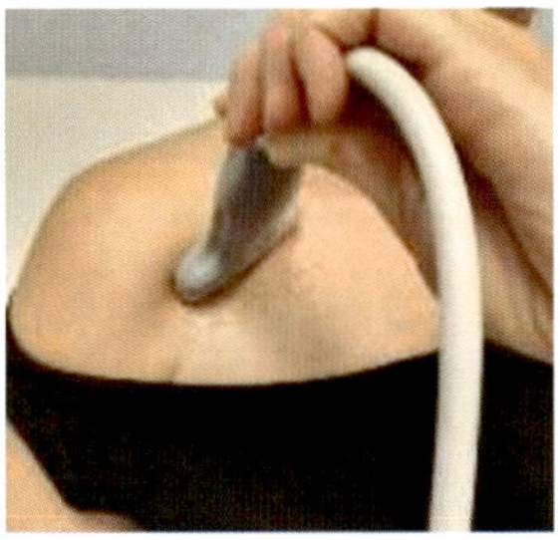

Position: Arterie

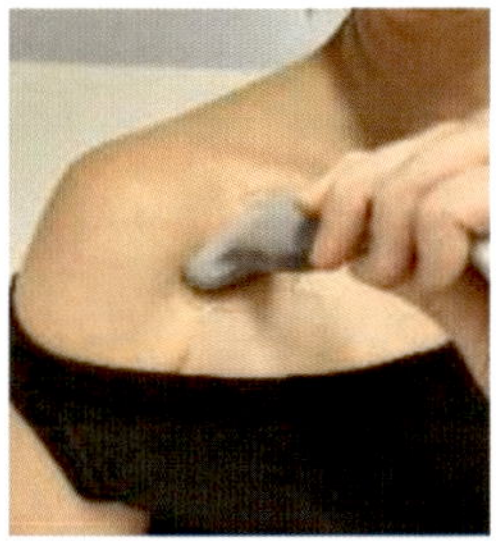

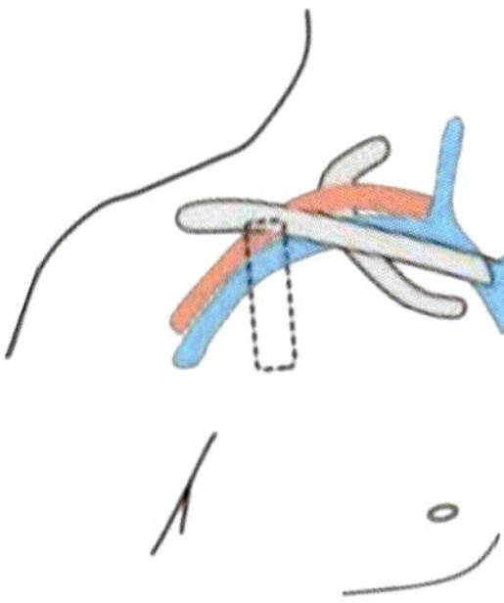

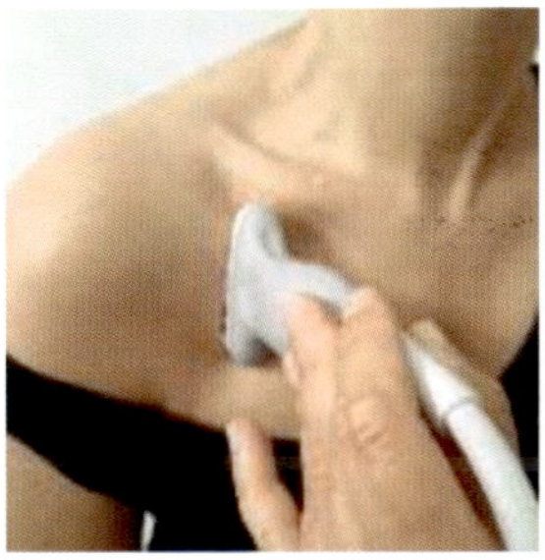

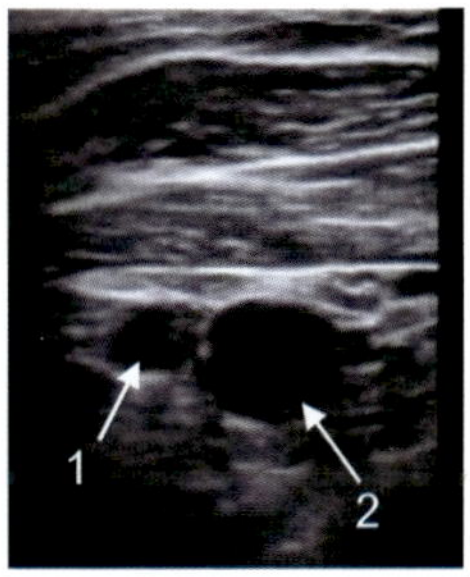

1 = Arterie
2 = Vene

Das Frequenzspektrum kann unterschiedlich sein. Kardiale Schwankungen sind durch die Herznähe möglich:

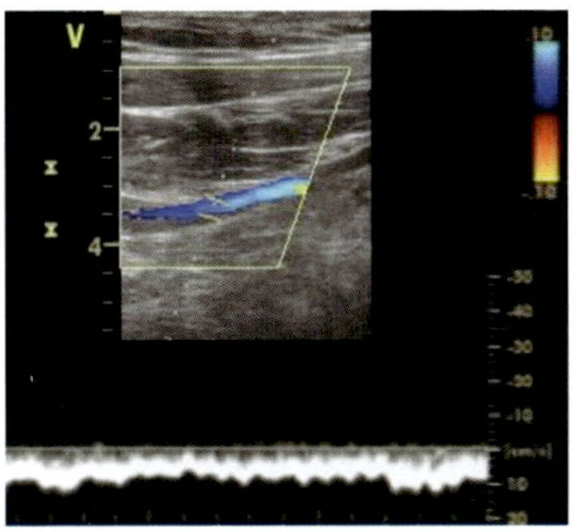

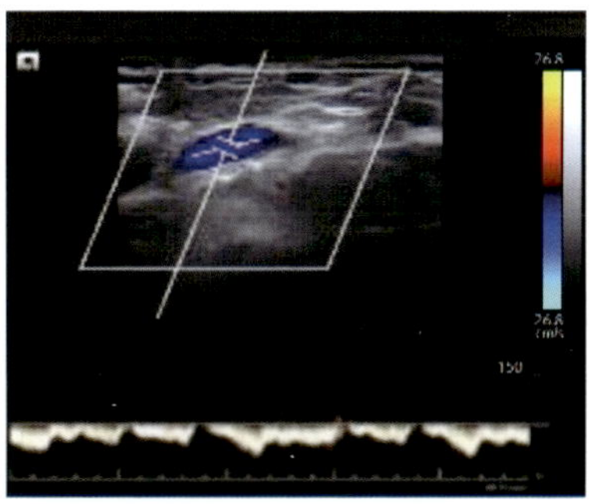

Bei tiefer Inspiration ist generell eine Flusszunahme zu erwarten (intrathorakaler Sogeffekt):

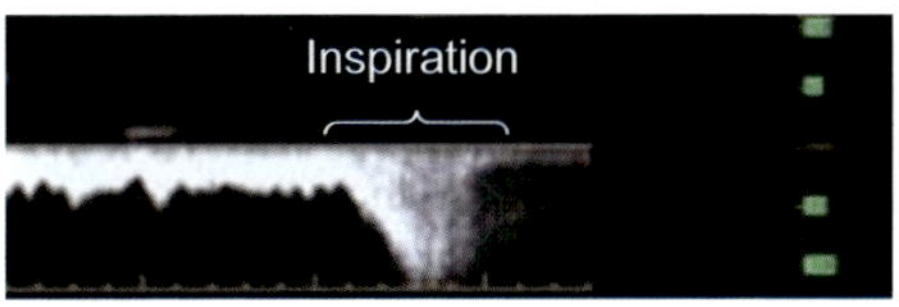

Kompressionsmanöver der supraclaviculären Vene sind schwierig durchzuführen. Zur Beurteilung von Thrombosen müssen Kriterien der Blutströmung, Atemmodulation sowie der Farbkodierung herangezogen werden. Ein fehlender Strömungsnachweis und fehlende Atemmodulation können Zeichen einer Thrombose sein.

Engpass Problematik

Aus anatomischer Sicht handelt es sich hier um eine Problemzone. Clavicula, erste Rippe und der Musculus scalenus anterior bilden einen physiologischen Engpass. Hinzu kommt noch der M. subclavius direkt unterhalb des Schlüsselbeins.

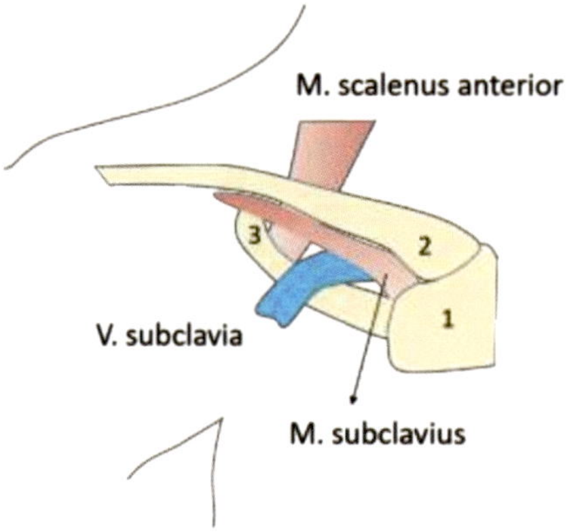

Arterie, Vene und Nervenplexus passieren hier und können isoliert oder kombiniert betroffen sein. Alte Bezeichnungen (Paget-von Schroetter-Syndrom; Scalenussyndrom, Erste-Rippe-Syndrom, Effort-Thrombose und andere) sind zugunsten des Begriffes Thoracic Outlet Syndrom (TOS) verlassen worden.

1 = Sternum; 2 = Clavicula; 3 = erste Rippe

Die neurologische Form geht mit ulnaren Parästhesien der Finger vier und fünf einher. Im Fall einer venösen Beeinträchtigung kommt es zur Armschwellung mit Venenstauung bei Elevation. Korrekt spricht man hier dann von einem Thoracic inlet Syndrom.

Klinisches Beispiel:

Die folgenden Bilder zeigen eine Patientin mit venösem TOS links und typischer Symptomatik mit Armschwellung. Eine Thrombose lag nicht vor.

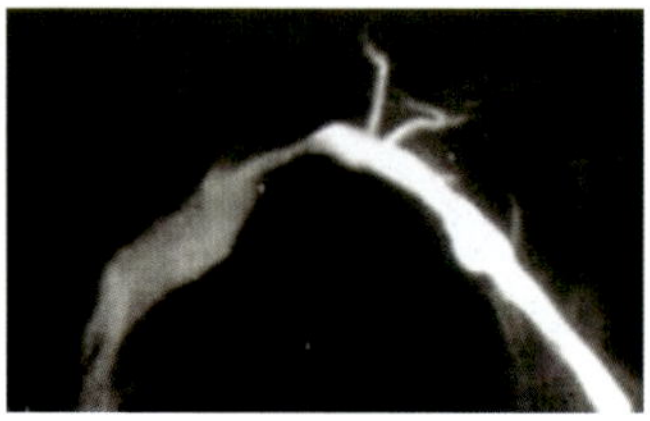

präoperative Phlebographie mit venösem Engpass

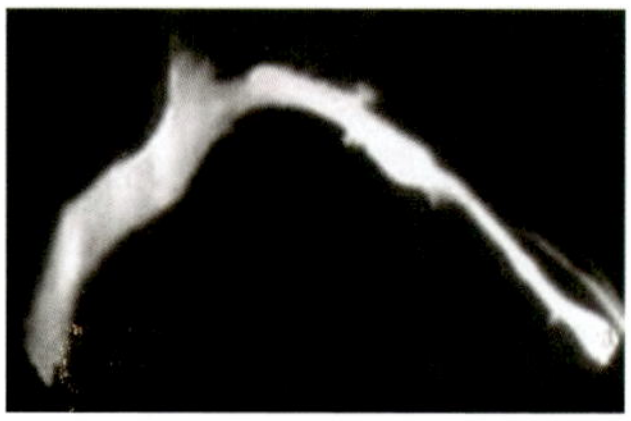

postoperative Phlebographie

Die Therapie bestand in der Resektion der ersten Rippe mit Durchtrennung des M. scalenus anterior durch einen transaxillären Zugang. Die Patientin war danach beschwerdefrei. Die Kaliberschwankungen sind für Venen typisch und stellen einen Normalbefund dar.

Bemerkung: Das hier vorgestellte venöse Kompressionssyndrom ohne Thrombosierung wird auch McCleery's Syndrom genannt.

Vena axillaris

Anatomie der tiefen Venen am Oberarm und Schulter:

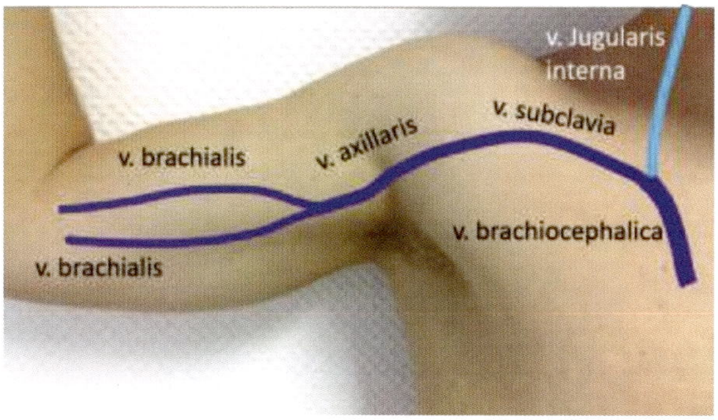

Der Schallkopf wird in Quer- und Längsachse bei abgespreiztem Oberarm direkt in der Axilla, etwas ventral, aufgesetzt.

<u>Querachse</u>:
In der Querachse liegen Vene und Arterie übereinander oder leicht versetzt.

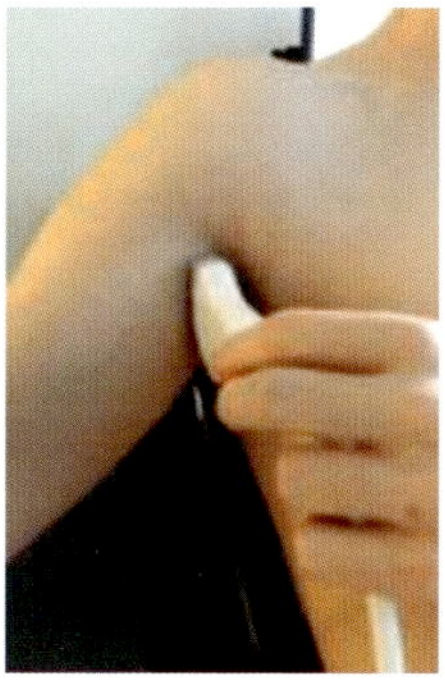

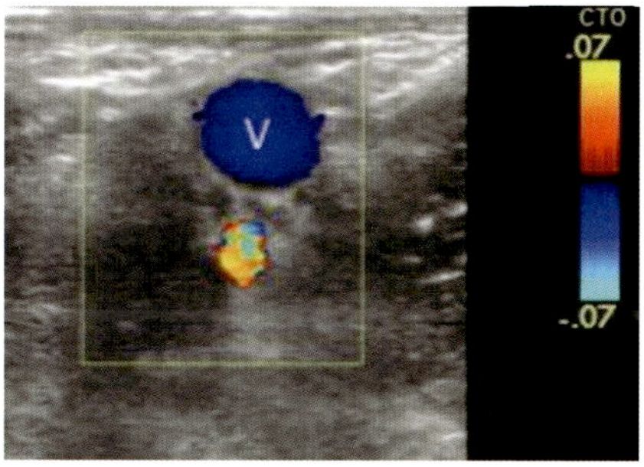

Die Vene liegt schallkopfnah und erscheint oben im Bild.
Die kleinere Arterie zeigt Aliasing, was durch das venöse Preset (niedrige PRF) bedingt ist.

<u>Längsachse</u>:

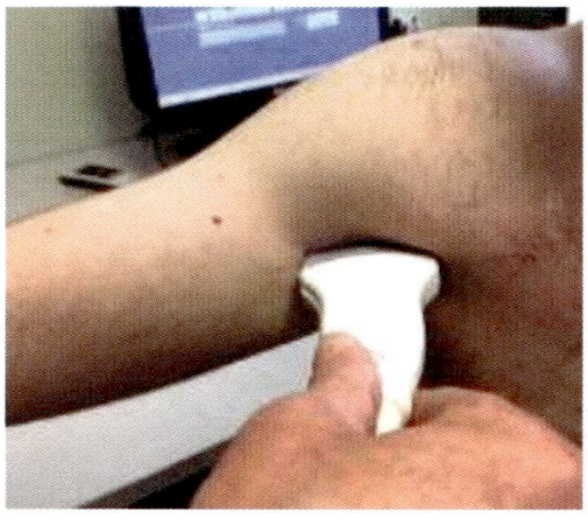

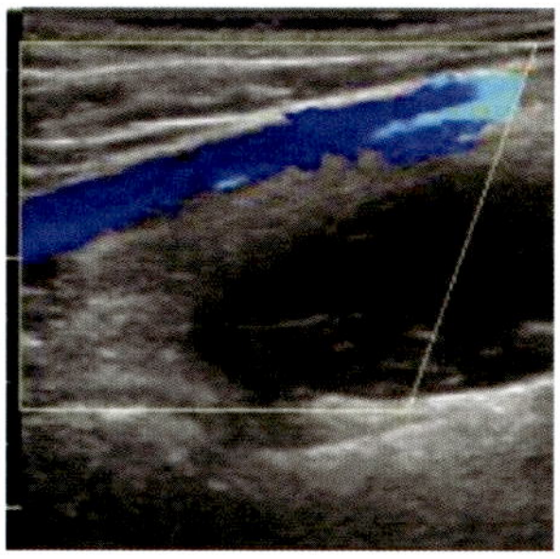

Atemmoduliertes Spektrum:

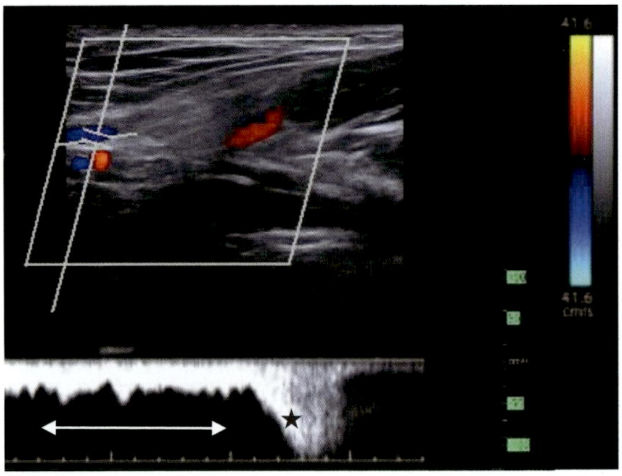

Das Dopplerspektrum ist zunächst in Ruheatmung (Doppelpfeil) abgeleitet.
Bei tiefer Inspiration zeigt das Spektrum eine Flusszunahme (★) was als Ansaugeffekt zu werten ist. Die Spektrumvariabilität ist identisch mit dem in der Vena subclavia.

Dieser Effekt verhält sich exakt umgekehrt zum Fluss in der Leistenvene, wo bei Inspiration ein Flussstopp erfolgt.

Kompressionsmanöver sind in dieser Region nicht immer durchführbar.

Thrombose der Vena axillaris

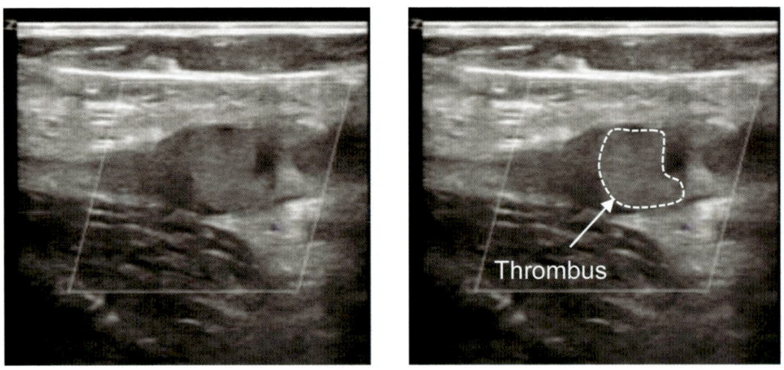

Darstellen der Oberarmvenen

Brachialvenen (tiefes System)
Diese werden am mittleren Oberarm aufgesucht und dann nach proximal und distal verfolgt. Sie sind immer als Begleitvenen zur A. brachialis angelegt und zählen definitionsgemäß zum tiefen Armvenensystem. Sie sind variabel, meist aber als zwei Begleitvenen nachweisbar. Es können auch nur eine oder drei Venen vorhanden sein.

Längsachse:

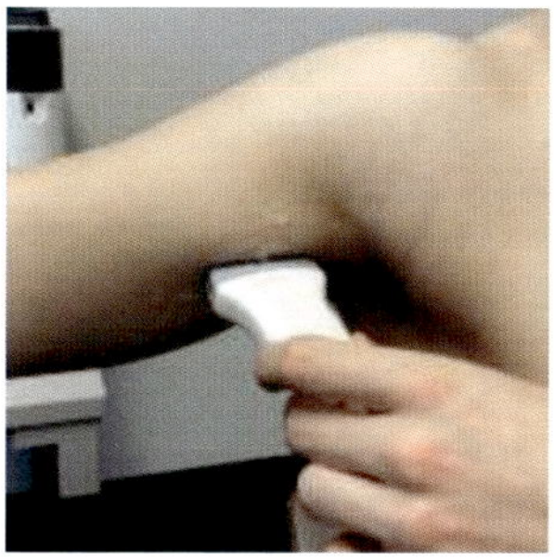

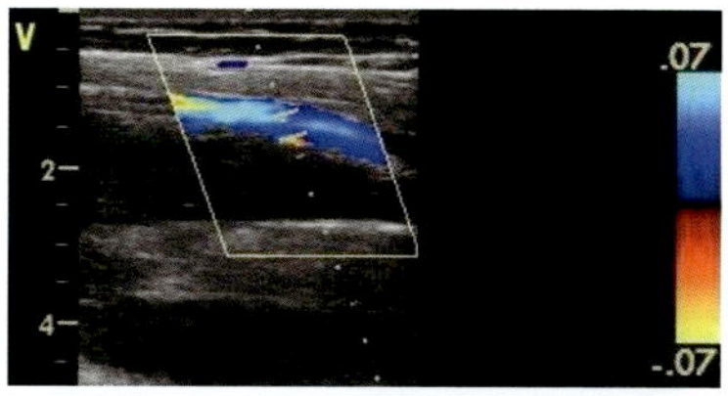

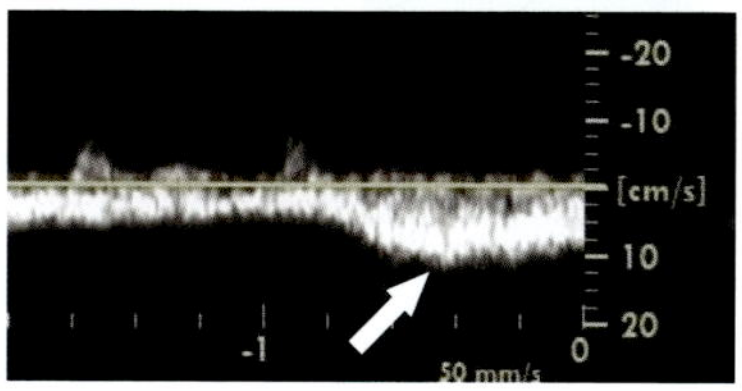

Das Farbbild zeigt eine kräftige Brachialvene von etwa 4 mm Durchmesser.
Im Triplex-Modus zeigt die Spektralkurve eine Flusszunahme (Pfeil) bei Inspiration.

Querachse:

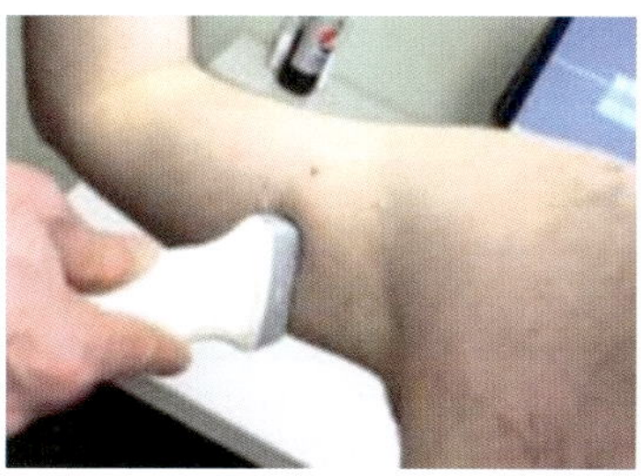

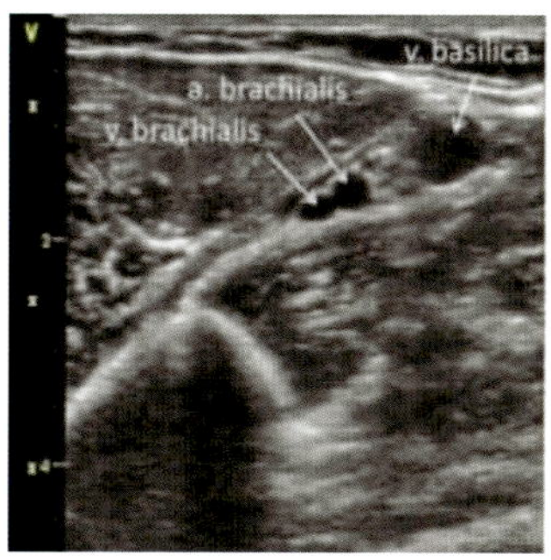

In diesem Fall ist nur eine v. brachialis vorhanden.
Die Vena basilica ist an ihrem großen Durchmesser deutlich zu erkennen.

Oberarm links, Längsachse:

Sondenposition und Farbbild A. und V. brachialis

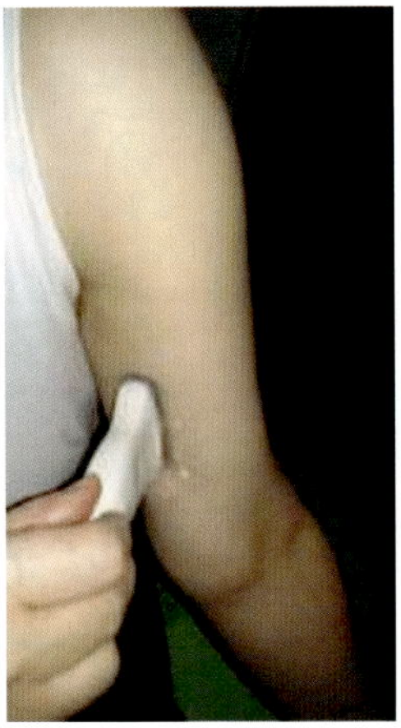

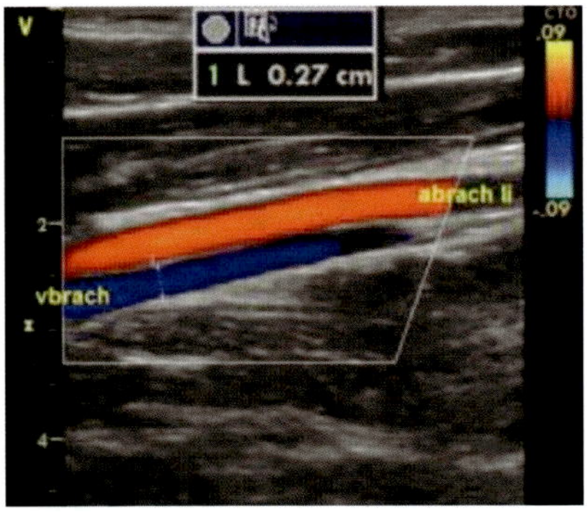

Sondenposition und Farbbild V. basilica

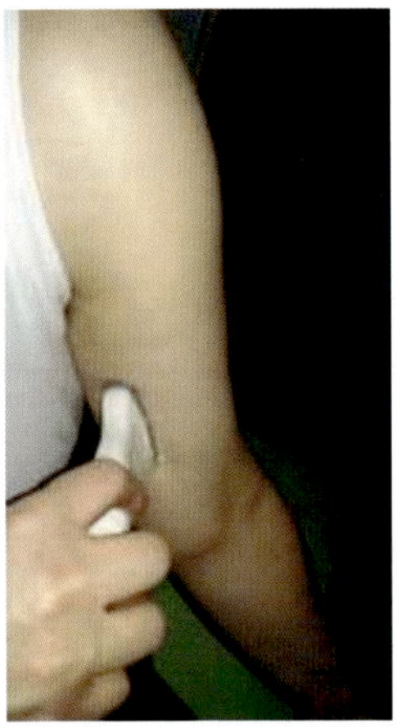

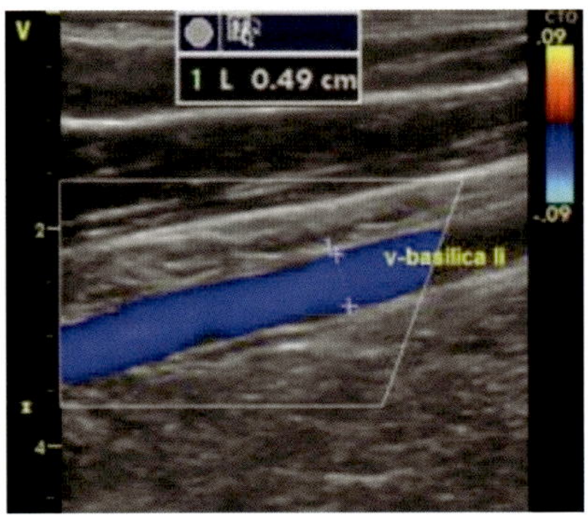

Die Schallpositionen ähneln sich. Im oberen Bild werden A. und V. brachialis durch einen Schallwinkel auf den Humerus erreicht. Im unteren Bild wird die V. basilica durch einen Schallwinkel auf die Armrückseite (Tricepsregion) erreicht.
Die Vena basilica ist immer kaliberstark im Gegensatz zur Vena brachialis.

Vena cephalica am Oberarm (oberflächliches System)

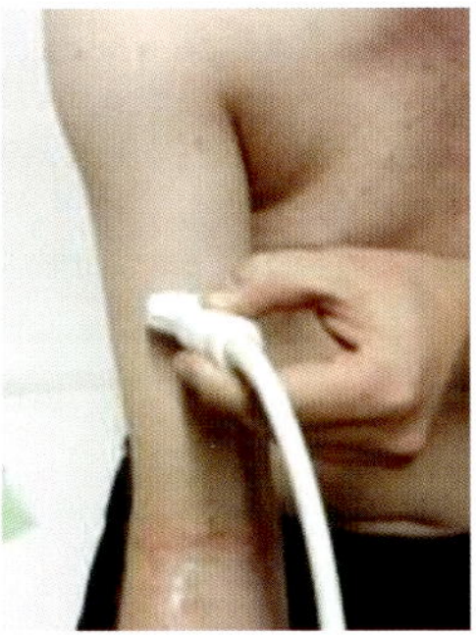

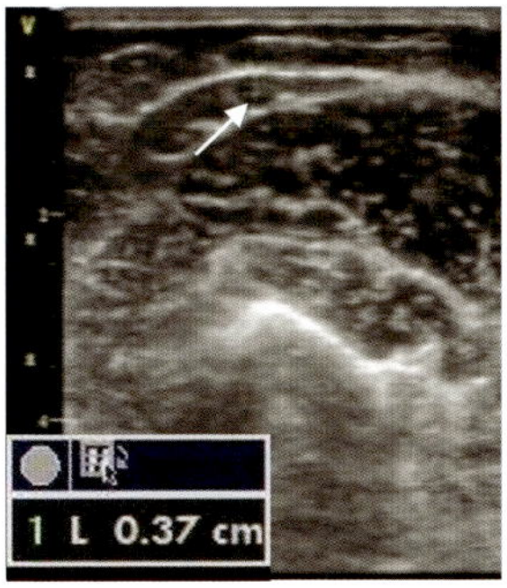

Darstellen der oberflächlichen Unterarmvenen

Diese sind ausgesprochen variabel und werden am besten mittels eines Oberarm-Tourniquets sichtbar gemacht. Ihre routinemäßige Darstellung ist bei unauffälliger Anamnese nicht zwingend erforderlich. Bei Anlage von Dialysefisteln sollte der Venenverlauf und Durchmesser beurteilt werden.

Normbefund der Vena cephalica
Der Vena cephalica dient das Hauptinteresse bei Shuntanlagen am Unterarm. In diesem Beispiel wird der linke Unterarm geschallt und zeigt eine gesunde Vena cephalica (Pfeil) ohne und mit Kompression. Das Lumen kollabiert vollständig unter Kompression.

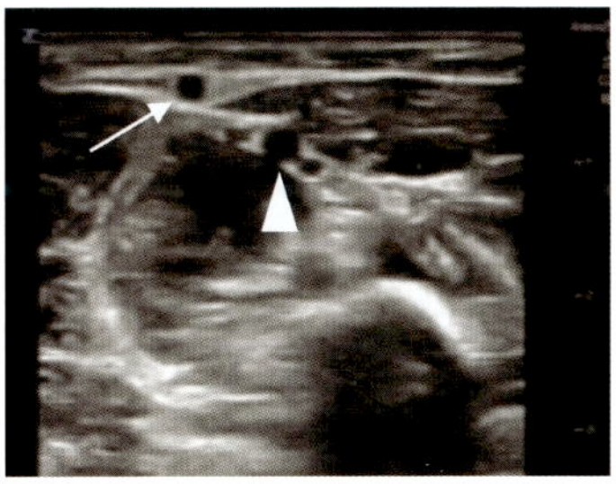

ohne Kompression

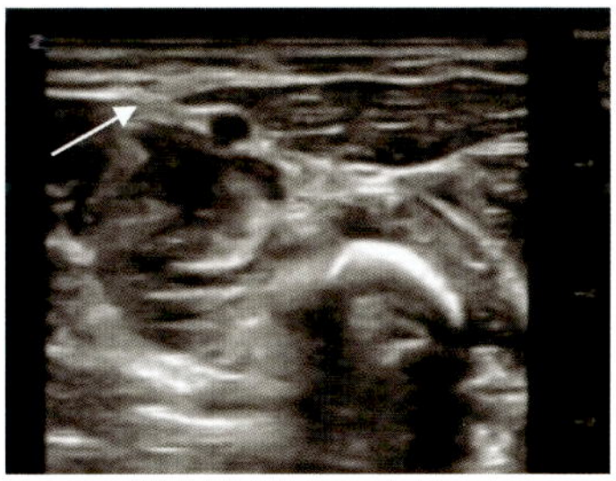

mit Kompression

Neben der Cephalica ist die A. radialis (weiße Pfeilspitze) mit zwei Begleitvenen zu sehen. Auch diese sind unter Kompression kollabiert während die Arterie kreisrund verbleibt.

Thrombophlebitis der **Vena cephalica**, linker Unterarm

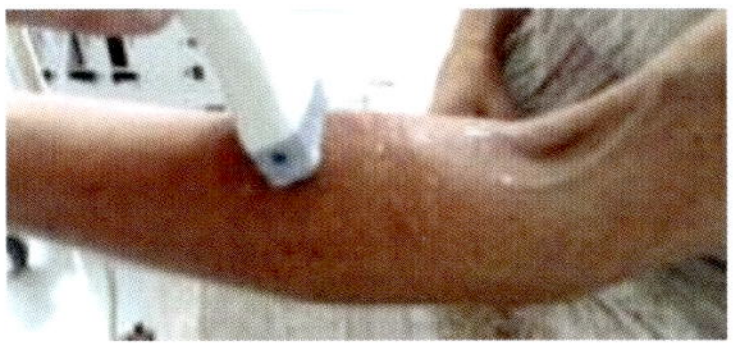

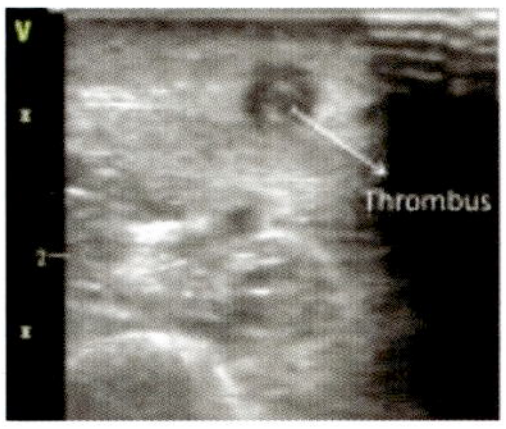

Diagnostik

Bei Armschwellung oder lokalem Schmerz wird eine Duplexsonografie durchgeführt. Das Vorhandensein von intravenösen Fremdkörpern (Schrittmacherelektroden, Infusionskathetern und Dialysekathetern) werden als thrombogenes Risiko gewertet.

Die klinische Einschätzung einer Armvenenthrombose erfolgt nach den Constans-Kriterien (Constans, 2008). Dabei werden maximal 3 Punkte vergeben:

Kriterium (ja/nein)	**Punkte**
einseitige Schwellung	ja +1
Schmerz	ja +1
intravenöser Fremdkörper	ja +1
alternative Ursache	ja - 1

Interpretation		**Wahrscheinlichkeit**	
Punkte	**-1** oder **0**	niedrig	(ca. 12%)
Punkte	**1**	mittelgradig	(ca. 20%)
Punkte	**2** bis **3**	hoch	(ca. 70%)

Die diagnostische Treffsicherheit der venösen Armsonografie ist hoch.

- Sensitivität: 78 - 100%
- Spezifität: 82 - 100% (di Nisio et al. 2010)

Konsequenzen

Tiefe Thrombosen (Subclavia-Axillarisbereich):

- initial niedermolekulares Heparin subcutan
- danach orale Antikoagulantion meist über 3 Monate (Kearon et al. 2016)
- eine Thrombolyse bietet keinen Vorteil; kann aber bei jüngeren Patienten mit ausgedehnter Thrombose erwogen werden (Bosch et al. 2020)
- in 10-15% entwickelt sich ein postthrombotisches Syndrom des Armes
- gute Remissionsraten unter alleiniger Antikoagulation

Oberflächliche Thrombosen (Thromboplebitis):

- Antikoagulation nicht erforderlich
- Schmerzlindernde oberflächliche Geltherapie

Bei TOS:

- Physikalische konservative Therapie für 6 Monate (Jones et al. 2019)
- Transaxilläre Resektion der ersten Rippe bei Persistenz oder Komplikationen (Li et al. 2021)

Intravenöse Kathetersysteme, die noch benötigt werden, müssen nicht entfernt werden (Wall et al. 2016, Marin et al. 2021). Bei einer venösen Thrombose nach Portanlage kann dieser ohne Gefahr weiter benutzt werden.
Gründe für eine Explantation wären eine Infektion und das Beenden der Chemotherapie.

Literatur

Bleker SM, Van Es N, Kleinjan A et al. Current management strategies and long-term clinical outcomes of upper extremity venous thrombosis.
J Thromb Haemost 2016; 14: 973-981

Bosch FTM, Di Nisio M, Büller HR, van Es N. Diagnostic and Therapeutic Management of Upper Extremity Deep Vein Thrombosis.
J Clin Med 2020: 9: 2069 doi:10.3390/jcm9072069

Chin EE, Zimmerman PT, Grant EG. Sonographic Evaluation of Upper Extremity Deep Venous Thrombosis. Ultrasound Med 2005; 24: 829-838

Constans J, Salmi LR, et al. A clinical prediction score for upper extremity deep venous thrombosis. Thromb Haemost 2008; 99: 202-207

Di Nisio M,; Van Sluis GL, Bossuyt PMM, Büller HR, Porreca E, Rutjes AWS.
Accuracy of diagnostic tests for clinically suspected upper extremity deep vein thrombosis: A systematic review. J Thromb Haemost 2010; 8: 684-692

Erdinç I, Kemahlı MB. Upper-Extremity Deep Venous Thrombosis: Analysis of 348 Cases.
E Journal of Cardiovascular Medicine (EJCM) 2021; 9 (3): 130-135

Heil J, Miesbach W, Vogl T, Bechstein WO, Reinisch A. Deep vein thrombosis of the upper extremity—a systematic review. Dtsch Arztebl Int 2017; 114: 244-249
DOI: 10.3238/arztebl.2017.0244

Karl A. Illig, MD,a Dean Donahue, MD,b Audra Duncan, MD,c Julie Freischlag, MD,d Hugh Gelabert, MD,e Kaj Johansen, MD,f Sheldon Jordan, MD,g Richard Sanders, MD,h and Robert Thompson,
Reporting standards of the Society for Vascular Surgery for thoracic outlet syndrome.
JOURNAL OF VASCULAR SURGERY 2016; 64: e23-e35

Jones MR, Prabhakar A, Viswanath O et al. Thoracic Outlet Syndrome: A Comprehensive Review of Pathophysiology, Diagnosis, and Treatment.
Pain Ther 2019; 8: 5-18

Kaun M et al. Die vena subclavia Thrombose hat keinen Einfluss auf die Anwendung eines Port-Katheters. Deutsche Gesellschaft für Chirurgie, vol 2002. Springer, Berlin, Heidelberg

Kearon C, Akl E,; Ornelas J. Antithrombotic Therapy for VTE Disease.
Chest 2016, 149, 315-352

Li N, Dierks G, Vervaeke HE et al. Thoracic Outlet Syndrome: A Narrative Review.
J. Clin. Med. 2021; 10 (5): 962 https://doi.org/10.3390/jcm10050962

Liem TK, Yanit KE, Moseley SE, Landry GJ, Deloughery TG, Rumwell CA, Mitchell EL, Moneta GL: Peripherally inserted central catheter usage patterns and associated symptomatic upper extremity venous thrombosis. J Vasc Surg 2012; 55:761-767.

Marin A, Bull L, Kinzie M, Andresen M. Central catheter-associated deep vein thrombosis in cancer: clinical course, prophylaxis, treatment.
BMJ Supportive & Palliative Care 2021; 11: 371-380

Mazer BA, Hughes PG: Pacemaker-associated Phlegmasia Cerulea Dolens Treated with Catheter-directed Thrombolysis. Clinical Practice and Cases in Emergency Medicine November 2018; Volume II, 4. Full text available through open access at http://escholarship.org/uc/uciem_cpcem DOI: 10.5811/cpcem.2018.8.39444

Patel P, Braun C,Patel P, Bhatt M et al. Diagnosis of deep vein thrombosis of the upper extremity: a systematic review and meta-analysis of test accuracy. Blood Advances 2020; 4 (11): 2516-2522

Wadhwani R, Chaubal N, Sukthankar R, Shroff M, Agarwala S. Color Doppler and Duplex Sonography in 5 Patients With Thoracic Outlet Syndrome. J Ultrasound Med 2001; 20: 795-801

Wall C, Moore J, Thachil J. Catheter-related thrombosis: A practical approach. Journal of the Intensive Care Society 2016, Vol. 17(2) 160–167

Zerweck C. Armvenenthrombose – Diagnostik und Therapie. Zeitschrift für Gefäßmedizin 2017; 14 (4): 10-15

Duplexsonografie der Armgefäße bei Dialysepatienten

ICD-10 Code	**N18.5** Chronische Nierenkrankheit, Stadium 5 Inkl.: Dialysepflichtige chronische Niereninsuffizienz Glomeruläre Filtrationsrate unter 15 ml/min/1,73 m² Körperoberfläche Terminale Niereninsuffizienz
Indikationen	• Gefäßstatus der Armarterien und Armvenen vor Shuntanlage • postoperative Kontrolle (Hämatom, Serom, Shuntfluss) • Langzeitverlauf (Surveillance)
Voraussetzungen	keine
Position	Rückenlage oder im Sitzen
Schallkopf	Linearschallkopf 5 - 10 MHz
Preset	▶ vascular/ arterial/ venous UE, upper extremity
Dauer	20-30 Minuten

Eine terminale Niereninsuffizienz erleiden etwa 175 Personen auf 100 000 Einwohner in Deutschland. Neben der Organtransplantation kommt den Nierenersatzverfahren die Hauptbedeutung in der Therapie der Niereninsuffizienz zu.
Etwa 80 000 Patienten werden derzeit in Deutschland mittels Hämodialyse (HD) behandelt. Voraussetzung ist ein Gefäßzugang, der als kleiner gefäßchirurgischer Eingriff zur Herstellung einer arterio-venösen Fistel erfolgt.
Die primäre Shuntanlage erfolgt am nicht-dominanten Arm (beim Rechtshänder also links und umgekehrt).
Die handgelenksnahe Fistel zwischen A. radialis und V. cephalica (RCAVF, radio-cephale av-Fistel) gilt als erste Option.
Bis zur Reifung und Punktionsfähigkeit oder in Akutsituationen erfolgt die Dialysetherapie über spezielle Kathetersysteme (Demers-, Quinton- und Shaldonkatheter).

Fisteln mit nativen Gefäßen wird gegenüber Fisteln mit Prothesen der Vorzug gegeben, da diese eine deutlich bessere Langzeitprognose haben.

Stenosen der Armarterien sind selten. Meist handelt es sich um abgangsnahe Stenosen der A. subclavia, die häufiger links als rechts anzutreffen sind.
Eine orientierende Blutdruckmessung an beiden Oberarmen ist hier bereits hilfreich. Eine Seitendifferenz über 20 mmHg deutet auf eine vorgeschaltete Stenose hin.

Grundsätzlich werden alle Gefäße in Längs- und Querachse dargestellt.

Längsachse:	Beurteilung von Gefäßverengungen (Plaquemorphologie, Stenoseberechnung), Messung der Flussvolumina
Querachse:	Messung der Durchmesser

Die Ultraschalluntersuchung von Patienten mit terminaler Niereninsuffizienz stellt einen wesentlichen Fortschritt in der präoperativen Evaluation und der postoperativen Verlaufskontrolle dar (Shenoy et al. 2013).

Die nachfolgenden Ultraschallbilder sind überwiegend von der linken Seite abgeleitet.

Prüfen des arteriellen Einstroms

Darstellen der A. brachialis am Oberarm, der Arterienaufzweigung am proximalen Unterarm, der A. radialis und A. ulnaris am Unterarm.

Grundsätzlich wäre die gesamte arterielle Strecke mit Beginn in der Arteria subclavia darzustellen. Für klinische Zwecke hat es sich bewährt mit der Arteria brachialis zu beginnen und hier das Frequenzspektrum abzuleiten. Zeigt sich ein triphasischer Kurvenverlauf kann man davon ausgehen, dass die vorgeschaltete Strecke keine hämodynamisch wirksamen Stenosen aufweist.

<u>A. brachialis (Oberarm):</u>

- Aufsuchen der Arterie am mittleren Oberarm, medialseitig.
- Darstellung im B-Bild, Einschalten des Farbmodus und Ableiten der Spektralkurve (PW-Modus).
- Im Normalfall erwartet man ein triphasisches Flusssignal.
- Bestimmen des Gefäßdurchmessers (durchflossenes Lumen) in Längsachse.

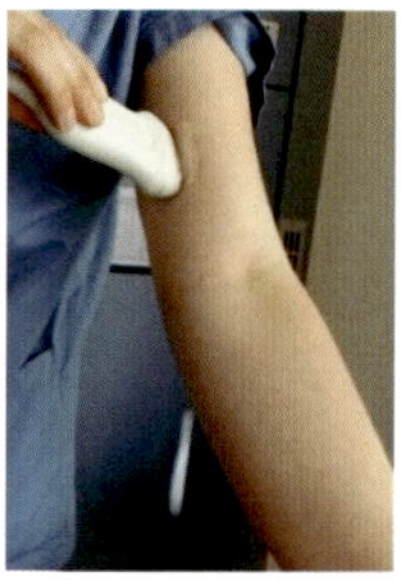

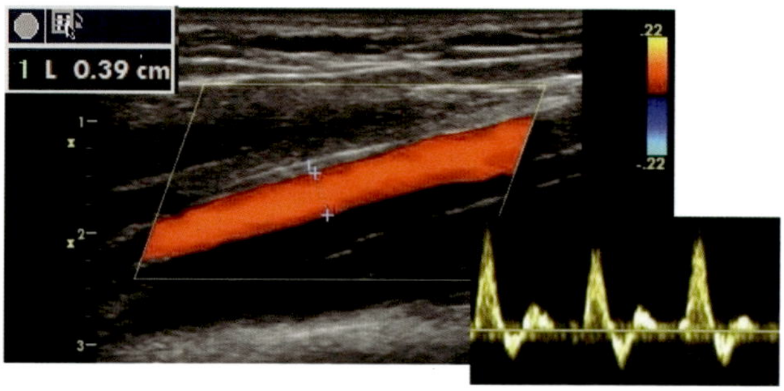

<u>Aufzweigung an der Ellenbeuge in A. radialis und A. ulnaris:</u>

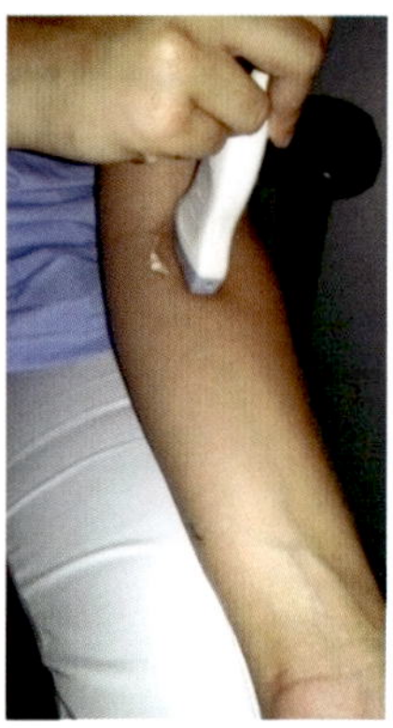

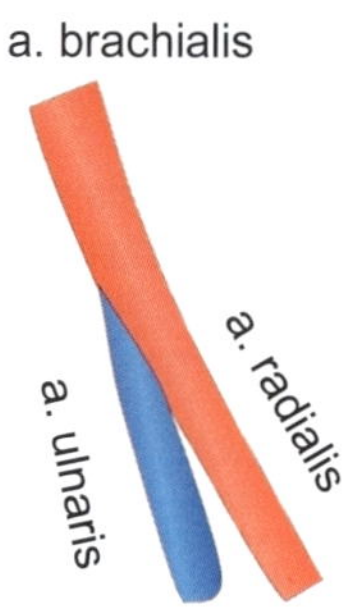

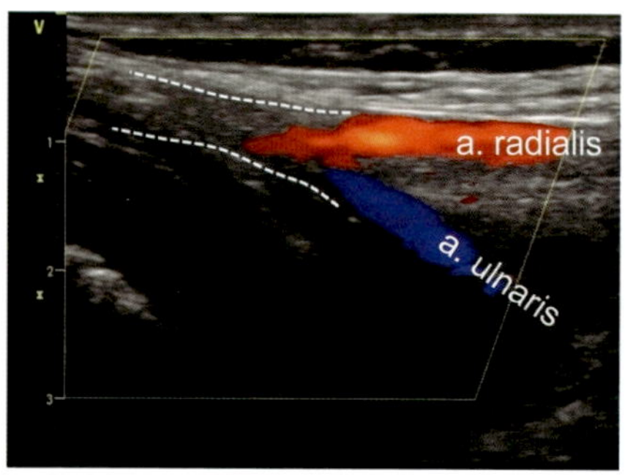

Schema und Farbduplex zeigen die Gefäßanatomie. Die a. ulnaris ist blau kodiert, da hier der Fluss von der Sonde weg gerichtet ist.
Eine sichere Unterscheidung zwischen Ulnar- und Radialarterie gelingt mit dem Triggermanöver: die rasche Kompression der Radialarterie am Handgelenk erzeugt typische Triggerzacken in der Spektralkurve.

A. radialis linker Unterarm:

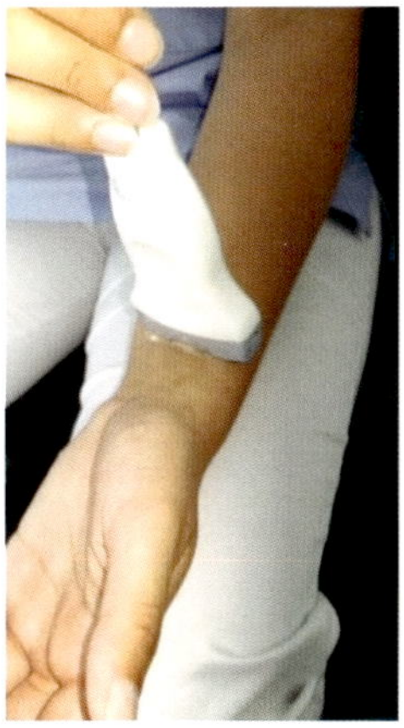

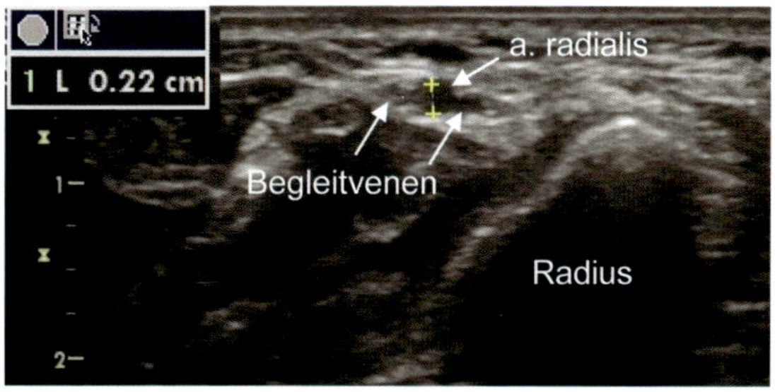

Durchmesserbestimmung im B-Bild

Der Durchmesser der (meist) verwendeten Radialarterie spielt eine wichtige Rolle für das funktionelle Ergebnis nach Unterarmshuntanlage.
Ein Arteriendurchmesser von 2 mm oder mehr garantiert eine primäre Offenheitsrate von >80% nach einem Jahr. Trotzdem ist mit einer Versagerquote von etwa 8% in der frühen postoperativen Phase zu rechnen. Kleinere Durchmesser (<1,6mm) führen zu deutlich schlechteren Ergebnissen (Zamboli et al. 2014).

Hyperämie-Test

Dieser Test dient der Prüfung, ob die Arterie nach Shuntanlage den erforderlichen hohen Fluss in die Shuntvene aufrechterhalten kann.
Er stellt damit einen wichtigen prognostischen Faktor bezüglich der Fistelreifung dar.

1. Ableiten des Frequenzspektrums über der A. radialis.

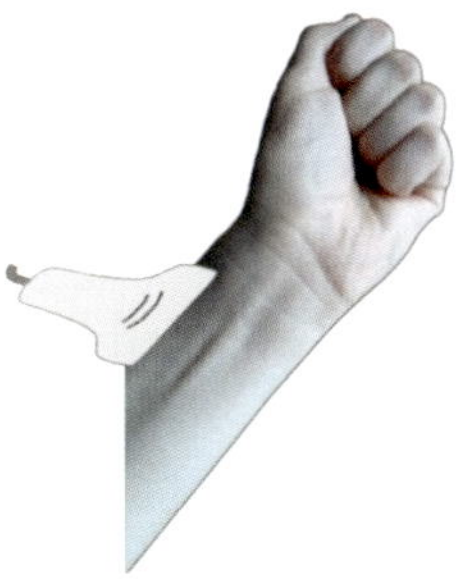

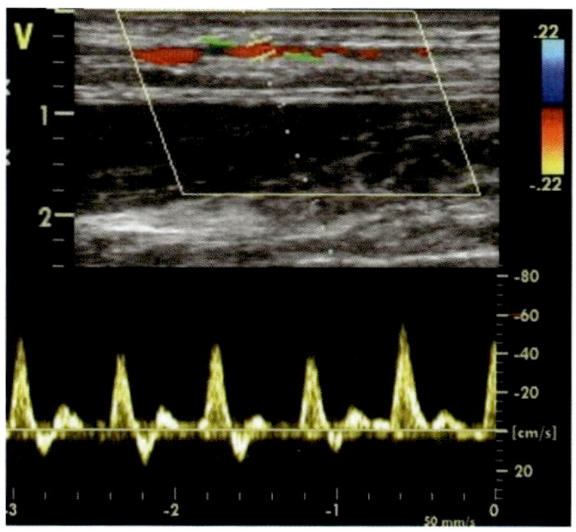

Man sieht hier ein triphasisches Spektrum einer gesunden peripheren Arterie unter Faustschluss.

2. Es werden 15 rasche Faustschlüsse durchgeführt und damit eine Ischämie der Hand erzeugt.

3. Öffnen der Faust und Ableiten des Spektrums.

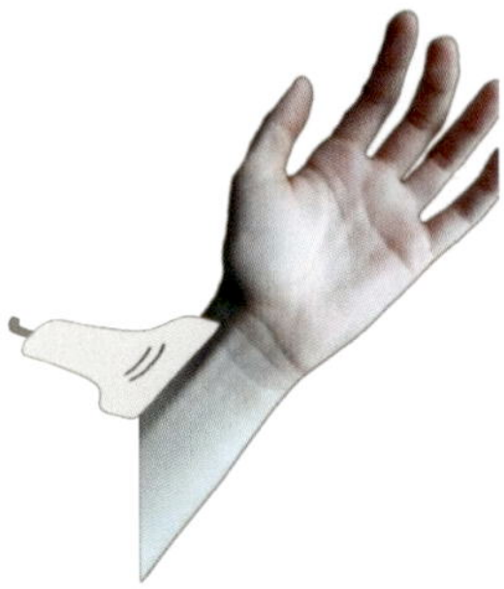

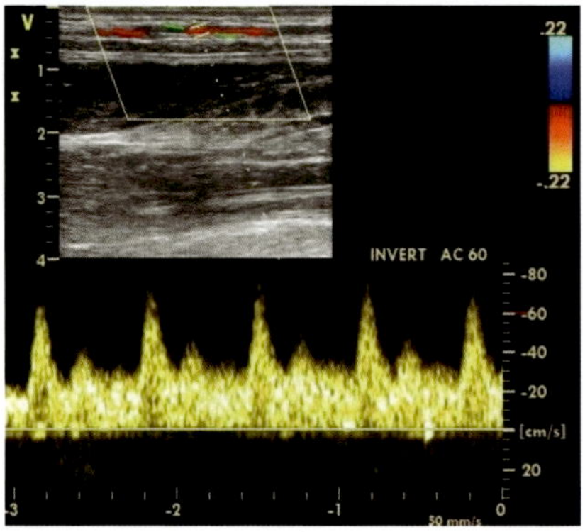

Nach Öffnen der Faust tritt über einige Sekunden das deutlich über der Nulllinie gelegene Frequenzspektrum auf, was für eine gute Reaktivität der Arterie spricht.
Aufgrund der vorausgegangenen Ischämie (Faustschluss) tritt eine kurzfristige Hyperämie der Hand mit Absenken des peripheren Widerstands auf.

Ein nur minimal über der Nulllinie gelegenes Spektrum spricht für eine ungenügende arterielle Dehnbarkeit und bedeutet, dass nach Shuntanlage eine mangelhafte Füllung in die Shuntvene stattfinden wird. Es ist dann mit einer verlangsamten oder sogar ungenügenden Shuntentwicklung zu rechnen.

<u>Gegenüberstellung der Flussspektren im Hyperämietest:</u>

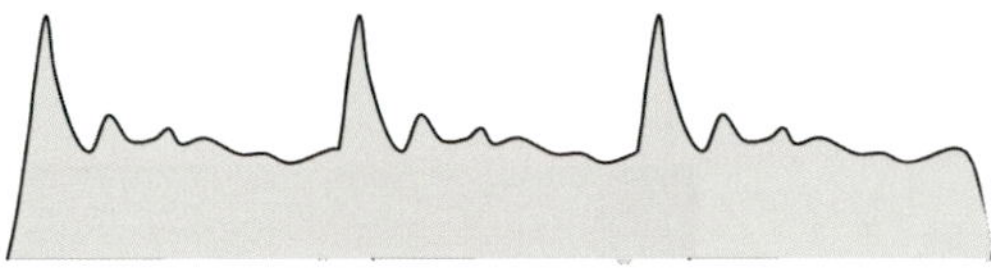

Arterie mit regelrechter Reaktion

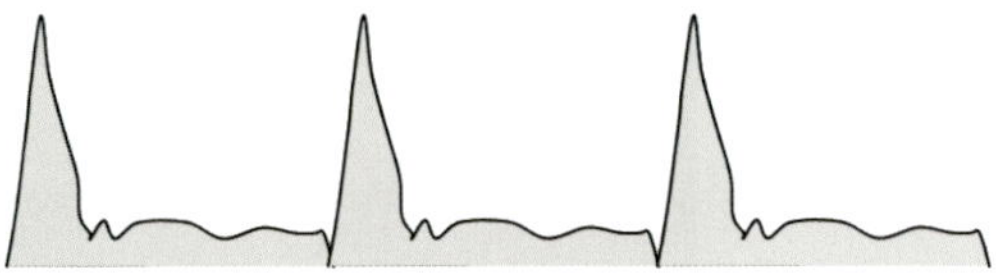

Arterie mit ungenügender Reaktion

Resistive Index RI

Prognostisch wichtig für die Shuntfunktion ist die Bestimmung des RI-Wertes. Dieser wird in der speisenden Arterie (z.B. a. radialis, a. brachialis) sowohl unter Normalbedingungen wie auch unter Hyperämietest gemessen.

Die Berechnung erfolgt automatisch durch die Gerätesoftware nach folgender Formel:

RI = (peak systolic velocity – end diastolic velocity) / peak systolic velocity

Praktisches Vorgehen:

- Längsdarstellen der a. radialis im Farbbild (Color-Knopf)
- Einblenden des Dopplerspektrums (PW-Knopf) und Freeze
- Drücken von „Messen" oder „Calculate"
- Automatische Berechnung und Anzeige von
    - Systolischer Maximalgeschwindigkeit (PS oder PSV)
    - Enddiastolischer Geschwindigkeit (ED oder EDV)
    - Resistive Index (RI)

Ein RI-Wert von >0,7 (unmittelbar nach Beenden des Hyperämietests) zeigt eine ungenügende Antwort auf Ischämie und weist auf ein mögliches Shuntversagen (Wochen nach Anlage) hin (Malovrh, 2002).

Frequenzspektrum und RI-Wert:

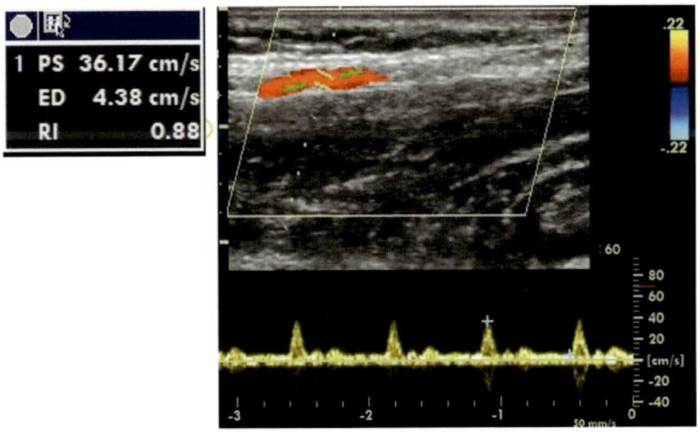

Die obige Abbildung zeigt ein regelrechtes Spektrum und regelrechte Messwerte unter Ruhebedingungen.
Ein Spektrum der abgebildeten Form nach Ischämietest wäre als pathologisch einzustufen.

Prüfen des venösen Abstroms

Untersucht werden die tiefen und oberflächlichen Venen.

Die Untersuchung der zentralen tiefen Venen ist wichtig, um Stenosen oder Verschlüsse auszuschließen. Häufig haben nierenkranke Patienten zentrale Venenkatheter, Dialysekatheter oder Schrittmacher-Elektroden über proximale venöse Gefäße erhalten.

Die Untersuchung der oberflächlichen Venen dient vor allem der Beurteilung des venösen Durchmessers, um Shuntinsuffizienzen vorzubeugen.

Sondenposition und Duplexbild zeigen die Region der Mohrenheim-Grube links:

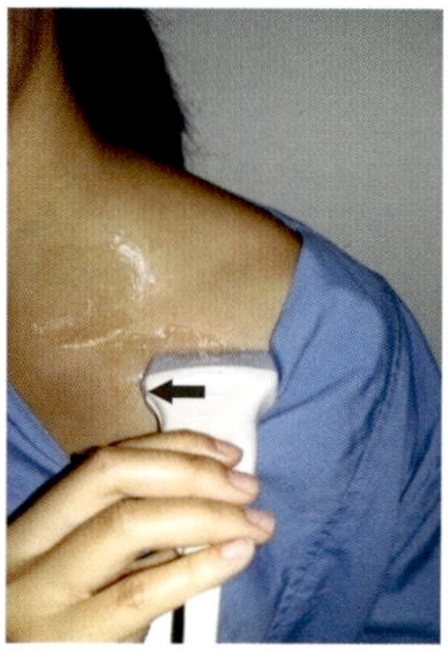

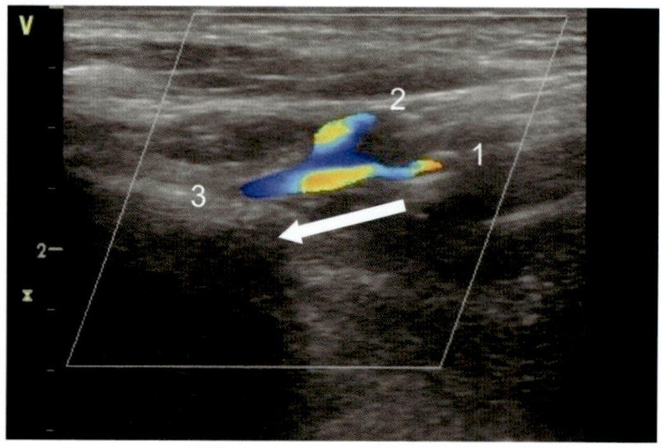

1 = v. subclavia vom Arm
2 = v. cephalica vom Arm
3 = v. subclavia zur linken v. brachiocephalica

Vena basilica (Oberarm, Querachse):

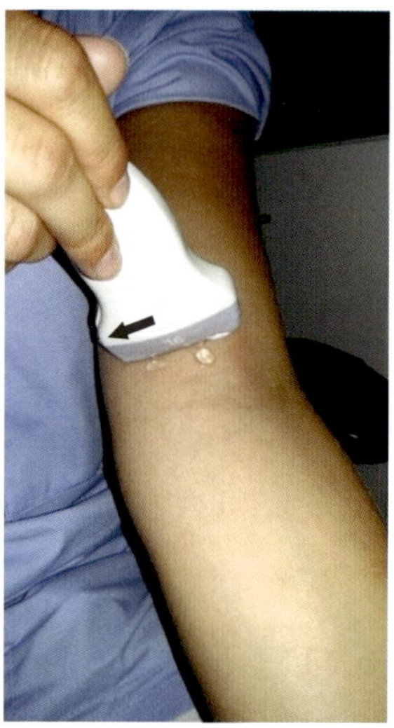

Sondenposition mit Marker

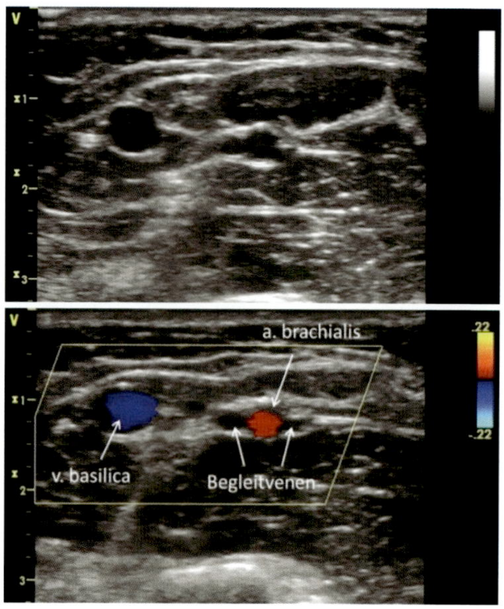

Vena cephalica (Oberarm, Querachse):

Durchmesserbestimmung

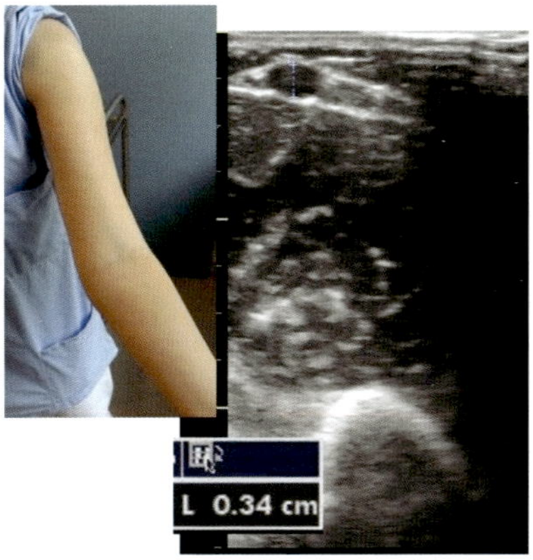

ohne Stauung = 3,4 mm

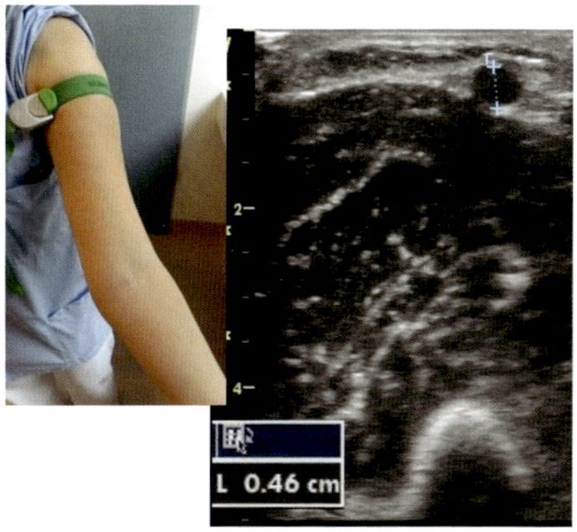

mit Stauung = 4,6 mm

Venendurchmesser

Die Venenmessung unterliegt deutlichen Schwankungen, abhängig vom Kreislaufzustand des Patienten und dem Auflagedruck durch den Schallkopf.
Unter Stauungsbedingungen werden diese Faktoren weitestgehend eliminiert.

Als prognostisch günstig haben sich folgende venösen Durchmesser erwiesen:

Unterarmvenen	> 2 mm (nach Stauung)
Oberarmvenen	> 3 mm (nach Stauung)
Prothesenshunt	> 4 mm (nach Stauung)

Planung eines Unterarm-Shunts

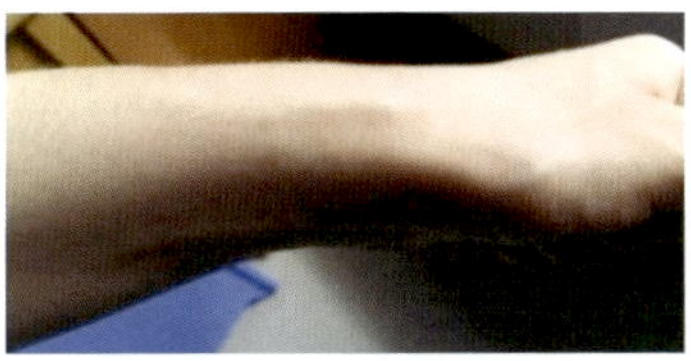

Oberflächenanatomie

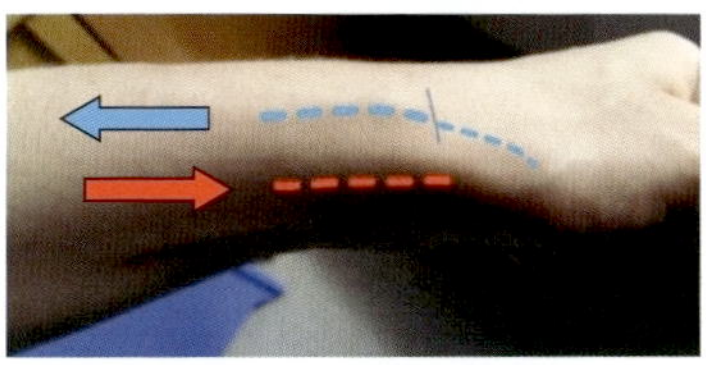

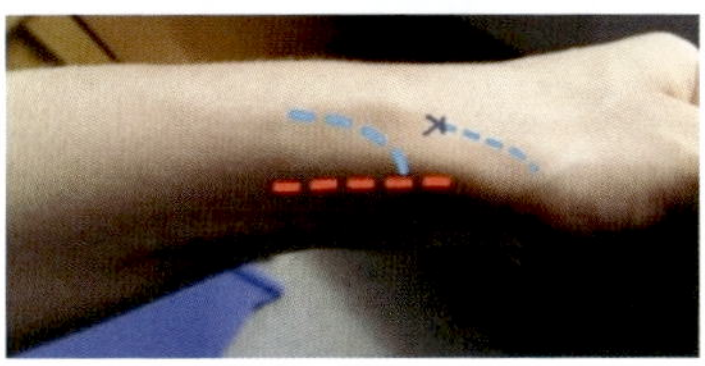

Anastomose zwischen
A. radialis (rot) und V. cephalica (blau).
Ein einmündender venöser Ast wird ligiert und abgetrennt.

Um Mangeldurchblutungen (DASS, dialyse-assoziiertes Steal Syndrom) der Hand zu vermeiden, sollte die arterielle Inzision weniger als 10 mm betragen. Dies gilt vor allem bei Anlagen von Prothesenshunts.
Der Anastomosenwinkel Vene zu Arterie sollte über 45° sein, um Intimahyperplasien und spätere Stenosen zu minimieren.

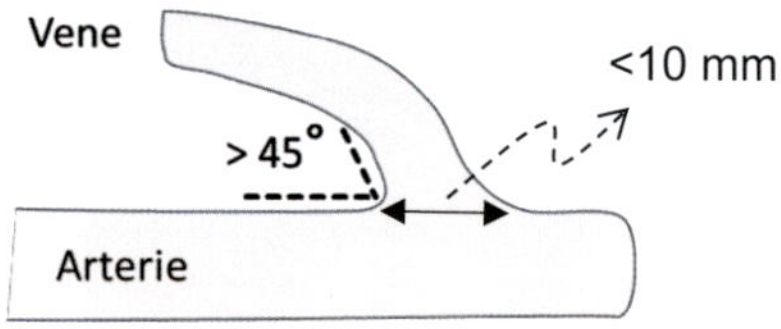

Die primären Offenheitsraten liegen nach:

	1 Jahr	2 Jahren
arterio-venöser Fistel (Ciminoshunt)	90%	85%
Prothesenshunt (Hollenbeck et al. 2009)	60%	45%

Schemata eines

- Prothesenshunts am Unterarm (PTFE Loop):

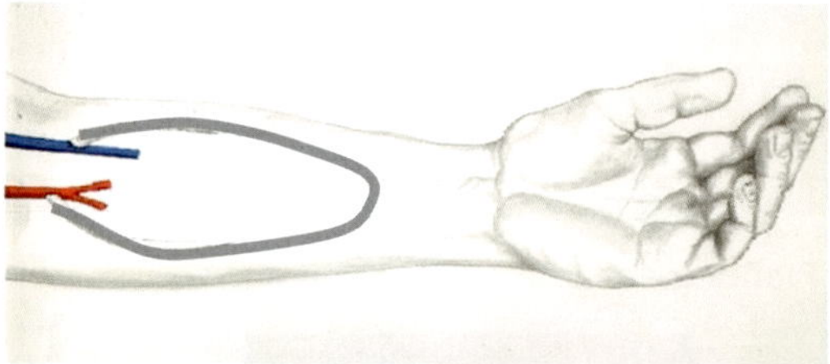

- Prothesenshunts am Oberarm (PTFE Straight graft):

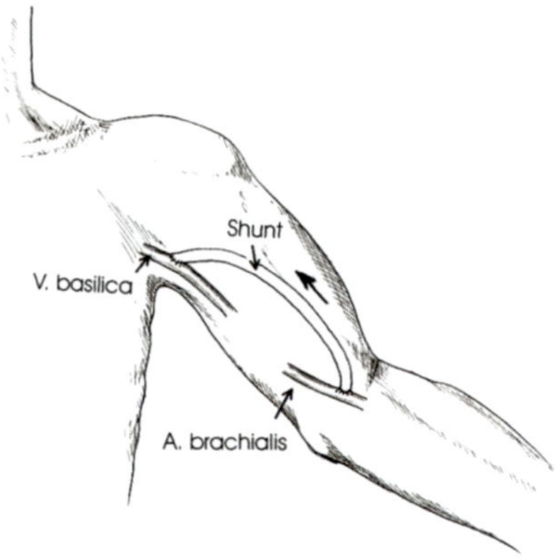

Postoperative Messung des Flussvolumens

Folgende Größen werden benötigt:

1. Die über die Zeit gemittelte Flussgeschwindigkeit (time averaged mean velocity, TAMV)
2. Die durchflossene Gefäßfläche (area A = Radius x Radius x π)
3. Umrechnungsfaktor 60 (1 Minute = 60 Sekunden)

Berechnungsformel (diese ist in der Gerätesoftware integriert):

TAMV (in cm/sec) x **Fläche A** (in cm^2) x **60** = Flussvolumen in ml / min

Praktisches Vorgehen:

Die Messungen erfolgen in
- der speisenden Arterie
- der Anastomenregion
- der abführenden Vene

- Längsdarstellung des Gefäßes im Farbmodus
- Ableiten des Frequenzspektrums
- Einfrieren des Bildes
- Das Gerät ermittelt die gemittelte Flussgeschwindigkeit und trägt diese fortlaufend in die Spektralkurve ein.
  [Je nach Gerätetyp wird im Fenster für Berechnungen (hier im Beispiel: Vivid-Serie der Firma GE) das Menü „Flussvolumen" angeklickt].
- Ausmessen des Gefäßdiameters (Pfeil).
- Danach erfolgt automatisch die Berechnung des Flussvolumens (FV).

Hier im Beispiel ist die Messung in einer gesunden A. brachialis gezeigt:

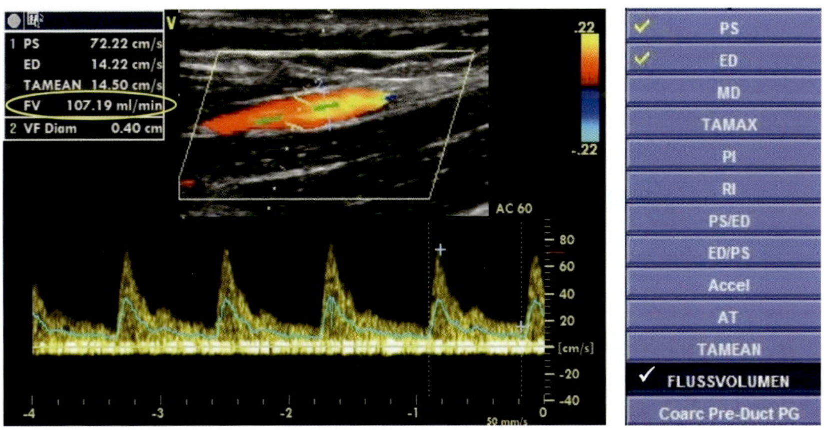

Niedrige Flussraten gehen häufig mit Shuntverschlüssen einher und sind daher für die Shuntprognose als schlecht einzustufen.

- als kritisch niedrig gelten: < 300 ml/min. für Shunts mit nativen Gefäßen
  < 600 ml/min. für Prothesenshunts

Hohe Flüsse sind bei zu weiter Anastomose zu erwarten, stellen eine Belastung des Herzens dar und sind somit als kardiales Risiko einzustufen.

- als „high flow" gelten Flüsse > 800 ml/min. für Shunts mit Nativgefäßen
  > 1200 ml/min. für Prothesenshunts
- als kritisch hoch gelten Flüsse > 2000 ml/min. im Anastomosenbereich.

Klinische Beispiele

1. Bei dem folgenden Beispiel handelt es sich um einen Dialysepatienten am ersten postoperativen Tag, bei dem eine **brachio-cephalica Fistel** im Bereich des rechten Ellenbogens angelegt wurde.
   Messungen des Volumenflusses in der zuführenden Shuntarterie (A. brachialis), eine Vergleichsmessung der kontralateralen A. brachialis links und direkt im Anastomosenbereich werden mit dargestellt.

Messwerte a. brachialis rechts (Shuntarm):

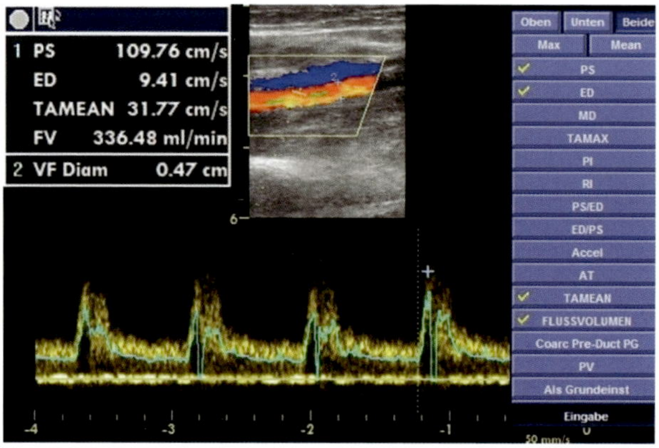

Durchmesser a. brachialis: 4,7 mm
Frequenzspektrum: hoher diastolischer Fluss (weit über der Nulllinie)
TAMean (hellblaue Linie): 31,77 cm/sec (time averaged mean velocity)
FV: 336,48 ml/min (flow volume)

Messwerte a. brachialis links (im Vergleich):

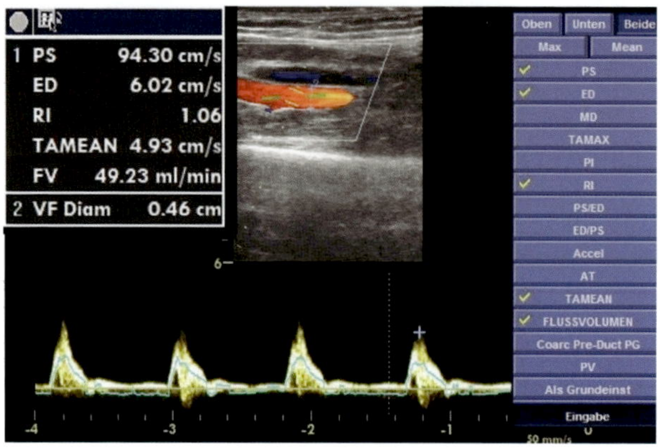

Durchmesser a. brachialis: 4,6 mm
Frequenzspektrum: niedriger diastolischer Fluss (in Höhe der Nulllinie)
TAMean (hellblaue Linie): 4,93 cm/sec (time averaged mean velocity)
FV: 49,23 ml/min (flow volume)

Anastomosenbereich einer brachio-cephalica Fistel rechts:
(mit regelrechten Strömungsverhältnissen)

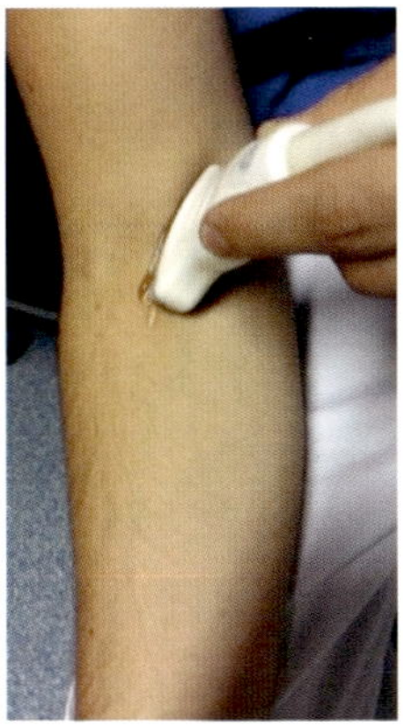

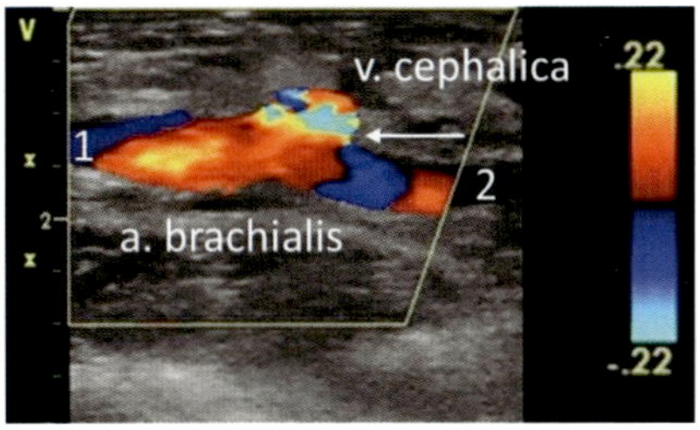

1. Inflow
2. Abfluss zum Unterarm

Das Farbduplexbild zeigt im Bereich der Anastomose (Pfeil) einen Farbwechsel von rot nach blau über eine weisse Linie, was auf ein Aliasing hinweist. Die verwendete Abtastrate (Farbbalken) mit 22 cm/s ist für den hier herrschenden schnellen Blutfluss zu gering.
Der Farbwechsel von blau nach rot (Inflow-Bereich 1) und der Wechsel von rot nach blau (Abflussbereich 2) findet über eine schwarze Linie statt. Hier liegt ein scheinbarer „Richtungswechsel" der Blutströmung vor, bedingt durch senkrechte Sondenposition zur Gefäßachse.

Messwerte Anastomosenbereich (brachio-cephalica Fistel) rechts:

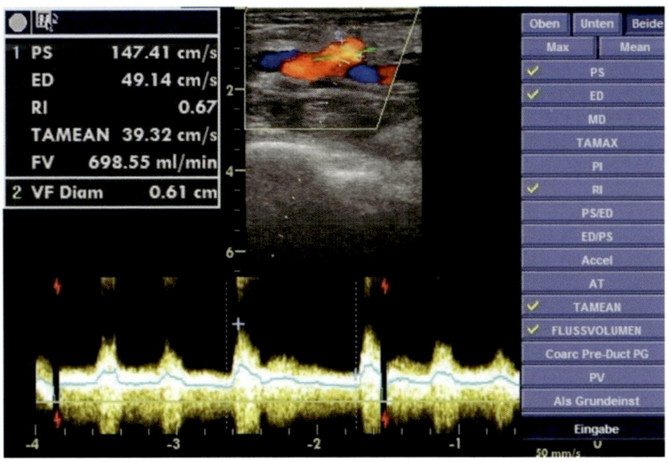

Durchmesser v. cephalica:	4,6 mm
TAMean (hellblaue Linie):	39,32 cm/sec (time averaged mean velocity)
FV:	698,55 ml/min (flow volume)

<u>Messwerte Shuntvene (v. cephalica, mittlerer Oberarm, Längsachse) rechts:</u>

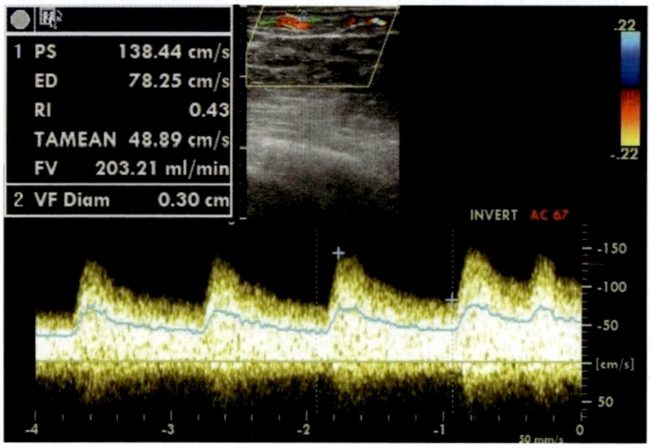

Spektralkurve:	hoher diastolischer Fluss (weit über der Nulllinie)
PS:	hohe Maximalgeschwindigkeit (peak systolic)
TAMean (hellblaue Linie):	48,89 cm/sec (time averaged mean velocity)
FV:	203,21 ml/min (flow volume)

2. Die postoperative Kontrolle erfasst neben der Messung von Flussvolumina den sonographisch leicht zu bestimmenden Durchmesser der abführenden Venen. Hier am Beispiel einer **brachio-cephalica Fistel** in Höhe **der Ellenbeuge** rechts:

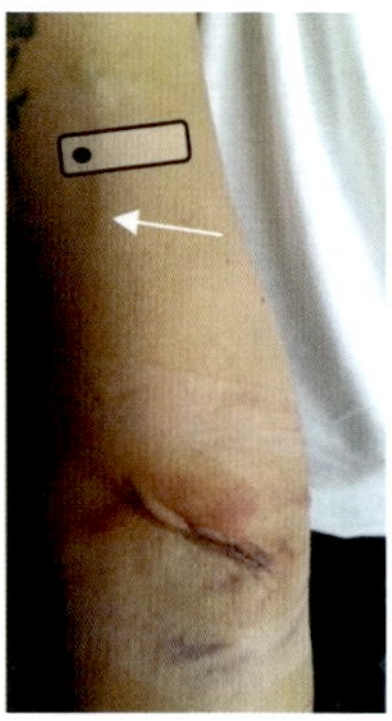

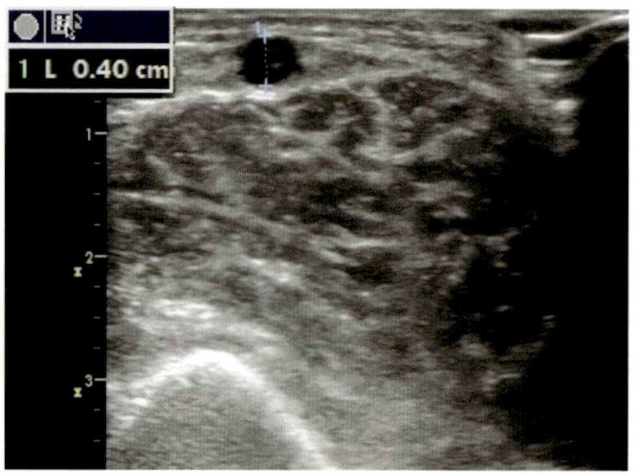

Die Operationswunde der Ellenbeuge ist noch frisch (4 Tage post-op.)
Die Vene (Pfeil) am Oberarm ist gut zu tasten und schwirrt gut.
Im B-Bild wird der Durchmesser bestimmt. Hier sind es 4 mm. Bis zum punktionsfähigen Shunt in etwa 6 Wochen sollte er möglichst 5-6 mm betragen.

3. Patient mit **Cephalica-Unterarmshunt** links.
   Man sieht die aneurysmatisch vergrößerte und geschlängelte v. cephalica.
   Der Shunt ist ca. 3 Jahre alt und funktioniert gut.

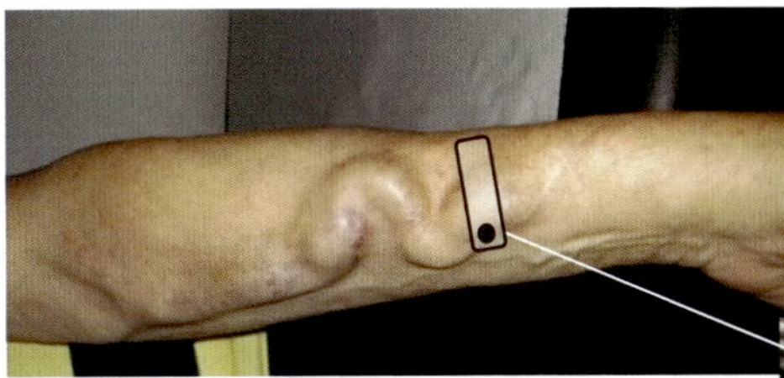

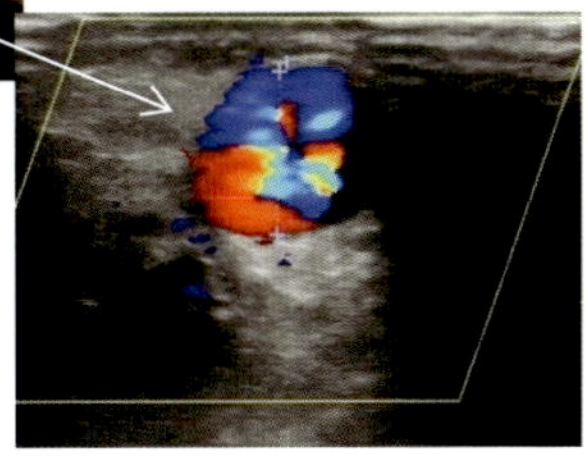

Der Querdurchmesser beträgt etwa 12 mm.
Im Farbduplex sind 2 Phänomene zu beobachten:
Ein Aliasing (Übergang von rot nach blau über weiße Linien) und ein Richtungswechsel (Übergang von rot nach blau über schwarze Linien), bedingt durch den senkrechten Schallwinkel.

Flussmessung:

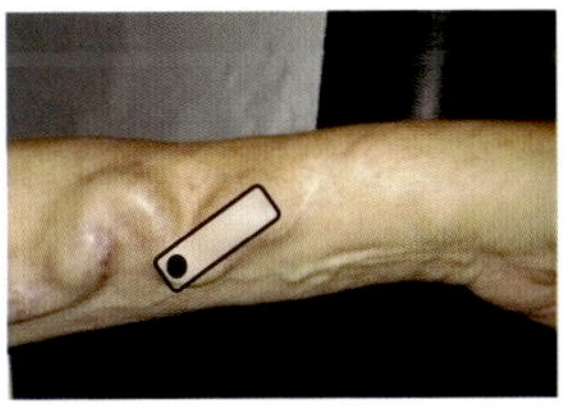

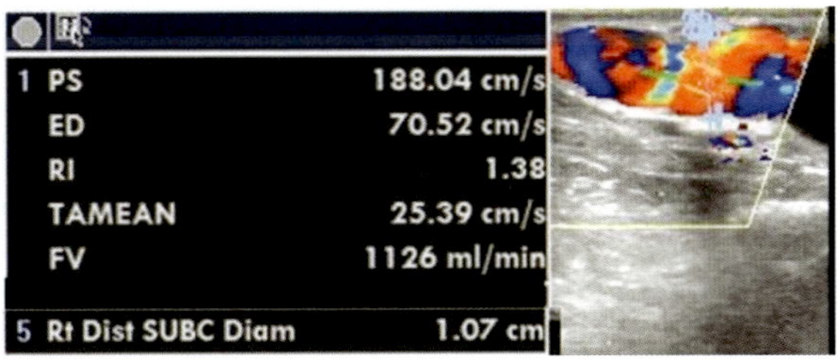

Die anastomosennahe Shuntvene wird in Längsrichtung geschallt. Nach Aufrufen des Dopplerspektrums und Einfrieren des Bildes wird der Querdurchmesser bestimmt (Diam 1,07 cm). Das Gerät berechnet automatisch das Flussvolumen, welches 1126 ml/min. beträgt.

4. Patient mit **Basilica-Oberarmshunt** links unter Hämodialyse. Die Shuntvene ist nach 5 Jahren aneurysmatisch an zwei Stellen (Sternchen) verändert.

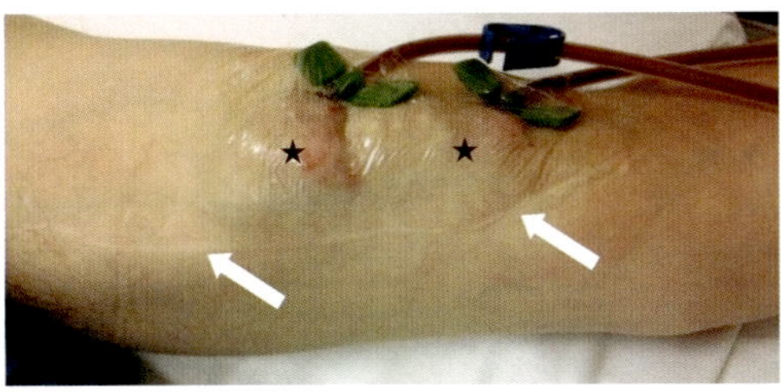

Man sieht eine lange reizlose Oberarmnarbe (weisse Pfeile), die durch die operative Vorverlagerung der V. basilica bedingt ist. Diese Maßnahme ist bei Verwendung der V. basilica erforderlich, da die Vene keinen oberflächlichen Verlauf hat.

Shuntstenose

Stenosen entwickeln sich meist in den abführenden Shuntvenen.
Sie entstehen

1. infolge einer Intimahyperplasie direkt im venösen Abgangsbereich oder etwas distal.
2. als Folge ständiger Punktionen entlang der Venenstrecke.

Mittels Duplexsonographie lassen sie sich morphologisch und hämodynamisch beurteilen.

Vermessung des Stenosegrades
Die Messungen erfolgen an der engsten Stelle (rL, residuales Lumen) und im normalen Lumen (nL), meist stromabwärts der Stenose. Wenn möglich sollten die Gefäßwände hier parallel verlaufen.
Beide Messwerte werden in die unten angegebene Formel eingetragen woraus sich die Stenose in Prozent berechnen läßt.

$$\text{Formel: } \frac{nL - rL}{nL} \times 100 = \%\ \text{Stenose}$$

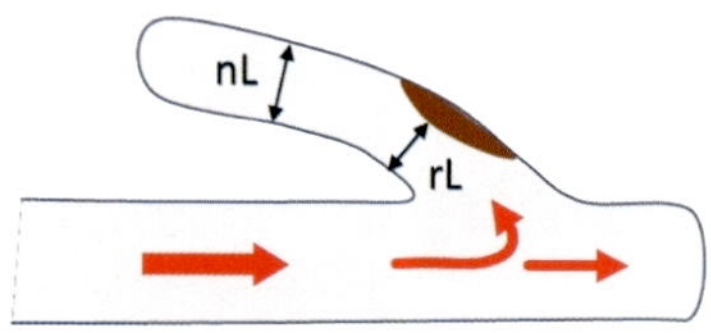

In der Duplexuntersuchung finden sich bei höhergradigen Stenosen erhöhte Strömungsgeschwindigkeiten. Zusammen mit Aliasphänomenen wird die Diagnose einer Stenose durch Farbkodierung erhärtet.

Probleme nach Shuntanlagen

1. Shuntinsuffizienz
2. Shuntstenose
3. Shuntverschluss
4. Mangeldurchblutung der Hand (Stealsyndrom)
5. Aneurysma
6. Infektion
7. Herzinsuffizienz

Shunt-Insuffizienz: Als prognostisch wichtig für die Entwicklung von Shunts gelten: Gefäßdurchmesser, vor- und nachgeschaltete Gefäßveränderungen und die Bestimmung des Resistive Index (RI).

Durchmesser	Radialarterie: 2-3 mm (kein Shunt bei < 1,5 mm)
	Unterarmvene: > 2 mm (ohne Stau)
	Oberarmvene: > 3 mm (ohne Stau)
Resistive Index	< 0,8 gute Shuntentwicklung
	> 0,7 schlechte Shuntentwicklung
	(kein Shunt bei RI > 0,8)

Venöse Abflussstörungen sind oft im thorakalen Bereich angesiedelt und bedürfen einer präoperativen Phlebographie.

Stenosen: Entstehen oft anastomosennah infolge Intimahyperplasien. Angioplastie oder operative Revison erforderlich.

Verschluss:
• Frühverschlüsse (Tage nach Operation) deuten auf operationsbedingte technische Fehler hin. Hier ist eine umgehende Revisionsoperation nötig, da sonst der Venenverlauf langstreckig thrombosiert.
• Shuntanlagen mit nativen Gefäßen haben gegenüber Prothesenshunts deutlich seltener Verschlüsse.
• Prothesenshunts lassen sich gut thrombektomieren. Eine Revision des Anastomosenbereichs ist sinnvoll.

Steal:
• Häufiger bei Oberarmshunts in bis zu 10%, seltener bei Shunts am Handgelenk (Cimino-Fistel) mit < 1%.
• Tritt als Folge hoher Shuntvolumina auf. Volumenmessung mittels Duplex als Methode der Wahl zur Abklärung. Volumina mit > 2000 ml/min. sind nicht tolerabel.
• Zur Korrektur wird das Banding durchgeführt (verengende Nähte der Anastomosenregion im Sinne einer Drosselung). Bei kritischer Ischämie muss der Shunt aufgegeben werden.

Aneurysma:
• Schicksal der abführenden Venenstrecke infolge Druckbelastung und häufiger Punktionen sind aneurysmatische Veränderungen.
• Neigung zum Verschluss durch Wirbelflüsse und Bildung wandständiger Thromben.
• Resektion und Ersatz gegen ein Protheseninterponat kann zur Shuntrettung beitragen.

Infektion:
• Postoperative Wundinfektionen treten in etwa 2% auf. Bei eitrigem Infekt muss die Wunde operativ inspiziert werden.
• Größte Gefahr liegt in einer möglichen Arrosionsblutung.
• Prothesenshunts müssen bei Infektion der Prothese komplett explantiert werden.

Herzinsuffizienz: Ist bei hyperdynamischem Shuntfluss zu erwarten. Die operative Korrektur ist bei entsprechend hohen Shuntvolumina (> 2000 ml/min.) vorzunehmen.

Dialysekatheter

Patienten mit chronischer Niereninsuffizienz und Shuntproblemen benötigen eine kontinuierliche Dialyse, die mit Kathetersystemen durchgeführt werden kann.
Erste Wahl ist die Anlage eines Demerskatheters, der über die Vena jugularis interna oder externa implantiert und infraclaviculär ausgeleitet wird

Das Beispiel zeigt eine über 70jährige Patientin mit einem 5 Jahre alten, gut funktionierenden Demerskatheter. Die lokalen Hautverhältnisse sind vollkommen reizlos.

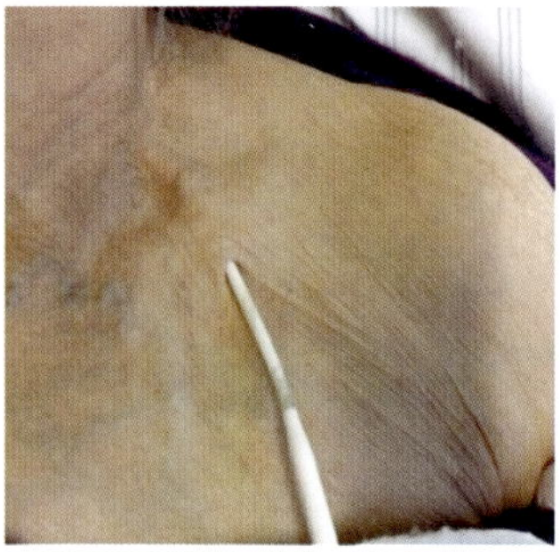

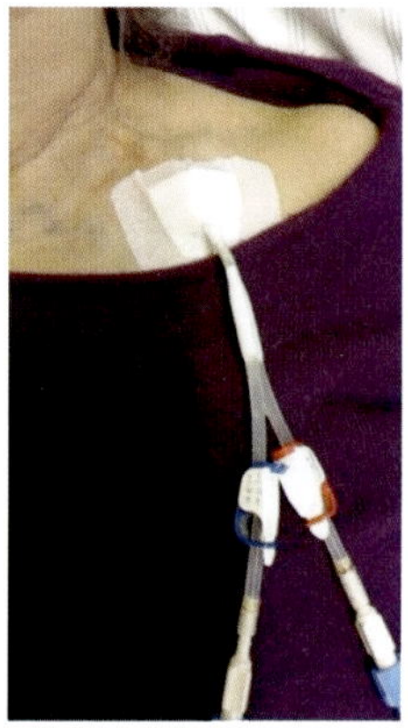

Die Eintrittsstelle wird lediglich mittels eines Hautdesinfektionsmittels abgetupft und mit sterilem Hautpflaster verbunden. Der Verbandswechsel während der Dialysetage (3mal wöchentlich) erfolgt mit Sterilhandschuhen und Mundschutz.

Infektionen der Austrittsstelle aus der Haut sind möglich, können aber bei guter Pflege, auch nach Jahren, vermieden werden.

Bei Änderungen der lokalen Hautverhältnisse, eventuell mit Auftreten von intermittierenden Fieberschüben ist eine Infektion zu vermuten. Eine Explantation ist dann erforderlich (Hollenbeck et al. 2009).
Für das venöse Abstromgebiet ist im Klappenbereich das Risiko einer Trikuspidalklappenendokarditis deutlich erhöht.

Literatur

Bavare CS, Bismuth J, El-Sayed HF, Huynh TT, Peden EK, Davies MG, Lumsden AB, Naoum JJ. Volume Flow Measurements in Arteriovenous Dialysis Access in Patients with and without Steal Syndrome. International Journal of Vascular Medicine Volume 2013, Article ID 328601, 4 pages http://dx.doi.org/10.1155/2013/328601

Davidson I, Chan D, Dolmatch B, Hasan M, D. Nichols D, Saxena R, Shenoy S, Vazquez M, Gallieni M. Duplex ultrasound evaluation for dialysis access selection and maintenance: a practical guide. The Journal of Vascular Access 2008; 9: 1-9

Ghadban T, Weissmann V, Ittrich H, Janneck M, König A: Shuntchirurgie für die Dialyse. Allgemein- und Viszeralchirurgie up2date 2016; 203-218
DOI: http://dx.doi.org/10.1055/s-0042-104675

Hollenbeck M, Mickley V, Brunkwall J, Daum H, P. Haage P, Ranft J, Schindler R, Thon P, Vorwerk D. Gefäßzugang zur Hämodialyse. Interdisziplinäre Empfehlungen deutscher Fachgesellschaften. Nephrologe 2009; 4: 158-176 DOI 10.1007/s11560-009-0281-0

Iglesias R, Vallespín J, Ibeas J. Handbuch zur sonographischen Shuntuntersuchung für Pflegekräfte und Ärzte. European Dialysis and Transplant Nurses Association/ European Renal Care Association (EDTNA/ERCA) Seestrasse 91, CH 6052 Hergiswil, Switzerlandwww.edtnaerca.org
Internet: https://www.edtnaerca.org/resource/edtna/files/Ultrasound_German_7-6-19.pdf (kostenlose PDF-Datei)

Lockhart ME, Scoutt LM, Robbin ML, Bertino RE, Needleman L, Pellerito JS, Dahiya N. Ultrasound Vascular Mapping for Preoperative Planning of Dialysis Access. 2016 — AIUM PRACTICE PARAMETER

Malovrh M. Native arteriovenous fistula: preoperative evaluation.
Am J Kidney Dis 2002; 39: 1218-1225

Needleman L, Teodorescu V, Tessler FN, Lockhart ME, Robbin ML, Letourneau JG, Pellerito JS, Scoutt LM. Vascular Ultrasound Examination for Postoperative Assessment of Dialysis Access. 2014 — AIUM PRACTICE PARAMETER

Schlund E. Die Gefäßprothese. Ein problematischer Dialysezugang?
Dialyse aktuell 2013; 17 (1): 20-26

Shenoy S, Darcy M. Ultrasound as a Tool for Preoperative Planning, Monitoring, and Interventions in Dialysis Arteriovenous Access. AJR: 2013; 201: W539-W543

Zamboli P, Fiorini F, D'Amelio A, Fatuzzo P, Granata A. Color Doppler ultrasound and arteriovenous fistulas for hemodialysis. J Ultrasound 2014; 17: 253-263

VASCULAR PROFESSIONAL PERFOMANCE GUIDELINE
Evaluation of Hemodialysis Access, Society for Vascular Ultrasound 2019

Duplexsonografie der Bauchaorta, des Truncus coeliacus und der A. mesenterica superior

ICD-10 Codes		
	I70.0	Atherosklerose der Aorta
	I71.4	Aneurysma der Aorta abdominalis, ohne Angabe einer Ruptur
	I71.3	Aneurysma der Aorta abdominalis, rupturiert
	I77.4	Arteria-coeliaca-Kompressions-Syndrom
	K55.0	Akute Gefäßkrankheiten des Darmes
	K55.1	Chronische Gefäßkrankheiten des Darmes

Indikationen	• Abdominale Claudicatio, Viszeralarterienischämie • AVK Aorta/Beckenarterien • Aortenaneurysma/ Aortendissektion
Vorbereitung	4 Stunden nüchtern bis zur Untersuchung hilfreich
Position	Rückenlage
Schallkopf	konvexer Schallkopf mit 2 - 5 MHz alternativ Sektorschallkopf
Preset	▶ Abdomen /viscerale Gefäße/Aorta
Dauer	10 Minuten

Die sonographische Untersuchung der Arterien im Bauchraum nimmt einen wichtigen Platz in der Abklärung akuter und chronischer abdominaler und peripherer Durchblutungsstörungen ein. Die hier beteiligten Gefäße sind neben der Bauchaorta, die intestinalen (mesenterialen) und iliacalen Arterien.
Klinisch sind akute und damit lebensbedrohliche Verschlüsse von chronischen arteriosklerotischen Prozessen zu unterscheiden. Zu den akuten Formen ist die arterielle Embolie und der Aortenverschluss zu rechnen. Hier sind meist die Arteria mesenterica superior oder die Iliacalarterien betroffen, deutlich seltener die Nierenarterien.
Mit dem akuten Ereigniss ist eine kollaterale Versorgung nicht gegeben, so dass der komplette Dünndarm (Mesenterica-Embolie) oder die untere Körperhälfte (Aorto-iliacaler Verschluss, Leriche-Syndrom) eine Ischämie erleiden.
Die akut auftretende Symptomatik lässt keine lange Diagnosefindung zu.

Einen echten gefäßchirurgischen Notfall stellt das Aortenaneurysma mit drohender oder erfolgter Ruptur dar, dass durch eine Ultraschalluntersuchung eine rasche Diagnose erlaubt.

Eine weitere Indikation der abdominalen Sonografie ist die sogenannte FAST-Untersuchung, wobei vor allem bei Traumapatienten eine akute Blutung ausgeschlossen wird.
[FAST = Focused Assessment with Sonography for Trauma; im Sinn einer Point-of-care Untersuchung]

Bauchaorta mit **Viszeralarterien**

Die Untersuchung erfolgt in Längsachse (Marker zum Kopf des Patienten) und Querachse (Marker zur rechten Seite des Patienten).

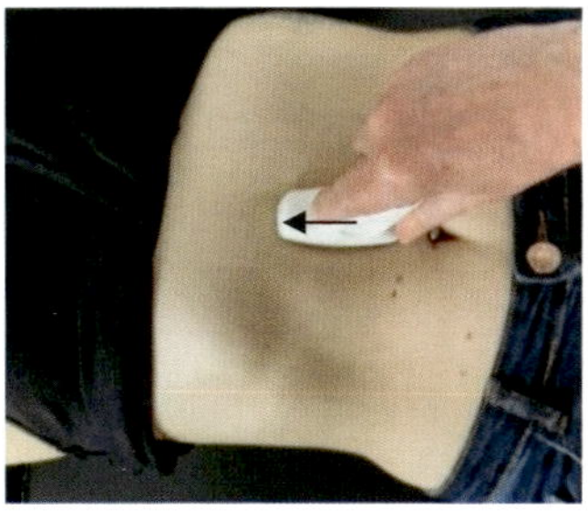

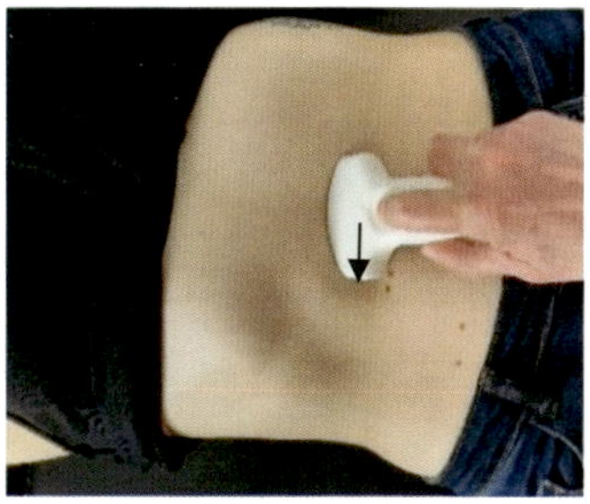

In der Längsachse wird der Schallkopf unterhalb des Xiphoids in der Mittellinie aufgesetzt und nach distal verschoben. Er kann auch paramedian platziert und dann etwas gekippt werden.
In der Querachse wird ebenfalls direkt am Xiphoid begonnen und nach distal die Aorta verfolgt.
Störende Luft wird durch Sondenbewegungen weggedrückt. Tiefe Inspiration verbessert oft die Sicht im Oberbauch.

Im Folgenden werden Aorta und die Gefäßabgänge von kranial nach kaudal in beiden Untersuchungsebenen beschrieben.

Proximale Aorta

In der proximalen Aorta finden sich 2 Gefäßabgänge. Der Truncus coeliacus und die A. mesenterica superior.

Schematische Darstellung der Anatomie in Längsachse:

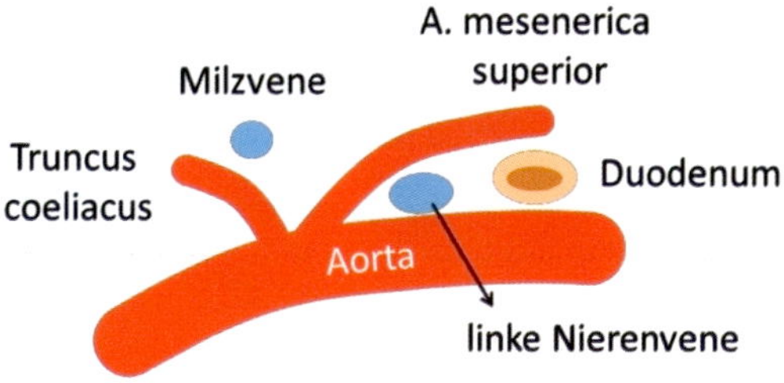

Bei etwa 7% gehen Truncus und A. mesenterica superior gemeinsamen aus der Aorta ab; in 2% ist der Truncus nicht angelegt.

In der Längsachse lassen sich beide Gefäße, die nach ventral abgehen, meist gut darstellen.

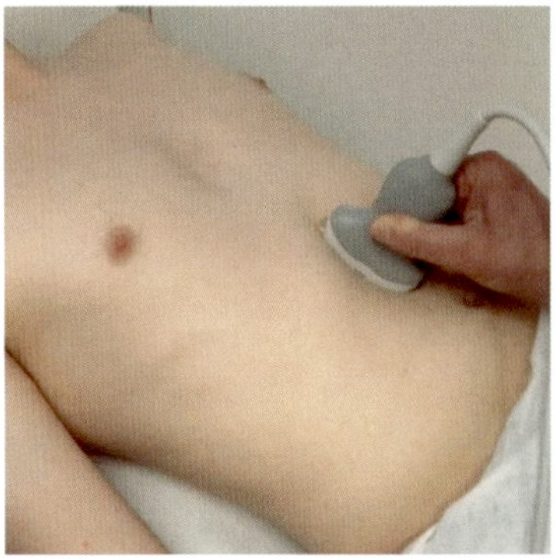

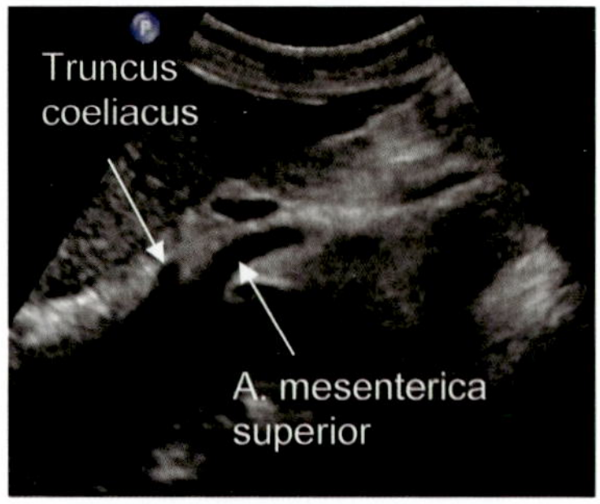

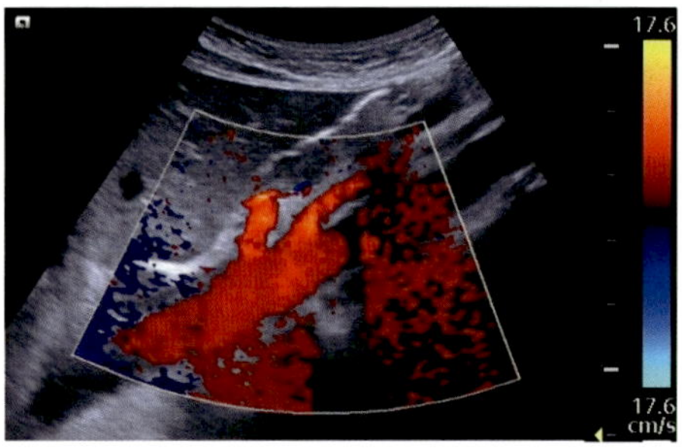

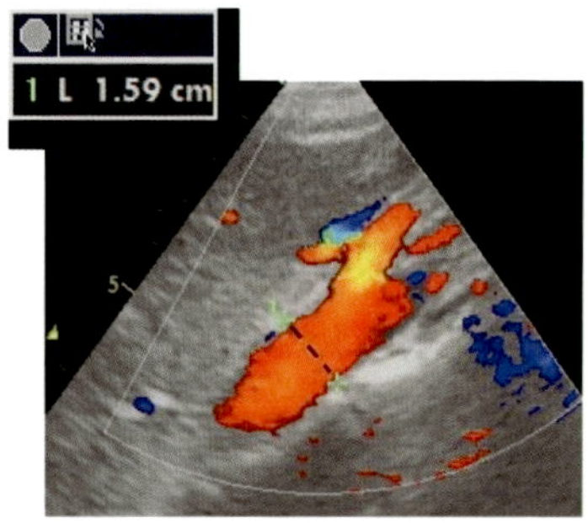

Die abdominale Aorta wird subdiaphragmal (oberhalb des Truncus) ausgemessen. In diesem Beispiel ist der Durchmesser mit 16 mm im Normbereich.

Bei Aortendissektion sollten die abgehenden Arterien aus der Aorta sorgfältig geprüft werden, um intestinale Malperfusionen zu erkennen.

<u>Normwerte Aorta</u>	Größe.	15-22 mm (proximal > distal; Männer > Frauen)
	PSV:	70-160 cm/sec
	Spektrum:	biphasisch oder triphasisch
	Flussrate	2500 ml/min

Truncus coeliacus

Als erstes Gefäß erscheint der Truncus coeliacus, der senkrecht aus der Aorta entspringt und sich (zumindest sonografisch) in zwei Äste aufteilt. Anatomisch ist die A. gastrica sinistra als drittes Gefäß zu nennen.

Längsachse

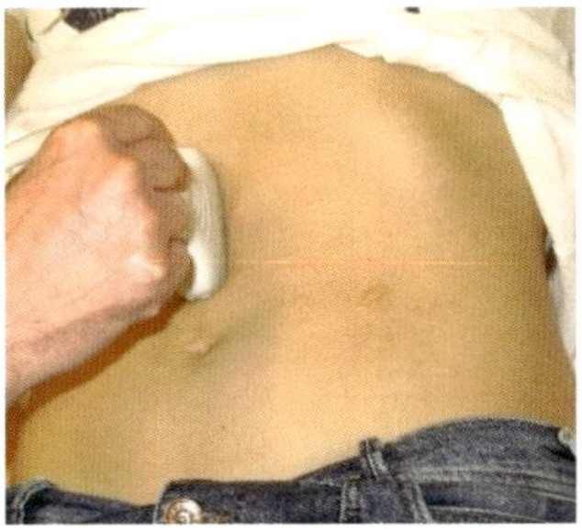

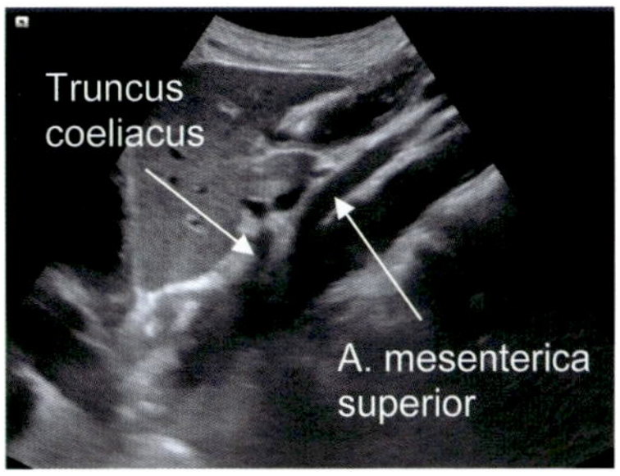

Querachse

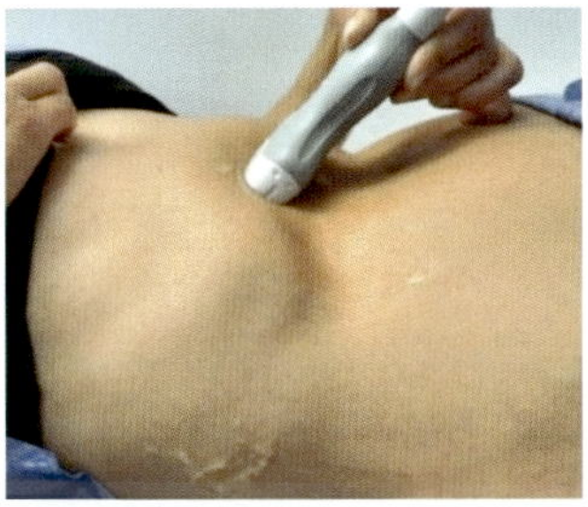

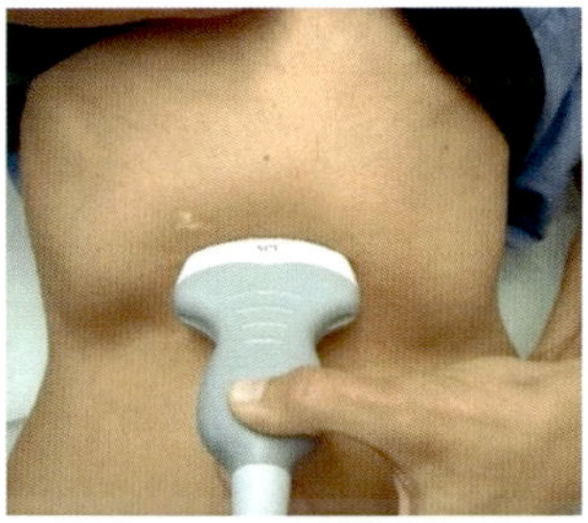

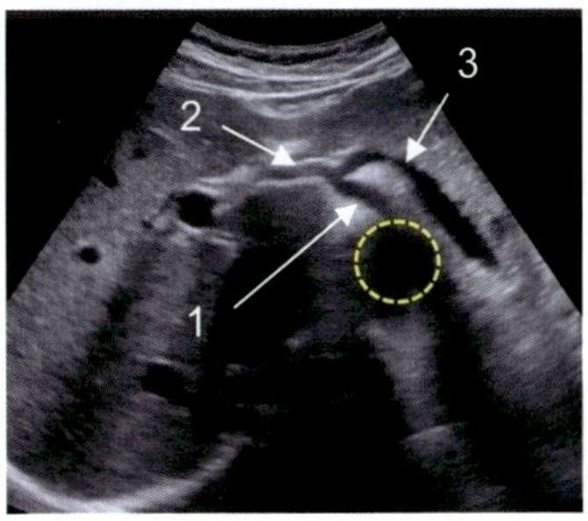

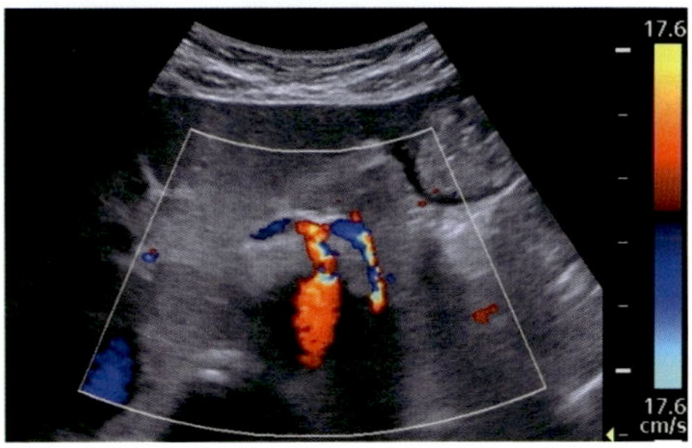

1 = Truncus coeliacus; 2 = A. hepatica communis; 3 = A. lienalis; Kreis = Aorta
Bild ähnelt einer Möve = sea gull sign

Das Dopplerspektrum weist einen hohen enddiastolischen Flussanteil (★) auf.

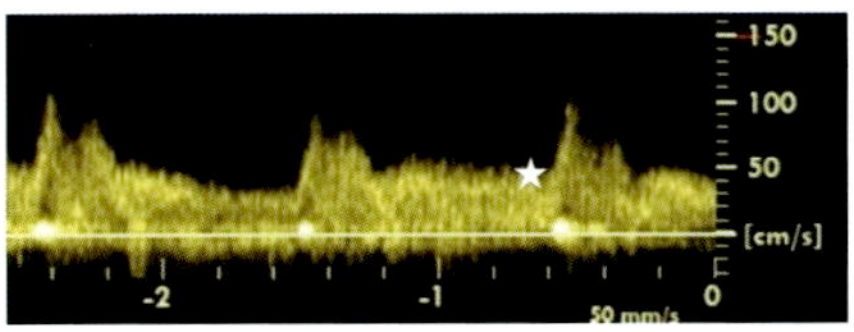

Normwerte	PSV	90-120 cm/s
	Fluss	700 ml/min
Stenose >70%	PSV	>200 cm/s

Arteria mesenterica superior

Die Arterie ist ein Schwerarbeiter. Sie versorgt den gesamten Dünndarm (ca. 5 Meter lang) und den Dickdarm bis in das Colon transversum.

Längsachse
Die Schallkopfpositionen (Längs- und Querachse) entsprechen praktisch denen für den Truncus. Es werden nur kleine Kippbewegungen benötigt.

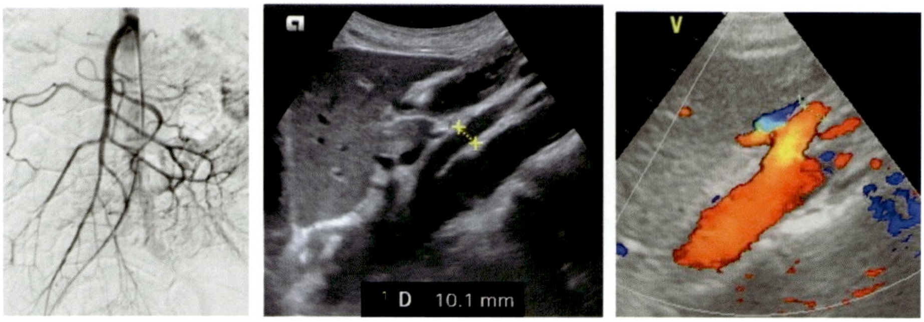

Angiographie, Farbduplex und Durchmesser zeigen normale Gefäßverhältnisse.

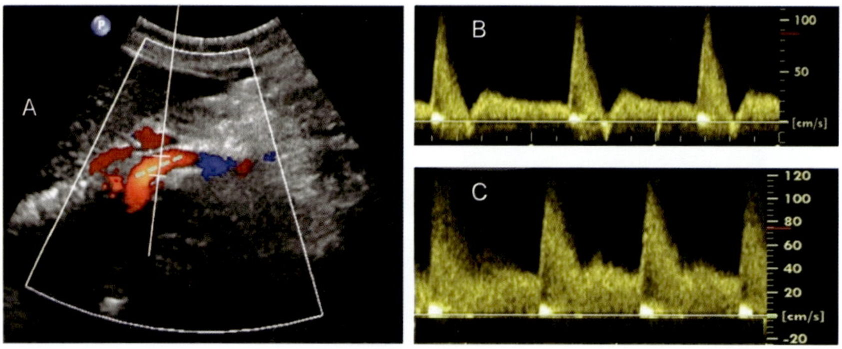

A: Achten auf korrekten Messwinkel (hellgrüne unterbrochene Linie)
B: Triphasisches Spektrum beim nüchternen Patienten
C: Monophasisches Spektrum postprandial mit hoher Enddiastole (Das Spektrum liegt komplett oberhalb der Nulllinie)

Aorto-mesenterialer Winkel
Das Messen des Winkels ist nicht obligat. Er läst sich auch mit dem Auge gut abschätzen.

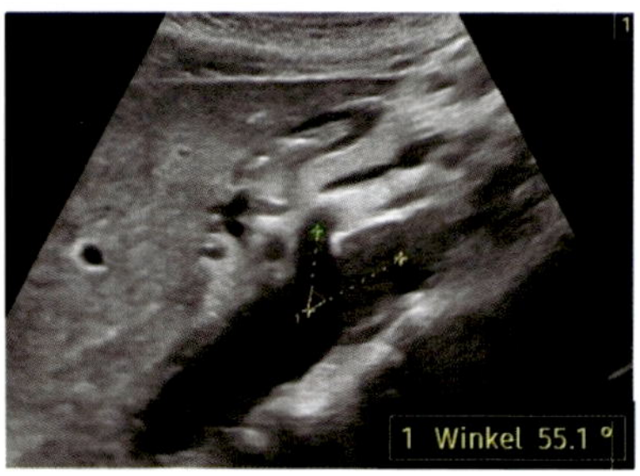

Ist dieser deutlich kleiner als 45° können die dazwischen verlaufende linke Nierenvene oder das Duodenum komprimiert werden (→Nussknackersyndrom, →Wilkie-Syndrom).

<u>Querachse</u>
Die A. mesenterica superior (AMS) liegt als kreisförmige Struktur schräg oberhalb der Aorta, oberhalb davon ist die Milzvene. Unterhalb der AMS verläuft die linke Nierenvene, die in die Cava inferior mündet.

Oberbauch, mediane Schallkopfposition:

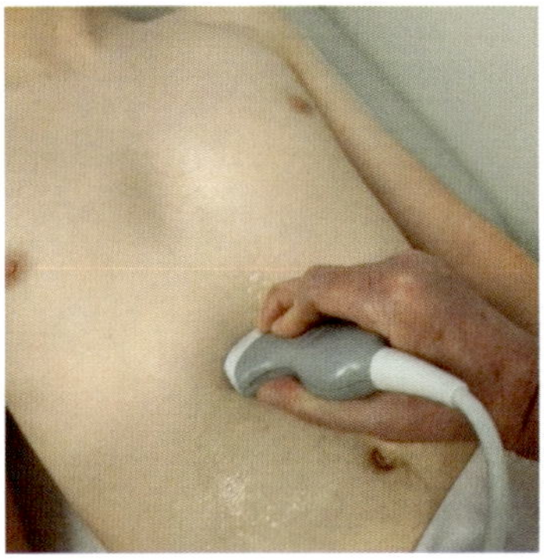

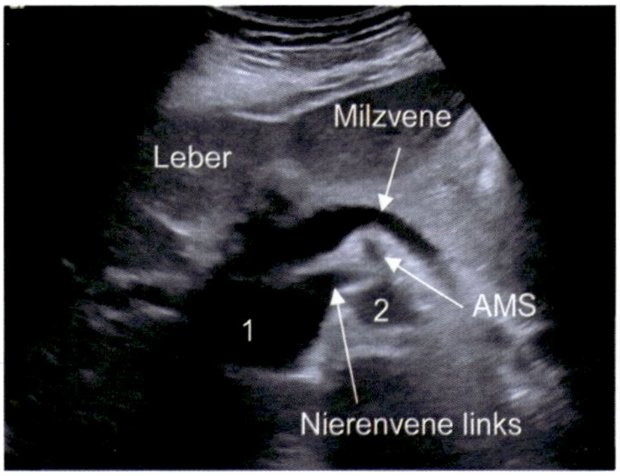

1 = Cava inferior
2 = Aorta

Oberbauch, paramediane Schallkopfposition rechts:
Neben der Arterienanatomie lässt sich hier die Milzvene und das gesamte Pankreas (★) besonders gut darstellen.

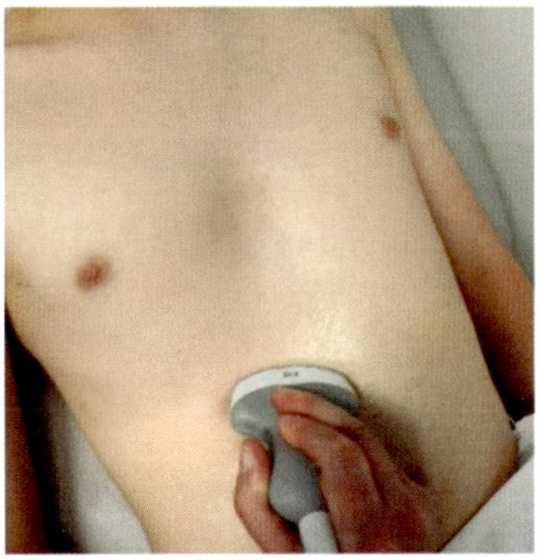

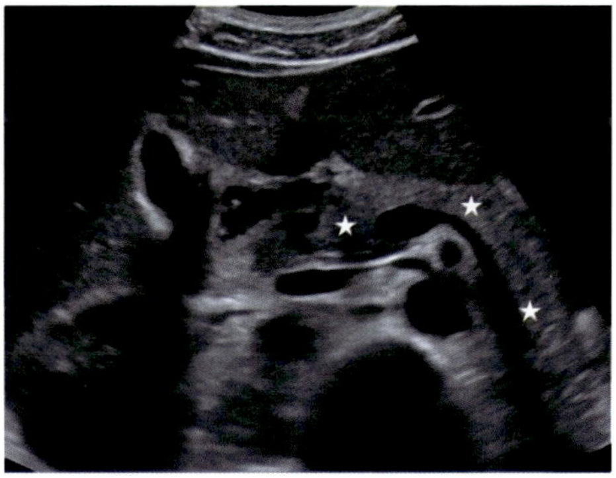

Die Milzvene gilt als Leitstruktur zur Auffindung des Pankreas. Der Milzvenendurchmesser ist unter 11 mm im Normbereich; über 12 mm sprechen für einen Pfortaderhochdruck.

<u>Normwerte AMS</u>	Größe:	5-8 mm	
	nüchtern:	PSV	120 cm/s
		EDV	15 cm/s
		Fluss	250 ml/min
	postprandial	PSV	180-220 cm/s
		EDV	>45 cm/s
		Fluss	700-300 ml/min (1-2 Stunden nach dem Essen)
<u>Stenose >70%</u>		PSV	>275 cm/s

Distale Aorta und **Bifurkation**

Längsachse

Bifurkationen sind aus hämodynamischer Sicht Schwachstellen unseres arteriellen Systems. Lokal turbulente Flüsse mit niedrigen Scherkräften sind als atherogen einzustufen und erklären die Häufung von Gefäßstenosen dieser Region.

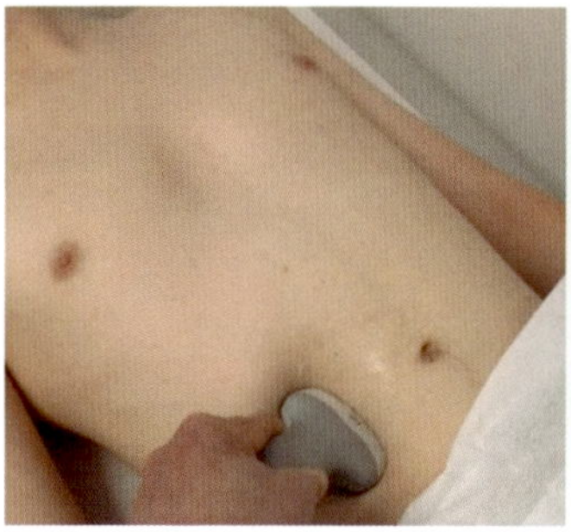

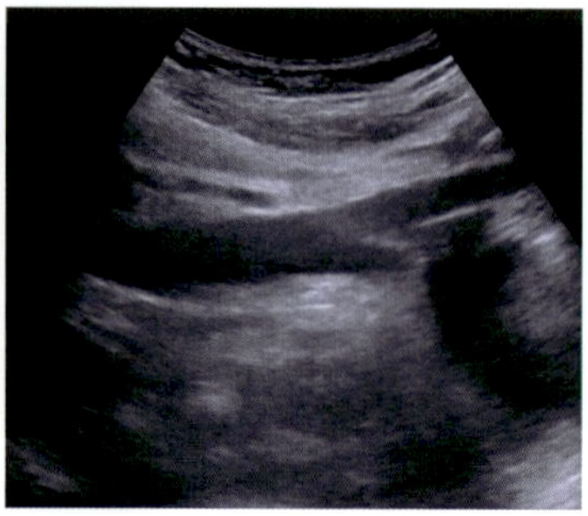

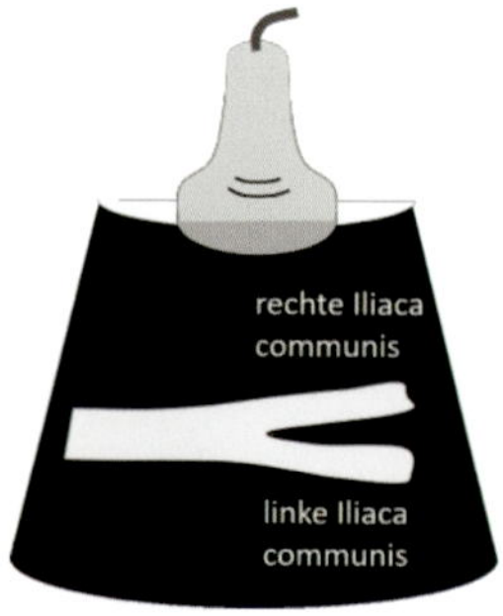

Die korrekte Zuordnung der Iliacalarterien ist zu beachten.
Bei der oben gezeigten Schallposition von rechts ist die rechte Iliacalarterie schallkopfnah gelegen und wird daher im B-Bild am oberen Rand angezeigt.

Im Aortenlumen finden sich gelegentlich streifenartige Strukturen, parallel zur Gefäßwand, die Schallartefakten (Reverberationen) entsprechen. Durch leichte Positionsänderungen des Schallkopfes verschwinden sie. Verursacht werden sie durch stark reflektierende, verkalkte Wandanteile.
Ein konstant bleibender einzelner wandparalleler oder schräger, echogener Streifen im Aortenlumen kann eine Aortendissektion darstellen. Diese ist in abdominaler Position als Ausdruck eines weiter proximal gelegenen Dissektionsursprungs (Typ A oder Typ B Dissektion) zu werten. Eine isolierte Dissektion der Bauchaorta ist ausgesprochen selten.

Sonographie und CT-Bild bei Typ-B Dissektion (76jähriger Patient):

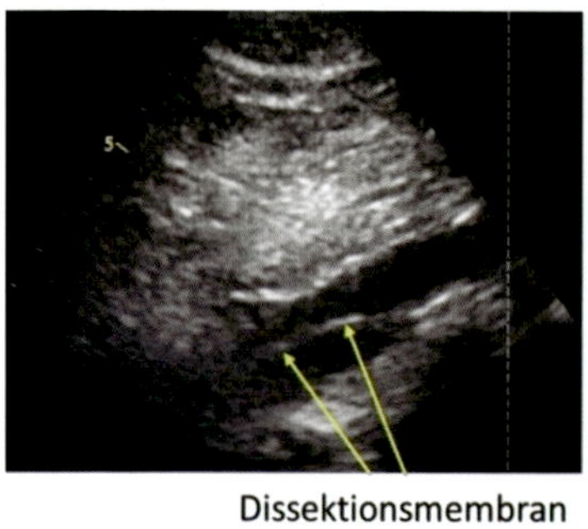

Dissektionsmembran

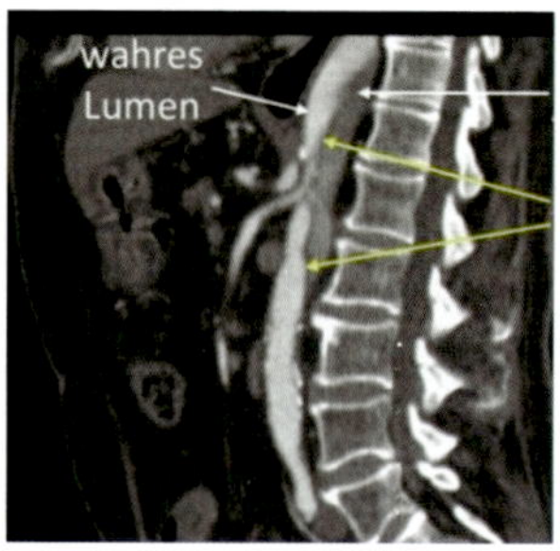

falsches Lumen

Dissektionsmembran

Querachse

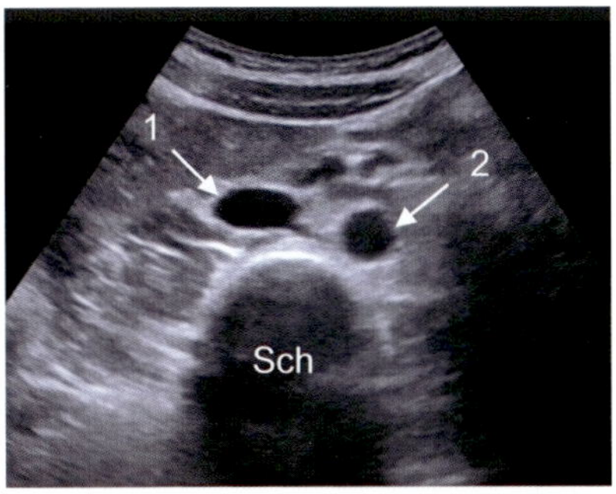

Die Vena cava inferior (1) ist deutlich atemmoduliert und weist dementsprechend Kaliberschwankungen auf. Sie ist selten rund abgebildet.
Die normale Aorta (2) ist kreisrund und pulsatil.
Die Kortikalis des Lendenwirbels erzeugt einen Schallschatten (Sch), der dem Wirbelkörper entspricht.

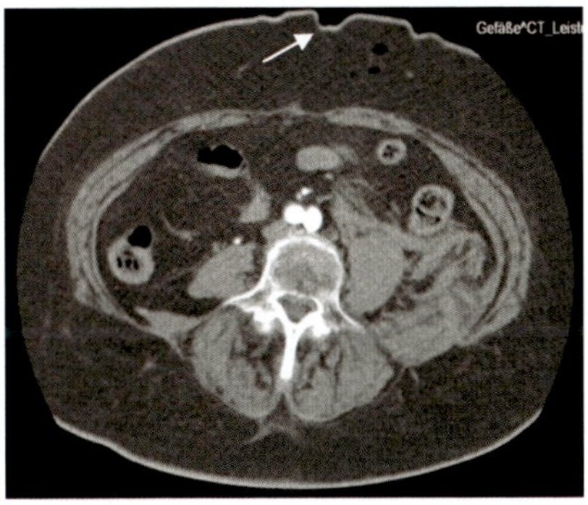

Die Bifurkation mit den Iliacalarterien liegt in Höhe des Bauchnabels (Pfeil), was auf der CT-Angiographie gut zu erkennen ist.

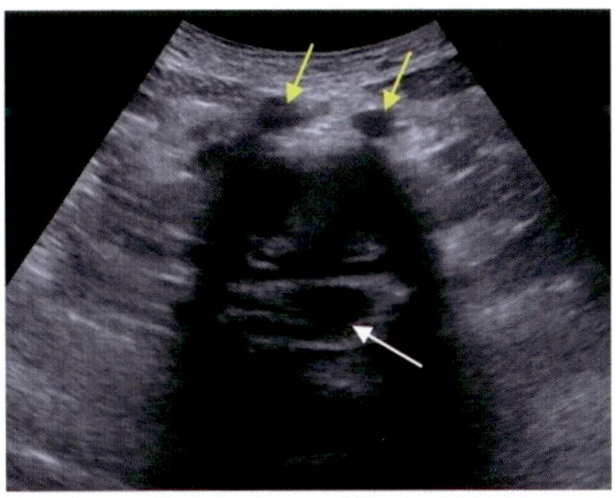

Beide Iliacalarterien stellen sich als Kreise dar (gelbe Pfeile).

Im Schallschatten des Wirbelkörpers sieht man oft den Spinalkanal (weißer Pfeil).

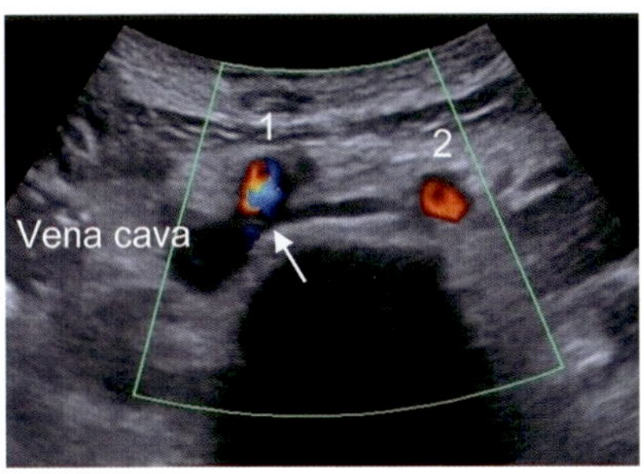

Die Iliacalarterien (1 und 2) sind farblich dargestellt.
Die rechte Arterie (1) verläuft direkt oberhalb der linken Vena iliaca communis (Pfeil), die in die Vena cava mündet.
Die Kompression der linken Iliacalvene durch die Arterie ist als Iliaca-Kompressionssyndrom bekannt.

Arteria mesenterica inferior

Beim Verschieben des Schallkopfes zum Bauchnabel wird die A. mesenterica inferior (AMI) erreicht:

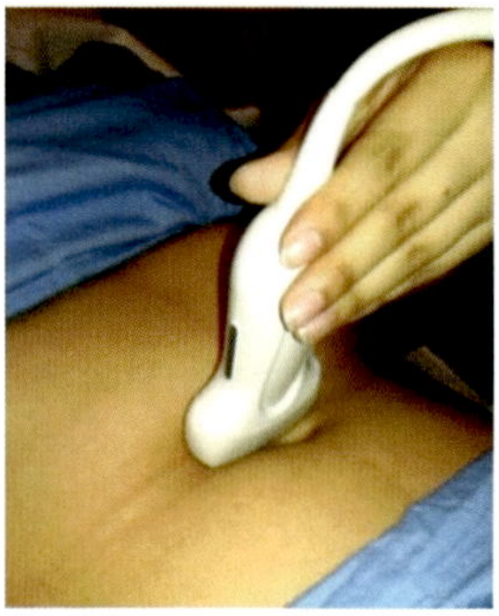

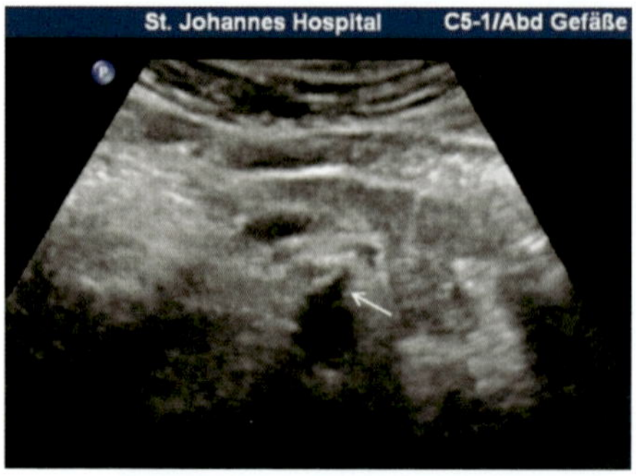

Der Pfeil markiert den Mesenterica-Abgang aus der Aorta.

Das selektive Aufsuchen der Mesenterica inferior gehört nicht zur Standarduntersuchung, ist aber bei intestinalen Ischämien (Angina abdominalis) von Interesse.

Normwerte AMI:
- 3-7 mm Durchmesser
- PSV 100 (70-180) cm/s
- Flussrate ca. 60 ml/min (nüchtern)

Pathologische Befunde

Zu den häufigen Krankheiten der Aorta zählen:
Das Aneurysma (BAA), arteriosklerotisch bedingte Stenosen oder Verschlüsse und die Dissektion.

Aortenaneurysma

Das Aortenaneurysma ist im infrarenalen Aortenabschnitt mit etwa 85% am häufigsten anzutreffen.

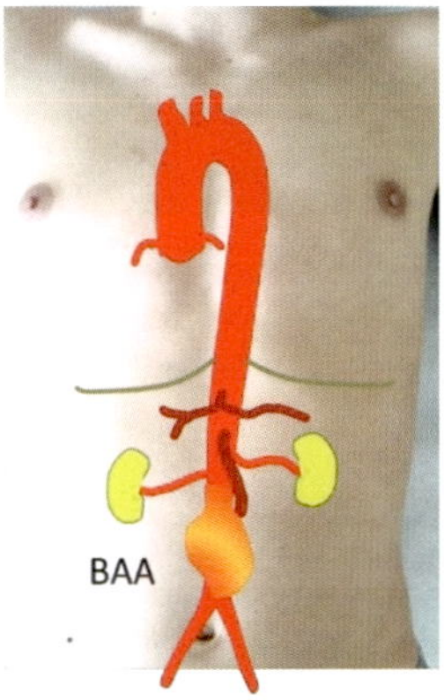

Die Erklärung dafür liefern biochemische Untersuchungen der Aortenwand, die eine unterschiedliche Faserdichte zeigen. Von proximal nach distal nehmen kollagene und elastische Fasern der Aortenwand ab!

Damit ist die Wand des letzten Teils (distale Bauchaorta) schwächer als der proximale intrathorakale Abschnitt. Es herrscht hier ein Elastizitätsverlust.

Die Sonographie ist eine einfache und valide Methode zur Diagnose eines Bauchaortenaneurysma. Sie wird vor allem für rauchende Männer ab 65 Jahren als Screening Verfahren empfohlen und von der Kasse bezahlt (Vorsorgeuntersuchung).

Sonographische Messungen des Aortendurchmessers sollten standardisiert erfolgen. Eine Größenprogredienz ist ein wichtiger Parameter in der Risikoabschätzung und sollte daher einheitlich vermessen werden. Nach geltenden Leitlinien (Debus et al. 2018) liefert dabei die sogenannte „Leading edge to leading edge" Methode die sichersten Ergebnisse.

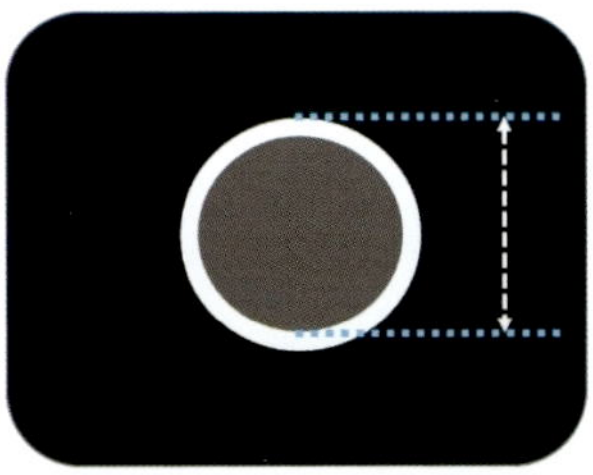

Dazu wird der Durchmesser in antero-posteriorer Richtung vom Außenwandreflex zum gegenüberliegenden Innenwandreflex, im **rechten Winkel zur Gefäßachse**, gemessen.

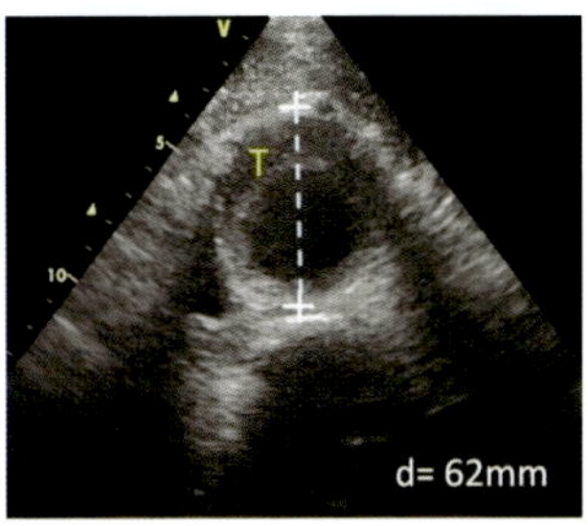

Schallbild eines großen, infrarenalen Aneurysma:
Der Thrombussaum umgibt, meist zirkulär, das durchflossene Lumen.

T = Thrombus
d = Distanz = 62 mm

Grundsätzlich interessiert der maximale Querdurchmesser.
→ Normal sind 1,5-2,2 cm. (Frauenaorta < Männeraorta).
→ Bis 3 cm Querdurchmesser liegt eine Ektasie vor, über 3 cm ein Aneurysma. (Diese Größendefinitionen gelten nur für die Bauchaorta).

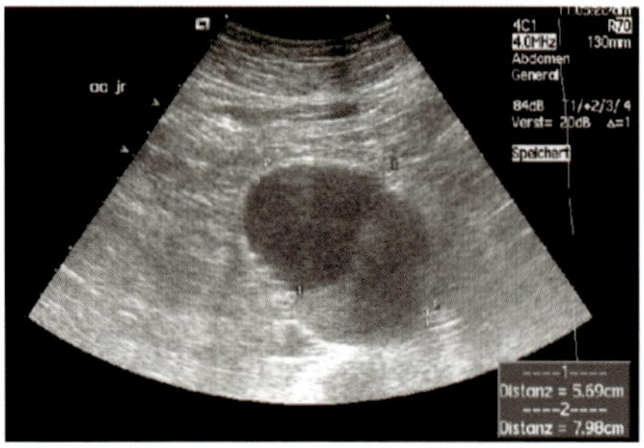

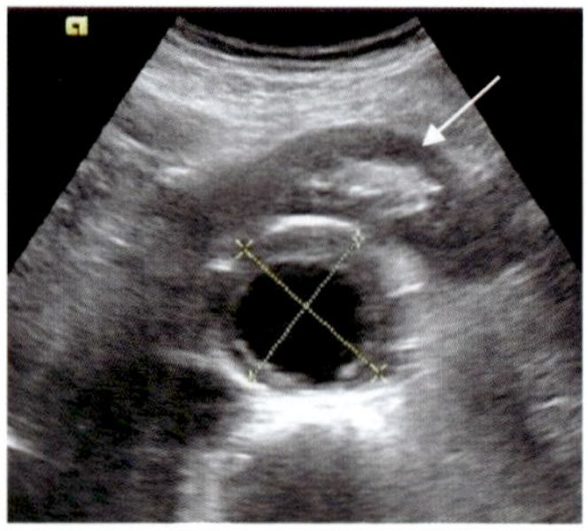

Die Abbildungen zeigen 2 große, behandlungsbedürftige Aortenaneurysmen. Auf dem Bild rechts ist zusätzlich eine Hufeisenniere (Pfeil) vorhanden. Dieser Befund ist bei operativer Ausschaltung des Aneurysmas zu beachten.

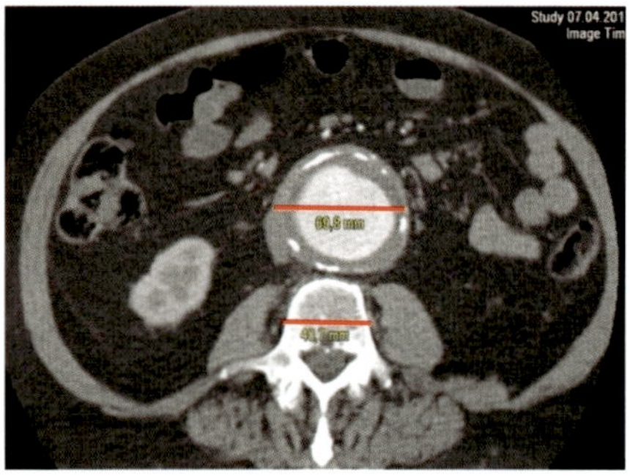

Ist der Aortendurchmesser zum korrespondierenden Wirbelkörper (sonographisch oder angiographisch) deutlich größer, liegt immer ein behandlungsbedürftiges Aneurysma vor.
Hier: Aorta ca. 70mm
Wirbel ca. 41mm

<u>Überwachungsintervalle</u> [S3-Leitlinie Bauchaortenaneurysma, 2018]:

1. kleines, asymptomatisches AAA bei Männern
   - Durchmesser 3,0-3,9 cm alle 2 Jahre
   - Durchmesser 4,0-4,9 cm 1-mal jährlich
   - Durchmesser 5,0-5,4 cm alle 6 Monate

   →Evidenzgrad 2a / Empfehlungsgrad A, starker Konsens

2. kleines, asymptomatisches AAA bei Frauen
   - Durchmesser 3,0-3,9 cm alle 2-3 Jahre
   - Durchmesser 4,0-4,5 cm alle 6 Monate*
   - Durchmesser >4,5-4,9 cm alle 3 Monate*

   * Bei Größenkonstanz kann das Intervall verlängert werden
   →Evidenzgrad 3b / Empfehlungsgrad B, starker Konsens

In Abhängigkeit von Durchmesser, Symptomatik und Wachstumrate besteht die Indikation zur Ausschaltung des BAA.

- ab 5,0 cm Durchmesser bei Frauen und
- 5,5 cm bei Männern
- symptomatische Patienten (Rücken-, Flanken-, Bauchschmerz mit Aneurysmanachweis)
- größenprogredientes BAA (10 mm Zunahme in 12 Monaten)

Operative Therapie

Die klassische operative Ausschaltung eines Bauchaortenaneurysma erfordert eine mediane Laparotomie. Je nach Ausdehnung (isolierter Aortenbefund, Mitbeteiigung der Iliacalarterien) wird ein Interponat (Rohrprothese) oder eine Bifurkationsprothese (Y-Prothese) implantiert.

Rohrprothese (tube graft)

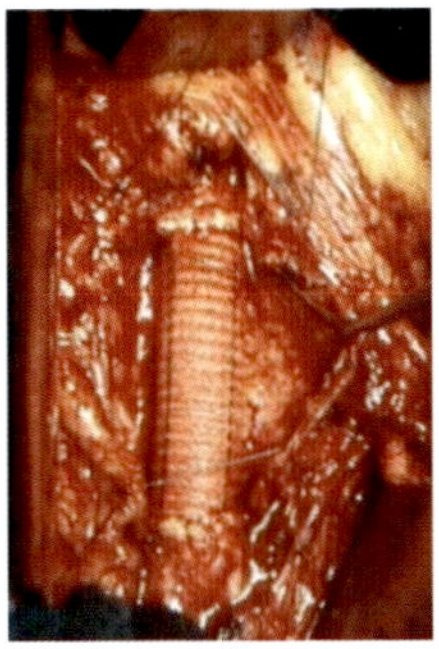

Y-Prothese (bifurcated graft)

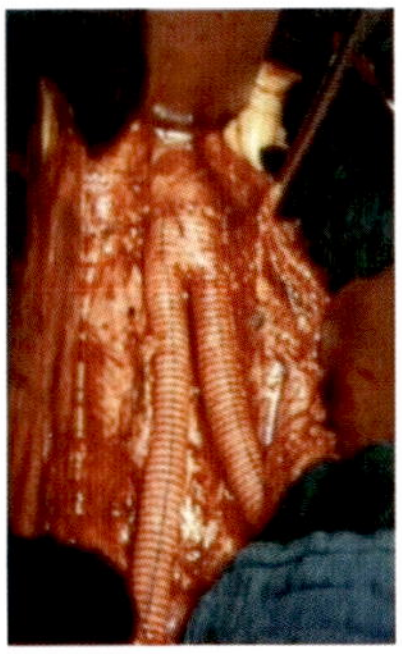

mediane Laparotomie

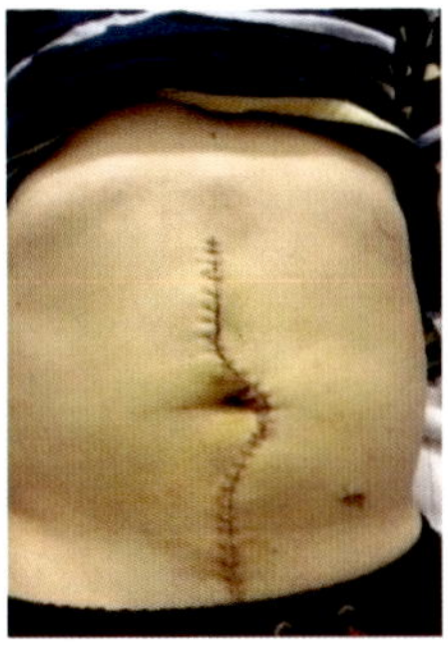

OP-Präparat

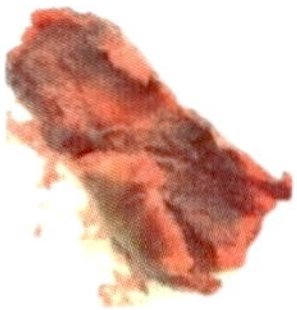

manuell ausgeräumter Thrombus

Endovaskuläre Therapie (EVAR)

Die endovaskuläre Behandlung (EVAR, endovascular aneurysm repair) ist als alternative Methode fest etabliert. Sie kommt vor allem bei älteren Patienten mit Komorbiditäten in Frage und wird limitiert durch anatomisch-pathologisch gegebene Kriterien (Beckenarterien < 7 mm; juxtarenales Aneurysma).

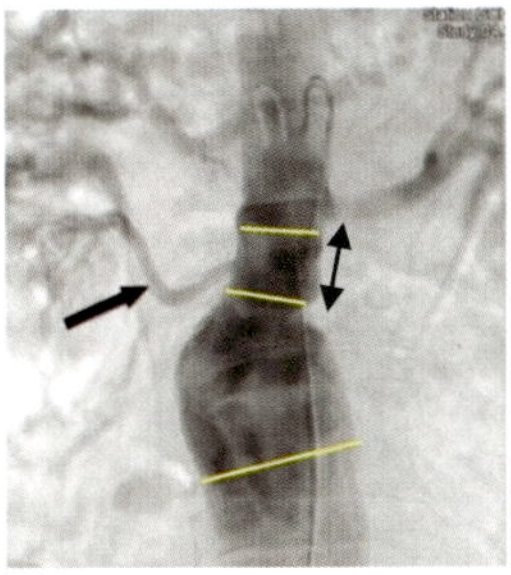

Ausmesssen vor EVAR:

Symptomatisches infrarenales Aneurysma mit akzessorischer Nierenarterie rechts (Pfeil).

Neben Bestimmung verschiedener Querdurchmesser werden Aneurysmalänge und der Abstand zu den Nierenarterien (Doppelpfeil) ausgemessen.

Das endoluminale Verfahren (Endo Vascular Aneurysm Repair, EVAR) wird über zwei kleine Leisteninzisionen unter Durchleuchtung durchgeführt. Neben der speziellen Gefäßprothese wird eine Durchleuchtungseinheit benötigt (Hybridsaal).

vor EVAR

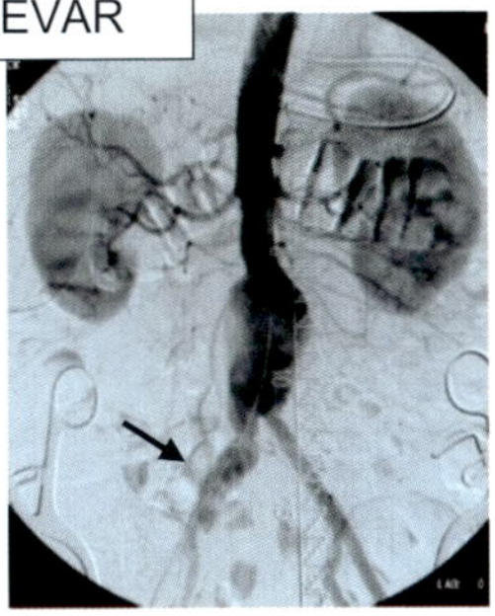

nach EVAR

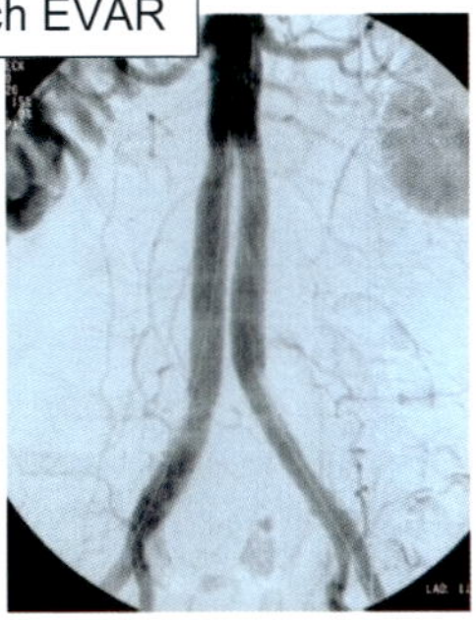

Die präoperative Angiographie zeigt neben dem BAA ein zusätzliches Iliaca-Aneurysma (Pfeil) rechts.

Hauptprobleme nach Versorgung durch EVAR sind sogenannte Endoleckagen (Endoleaks). Dabei handelt es sich um Zustromphänomene aus der Aorta, den Seitenästen (A. mesenterica inferior, Lumbalarterien) oder der Prothese selbst (Porositäten) in das verbliebene Aneurysma.
Eine mangelhafte Verankerung der Prothese im proximalen oder distalen Anteil führt zum Endoleak **Typ I**. Zustromgefäße können zum Endoleak **Typ II** führen.

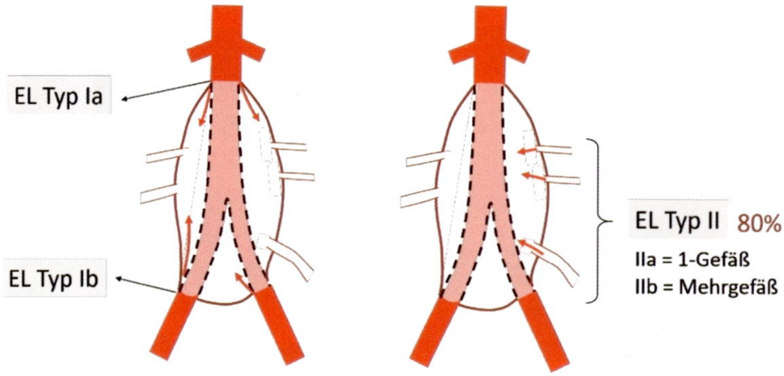

Sonographische Kontrolle nach endovaskulärem Aortenstentgraft (EVAR):

Präoperativ

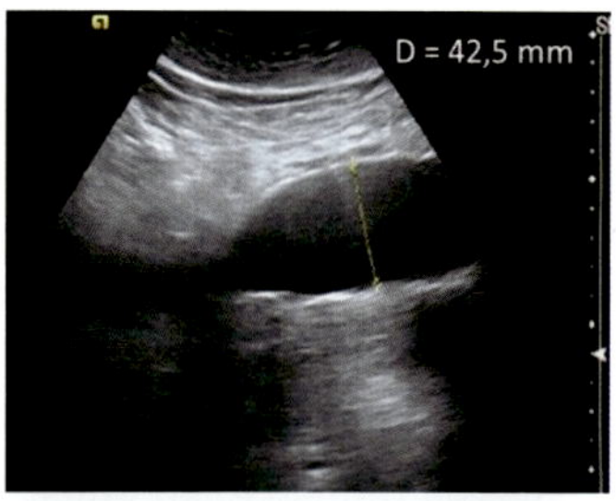

Postoperativ

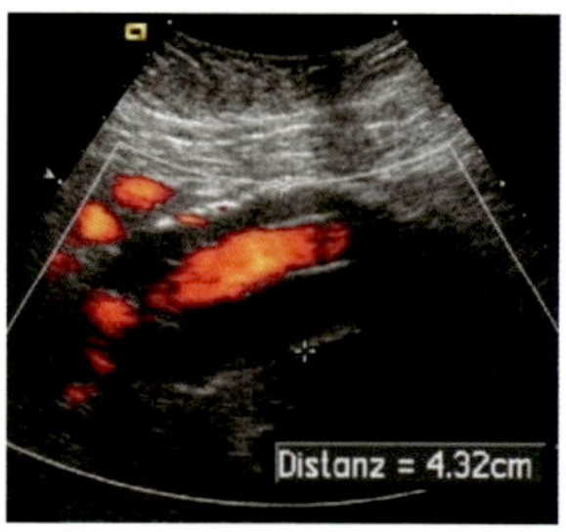

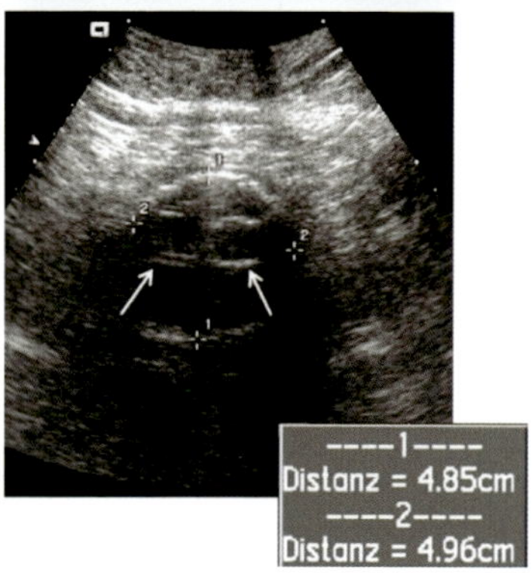

Die Pfeile markieren die Prothesenschenkel im Aneurysma.

Die Distanzmessungen betreffen das verbliebene, jedoch ausgeschaltete Aneurysma. Bei Größenprogredienz ist von einem Endoleak auszugehen.

Kontrollen auf Endoleaks erfolgen durch die kontrastmittelverstärkte Sonographie (CEUS). Dieses stellt ein schonendes und sicheres Verfahren dar (siehe Kapiel „Kontrastsonografie") und sollte die noch übliche CT-Angiographe ablösen.

Fazit

- Randomisierte Studien haben gezeigt, dass das Rupturrisiko kleiner Aneurysmen (<5 cm) sehr niedrig ist. Eine sorgfältige Überwachung (Surveillance) bis zu einer Größenzunahme auf 5,0 cm bei Frauen und 5,5 cm bei Männern ist bei asymptomatischen Patienten ausreichend.
- Langzeitbeobachtungen bezüglich der Effektivität und Sicherheit der endoluminalen Versorgung stehen noch aus. Da der Aufwand während der postprozeduralen Phase (Kontroll-CT, Reintervention) groß ist, wird die EVAR derzeit speziell für Patienten empfohlen, die ein hohes Risiko für eine offene Operation darstellen (ältere Patienten, Komorbiditäten, abdominelle Voroperationen).
- Die Rate an sekundären Interventionen ist für die Stentgruppe deutlich höher und damit auch deutlich kostenintensiver.
- Die benötigten Kontrollen (CT) bedeuten eine hohe Strahlenbelastung. Alternativ wird die kontrastmittelunterstütze Sonographie eingesetzt (CEUS = contrast enhanced ultrasound).
- Ein Rupturrisiko nach EVAR von etwa 1% pro Jahr verbleibt!
Grund dafür sind Zuflüsse in das Aneurysma durch sogenannte Endoleaks.

Viszeralarterienaneurysma (VAA)

Von allen intraabdominalen Aneurysmaformen sind die Viszeralarterien, einschließlich der Nierenarterien, mit 5% betroffen (Chaer et al. 2020). Grundsätzlich können sich alle Arterien des Bauchraumes aneurysmatisch entwickeln. Mit etwa 60% unter allen Formen ist die Milzarterie am häufigsten betroffen, gefolgt vom Arteria hepatica Aneurysma (Pulli et al. 2008).
Der Mechanismus dieser Erkrankung ist nicht genau bekannt. Neben der weitaus häufigeren arteriosklerotischen Genese ist die fibromuaskuläre Dysplasie ebenfalls mitverantwortlich. Patienten, bei denen eine Dysplasie der Arterien nachgewiesen wurde, müssen daher in lebenslanger Überwachung bleiben, was durch die Ultraschalluntersuchung gewährleistet wird.

Ähnlich wie beim Bauchaortenaneurysma sind Patienten mit Viszeralarterienaneurysmen meist asymptomatisch. Ihre Entdeckung sind Zufallsbefunde bei Untersuchungen des Abdomens.
Aufgrund eines erhöhten Rupturrisikos ab einer Größe von 2 cm besteht ein allgemeiner Konsensus diese, auch im asymptomatischen Stadium, zu behandeln. Therapeutisch stehen endovaskuläre Techniken an erster Stelle.

Je nach Lokalisation müssen eine Reihe von Patienten operativ behandelt werden, was mit guten Ergebnissen, gerade im Langzeitverlauf, belegt ist (Pulli et al. 2008).
Das perioperative Risiko liegt zwischen 0-5% bei elektiver Chirurgie ((Huang et al. 2007).

Mesenteriale Ischämie

Duchblutungsstörungen der Darmgefäße können akut, meist durch eine arterielle Embolie oder chronisch, durch arteriosklerotische Prozesse, verursacht werden. Gerade letztere sind aufgrund einer ausreichenden Kollateralversorgung wenig symptomatisch. Eine abdominale Schmerzsymptomatik (Angina abdominalis) tritt häufig nach dem Essen auf und ist hinweisend.
Die häufigste Veränderung der Mesenterialarterie ist die arteriosklerotische Stenose oder Verschluss, die abgangsnah auftreten. An zweiter Stelle ist die arterielle Embolie zu nennen. Die akute Aortendissektion kann durch die Dissektionsmembran ebenfalls die Arterie verschließen.

Ziel der sonografischen Untersuchung ist die Darstellung der Abgänge von Truncus coeliacus und der A. mesenterica superior. Beide Gefäße lassen sich in der Regel gut auffinden. Gelegentlich findet sich ein gemeinsamer Abgang aus der Aorta.

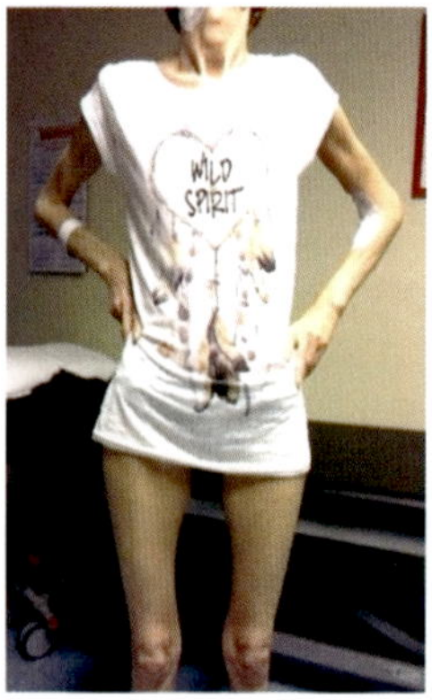

Patientin mit chronischem Verschluss der AMS und deutlichem Untergewicht.

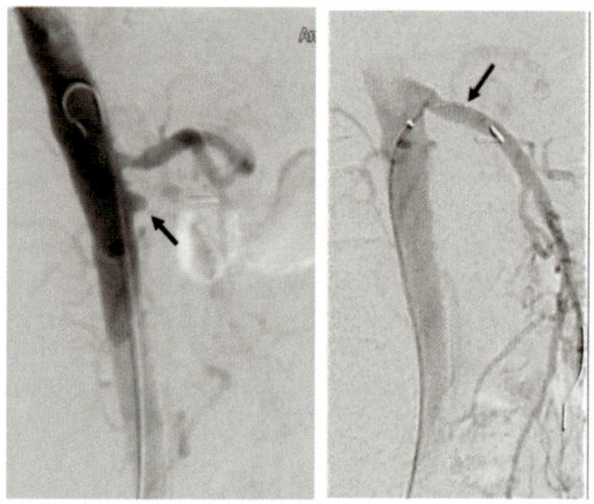

65jährige Patientin mit AMS-Verschluss und erfolgreicher Stent-Implantation.

Dissektion:

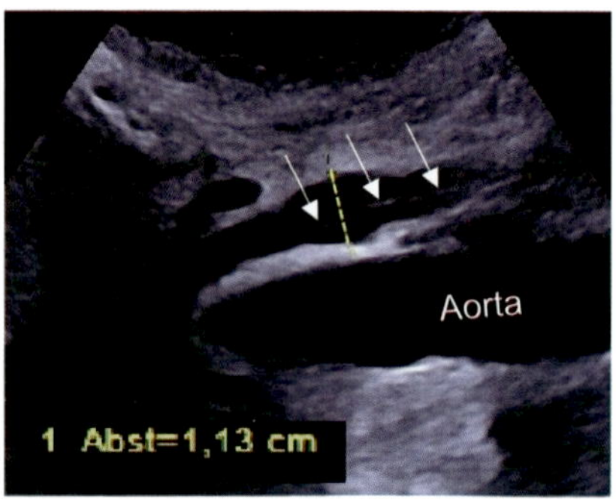

Patientin mit isolierter chronischen Dissektion der abgangsnahen Mesenterialarterie.
Das Risiko besteht in der Entstehung eines Aneurysmas.
In diesem Beispiel ist eine leichte Erweiterung nachweisbar, die eine regelmäßige Kontrolle erfordert.
Die Pfeile zeigen auf die Dissektionsmembran.

Akute Darmischämien haben neben der Schmerzsymptomatik initial oft einen blutig-wässrigen Stuhlgang, begleitet von einer Laktaterhöhung.
Mit etwa 1% ist der akute Verschluss der Arteria mesenterica superior für ein akutes Abdomen verantwortlich (Klar et al. 2012). In der älteren Bevölkerung (>70jährige) steigt dieses Risiko auf 10%.

ABDOMINALE KOMPRESSIONSSYNDROME

Der große abdominale Raum ist für manche Anomalie verantwortlich. Auch wenn diese Krankheiten recht selten und klinisch nicht immer bedeutsam sind, ist deren Kenntnis für Patienten mit unklarer Bauchsymptomatik wichtig.

Die einzelnen Kompressionssyndrome umfassen:
1. Nussknacker-Syndrom
2. Dunbar-Syndrom
3. Wilkie-Syndrom
4. Cockett-Syndrom (May-Turner-Syndrom)
5. Vena cava-Syndrom (Kompression durch Schwangerschaft oder Tumoren)

Nussknacker Syndrom (aorto-mesenteriale Nierenvenenkompression)

Die linke Nierenvene passiert in ihrem normalen Verlauf zur Vena cava inferior einen Engpass zwischen Aorta und A. mesenterica superior. Zwischen diesen Hochdruckgefäßen ist anatomisch gesehen wenig Platz, insbesondere bei flachem Abgangswinkel der Mesenterialarterie. Kommt es zur hämodynamischen Bedeutung spricht man vom anterioren Nussknacker-Syndrom.

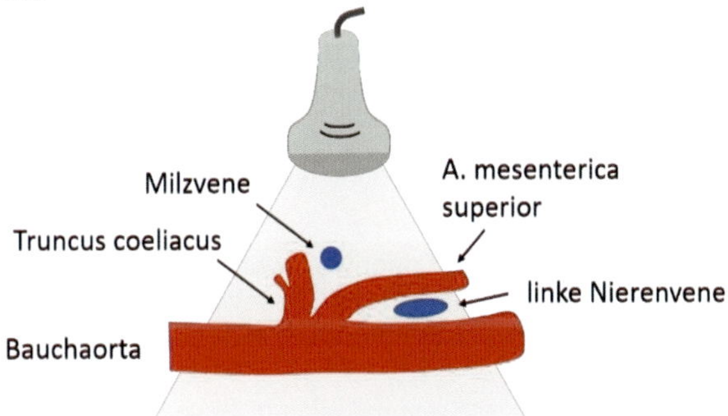

Die Engpass-Symptomatik äußert sich in einem Hochdruck der Nierenvene, was zur Ruptur der dünnwandigen calyxnahen Venen und damit zum klinischen Bild der Hämaturie (makroskopisch und mikroskopisch) und linksseitigen Flankenschmerzen führt.

Sonografische Darstellung:

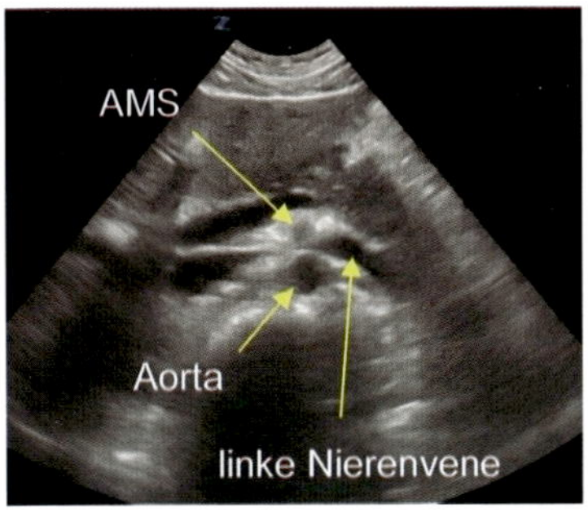

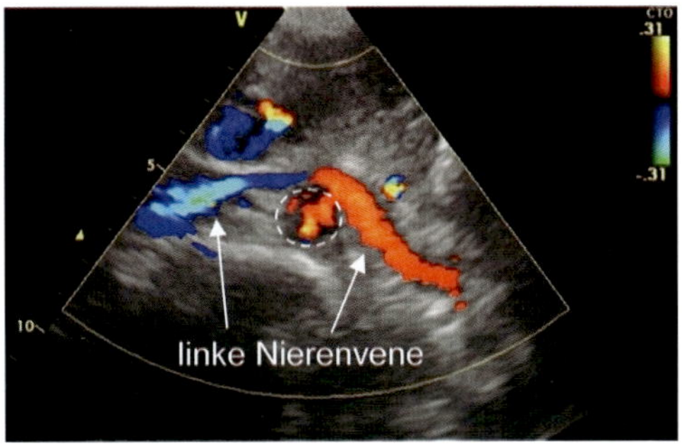

Der Kreis markiert die Bauchaorta

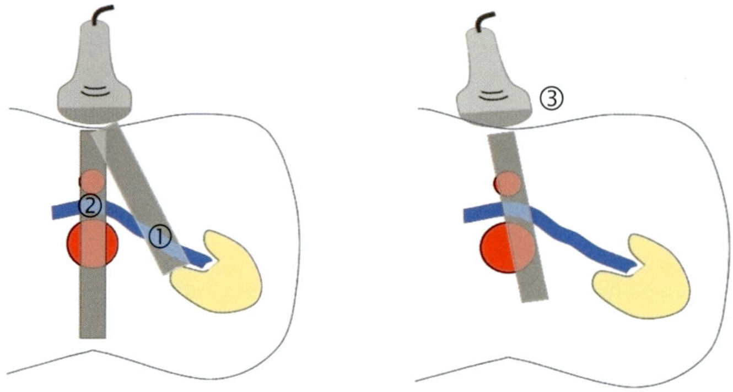

Die anteriore Schallkopfposition ist für die hilusnahe Messung (1) gut geeignet, da der Schallwinkel 40-60° beträgt. Für die entscheidende Messung der aorto-mesenterialen Region (2) beträgt der Schallwinkel etwa 90° und ist damit mit erheblichen Messfehlern verbunden. Um diese zu vermeiden, wird der Schallkopf etwas nach links gerichtet (3) und gegen den Uhrzeigersinn bewegt.

Der hilusnahe Nierenvenenfluss beträgt etwa 18 cm/s.
Dieser kann im aorto-mesenterialen Bereich Werte von 50 cm/s erreichen (Kim, 2019), was für eine Kompression spricht.

Eine zweite Engpass-Symptomatik liegt dann vor, wenn die linke Nierenvene einen retroaortalen Verlauf nimmt. Diese Form ist mit 3% selten anzutreffen (Kurklinski et al. 2010) und wird als posteriores Nussknacker-Syndrom bezeichnet.

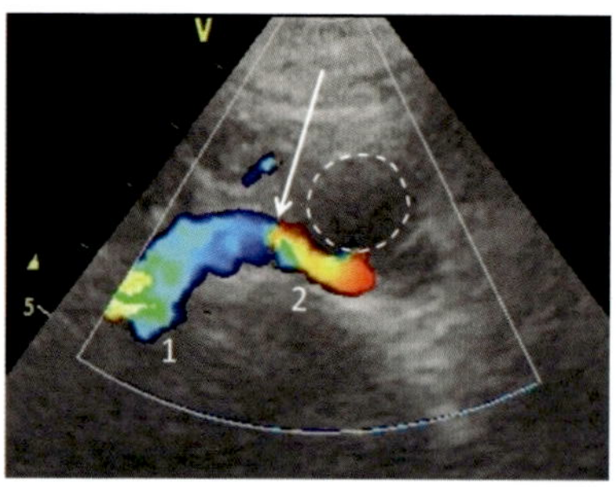

unterbrochener Kreis = Aorta
1 = Vena cava inferior
2 = linke, retroaortal verlaufende Nierenvene

Der Pfeil markiert den Farbübergang. Entsprechend dem 90° Winkel des Schallkopfes zum Gefäß wird die Flussrichtung auf die Sonde zu „rot-gelb“ und von der Sonde weg „blau“ kodiert.

Wilkie-Syndrom (Duodenales Kompressionssyndrom, 0,2% Inzidenz)

Problem: Zu flacher Abgangswinkel der AMS aus der Aorta. Dadurch kommt es zur Einengung des Duodenums (Pars horizontalis).

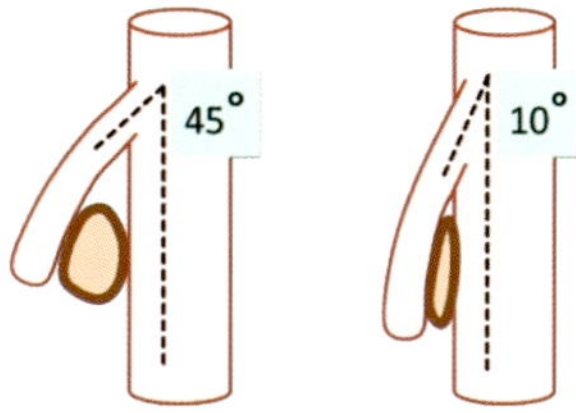

Symptome: Übelkeit nach dem Essen und Gewichtsverlust
Diagnose: Sonographie, Kernspintomographie

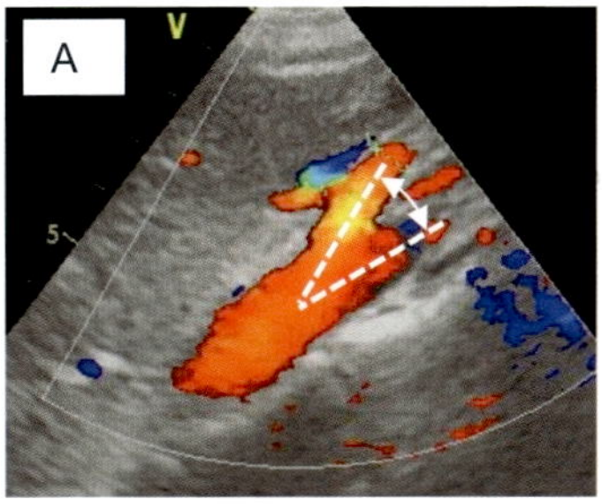

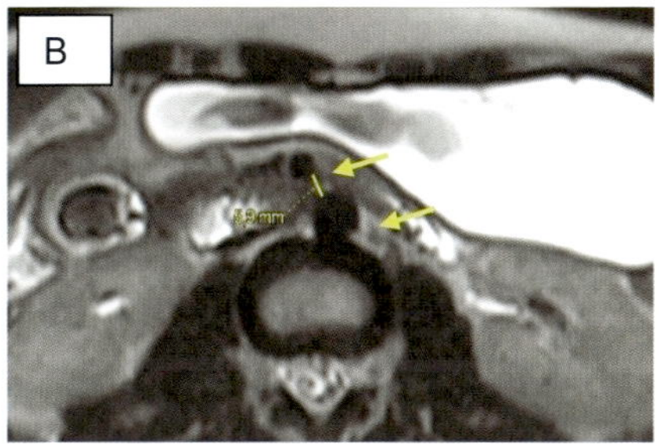

A Farbduplex mit AMS-Abgangsregion. Die Messung des aorto-mesenterialen Winkels ergibt mit 40-45° einen Normalwert.

B MRT Oberbauch. 18jährige Patienten mit Wilkie-Syndrom. Die Distanzmessung zwischen A. mesenterica superior (oberer Pfeil) und Aorta (unterer Pfeil) beträgt nur 6mm. Der Magen zeigt eine Entleerungsstörung (die weiße Farbe ist kein Kontrastmittel sondern beruht auf einer Stase des Mageninhalts).

Therapie:
1. Duodenojejunostomie oder Gastrojejunostomie
2. Transposition der Arteria mesenterica superior

Da Darmumleitungsoperationen im Spätverlauf mit erhöhtem Krebsrisiko einhergehen stellt die gefäßchirurgische Operation eine effektive und sichere Therapieoption dar.

Truncus coeliacus Kompression [Celiac artery compression syndrome, CACS; Dunbar-Syndrom; Median Arcuate Ligament Syndrome, MALS]

Betroffen sind meist junge Menschen zwischen 20-40 Jahren.
Symptome: Übelkeit und Oberbauchschmerzen nach dem Essen.

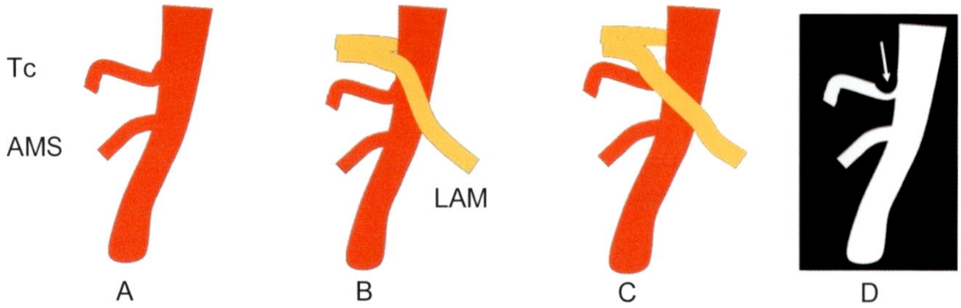

A: normale Gefäßanatomie
(Tc, Truncus coeliacus; AMS, Arteria mesenterica superior)
B: normale Anatomie mit Ligamentum arcuatum mediale (LAM)
C: pathologischer Verlauf des Ligaments
D: Angio-Anatomie mit abgangsnaher Truncusstenose (Pfeil)

Die Ultraschalluntersuchung wird in Längs- und Querachse durchgeführt. In der Längachse wird die Maximalgeschwindigkeit gemessen. Als nichtinvasive Methode ist die Sonographie in der Detektion höhergradiger Stenosen sehr zuverlässig (Fong et al. 2014).
Eine exspiratorische Flusszunahme im Truncus coeliacus ist hinweisend für eine Engpassproblematik. Werte deutlich über 200 cm/s sind duplexsonografisch beweisend.
Eine PSV >200 cm/s ist für eine >70%ige Stenose typisch (Schollbach, 2006).

Dieses Krankheitsbild darf nicht mit der häufigeren, arteriosklerotischen Läsion des Truncus coeliacus verwechselt werden. In beiden Fällen ist die Sonografie das diagnostische Verfahren der ersten Wahl.

Cockett Syndrom (May-Turner Syndrom)

Problem: Anatomischer Engpass der linken Vena iliaca communis, die zwischen der rechten A. iliaca communis (ventral) und dem Wirbelkörper (dorsal) liegt.
Klinik: Beckenvenenthrombose (Thrombose der linken Vena iliaca communis)
Diagnose: Sonographie

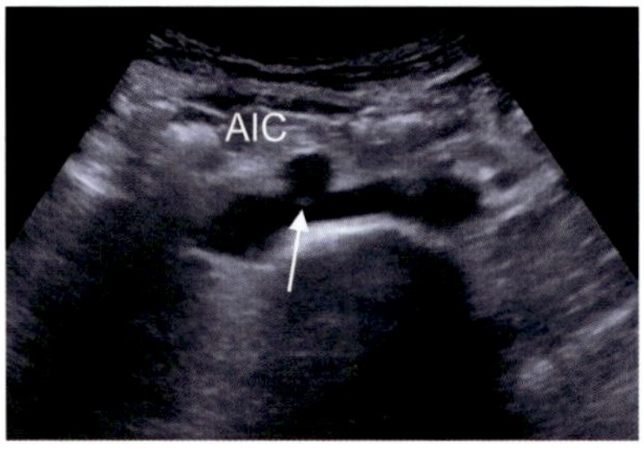

Verlauf der linken V iliaca communis (Pfeil) unterhalb der rechten A. iliaca communis. (AIC).

Therapie: venöse Thrombektomie (nur im frischen Stadium) kombiniert mit Iliacastent.

Literatur

Babrowski T. Diagnosis and Management of Acute Mesenteric Ischemia. Endovascular Today 2021; 20 (1)

Behrendt CA, Sedrakyan A, Henrik Rieß C, Heidemann F, Kölbel T, Petersen J, Debus ES. Short-term and long-term results of endovascular and open repair of abdominal aortic aneurysms in Germany. J Vasc Surg 2017; 66 (6)

Björck M. Koelemay M, Acosta S, Bastos Goncalves F, Kölbel T, Kolkman JJ, Lees T, Lefevre JH, Menyhei G, Oderich G. Management of the Diseases of Mesenteric Arteries and Veins. Clinical Practice Guidelines of the European Society of Vascular Surgery (ESVS) Eur J Vasc Endovasc Surg 2017; 53: 460-510

Bown MJ, Sweeting MJ, Brown LC, Powell JT, Thompson SG (RESCAN Collaborators). Surveillance Intervals for Small Abdominal Aortic Aneurysms - A Meta-analysis. JAMA 2013; 309(8): 806-813

Brewster DC, Cronenwett JL, Hallett JW et al. Guidelines for the treatment of abdominal aortic aneurysms. Report of a subcommittee of the Joint Council of the American Association for Vascular Surgery and Society for Vascular Surgery. J Vasc Surg 2003; 37: 1106-1117

Chaer RA, Abularrage CJ, Coleman DM et al. The Society for Vascular Surgery clinical practice guidelines on the management of visceral aneurysms. Journal of Vascular Surgery Supplement 2020; 72, Number 1S

Debus ES, Heidemann F, Gross-Fengels W et al. S3-Leitlinie zu Screening, Diagnostik, Therapie und Nachsorge des Bauchaortenaneurysmas (Stand: 07.07.2018) AWMF online, Registernummer 004-14

Duncan, A.A. Median arcuate ligament syndrome. Curr Treat Options Cardiovasc Med 2008; 10 (2): 112-116

Duran M, Ertas N, Sagban TA, Grabitz K, Sandmann W, Balzer KM. Gefäßchirurgische Therapieoption beim Wilkie-Syndrom. Gefäßchirurgie 2014; 19: 342-334

Fong JKK, Poh ACC, Tan AGS, Taneja R. Imaging Findings and Clinical Features of Abdominal Vascular Compression Syndromes. Amer J Roentgenology. 2014; 203: 29-36

Huang YK, Hsieh HC, Tsai FC, Chang SH, Lu MS, Ko PJ. Visceral artery aneurysm: risk factor analysis and therapeutic opinion. Eur J Vasc Endovasc Surg 2007; 33: 293-301

Keeling WB, Armstrong PA, Stone PA, Bandyk DF, Shames ML. An overview of matrix metalloproteinases in the pathogenesis and treatment of abdominal aortic aneurysms. Vasc. Endovasc. Surg 2005; 39: 457-464

Kim SH. Doppler US and CT Diagnosis of Nutcracker Syndrome.
Korean J Radiol 2019; 20(12): 1627-1637

Klar E, Rahmanian PB, Bucker A, Hauenstein K, Jauch KW, Luther B.
Acute mesenteric ischemia: a vascular emergency.
Dtsch Arztebl Int 2012; 109(14): 249-256

Kurklinsky AK, Rooke TW. Nutcracker phenomenon and nutcracker syndrome.
Mayo Clin Proc 2010; 85: 552-559

Lema PC, Kim JH, St James E. Overview of common errors and pitfalls to avoid in the acquisition and interpretation of ultrasound imaging of the abdominal aorta.
J Vasc Diag Interventions 2017: 5: 41-46

Long A, Rouet L, Lindholt JS, Allaire E. Measuring the Maximum Diameter of Native Abdominal Aortic Aneurysms: Review and Critical Analysis.
Europ J Vasc Endovasc Surg 2012; 43: 515-524

Mastracci TM, Modarai B, Tyrrell M, Adam DJ.
The proposed UK abdominal aortic aneurysm guidelines: A much needed wakeup call.
J Vasc Surg 2019; 69 (1), P1-3

Matthews EO, Pinchbeck J, Elmore K, Jones RE, Moxon JV, Golledge J.
The reproducibility of measuring maximum abdominal aortic aneurysm diameter from ultrasound images.
Ultrasound J 2021; 13: 13

Powell JT, Sweeting MJ, Brown LC, Gotensparre SM, Fowkes FG, Thompson SG.
Systematic review and meta-analysis of growth rates of small abdominal aortic aneurysms. Br J Surg 2011; 98: 609-618

Pourhassan S, Grotemeyer D, Fürst G, Rudolph J, Sandmann W. Infrarenal transposition of the superior mesenteric artery: A new approach in the surgical therapy for Wilkie syndrome
J Vasc Surg 2008; 47: 201-204

Pulli R, Dorigo W, Troisi N, Pratesi G, Innocenti AA, Pratesi C.
Surgical treatment of visceral artery aneurysms: A 25-year experience
J Vasc Surg 2008; 48: 334-342

Ruddy JM, Jones JA, Spinale FG, Ikonomidis JS.
Regional heterogeneity within the aorta: relevance to aneurysm disease.
J Thorac Cardiovasc Surg 2008; 136: 1123-1130

Scholbach T. Celiac Artery Compression Syndrome in Children, Adolescents, and Young Adults. Clinical and Color Duplex Sonographic Features in a Series of 59 Cases.
J Ultrasound Med 2006; 25 (3): 299-305

Sidawy AN, Sumpio BE, DePalma RG, Marty AT.
The basic science of vascular disease. Chest 1997; 112: A36

Wanhainen A, Verzini F, van Herzeele I et al. European Society for Vascular Surgery (ESVS) 2019 Clinical Practice. Guidelines on the Management of Abdominal Aorto-iliac Artery Aneurysms. Eur J Vasc Endovasc Surg 2018; 1-97

Wax J, Pellerito J, Ackerman S. AIUM Clinical Standards Committee 2015—AIUM PRACTICE PARAMETER—Ultrasound Examinations of the Abdominal Aorta in Adults. Diagnostic and Screening Ultrasound Examinations of the Abdominal Aorta in Adults.

Neri S, Signorelli SS, Mondati E et al.
Ultrasound imaging in diagnosis of superior mesenteric artery syndrome.
J Internal Medicine 2005; 257: 346-351

Duplexsonografie der Nierenarterien

ICD-10 Codes	**I70.1**	Atherosklerose der Nierenarterie
	I77.3	Fibromuskuläre Dysplasie der Arterien
	I72.2	Aneurysma und Dissektion der Nierenarterie

Indikationen	• arterielle Hypertension (vor allem bei jüngeren Patienten) • alle Patienten mit Nierenerkrankungen • Verlauf nach Nierentranplantation
Vorbereitung	Eine Nüchternzeit von 4 Stunden ist sinnvoll. Das Trinken von Flüssigkeit kann die Nierendurchblutung anregen und Messungen damit erleichtern.
Schallkopf	konvexer Schallkopf 3-5 MHz [Erwachsene] 7-15 MHz [Neugeborene] alternativ: Sektorschallkopf
Preset	▶ Abdomen, Nieren, Nierengefäße
Lagerung	Rückenlage (anteriorer Zugang) Seitenlage (Flankenzugang)
Dauer	30-40 Minuten

Die Nierenarterien sind stark durchflossene Gefäße mit einem Anteil von 20% des Herzzeitvolumens.
Meteorismus und Adipositas können die Untersuchung erschweren. Bei Adipositas sollte grundsätzlich mit einer 3,5 MHz Sonde untersucht werden.
In ihrer Treffsicherheit erreicht die Farbduplexsonografie mit einer Sensitivität und Spezifität von 90% einen hohen Stellenwert und wird nur noch von der Angiographie (arterielle DSA) übertroffen.
Neben den Gefäßen sollten auch die Nieren selbst beurteilt werden.

Anatomie

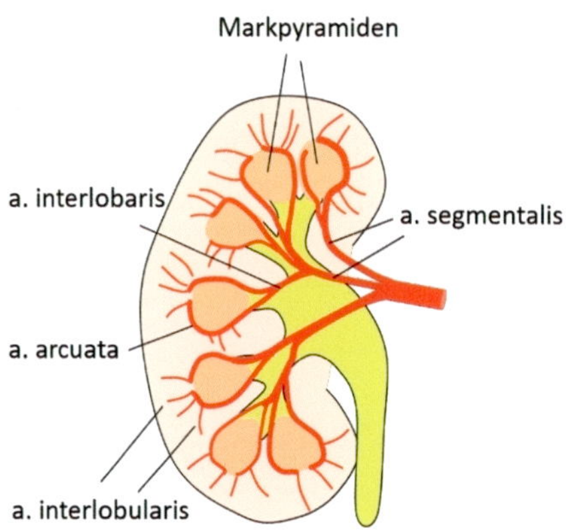

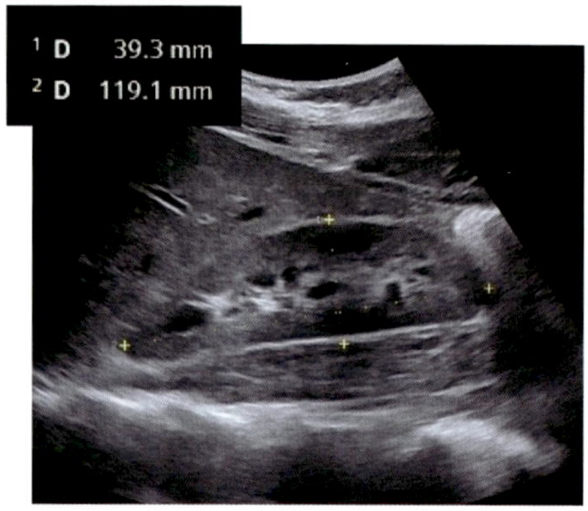

Längsdarstellung und Messung in 2 Ebenen.
<u>Norm:</u> 10-12 cm längs
4-6 cm quer

Untersuchungstechnik

Die Nierenduplexsonographie ist technisch anspruchsvoll. Unterschiedliche Schallkopfpositionen und einzelne hämodynamische Messungen erfordern viel Übung. Sie beansprucht 30-50 Minuten an Zeit.

Grundsätzlich sollten Messungen im B-Bild-Modus in der Längs- und Querachse mit Bestimmung der Durchmesser zuerst durchgeführt werden. Hämodynamische Messungen erfolgen im Nierenarterienstamm und den Parenchymgefäßen. Messungen der hilusnahen Arterien sind nicht obligatorisch.

Sonographisch lässt sich die Niere vom echoreichen (hellen) Nierenbecken (gelbes Oval) und dem echoarmen (dunklen) Nierenparenchym (gepunktete Linie) unterscheiden.

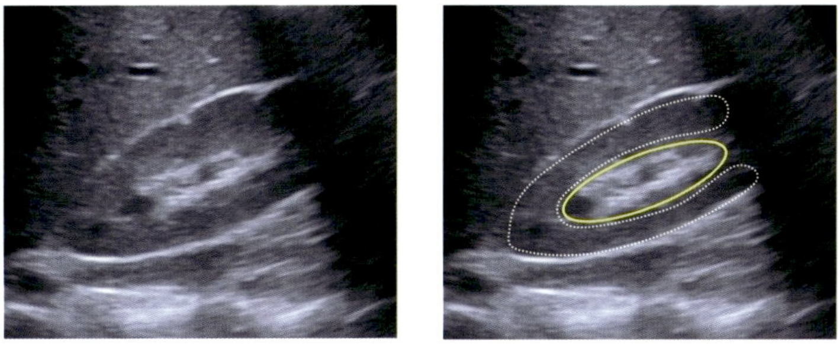

Der Übergang zwischen beiden Nierenstrukturen entspricht den Interlobärarterien (Pfeile), die im Farbmodus sich gut zuordnen lassen.

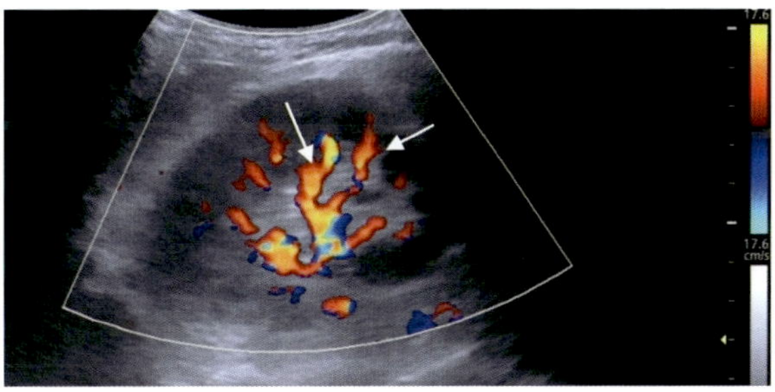

Diese anatomische Gefäßregion ist wichtig, da hier der Resitive-Index (RI) gemessen wird, der im Normalfall 0,5-0,7 beträgt.

Zur Bestimmung des RI sind Messungen der Interlobärarterien an 3 Orten vorgeschrieben: im oberen, mittleren und unteren Nierensegment (Kreise).

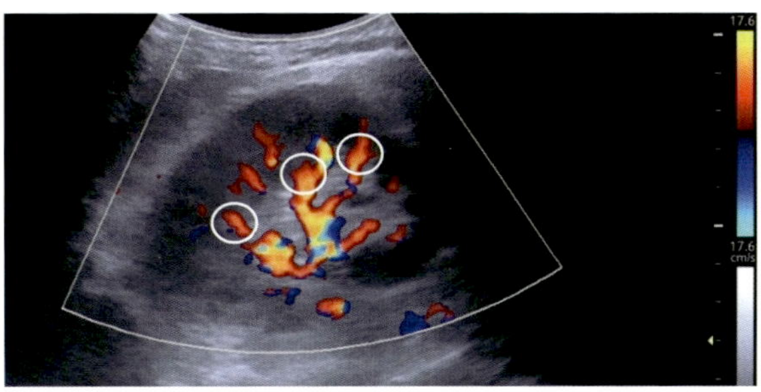

Werden im Farbmodus (linkes Bild) die Parenchymgefäße ungenügend dargestellt kann auf den Powermodus (Angiomodus) umgestellt werden. Dieser hat den Vorteil kleine Gefäße anzuzeigen und ist zudem winkelunabhängig.
Im Powermodus (rechtes Bild) hat der Farbbalken eine „gelb-braune“ Farbe. Dank moderner Technologie sind auch in diesem Modus hämodynamische Messungen mit Richtungsanzeige möglich.

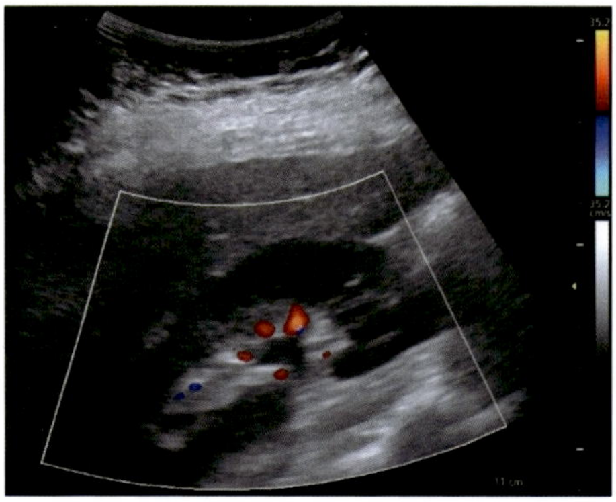

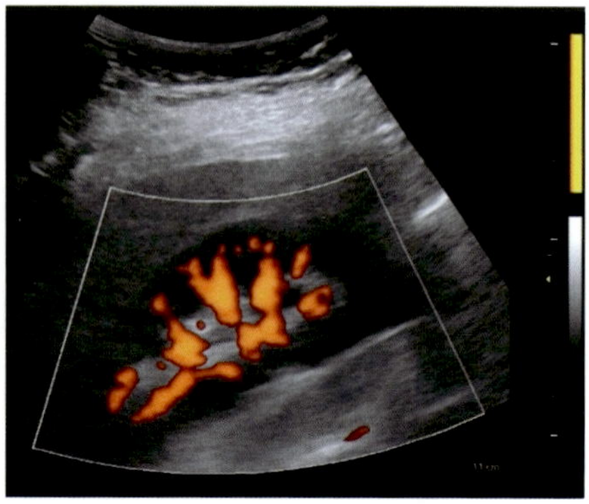

Abgänge der Nierenarterien aus der Aorta

Die Abgangsregion der Nierenarterien aus der Aorta ist nicht symmetrisch. Das Schema zeigt die Anatomie (im Querschnitt), die am häufigsten anzutreffen ist:
Die rechte Arterie entspringt bei etwa 10 Uhr, die linke Arterie bei etwa 4 Uhr aus der Aorta.

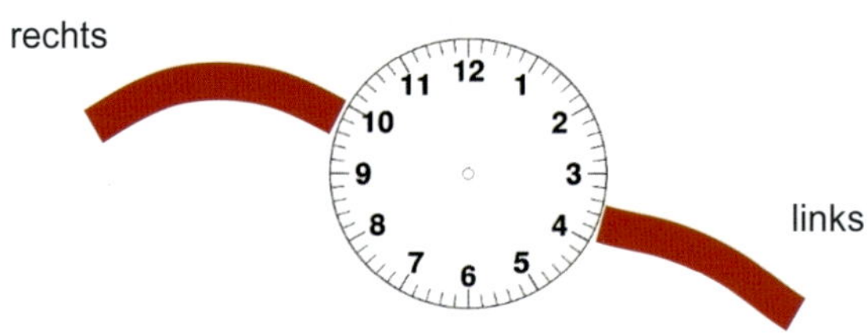

Zwei Schallzugänge haben sich bewährt:

1. der <u>anteriore Zugang</u> (in Rückenlage)
2. der <u>laterale Zugang</u> (in Seitenlage oder Rückenlage)

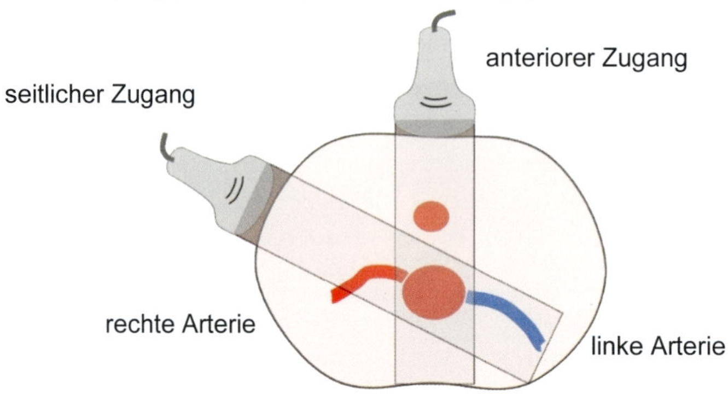

Anteriorer Zugang

Der Schallkopf wird in der Mittellinie des Oberbauches aufgesetzt und die Aorta im Querschnitt erfasst. Der Marker zeigt zur rechten Seite des Patienten.

Die **linke Nierenvene** (LNV) dient als sonographische Leitstruktur und sollte zuerst dargestellt werden. Sie verläuft fast immer zwischen Aorta und A. mesenterica superior (AMS).

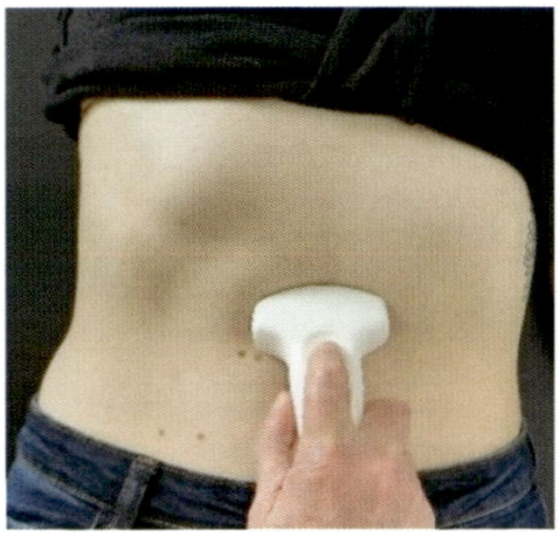

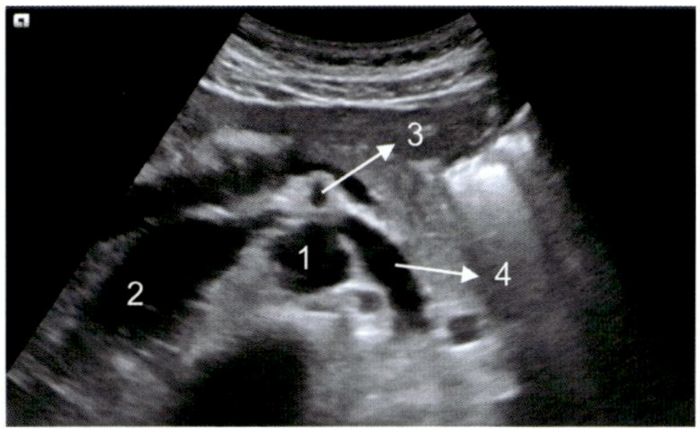

1 = Aorta
2 = Vena cava
3 = A. mesenterica superior
4 = Nierenvene links

In diesem Beispiel wird der Schallkopf am Oberbauch leicht schräg geführt und erfasst beide Arterienabgänge. In der Realität ist dies nicht immer gegeben. Im Einzelfall müssen oft verschiedene Positionen ausprobiert werden.

Dazu dient das Verschieben nach distal und das Drehen des Schallkopfes im oder entgegen des Uhrzeigersinns. Damit lassen sich linke und rechte Nierenarterie auffinden.

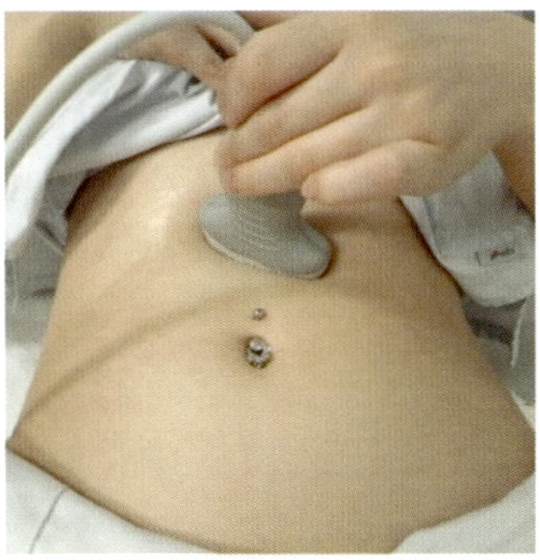

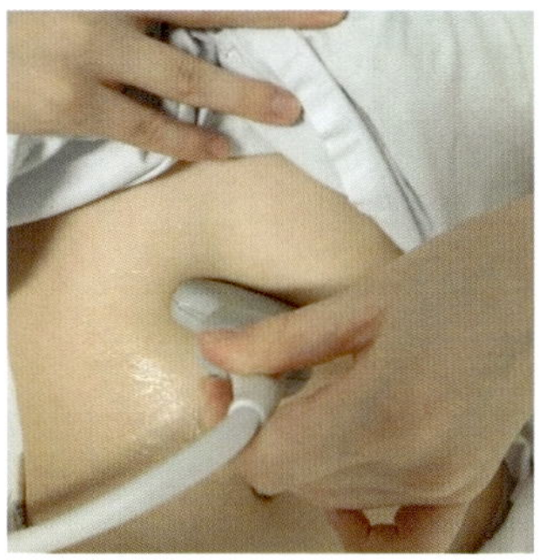

<u>Schallwinkel beim anterioren Zugang oft ungünstig</u>
Beim Schallzugang von vorn werden die Arterien oft zwischen Winkeln von 70-90° getroffen, was für die korrekte Strömungsmessung problematisch ist.
Um exakte Werte abzuleiten sind Schallwinkel von unter 60° zur Strömungsrichtung der Arterie erforderlich.
Zur Vermeidung der 90°-Problematik ist das Angulieren des Schallkopfes hilfreich:

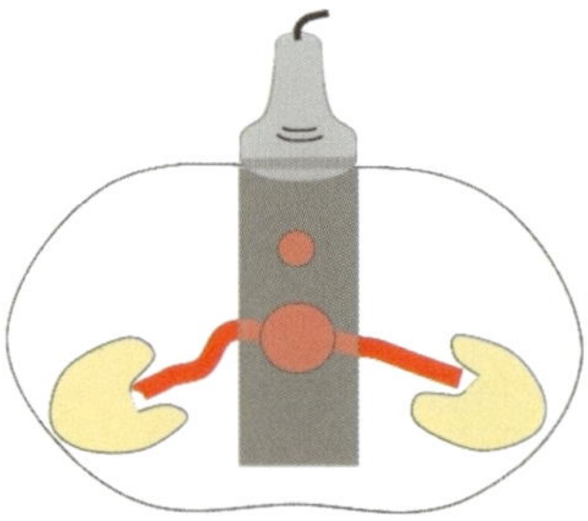

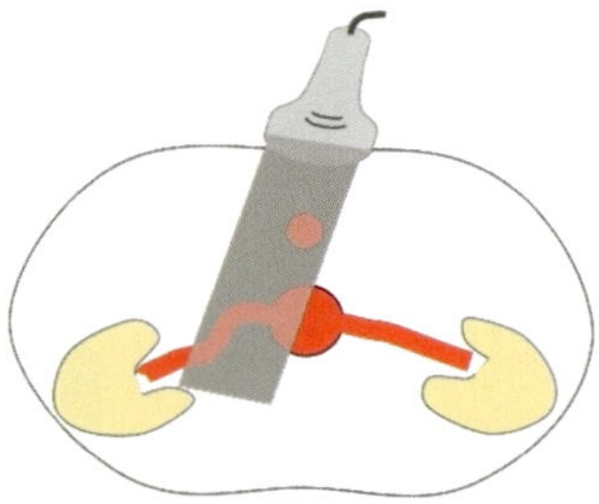

In dem Beispiel wird die linke Nierenarterie von anterior geschallt. Die Arterie wird in einem Schallwinkel von 52° erreicht, was optimal ist.

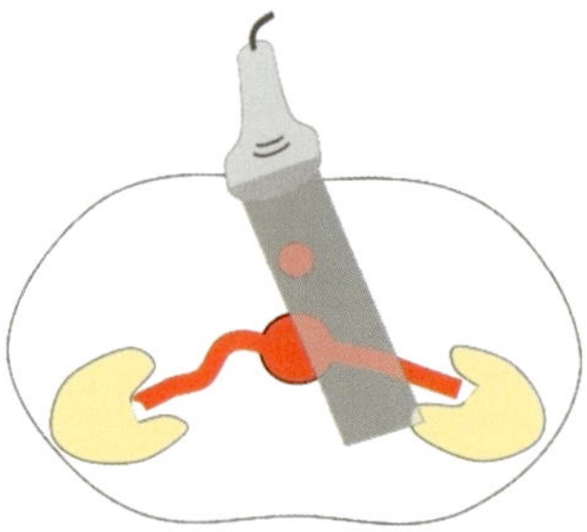

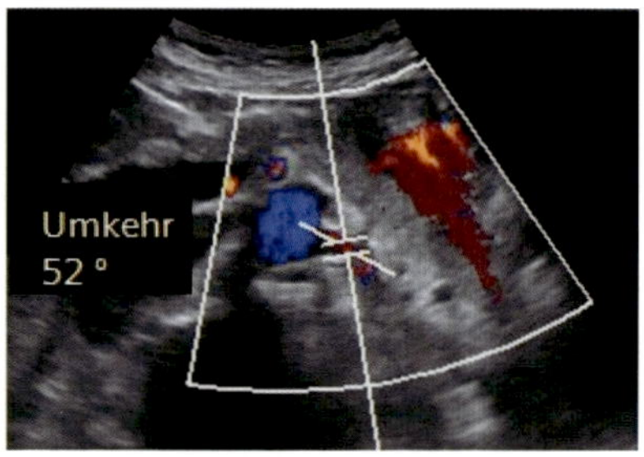

Lateraler Zugang
In Seitenlage (alternativ Rückenlage) erreicht der Schall die Gefäße im flachen Winkel von deutlich kleiner als 60°, was für die Flussmessung optimal ist. In Seitenlage sind auch weniger luftgefüllte Darmschlingen zu erwarten.

Der Schallkopf wird rechts am lateralen Rand des Rektusmuskels direkt unterhalb des Rippenbogens platziert (Längsachse). Der Marker zeigt zum Kopf des Patienten.

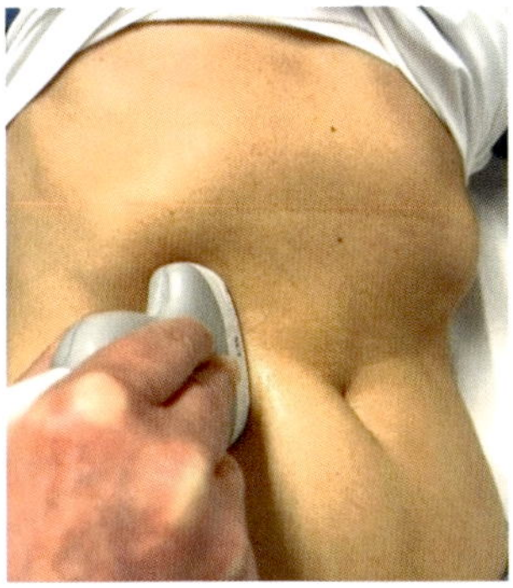

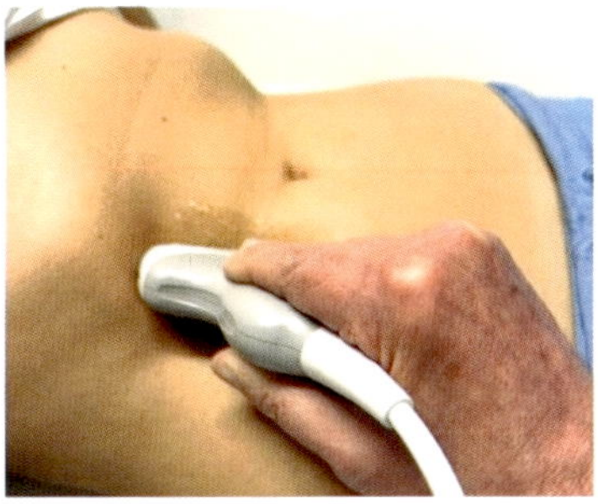

Es erscheinen Leber (L) und darunter die Vena cava im Längsverlauf. Direkt unterhalb der Vene findet sich ein kleiner Kreis (Pfeil), der der rechten Nierenarterie entspricht. In der Farbdarstellung ist sie gut zu sehen.

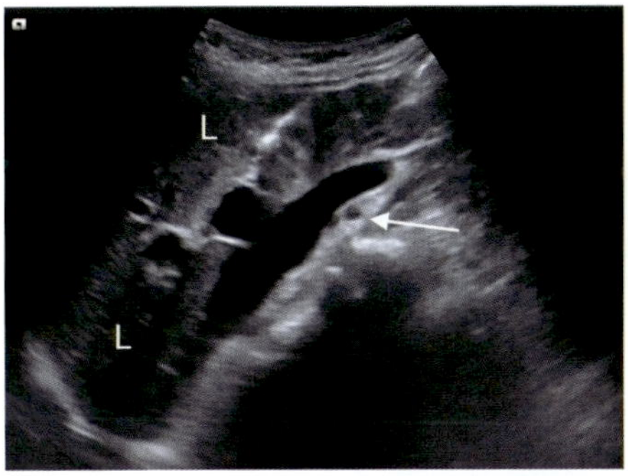

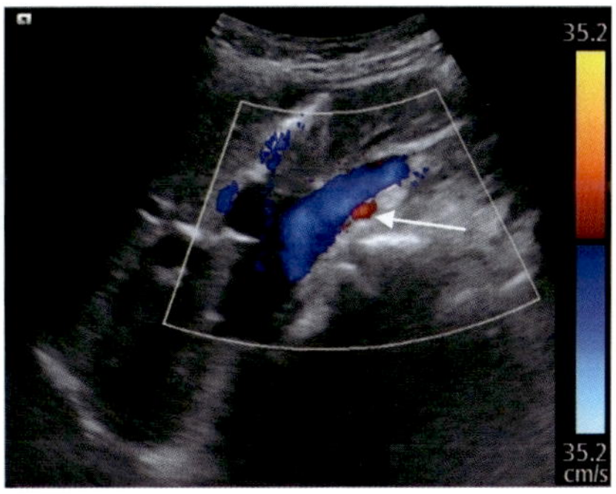

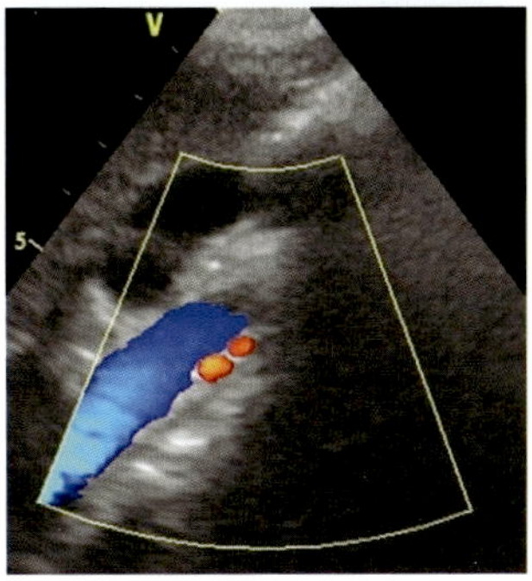

Akzessorische Nierenarterien sind nicht selten (15-20%). Hier sind zwei rechte Nierenarterien zu sehen (helle rote Kreise unterhalb der Hohlvene).

"Banana peel" Zeichen
Durch Kippen der Sonde wird die Vena cava verlassen und unterhalb davon erscheint die Aorta. Die Nierenarterien (NA) sind unterschiedlich farbkodiert. Rechts findet sich ein Fluss auf die Sonde zu (rot) und links von der Sonde weg (blau kodiert).
Das Farbbild ähnelt einer geschälten Banane, was im Englischen zum Begriff des „banana peel“ Phänomens geführt hat.

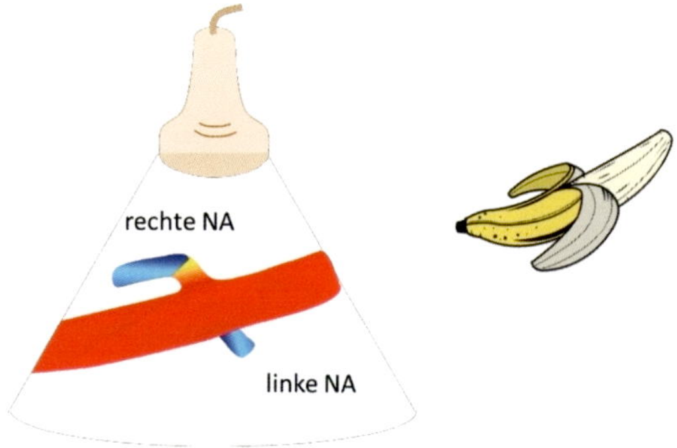

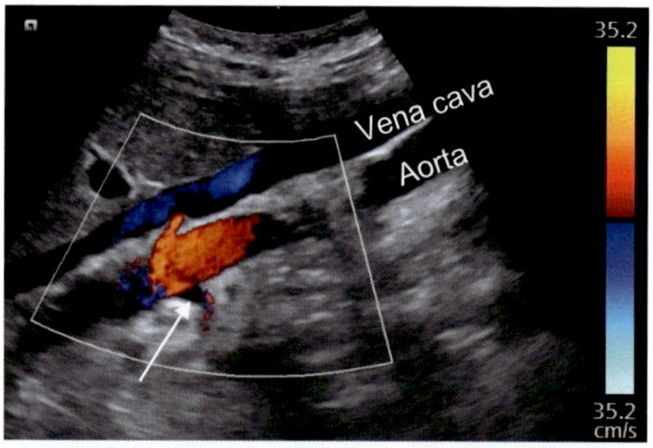

Die rechte Nierenarterie wird "rot" kodiert. Die linke Arterie ist schwarz (Pfeil). Dies ist auf den ungünstigen Schallwinkel von 90° zurückzuführen.

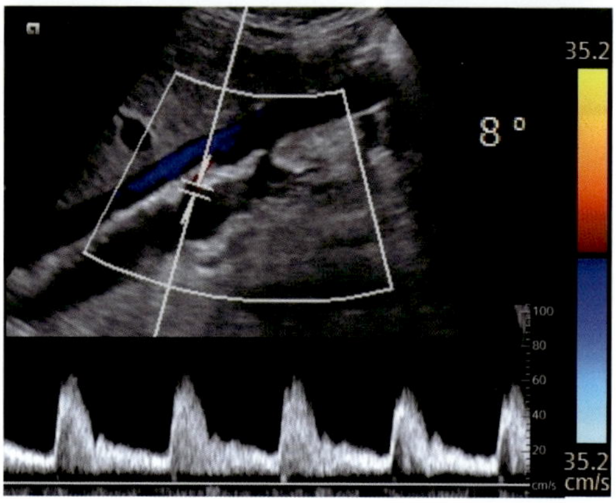

Mit 8° liegt hier ein optimaler Schallwinkel vor, womit der Vorteil dieses Schallzugangs unterstrichen wird.
Das Spektrum zeigt eine Maximalgeschwindigkit von 60 cm/s und einen steilen systolischen Anstieg.

Die Nierenarterien müssen meist einzeln aufgesucht werden. Auf den nächsten Bildern werden Schallkopfposition, B-Bild und Spektrum für die rechte und linke Arterie aufgezeigt.

Rechte Nierenarterie

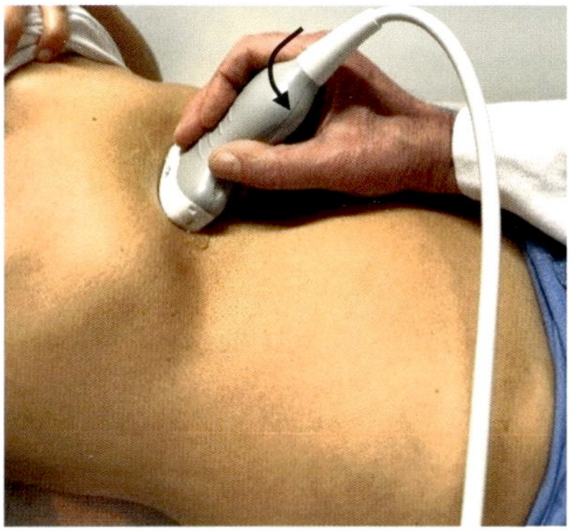

Der Schallkopf ist hier leicht gegen den Uhrzeigersinn gedreht.

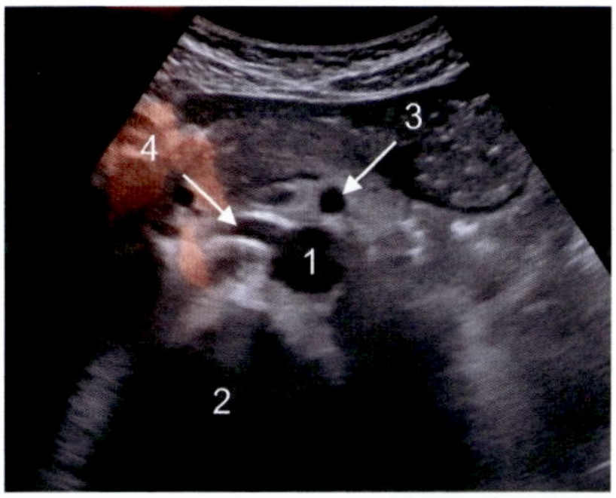

1 Aorta
2 Wirbelkörperschatten
3 A. mesenterica superior
4 Nierenarterie rechts

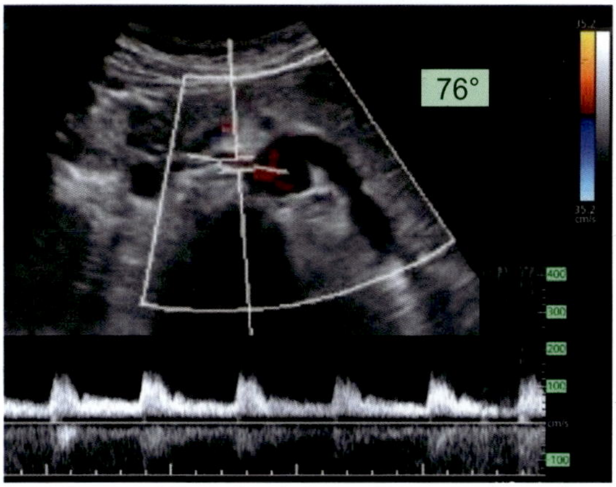

Die Maximalgeschwindigkeit mit etwa 140 cm/s liegt zwar noch im Normbereich, wird aber durch den zu großen Winkel von 76° falsch hoch berechnet.

Mitt diesem Beispiel wird die Problematik des anterioren Schallzugangs deutlich.

Linke Nierenarterie

Anteriorer Schallzugang in Querachse:

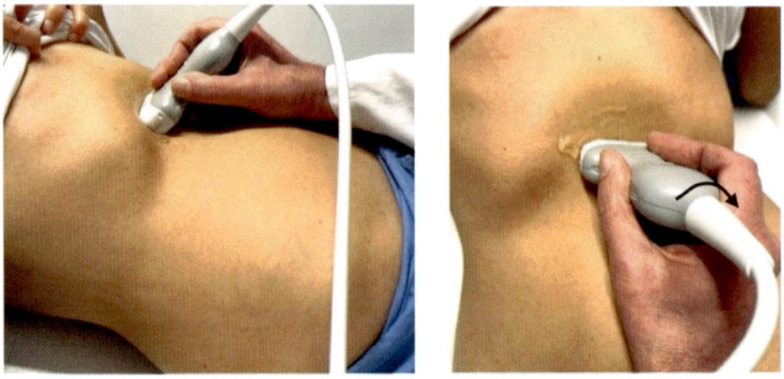

Der Schallkopf ist leicht im Uhrzeigersinn gedreht.

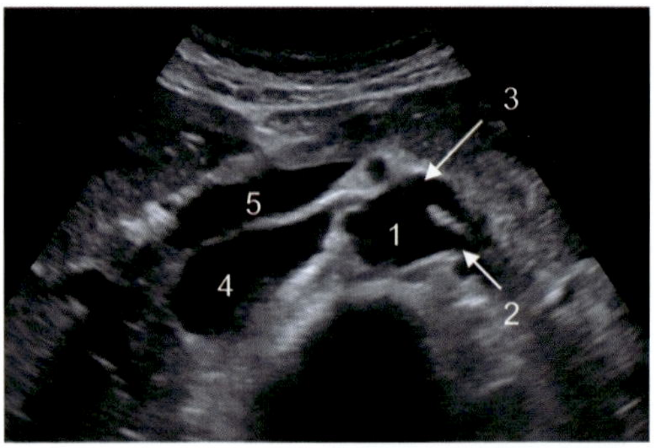

Anatomie im B-Bild:

1 = Aorta
2 = Nierenarterie links
3 = Nierenvene links
4 = V. cava
5 = Pfortader

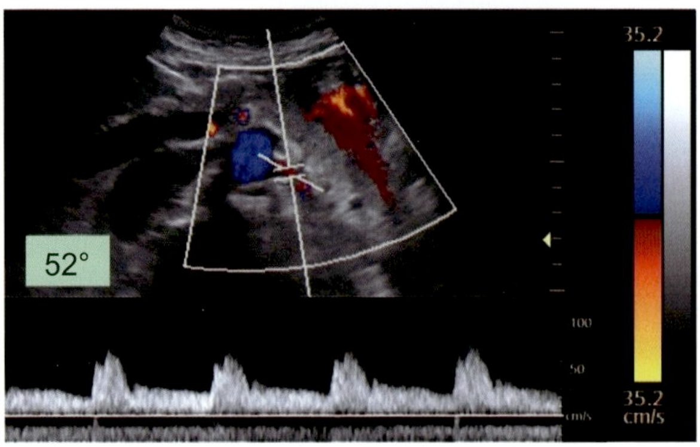

Die Maximalgeschwindigkeit liegt hier bei etwa 80 cm/s.
Der Schallwinkel mit 52° ist sehr gut.

Nierenhilus mit **Nierengefäßen**

Rechts kann von anterior und von lateral geschallt werden, links wird von lateral untersucht.

Zunächst werden in lateraler Position die Nieren im Längsschnitt aufgesucht.

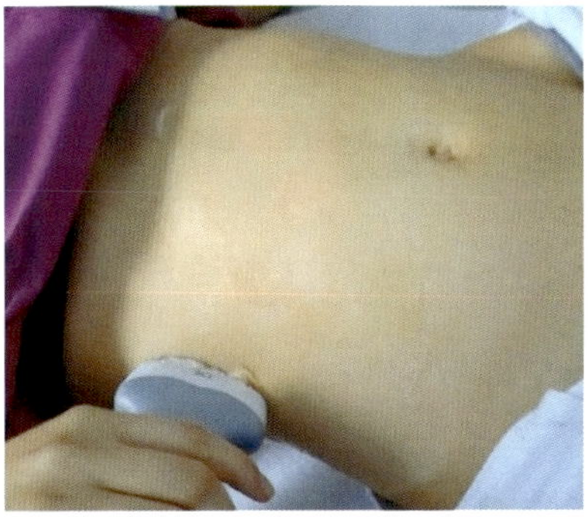

Die Abbildung zeigt die sogenannte koronare Sondenposition, die eine gute Darstellung der Nieren erlaubt. Der Schallkopf befindet sich seitlich (koronar) in der mittleren Axillarlinie und wird im 10. oder 11. ICR aufgesetzt.
Nach Kippen des Schallkopfes in Richtung Liege (Rücken) erscheint die Niere.
Auf der linken Seite wird der Schallkopf tiefer, etwa in der hinteren Axillarlinie, aufgesetzt. Die Fingerknöchel berühren die Liege.

von lateral

Durch Drehen des Schallkopfs entgegen dem Uhrzeigersinn (rechte Seite) erscheint die Niere in der Querachse. Links wird der Schallkopf entgegengesetzt gedreht.

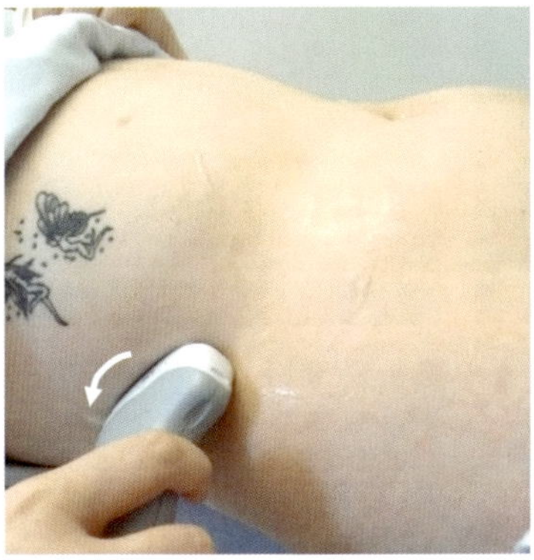

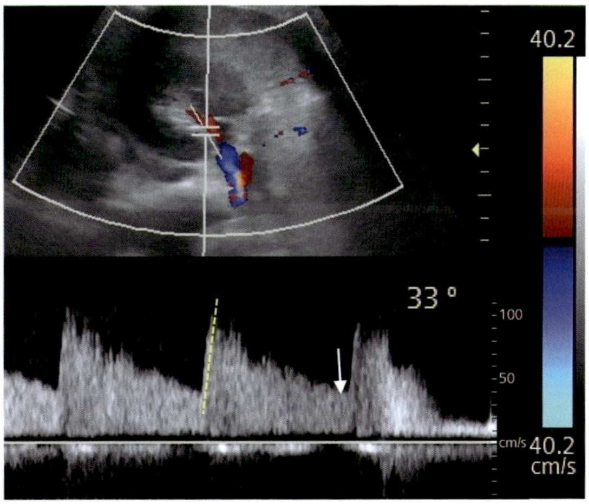

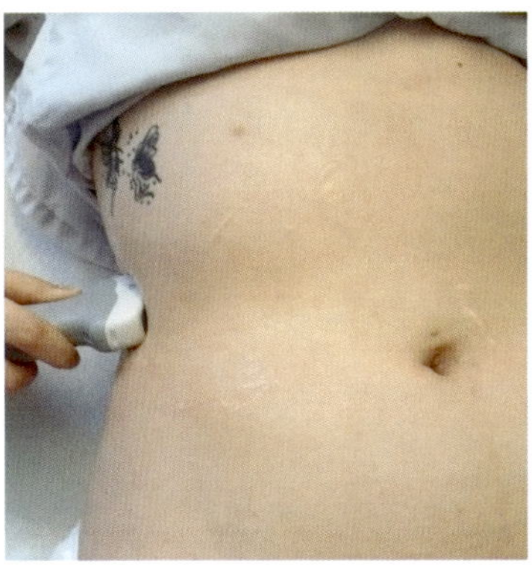

Das Spektrum zeigt einen steilen, fast senkrechten systolischen Anstieg (unterbrochene Linie) entsprechend einer kurzen Akzelerationszeit, was eine Abgangsstenose ausschließt.
Enddiastolisch (Pfeil) liegt die Kurve deutlich oberhalb der Nulllinie (Parenchymgefäß).
Der Schallwinkel ist mit 33° optimal.

von ventral

Hier wird der Nierenhilus in anteriorer Position geschallt. Der Schallkopf ist am rechten Oberbauch quer positioniert und leicht gegen den Uhrzeigersinn gedreht.

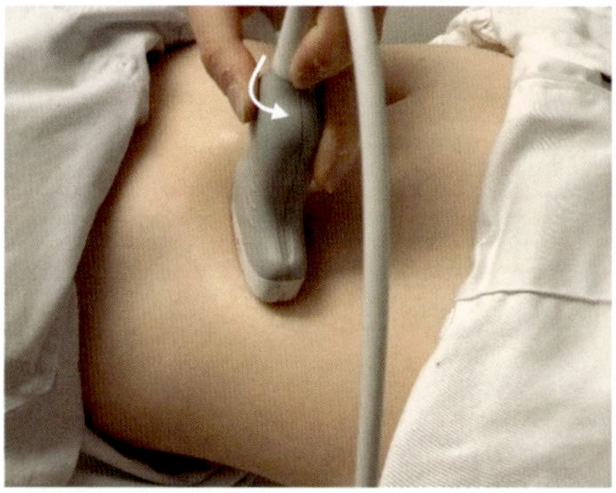

Neben der Arterie lässt sich im Hilusgebiet auch die Nierenvene mit Einmündung in die Vena cava darstellen.
Die Vene rechts ist nur 2-4 cm lang.

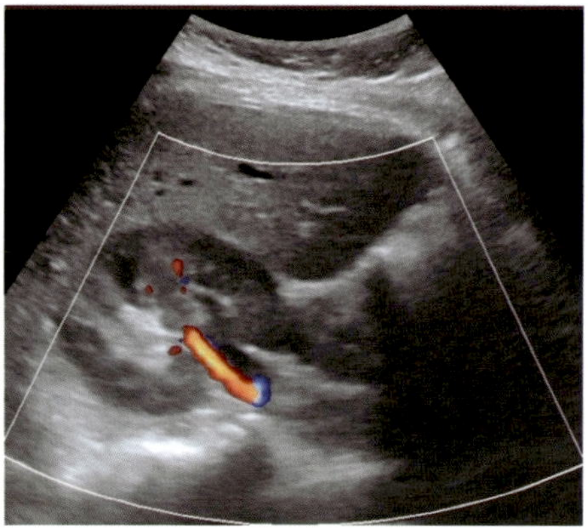

Periphere Nierenarterie.

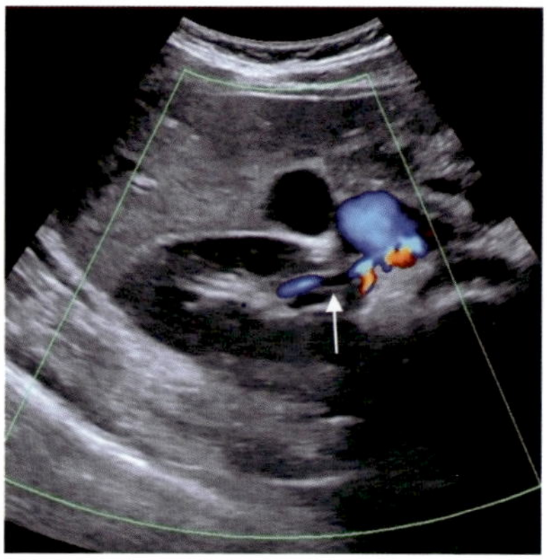

Der Pfeil zeigt auf die Nierenvene. Der schwarze Bereich ist durch den Schallwinkel von 90° bedingt, wo keine Farbkodierung stattfindet.

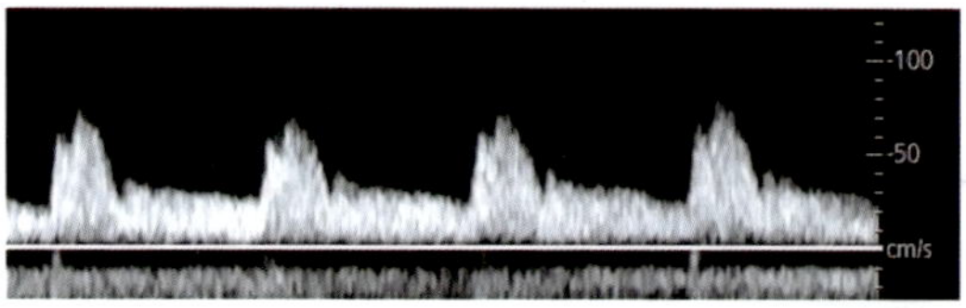

Das arterielle Spektrum weist oft mehrere Gipfel auf.

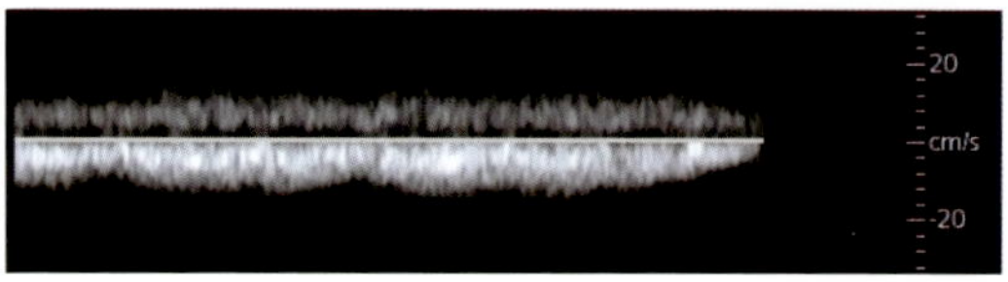

Das venöse Spektrum (unterhalb der Nulllinie) zeigt atemabhängige Schwankungen.

Nierenparenchymarterien

Hier werden die intrarenal gelegenen Gefäßabschnitte geschallt. Das Spektrum weist die gleichen Charakteristika wie das der hilusnahen Arterie auf.

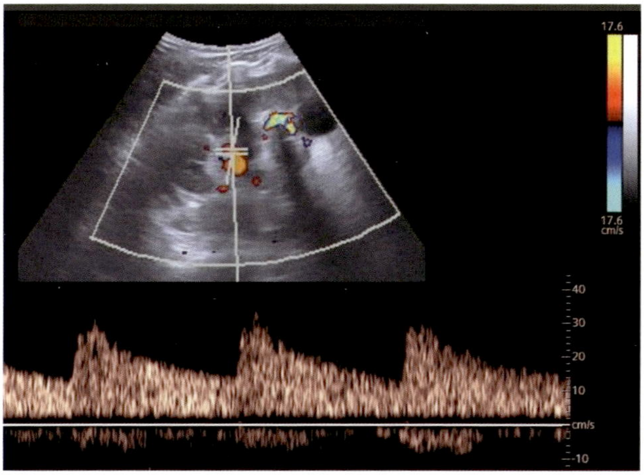

▶ **Akzelerationszeit** (acceleration time, AT)
Geschallt werden die Parenchymgefäße der Nieren, nicht der Stamm der Nierenarterie. Das Frequenzspektrum zeigt im Normalfall einen steilen Anstieg und eine frühsystolische Spitze (early systolic peak, ESP); oft von einer weiteren Zacke gefolgt.

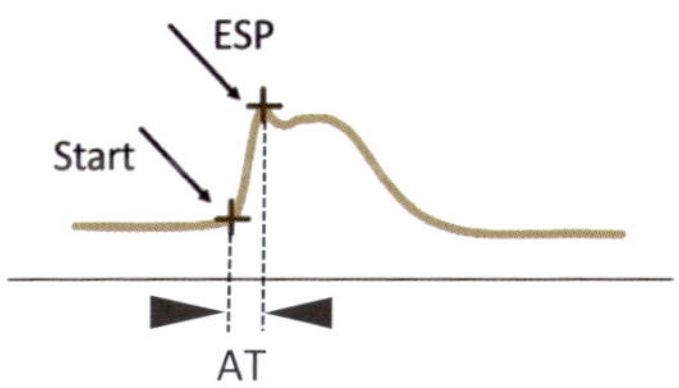

Die Messmarkierungen werden direkt zu Beginn des Anstiegs und der ESP gesetzt.

Die Dauer der Akzelerationszeit kann als indirektes Stenosezeichen gewertet werden. Eine AT von mehr als 70 Millisekunden (0,07 s) und ein fehlender ESP gelten als pathologisch, die auf eine über 60%ige Stenose der Arteria renalis hinweisen.

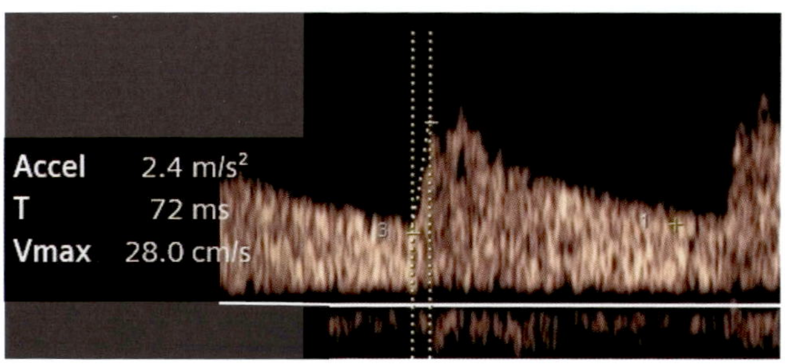

T: 72 ms (Akzelerationszeit, AT)
Accel: 2,4 m/s^2 (Akzelerationsindex, AI)

▶ **Resistive-Index** (RI), **Pulsatilitäts-Index** (PI)
In diesem Beispiel wird in der Interlobärarterie gemessen (Pfeil). Die Messung der Indizes ist winkelunabhängig, weswegen eine Winkelkorrektur nicht erforderlich ist. Dies beruht auf der Tatsache, dass sich der Winkel bei der Berechnung herausdividiert und damit entfällt.

RI-Messung:
Benötigt werden nur 2 Geschwindigkeitsmessungen, die systolische Maximalgeschwindigkeit (PS) und die enddiastolische Geschwindigkeit (ED), die das System automatisch vornimmt.

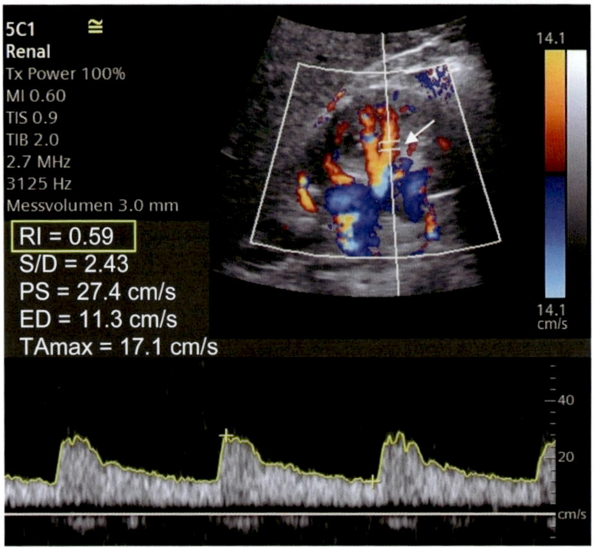

PI-Messung:
Hier wird zu der Geschwindigkeitsmessung zusätzlich die Länge eines Herzzyklus benötigt. Die senkrechten unterbrochenen Linien werden entweder automatisch durch das Gerät oder manuell gesetzt.

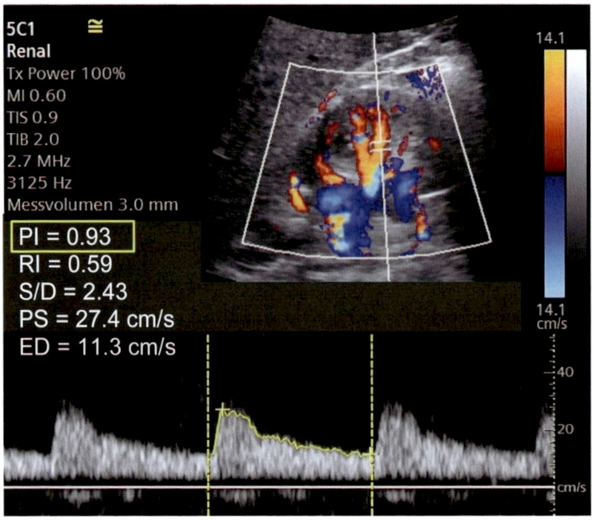

In beiden Beispielen werden RI und PI ohne Berücksichtigung des Schallwinkels bestimmt, was korrekt ist.
Die im Messfenster angegebenen Werte für die systolische Maximalgeschwindigkeit (PS) und die enddiastolische Geschwindigkeit (ED) werden ebenfalls berechnet.
Dies ist eigentlich nur unter Vorgabe eines definierten Winkels möglich. Hier geht das Gerät von einem Winkel von 0° aus, was aufgrund des Gefäßverlaufs auch korrekt ist

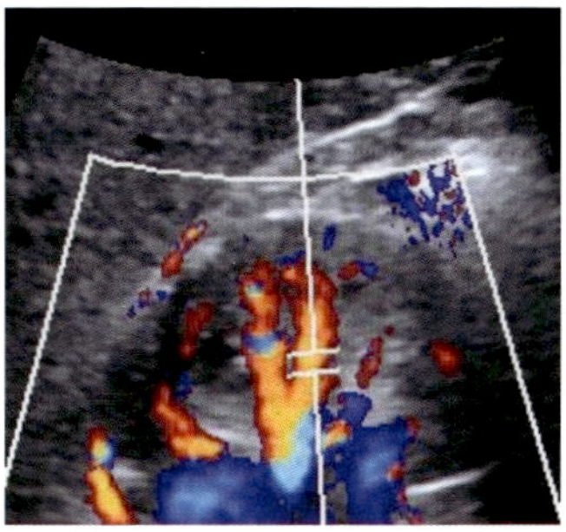

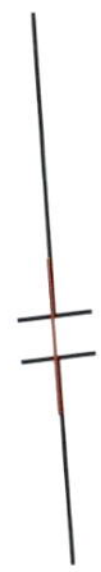

Winkel von **0°**
Die Winkelachse
ist nicht sichtbar.

Bei Bedarf kann der Winkel aber durch den Untersucher angepasst werden:

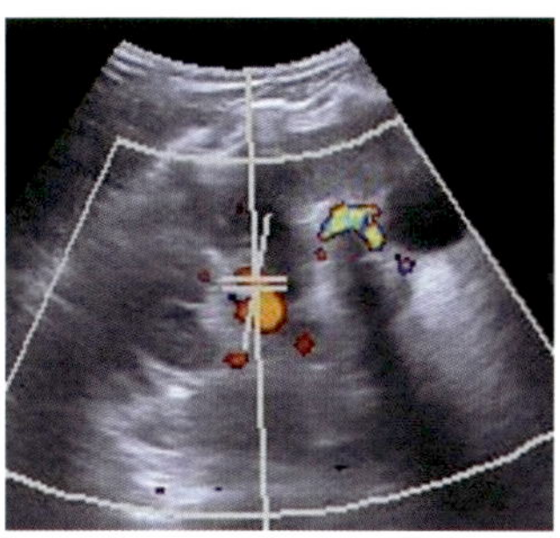

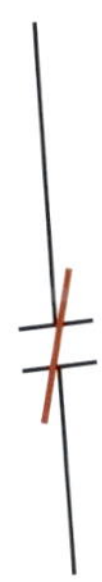

Winkel von **14°**
Die Winkelachse
ist hier sichtbar.

Zusammenfassung (normale und pathologische Hämodynamik)

Charakteristika beim Normalbefund (Arteria renalis):
- Dopplerspektrum mit hohem diastolischen Flussanteil
- PSV 100 (80-150) cm/s
- EDV 20-50 cm/s
- RAR 0,8-1,0
- RI (Widerstandsindex) 0,5-0,8 (intrarenale Arterien); RI nimmt mit dem Alter zu
- PI (Pulsatilitätsindex) 0,78-1,33
- AT <0,07 s (Segmentarterien und Interlobärarterien)
- Nachweis eines ESP (early systolic peak)

Charakteristika bei Stenose >60%:
- systolische Maximalgeschwindigkeit >180 cm/s (intrastenotisch)
- enddiastolische Strömungsgeschwindigkeit >80 cm/s
- Auftreten von Turbulenzfluss (Spektrum ohne systolisches Fenster)
- Auftreten von Farbaliasing intrastenotisch
- RI (Vmax – Vmin / Vmax) kleiner 0,45 (poststenotisch)
- RAR (PSV renal / PSV aortal) >3,5
- $AT_{poststenotisch}$ >0,07 s (Segmentarterien und Interlobärarterien)
- kein ESP

Charakteristika einer in-Stent-Restenose >70%:
- PSV ≥395 cm/s
- RAR ≥5,1

Pathologien

Nierenarterienstenosen sind meist Ausdruck einer degenerativen arteriosklerotischen Erkrankung. Dysplasien kommen in den Nierenarterien (und den Carotiden) gelegentlich vor und können ebenfalls zu Stenosen führen. Die Angiographie als bildgebendes Verfahren hat hier Vorrang. Das Hauptrisiko bei Dysplasien liegt in der Entwicklung eines Aneurysmas, so dass regelmäßige, 2mal jährliche Duplexkontrollen, angebracht sind.

Indikationen zur Angioplastie:
- plötzlich einsetzender Bluthochdruck (insbesondere bei jüngeren Patienten)
- persistierender Hochdruck unter 3facher antihypertensiver Therapie
- progressives Nierenversagen

Mit einer Normalisierung des Blutdruckes ist in 20-40% zu rechnen.
Komplikationsrate: 2% (Punktionshämatom, AV-Fistel, Blutungen)

Auch wenn in der HERCULES Studie (Jaff et al. 2012) eine Blutdruckbesserung nachweisbar war, wird dieser Effekt bis heute in der medizinischen Literatur kontrovers beurteilt (Prince et al. 2019).

Die operative Therapie (Aorto-renaler Bypass, Pfeil) ist zugunsten der Angioplastie verlassen worden. Sie ist als Simultaneingriff bei Rekonstruktionen der abdominalen Arterien denkbar.

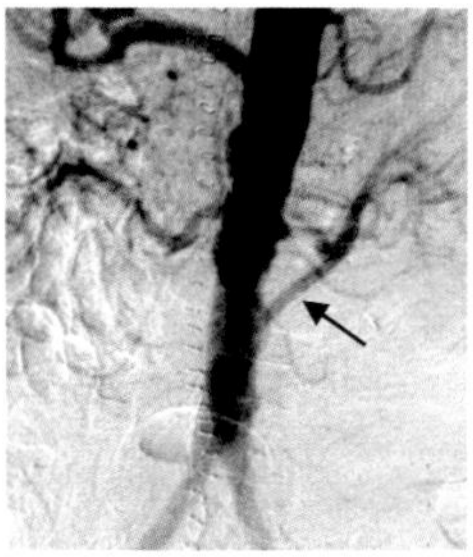

Literatur

Aboyans V, Ricco JB, Bartelink MLEL et al.
2017 ESC Guidelines on the Diagnosis and Treatment of Peripheral Arterial Diseases, in collaboration with the European Society for Vascular Surgery (ESVS)
European Heart Journal (2018) 39, 763–821

Al-Katib S, Shetty M, Jafri SMA, Jafri SZH.
Radiologic Assessment of Native Renal Vasculature: A Multimodality Review.
RadioGraphics 2017; 37: 136-156

AWMF online - S1-Leitlinie Radiologie: Radiologische Diagnostik und perkutane endovaskuläre Therapie der Nierenarterienstenose.
Stand der letzten Aktualisierung: 06/2009
AWMF-Leitlinien-Register Nr. 039/092

Claudine G. Jennings & John G. Houston & Alison Severn & Samira Bell & Isla S. Mackenzie & Thomas M. MacDonald
Renal Artery Stenosis—When To Screen, What To Stent?
Curr Atheroscler Rep (2014) 16:416 DOI 10.1007/s11883-014-0416-2

Drelich-Zbroja A, Kuczyńska M, Światłowski Ł, Szymańska A, Elwertowski M, Marianowska A. Recommendations for ultrasonographic assessment of renal arteries.
J Ultrason 2018; 18: 338-343

Fananapazir G, McGahan JP, Corwin MT, Stewart SL, Vu CT, Wright L, Troppmann C. Screening for Transplant Renal Artery Stenosis: Ultrasound-Based Stenosis Probability Stratification.
AJR 2017; 209: 1064-1073

Granata A, Fiorini F, Andrulli S, Logias F, Gallieni M, Romano G, Sicurezza E, Fiore CE: Doppler ultrasound and renal artery stenosis: An overview.
J Ultrasound 2009; 12 (4): 133-143

Horrow MM, Parsikia A, Zaki R, Ortiz J. Immediate Postoperative Sonography of Renal Transplants: Vascular Findings and Outcomes.
AJR 2013; 201: W479-W486

Jaff MR, Bates M, Sullivan T. Significant reduction in systolic blood pressure following renal artery stenting in patients with uncontrolled hypertension: Results from the HERCULES trial.
Cardiovasc Interv 2012; 80 (3): 343-350

Lindskov Hansen K, Bachmann Nielsen M, Ewertsen C:
Ultrasonography of the Kidney: A Pictorial Review.
J Diagnostics 2016; 6 (1): 2 doi:10.3390/diagnostics6010002

Prince M, Tafur JD, White CJ. When and How Should We Revascularize Patients With Atherosclerotic Renal Artery Stenosis?
JACC 2019; 12 (6): 505-517

Zhang H, Li M, Jin W, San P, Xu P, Pan S.
The left renal entrapment syndrome: diagnosis and treatment.
Ann Vasc Surg 2007; 21 (2): 198-203. Aorto-mesenterialer Winkel ist über 45°.

Duplexsonografie der Lebergefäße

ICD-10 Codes	**I81** Pfortaderthrombose **I82.0** Budd-Chiari-Syndrom **K76.6** Portale Hypertonie **I85** Ösophagusvarizen **I85.0** Ösophagusvarizen mit Blutung **I85.9** Ösophagusvarizen ohne Blutung
Indikation	• Lebererkrankungen • Herzinsuffizienz, Trikuspidalinsuffizienz • nach Lebertransplantation
Vorbereitung	keine
Schallkopf	Konvex, 2-5 MHz
Preset	▶ Abdomen

In diesem Kapitel werden Normalbefunde der Lebergefäße besprochen. Es handelt sich dabei um die Leberarterie, die Lebervenen und die Pfortader. Von den 8 Lebersegmenten wird jedes von einem Ast der Pfortader, der A. hepatica propria und einem Gallengang versorgt.

Zu Beginn werden linker und rechter Leberlappen dargestellt. Man beginnt in der Mittellinie und orientiert sich an der Vena cava, die sonographisch die Grenze zwischen rechtem und linken Lappen bildet. Die anatomische Grenze stellt das Ligamentum falciforme dar. Die Inspiration ist meist sehr hilfreich. Beurteilt werden Form, Größe und das Leberparenchym.

Linker Lappen (Segmente I, II, III, IV):

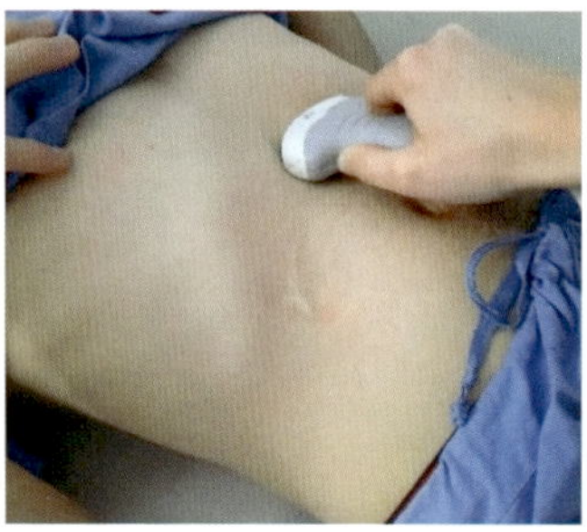

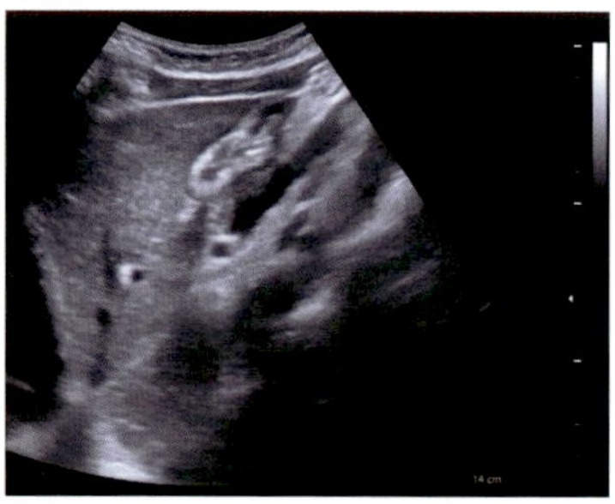

Rechter Lappen (Segmente V, VI, VII, VIII):

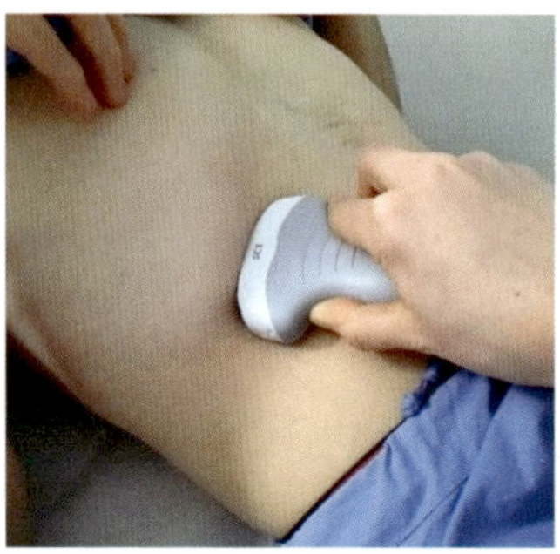

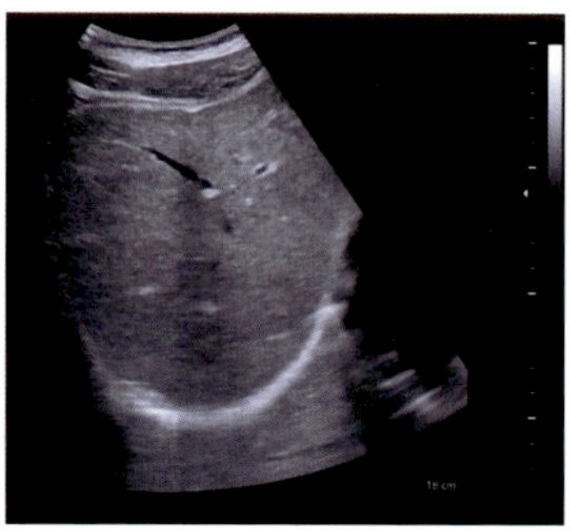

Leberarterie

Die Arteria hepatica communis entspringt aus dem Truncus coeliacus. Sie hat einen kurzen Verlauf und geht, nach Abzweigung der A. gastroduodenalis, in die A. hepatica propria über, die den Haupttast der Leberversorgung darstellt. Zusammen mit der V. portae und dem Ductus choledochus verläuft sie im Ligamentum hepatoduodenale.

Die Leberarterie und die Pfortader sichern der Leber eine doppelte Versorgung zu.

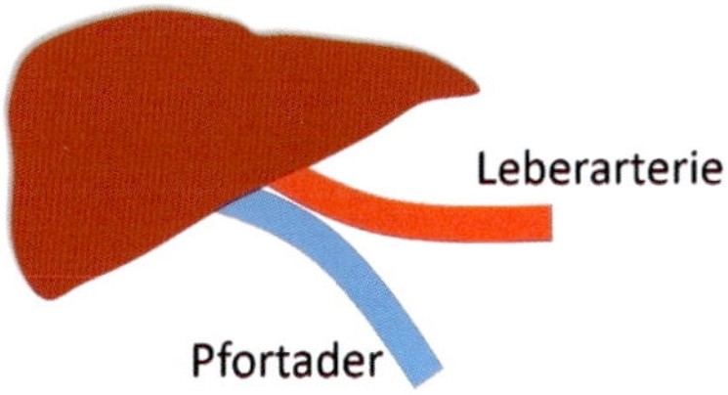

Anteile:

Leberarterie	25%
Pfortader	75%
	60% oxygeniert

Schallpositionen und Farbbild (mit den Abgängen von Truncus coeliacus und Arteria mesenterica superior):

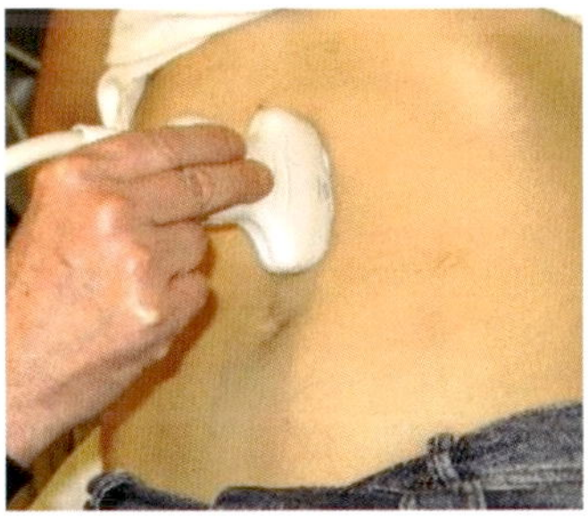

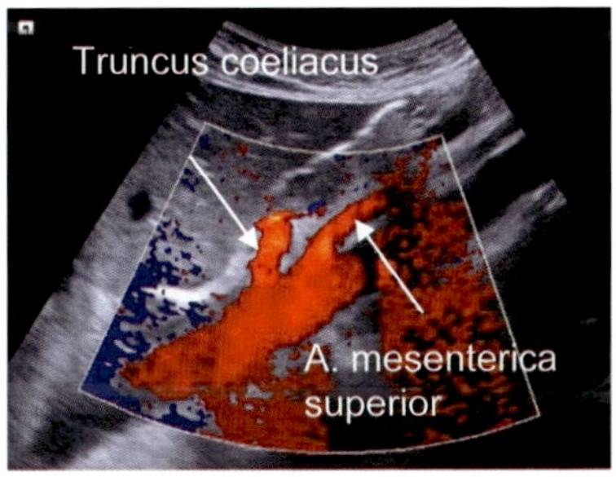

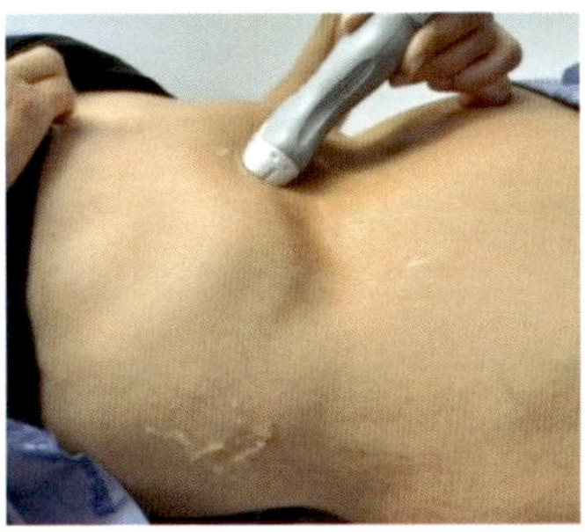

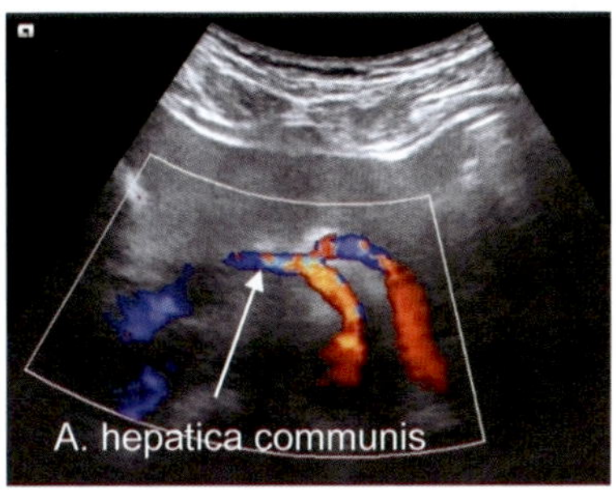

Die unteren Bilder zeigen die abzweigende Leberarterie (Pfeil) aus dem Truncus coeliacus und das Spektrum:

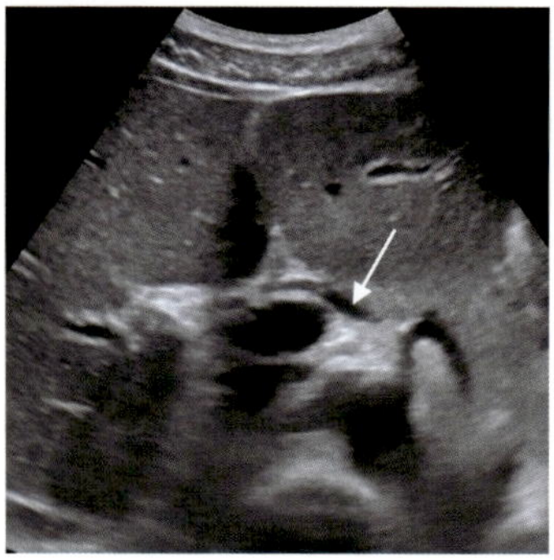

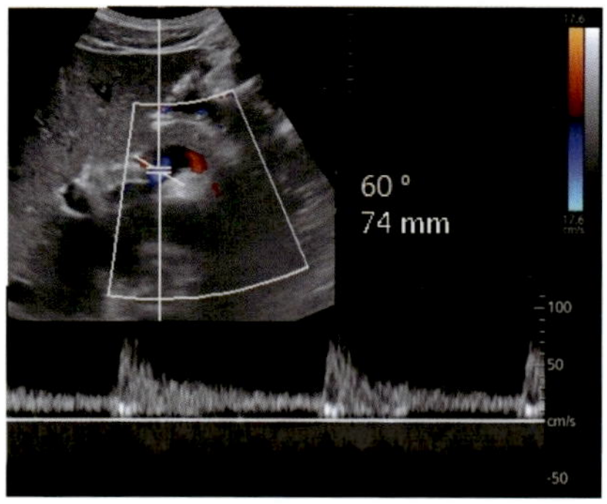

Unterhalb der Winkelangabe (60°) steht 74 mm. Dies ist die Entfernung zwischen Schallkopf und dem Messvolumen.

Aneurysmen der Leberarterie stellen etwa 20% aller Viszeralarterienaneurysmen dar. Der überwiegende Teil (80%) ist extrahepatisch lokalisiert.

<u>Hämodynamische Parameter Leberarterie</u>

Spektrum:	Parenchymarterie, „low resistance“
PSV:	70 cm/s (± 10)
RI:	0,65 (± 10)
PI:	0,92 (± 0,1)

Die Messung des RI ist vor allem nach Lebertransplantation von Interesse. Ein niedriger RI spricht für eine Stenose der Leberarterie (Anastomosenregion) oder in deren Verlauf.

Gefäße der **Leberpforte** (Leberhilus)

Hier verlaufen 3 Strukturen (gelbes Oval) **Leberarterie**, **Pfortader** und **Gallengang**.
Gallengang und Leberarterie liegen ventral der Pfortader.

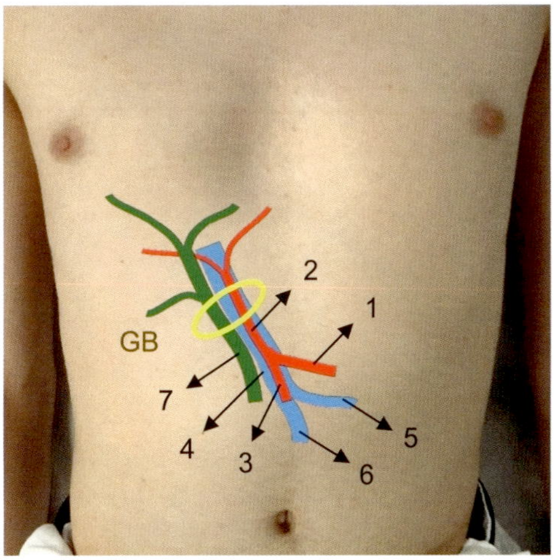

1 = A. hepatica communis
2 = A. hepatica propria
3 = A. gastroduodenalis
4 = V. portae
5 = V. lienalis
6 = V. mesenterica superior
7 = Ductus hepatocholedochus (DHC)

GB = Gallenblase

Geschalllt wird am rechten Oberbauch in der Längs- und Querachse.

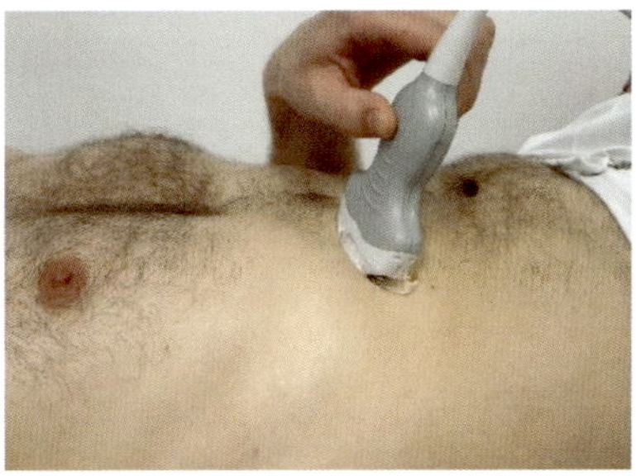

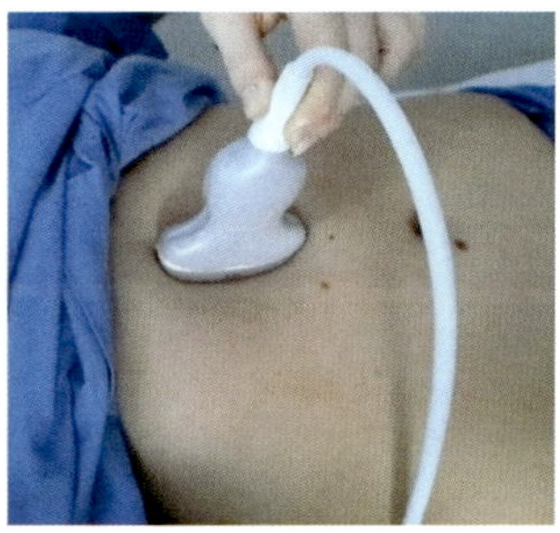

In der Querachse findet man die Leber-Triade:

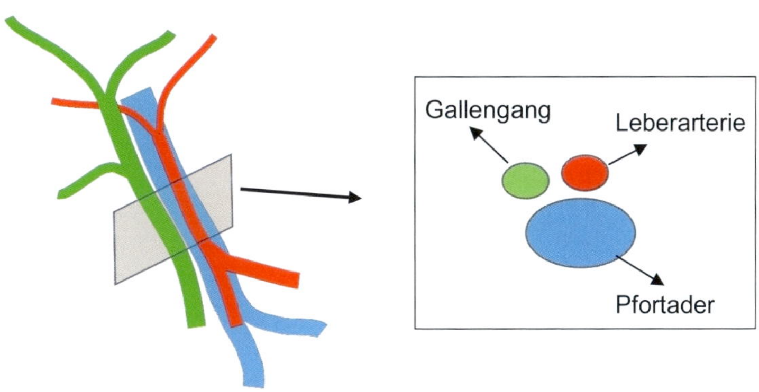

In dieser Untersuchung sollte auch auf auffällige Lymphknoten geachtet werden.

Lebervenen

Lebervenen haben (im Gegensatz zu Portalvenen) keinen Wandreflex.
Beim Schallwinkel von 90° können allerdings schwache, helle Reflexe auftreten.

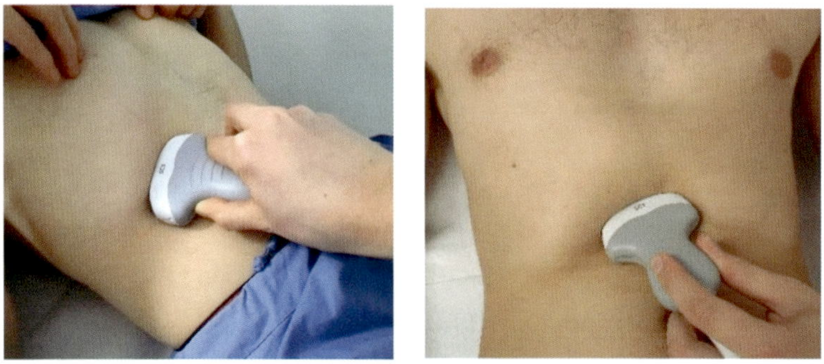

- Sonde parallel zum rechten Rippenbogen.
- Absenken gegen den Oberbauch und tiefe Inspiration.
- Es erscheinen die Lebervenen mit der Einmündung in die Cava inferior.
  Die Lebersegmente können anhand der Lebervenen identifiziert werden.
  Die mittlere Lebervene erlaubt die Trennung von rechtem zum linken Leberlappen.
- Anwinkeln der Beine im Knie reduziert die Oberbauchmuskelspannung und erleichtert das Schallen.

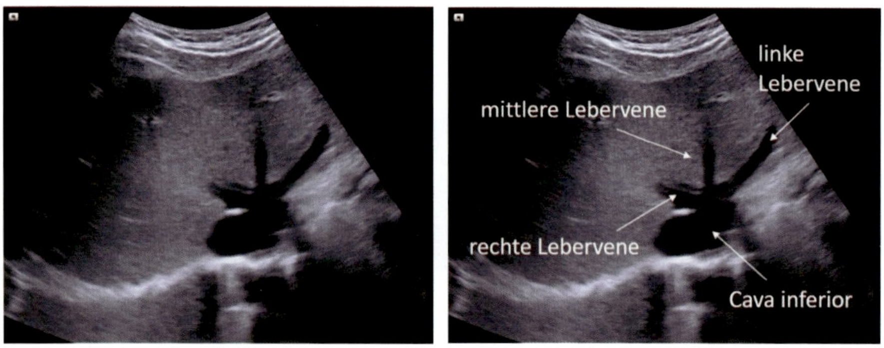

Die Darstellung der mittleren Lebervene erlaubt die Einteilung in den linken und rechten Leberlappen.

Die rechte Lebervene ist in dieser Position nicht immer komplett dargestellt. Dazu genügt es den Schallkopf weiter nach rechts-lateral zu verschieben.

Normale Lebervenen (Pfeile) haben einen fast geraden Verlauf. Ihre Pelottierung weist auf eine Kompression von außen hin.

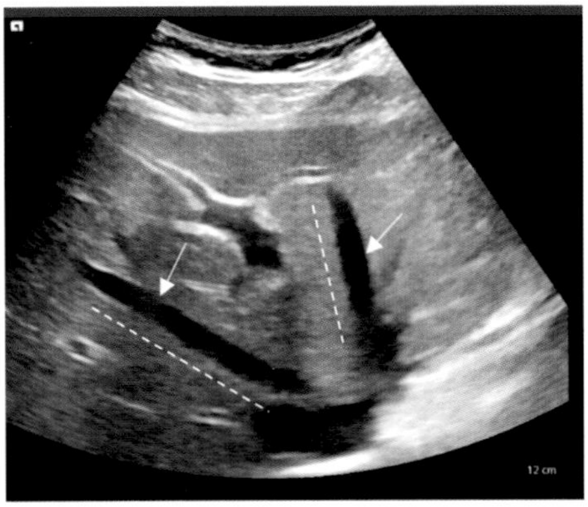

Die Messung der Lebervenenweite erfolgt nie in der Nähe der Hohlvene (VCI), da sie hier sehr variabel ist. Korrekt wird distal des zweiten Zusammenflusses vor der Hohlvene (Pfeile) gemessen.

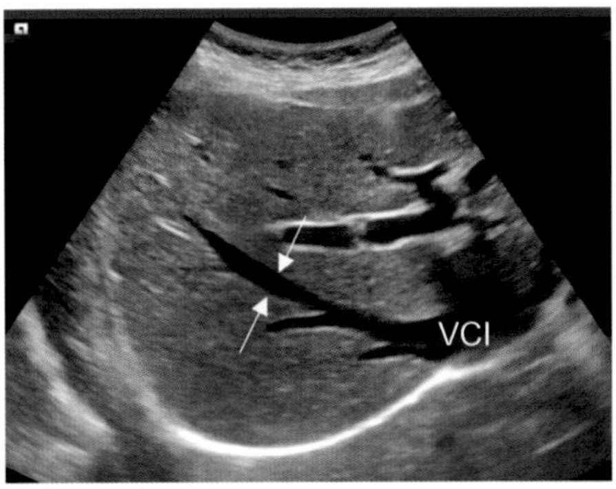

Normalwert	6-7 mm Lebervenendurchmesser Über 7 mm = Verdacht auf Rechtsherzinsuffizienz

Frequenzspektrum der Lebervenen

Das Spektrum wird maßgeblich von der Hämodynamik des rechten Vorhofes bestimmt. Es kann physiologische Variationen aufweisen. Diese umfassen das klassische triphasische Spektrum bis zum multiphasischen 4- oder 5-phasischen Spektrum.

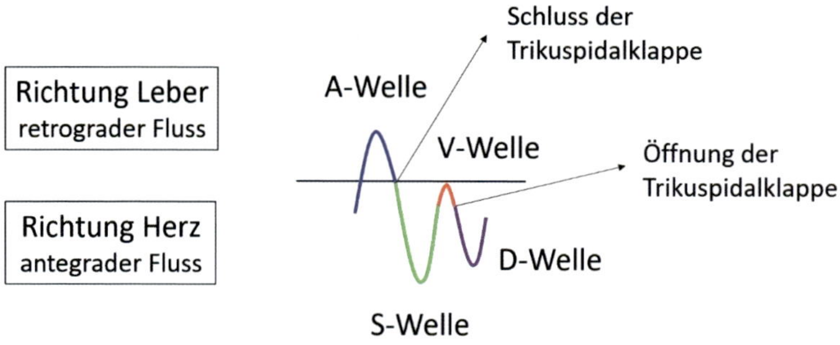

Die Kurvenanteile A, S, V und D sollen hier im Einzelnen erklärt werden.

A-Welle (entspricht der P-Welle des EKGs)

Während der Vorhofsystole (Atrial kick) fließt der Hauptanteil des Blutes in den rechten Ventrikel. Ein geringerer Teil fließt in Richtung Leber und bildet die A-Welle.

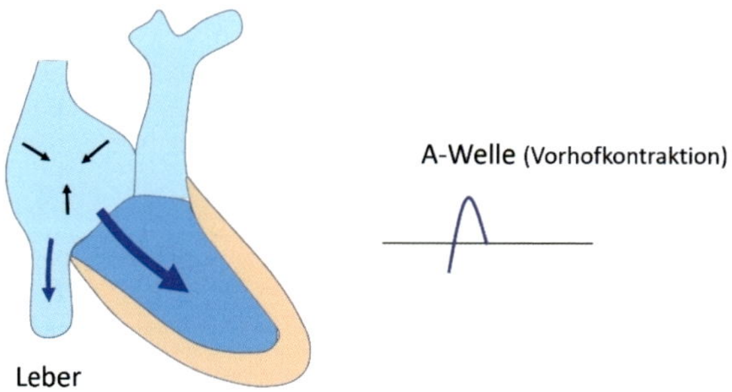

S-Welle

Während der Kammersystole wird das Blut in den Lungenkreislauf ausgeworfen. Gleichzeitig wird der Trikuspidalanulus in Richtung Herzspitze verschoben (Ventilebenenmechanismus) wodurch es zum vermehrten venösen Einstrom in den Vorhof kommt. Es bildet sich die (antegrade) S-Welle.

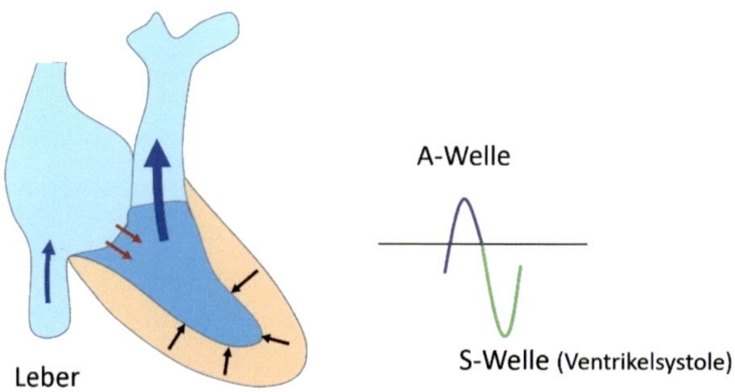

V-Welle

Zum Ende der Kammersystole relaxiert der Trikuspidalanulus und bewegt sich zurück in Richtung Vorhof. Es entsteht ein Gleichgewicht zwischen dem Fluss aus der Leber in den Vorhof und entgegengesetzt (kleiner blauer Doppelpfeil). Je nach Überwiegen der einen oder anderen Flussrichtung bildet sich die V-Welle mit Lage oberhalb, unterhalb oder in Höhe der Nulllinie. Dadurch ist sie nicht immer als gesonderte Welle zu erkennen.

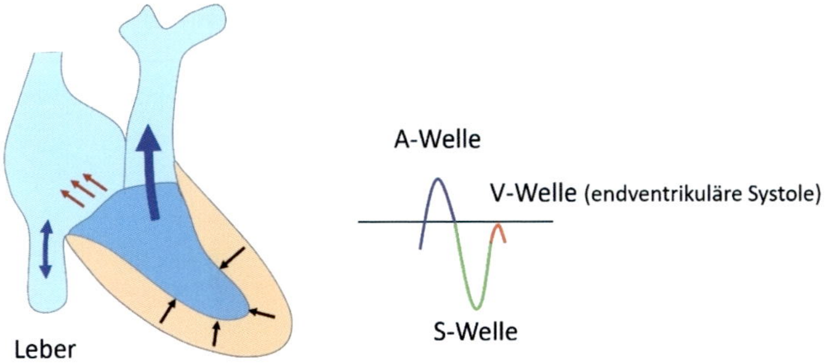

Varianten der V-Welle

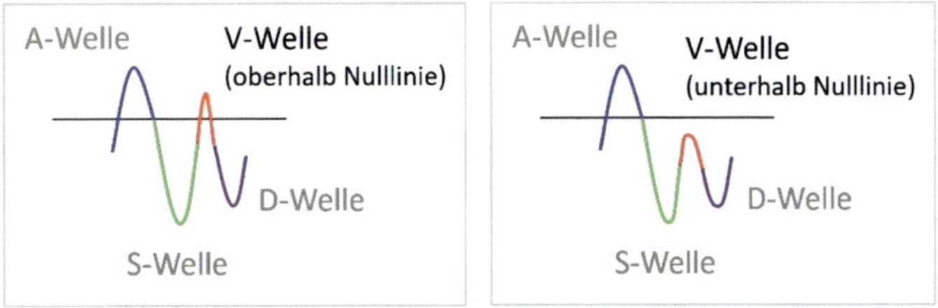

D-Welle

Während der Kammerdiastole fließt das Blut passiv durch die geöffnete Trikuspidalklappe aus der Leber in das Herz. Es kommt zur (antegraden) D-Welle.

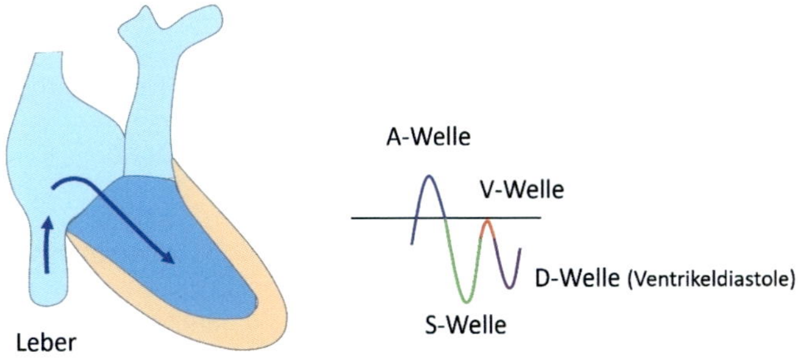

Bei der Interpretation des Spektrums sollte beachtet werden, dass nicht der rechte Vorhof oder Ventrikel und auch nicht die untere Hohlvene sondern eine Lebervene geschallt wird. Entsprechend der kardialen Hämodynamik ändern sich die Flussrichtungen nicht nur im Herz sondern auch peripher in der Lebervene.

Farbbild mit Ableitung des Spektrums in einer Lebervene:

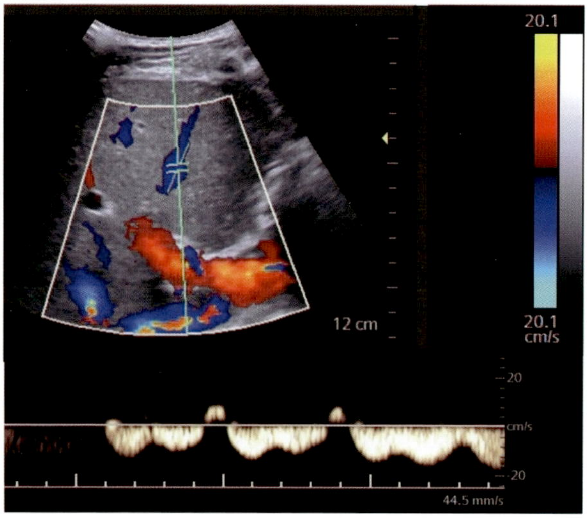

Das Spektrum wird als triphasisch beschrieben.

Interpretation des Spektrums:

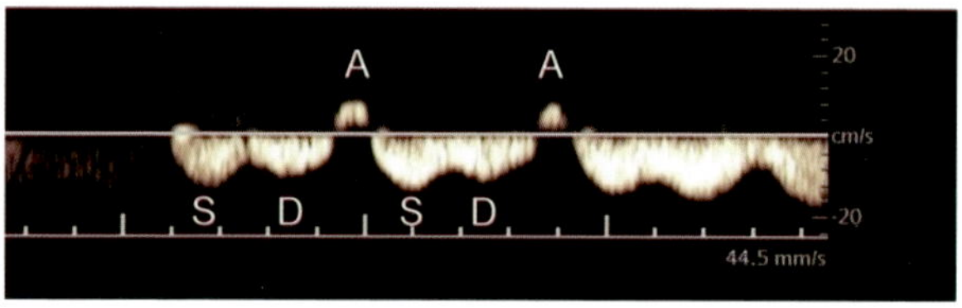

S = Füllung des rechten Vorhofes durch Ventilebenenverschiebung in der Kammersystole.
Danach nimmt der Fluss etwas ab.
D = Öffnung der Trikuspidalklappe in der Kammerdiastole.
Das Vorhofblut entleert sich in den rechten Ventrikel, so dass wieder Blut aus der Cava in den Vorhof einströmt.
A = kurze Rückflusskomponente durch Kontraktion des Vorhofes (atrial kick)

Der Anteil unterhalb der Nulllinie stellt den Fluss in Richtung Herz (Vorhof) dar.
→ kardiopetaler Fluss [lateinisch: petere = streben]
Der Anteil über der Nulllinie bildet den Fluss in Richtung Leber ab.
→ hepato-petaler Fluss

Für die korrekte Interpretation ist die simultane EKG-Registrierung zu empfehlen.

Die hier dargestellten Spektren gelten nur für die normale und damit elastische Leber. Lebererkrankungen rufen ein eher gleichmäßiges, bandförmiges Spektrum, ohne die genannten Phasen hervor.

Der Vergleich von S- und D-Welle ist ein guter Indikator für die Funktion des rechten Herzens. Je höher der rechtsatriale Druck, desto kleiner die S-Welle. Bei schwerer Rechtsherzinsuffizienz oder Trikuspidalinsuffizienz liegt die S-Welle oberhalb der Nulllinie.

Pfortader

Der Zusammenfluss (Konfluens) der V. lienalis und der V. mesenterica superior bildet den Beginn der Vena portae. Ihr Durchmesser ist 13-16 mm, ihre Länge 7-8 cm.
Der Blutdruck beträgt 5-10 mmHg. Die Flussgeschwindigkeit liegt bei 20-40 cm/s.

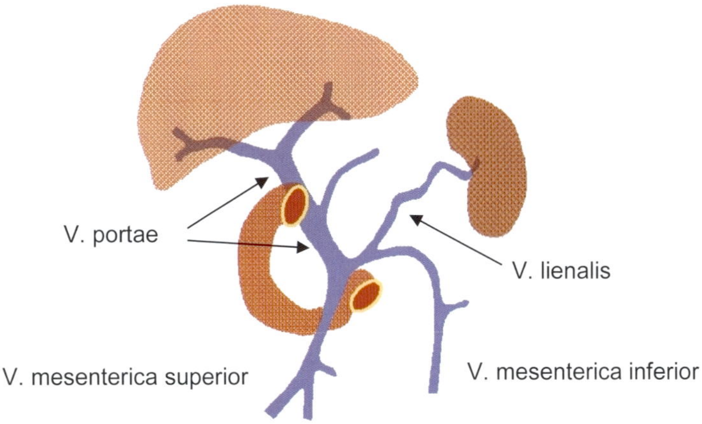

Oberbauchquerschnitt
Aus dieser Position startet man.

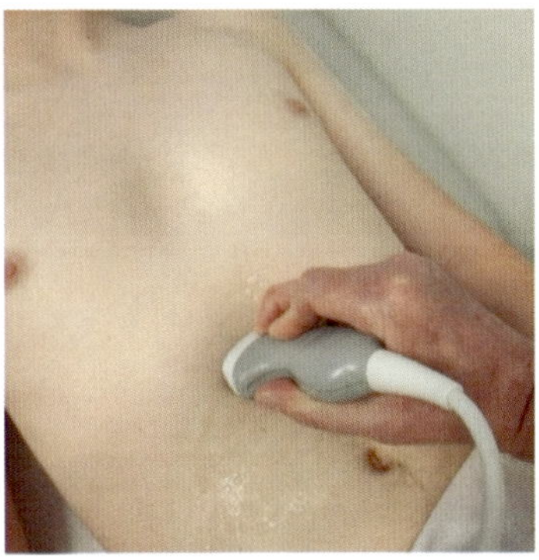

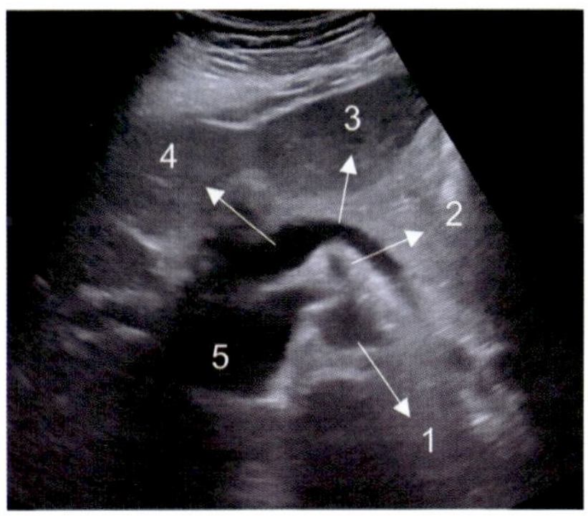

Es erscheinen die Aorta (1), darüber die A. mesenterica superior (2) und oberhalb die bogig verlaufende Milzvene (3). Diese mündet in den Konfluens (4), der zusammen mit der mit der Vena mesenterica superior den Anfang der Pfortader bildet.

Oberbauchschrägschnitt
Unter Sicht auf den Konfluens (Pfeil) wird der Schallkopf aus dem Querschnitt im Uhrzeigersinn gedreht.

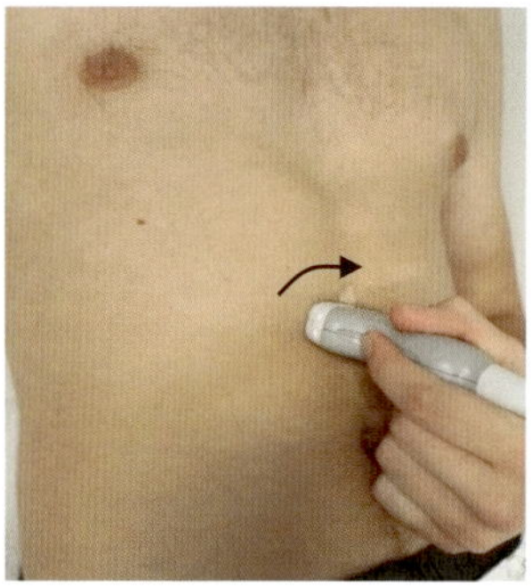

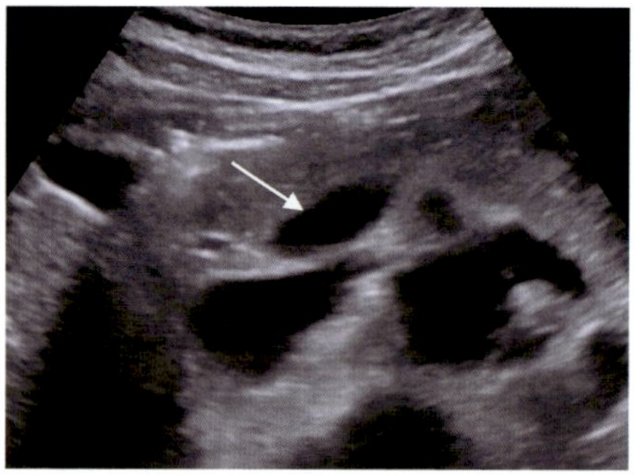

Der Konfluens dehnt sich langsam aus und zeigt die Pfortader an:

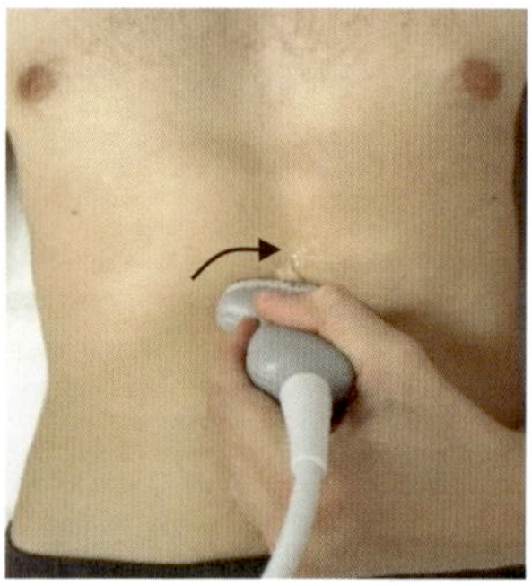

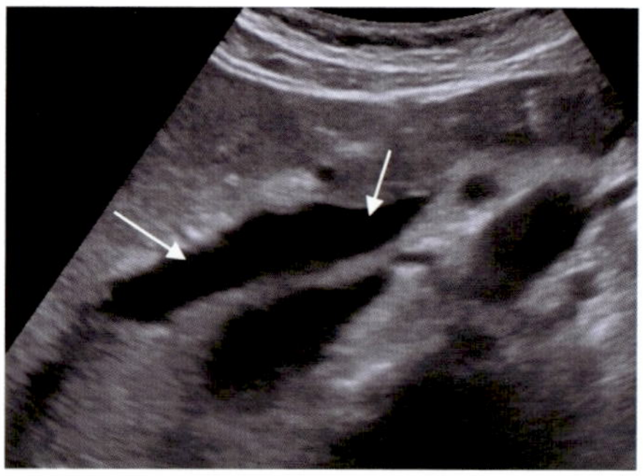

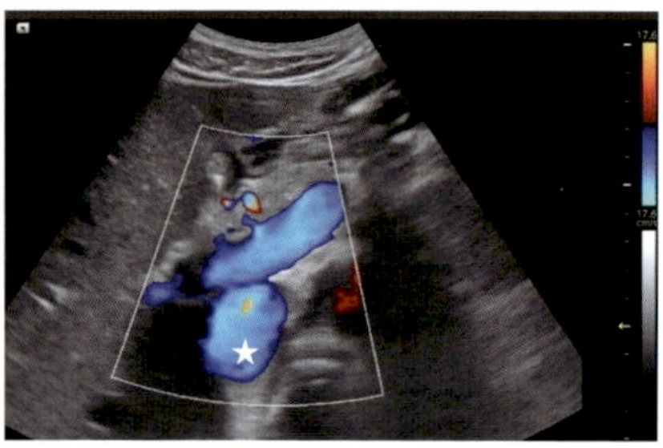

Der Fluss ist leberwärts gerichtet und wird als hepatopetal bezeichnet. Zusammen mit der Vena cava (★) ist die Farbkodierung „blau“, da beide Gefäße von der Sonde weg fließen.

Die Vena cava ist annähernd rund, da sie noch in der Querachse getroffen wird.

Transcostaler Zugang

Bei diesem Schallzugang wird der beste Dopplerwinkel (<60°) zur Pfortader erzielt.

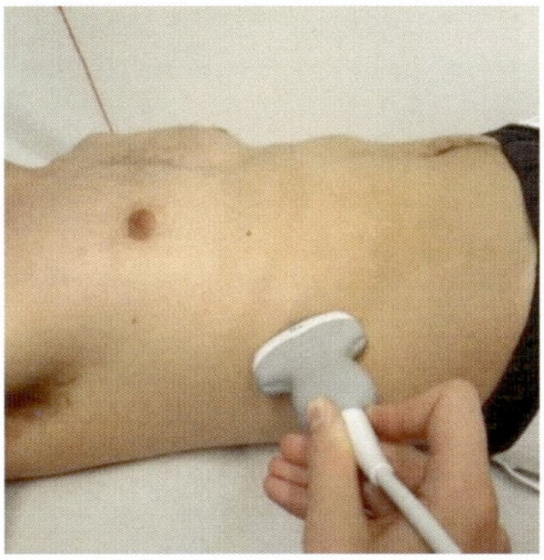

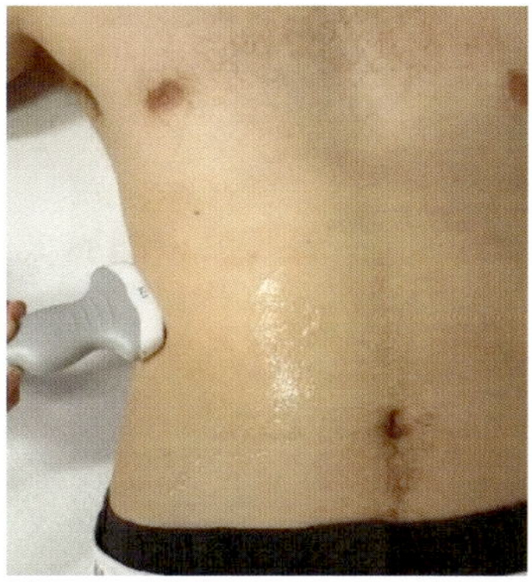

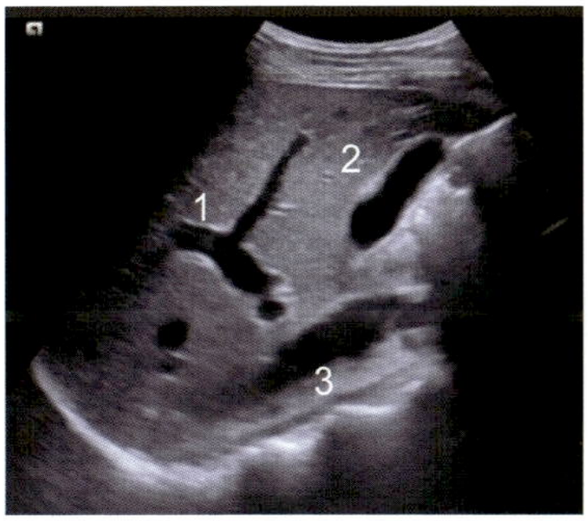

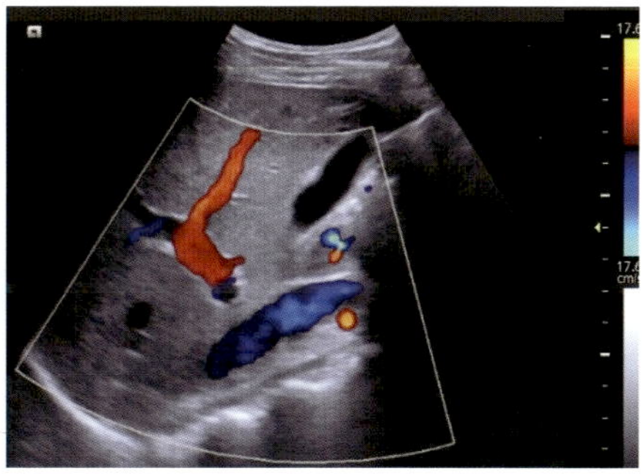

1 = Pfortader mit Aufzweigung
2 = Gallenblase (schwarz im Farbbild);
ist in dieser Position nicht immer dargestellt
3 = Vena cava inferior

Ableiten des Spektrums (bei trancostaler Position):

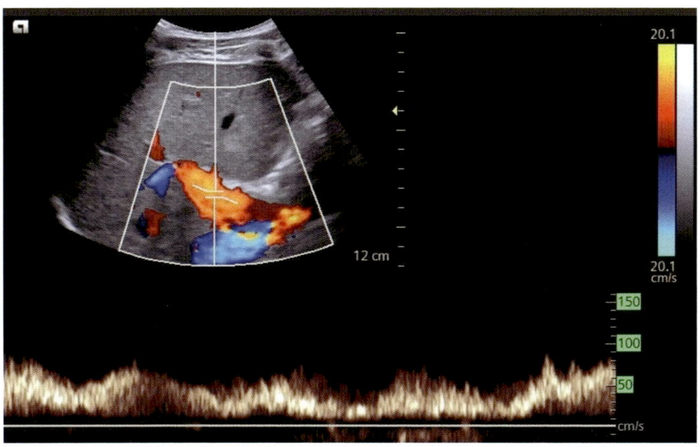

Das Frequenzspektrum zeigt einen monophasischen auf- und abschwellenden Fluss.

Vergleich Lebervene und Pfortader
B-Bilder:

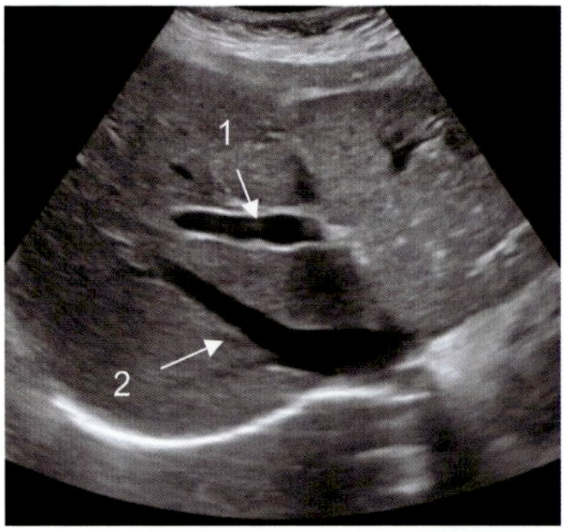

Helle Wandreflexe der Pfortader (1)
Keine Wandreflexe der Lebervene (2)

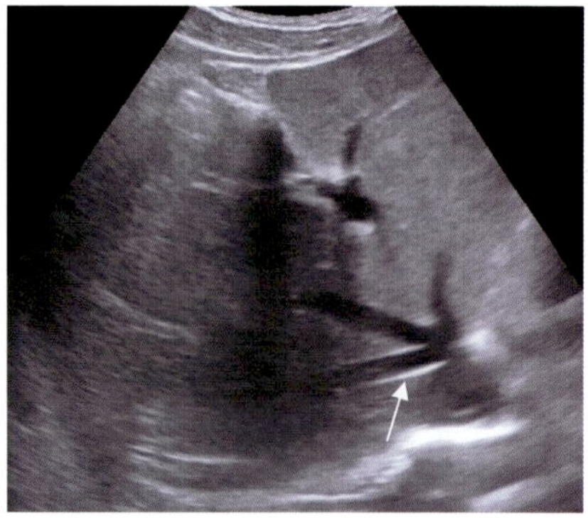

Helle (echogene) Wandreflexe in der Vene. Dieser Effekt entsteht durch den senkrechten Schallwinkel.

Spektren:
Das Frequenzspektrum ist bei normaler Leberfunktion in der Lebervene triphasisch, mit Anteilen oberhalb und unterhalb der Nulllinie.

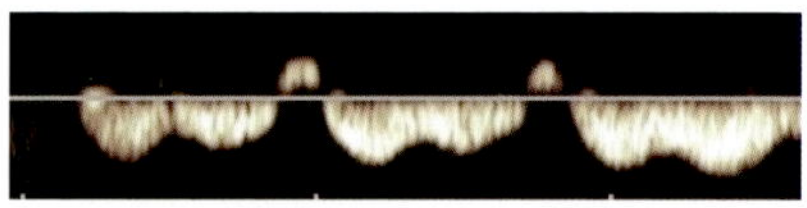

In der Pfortader ist es meist monophasisch.

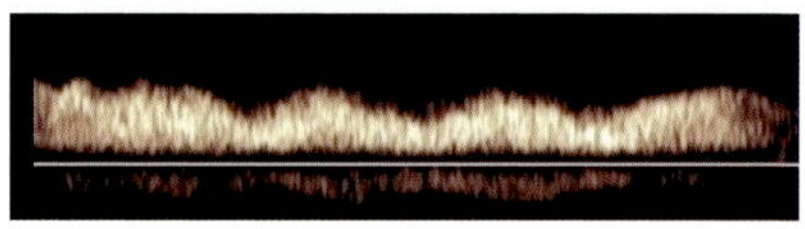

Bedeutung des Lobus caudatus (LC)
Im Gegensatz zu den übrigen Leberanteilen wird der Lobus caudatus durch gesonderte Äste der Pfortader versorgt. Der Abfluss in die Vena cava inferior geschieht über separate kleine Lebervenen (venae hepaticae minores).
Mit dieser gesonderten Durchblutungssituation ist der LC anatomisch und funktionell unabhängig zum linken und rechten Leberlappen zu sehen.

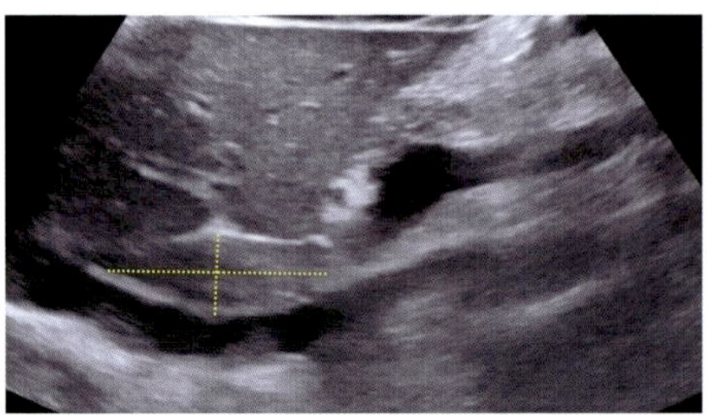

Normale Größe: 5 x 2,5 cm

Diese Tatsache führt zum unterschiedlichen Krankheitsbefall dieses Lebersegmentes.

Bei Blockade der Lebervenen (Budd Chiari) funktioniert der LC weiter, da seine Drainage unbehindert bleibt. Kompensatorisch kann er hypertrophieren. Dies gilt auch bei Zirrhose und Atrophie der Leber.

Abkürzungen

BCS	Budd-Chiari Syndrom (Lebervenenthrombose)
CBS	Cruveilhier-Baumgarten-Syndrom (rekanalisierte Umbilikalvene bei Pfortaderhochdruck))
CEPS	kongenitale, extrahepatische portosystemische Shunt
HHT	Hereditäre Hämorrhagische Teleangiektasie
PHT	portale Hypertension (>12 mmHg) Sono-Merkmale: Hypersplenismus, gastroösophageale Varizen, Klinik: Varizenblutung, Aszites
PVT	Portale Venenthrombose
SOS	Sinusoidales Obstruktionssyndrom Sono-Merkmale: Hepatomegalie, Splenomegalie, Aszites, verdickte Gallenblasenwand.
TIPSS	transjugulärer intrahepatischer portosystemischer Stent-Shunt (Interventionsverfaahren bei Pfortaderhochdruck)
VM	vaskuläre Malformationen
VLD	Vascular liver diseases

Literatur

Buscarini E, Leandro G, Conte D et al. Natural history and outcome of hepatic vascular malformations in a large cohort of patients with hereditary hemorrhagic teleangiectasia. Dig Dis Sci 2011; 56: 2166-2178

Draghi F, Rapaccini GL, Fachinetti C , de Matthaeis N, Battaglia S, Abbattista T, Busilacchi P. Ultrasound examination of the liver: Normal vascular anatomy Journal of Ultrasound 2007; 10, 5-11

McNaughton DA, Abu-Yousef MM. Doppler US of the Liver Made Simple. RadioGraphics 2011; 31: 161-188

Owen C, Meyers P. Sonographic Evaluation of the Portal and Hepatic Systems. J Diagnostic Medical Sonography 2006, 22: 317-328

Duplexsonografie der Vena cava inferior

ICD-10 Codes	**I82.2**	Embolie und Thrombose der V. cava
	I87.1	Venenkompression Vena-cava- (superior-) (inferior-) Syndrom, Venenstriktur
	Q26.-	Angeborene Fehlbildungen der großen Venen

Indikationen
- venöser Füllungszustand (Intensivpatient, Volumenstatus)
- intravasale Prozesse (Thrombose, Nierenzelltumor)
- Kompression von außen (Schwangerschaft, Tumoren, BAA)

Vorbereitung	keine
Lagerung	Rückenlage
Schallkopf	konvexer Schallkopf, 3-5 MHz alternativ: Sektorschallkopf
Preset	▶ Abdomen; Nierengefäße
Dauer	10 Minuten

Anatomie:

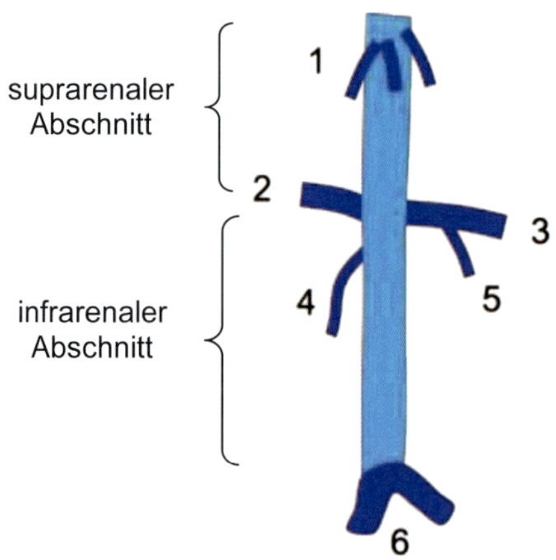

1	Lebervenen
2, 3	Nierenvenen
4, 5	gonadale Venen (v. ovarica, v. testicularis)
6	iliacalvenöser Konfluens

Eine Duplikation des infrarenalen Abschnitts kommt in 0,2-3% vor.

Subdiaphragmaler Cava-Verlauf

Sondenposition median direkt unterhalb des Xiphoids oder paramedian rechts. Geringe Positionsänderungen im oder entgegen dem Uhrzeigersinn sind oft hilfreich.

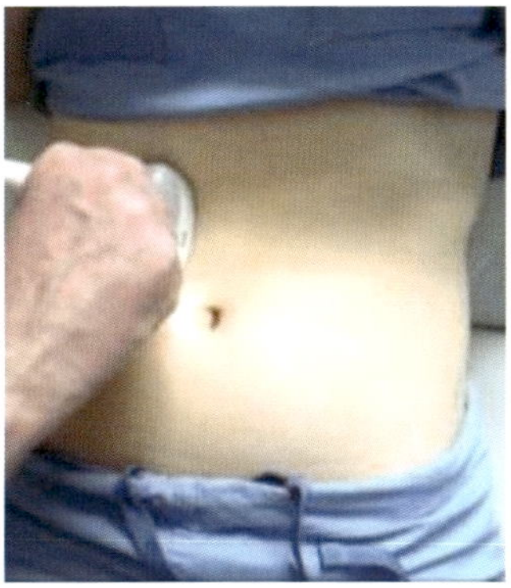

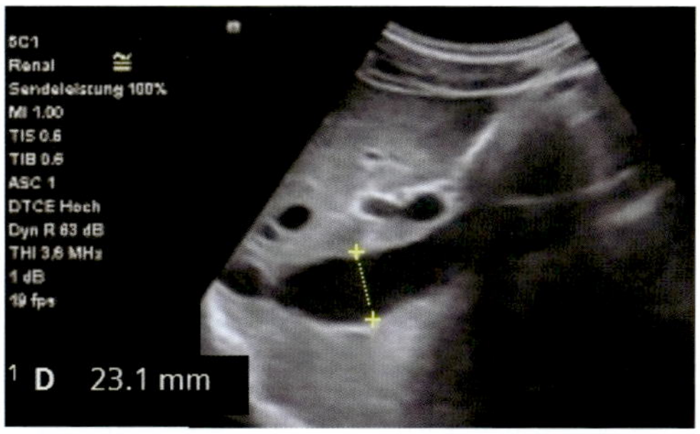

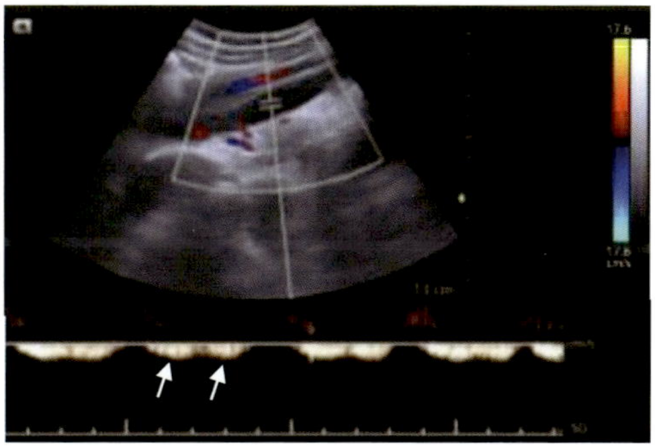

Ein biphasisches Spektrum ist oft nachweisbar (Pfeile). Dieses beruht auf der nachgeschalteten kardialen Hämodynamik des rechten Vorhofes (siehe Kapitel Lebergefäße).

Die normale Vene zeigt ein ausgeprägtes atemabhängiges Verhalten, was zur Abschätzung des Volumenstatus :

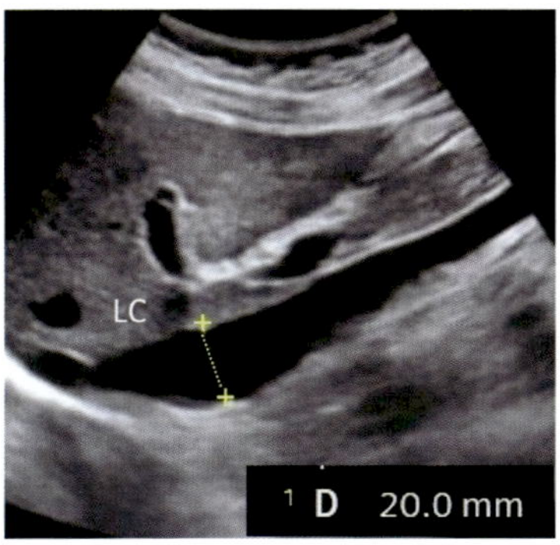

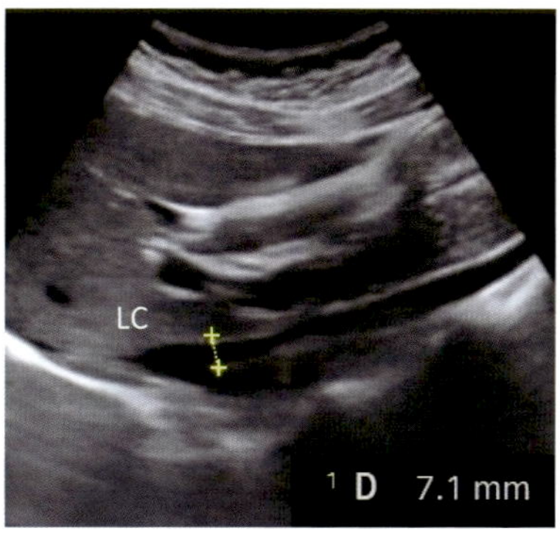

► In **Ex**spiration (Bild links) **ex**pandiert die Vene und ist gut gefüllt mit annährend parallelen Wänden.

► In Inspiration (Bild rechts) kollabiert die Vene und ist deutlich eingeschnürt.

Die Durchmesser werden in Höhe des Lobus caudatus (LC) oder 3 cm distal von der Einmündung in den rechten Vorhof bestimmt.
Normalwerte (proximale Cava inferior): 1,5 - 2,5 cm Durchmesser.

Volumenstatus

Zur Beurteilung der Kreislaufsituation (z.B. Intensivpatient) kann mittels der Duplexsonografie der unteren Hohlvene der Volumenstatus und der rechtsatriale Vorhofdruck (RA) abgeschätzt werden.
Hierzu wird die proximale Vena cava bezüglich ihrer Atemmodulation beurteilt und der sogenannte **Cava-Index** (oder Kollaps-Index) berechnet.

► Maximaler Durchmesser in Expiration minus minimaler Durchmesser in Inspiration dividiert durch maximalen Durchmesser in Expiration, multipliziert mit 100 ergibt den Cava-Index (CI) in Prozent:

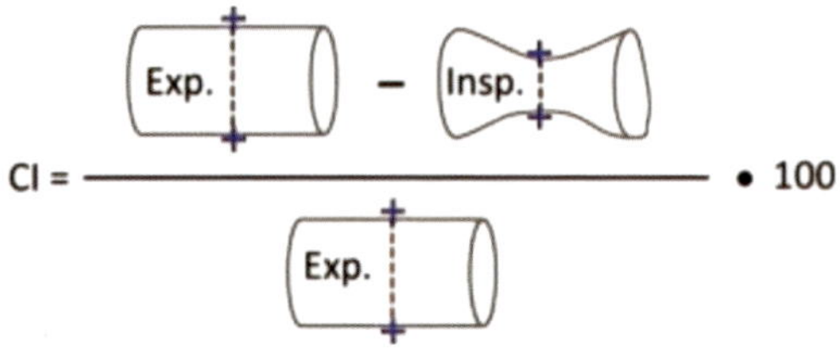

Ein CI von >50% entspricht einem Vorhofdruck (RAP) von <10 mm Hg und bedeutet eine Volumentoleranz (evtl. Mangel).
Ein CI von <50% entspricht einem Vorhofdruck (RAP) von >10 mm Hg und bedeutet eine Volumenüberlastung.

Zur Prüfung der Kollapsibilität wird gern der Sniff-Test verwendet (Schnüffel-Manöver). Es werden der quere Durchmesser in Exspiration gemessen und der Cavakollaps visuell beurteilt.

Cava-Durchmesser	Cava-Kollaps	RA-Druck	Beurteilung
< 21 mm	> 50%	3 mmHg (0-5)	normal
> 21 mm	< 50%	15 mmHg (10-20)	pathologisch

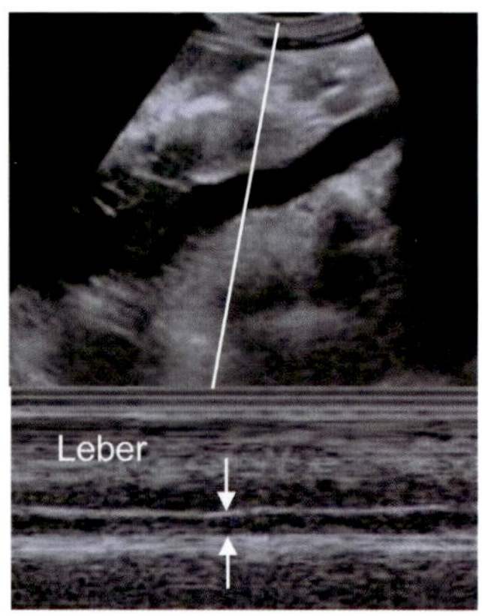

Die Messung in Längsachse unter Verwendung des M-Modes ist ebenfalls möglich.
Die Vena cava wird als dunkles Band (weiße Pfeile) unterhalb der Leber abgebildet.
Ein nicht zentral gelegter Achsenschnitt durch den Cavazylinder ergibt falsche Messwerte. Hierbei ist auch auf den Schallwinkel zu achten, der eine senkrechte Messung zur Gefäßachse ergeben soll. Aufgrund des vom Gerät vorgegebenen Schallstrahls ist dies oft schwierig.

Gängige Literatur stellt die Messung im B-Modus über die Messung im M-Modus (Finnarty et al, 2017).

Achtung:

- Die angegebenen atembedingten Durchmesseränderungen beziehen sich auf Patienten mit Spontanatmung. Intubierte Patienten mit Überdruckbeatmung zeigen ein genau umgekehrtes Verhalten: in Inspiration wird ein maximaler cavaler Durchmesser erreicht, in Expiration wird ein minimaler Durchmesser erreicht.
- Bei Trikuspidalklappeninsuffizienz ist die Volumenmessung nicht anwendbar.

Nachbargefäße der Vena cava inferior

Vena cava mit rechter Nierenarterie

Schallkopfposition in paramedianer Längsachse:

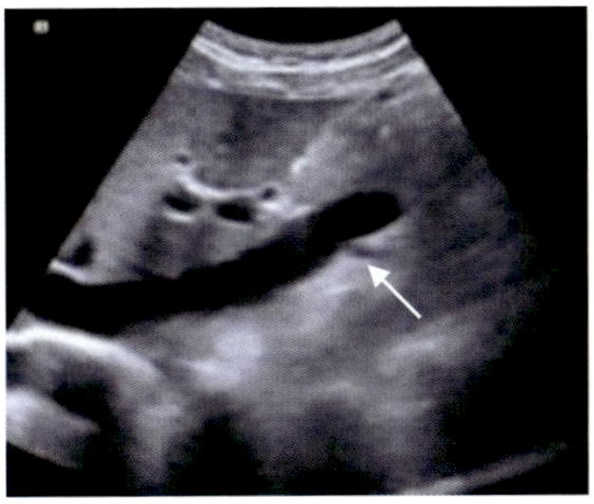

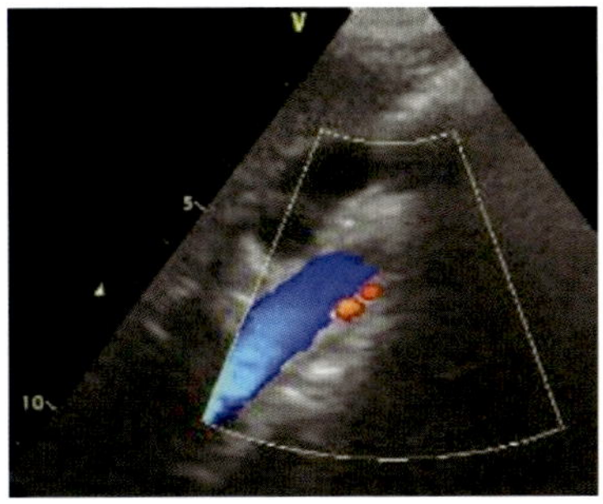

Der Pfeil zeigt auf einen kleinen Kreis unterhalb der Hohlvene. Dieser entspricht der rechten Nierenarterie.
Nicht selten (in 15-20%) kommen auch 2 Nierenarterien vor (Bild rechts, rote Kreise).

Vena cava mit Nierenvenenmündungen

Während die linke Nierenvene sich leicht darstellen lässt, ist die kurze rechte Nierenvene schwieriger zu schallen. Indikationen zur Sonographie der Nierenvenen stellen hauptsächlich Thrombosen dar. Eine weitere Indikation ist das Nierenzellkarzinom, welches sich über die Nierenvenen in die Vena cava ausbreiten kann.

Linke Nierenvene:
Schallkopfposition am Oberbauch in Querachse. Aufsuchen der Aorta und A. mesenterica Superior (AMS). Zwischen beiden verläuft die linke Nierenvene. Vor ihrer Passage zwischen Aorta und AMS ist sie oft gestaut und danach schmalkalibrig. In der Regel lässt sich die Mündung in die Cava inferior gut darstellen.

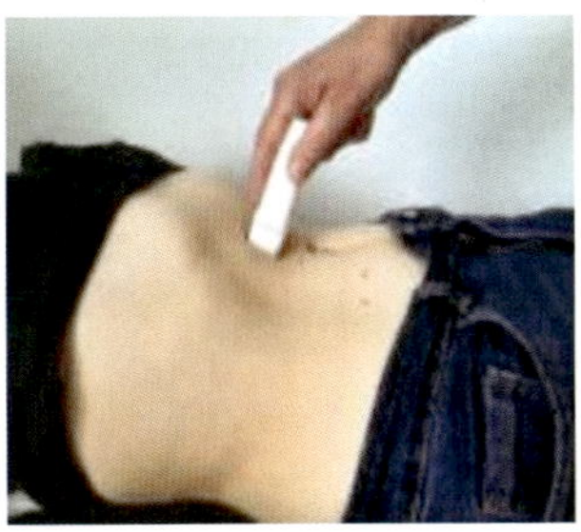

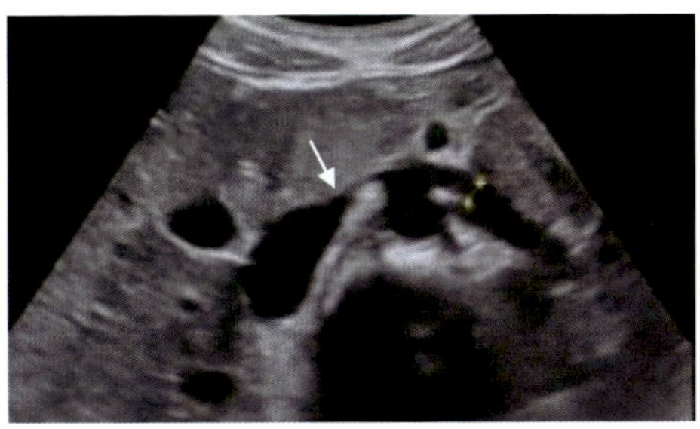

Verlauf der linken Nierenvene im Oberbauchquerschnitt. Proximaler Teil (Messung mit 6 mm) und Mündungsbereich in die Cava (Pfeil) sind dargestellt.

Rechte Nierenvene:
Hier wird im rechten Oberbauch, direkt am Rippenbogen in Querachse geschallt. Leichtes Verschieben (kranio-kaudal) und Drehen der Sonde gegen den Uhrzeigersinn erleichtert das Auffinden der kurzen Nierenvene. Die Mündung in die Cava (Pfeil) und das Venenspektrum sind abgebildet.

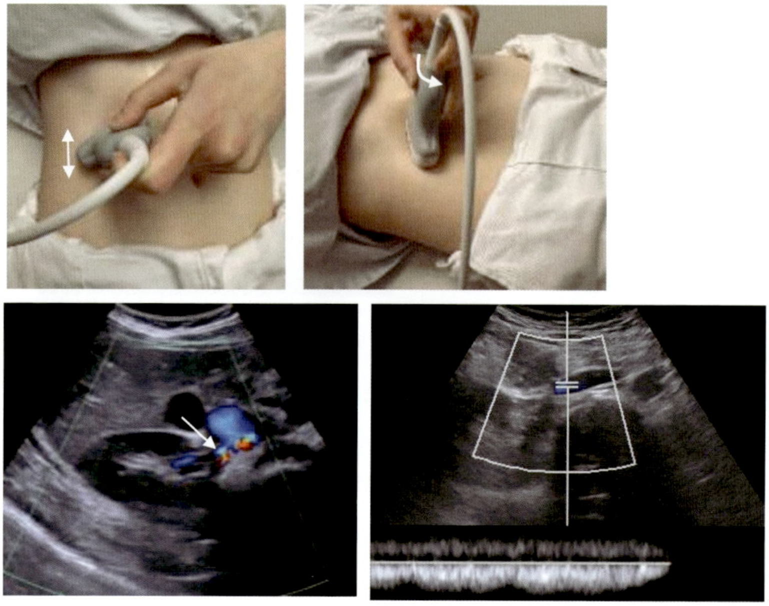

Vena cava und Vena mesenterica superior

Die Vena cava kann, ebenso wie die Aorta, als Leitstruktur zum Aufsuchen der Vena mesenterica superior dienen. In der medianen Längsachse ist sie oberhalb der Vena cava bzw. der Aorta abdominalis als parallel verlaufendes Gefäß sichtbar.

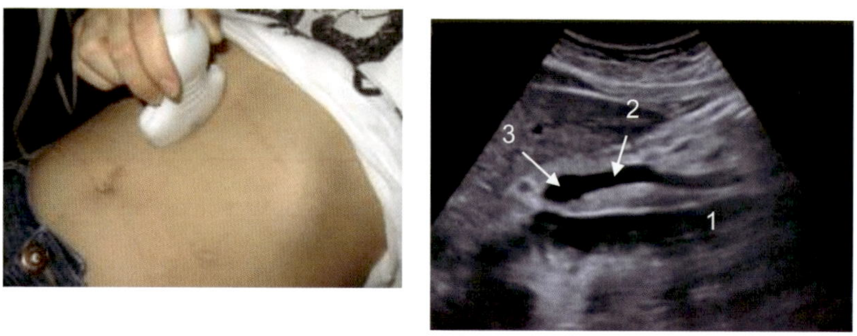

1 Vena cava
2 Vena mesenterica superior
3 Konfluens der V mesenterica superior mit der V. lienalis zur Pfortader

Vena cava mit Iliacalvenenmündung

Schallkopfposition in Nabelhöhe in Querachse:

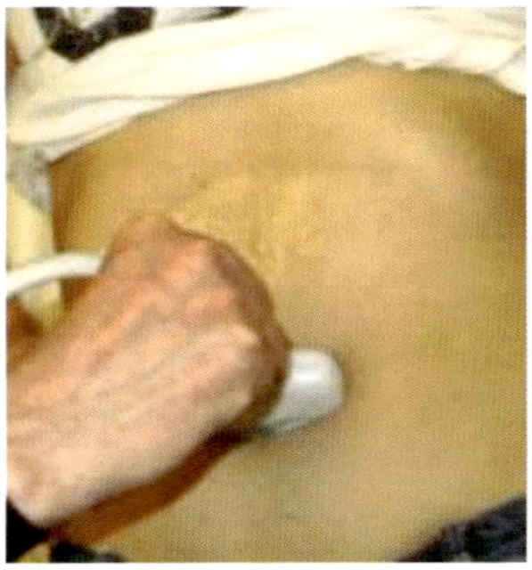

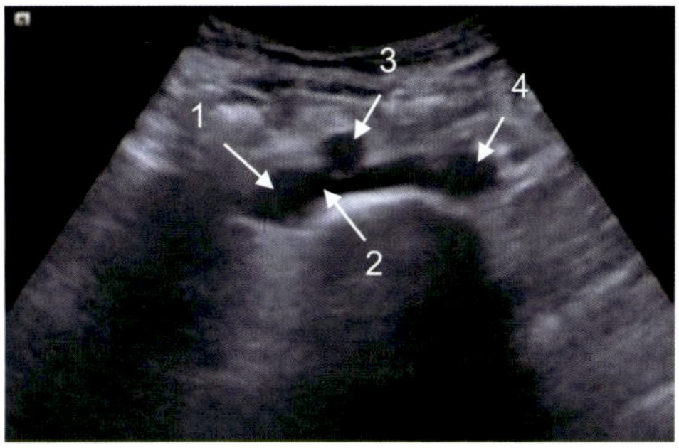

1 Vena cava
2 Mündung der Vena iliaca links
3 Arteria iliaca communis rechts
4 Arterie iliaca communis links

Pathologie der Vena cava inferior

Thrombosen stellen die häufigste Pathologie der Vena cava dar. Das Lungenembolierisiko bei Cava-Thrombose liegt bei 30% (Stein et al. 2008).
Ein apositionelles Wachstum einer einseitigen tiefen Beinvenenthrombose bis in die Cava hinein ist aufgrund der starken Flüsse der Gegenseite kaum zu erwarten.

Das Nierenzellkarzinom ist mit etwa 3% aller Tumoren bei Erwachsenen anzutreffen und kann in die Hohlvene einwachsen. Selten finden sich direkte intravenöse Tumoren wie das Leiomyom, wovon 200-300 Fälle in der Litertur beschrieben sind.

Die Cavathombose wird lysiert oder operativ thrombektomiert (beidseitiger Leistenzugang oder transabdominaler Zugang). Eine begleitende Antikoagulation ist obligat. Eine orale Antikoagulantienbehandlung sollte, unabhängig von der Ätiologie, für mindestens 3 Monate erfolgen (Kearon et al. 2012; McAree et al. 2013).

Bei weit proximaler Tumordehnung, die gelegentlich bis in den rechten Vorhof reicht, sind aufwändige operative Maßnahmen, auch unter Einsatz der Herz-Lungenmaschine, indiziert.

Cavathrombosen sind in hohem Maße (etwa 35%; Stein et al. 2008)) als paraneoplastisches Syndrom zu sehen, so dass eine Tumorerkrankung immer mit abgeklärt werden sollte.

Literatur

Argaiz ER, Koratala A, Reisinger N. Comprehensive Assessment of Fluid Status by Point-of-Care Ultrasonography.
KIDNEY360 2021; 2: 1326-1338

Finnerty NM, Panchal AR, Boulger C et al. Inferior Vena Cava Measurement with Ultrasound: What Is the Best View and Best Mode?
West J Emerg Med. 2017; 18(3) 496-501

Kearon C, Akl EA, Comerota AJ, et al. Antithrombotic therapy for VTE disease: Antithrombotic Therapy and Prevention of Thrombosis, 9th edition. American College of Chest Physicians Evidence-Based Clinical Practice Guidelines.
Chest 2012; 141 (2 Suppl): 419S-494S.

Koratala A, Reisinger N. Venous Excess Doppler Ultrasound for the Nephrologist: Pearls and Pitfalls.
Kidney Med 2022; 4 (7) Published online 100482

Li SJ, Lee J, Hall J, Sutherland TR.
The inferior vena cava: anatomical variants and acquired pathologies.
Insights Imaging 2021; 12: 123

Mayo J, Gray R, Louis ES, Grosman H, McLoughlin M, Wise D.
Anomalies of the Inferior Vena Cava.
AJR 1983; 140: 339-345

McAree BJ, O'Donnell ME, Fitzmaurice GJ, Reid JA, Spence RAJ, Lee B.
Inferior vena cava thrombosis: A review of current practice.
Vascular Medicine 2013; 18 (1): 32-43

Shaha P, Garg A, Sahoo K, Kothari N, Garg P.
Duplication of Inferior Vena Cava with Associated Anomalies: A Rare Case Report.
J Clinical Diagnostic Researc. 2016; 10 (3): TD01-TD04

Smillie RP, Shetty M, Boyer AC, Madrazo B, Jafri SZ.
Imaging Evaluation of the Inferior Vena Cava.
RadioGraphics 2015; 35: 578-592

Stein PD, Matta F, Yaekoub AY. Incidence of vena cava thrombosis in the United States.
Am J Cardiol 2008; 102: 927-929

Duplexsonografie der Becken-Beinarterien

ICD-10 Codes	**I74.3** Embolie und Thrombose der Arterien der unteren Extremitäten **I74.5** Embolie und Thrombose der A. iliaca **I74.0** Embolie und Thrombose der Aorta abdominalis Inkl.: Aortenbifurkations-Syndrom [Leriche-Syndrom]
Indikationen	• arterielle Verschlusskrankheit, Claudicatio intermittens • Aneurysma • Arteriitis • präoperativer und postoperativer Gefäßstatus • Gutachten
Voraussetzungen	ausreichend warmer Untersuchungsraum
Position	Rückenlage
Schallkopf	Konvexschallkopf 2 - 5 MHz (Beckengefäße) Linearer Schallkopf mit 5 - 10 MHz (Beingefäße)
Preset	▶ Vascular/ Arterial/ Aorta und LE, lower extremity
Dauer	10-20 Minuten

Die Bedeutung der arteriellen Gefäßdiagnostik ist mit der Häufigkeit der peripheren arteriellen Erkrankung (pAVK) verständlich. Ihre Zahl liegt bei etwa 4,5 Millionen Menschen in Deutschland (Kröger et al, 2006).

Zu Beginn sind Anamnese (Gehstrecke, Ruheschmerzen), die klinische Inspektion (Hautbefund) und ein arterieller Pulsstatus obligatorisch.

Anatomie

anteriore

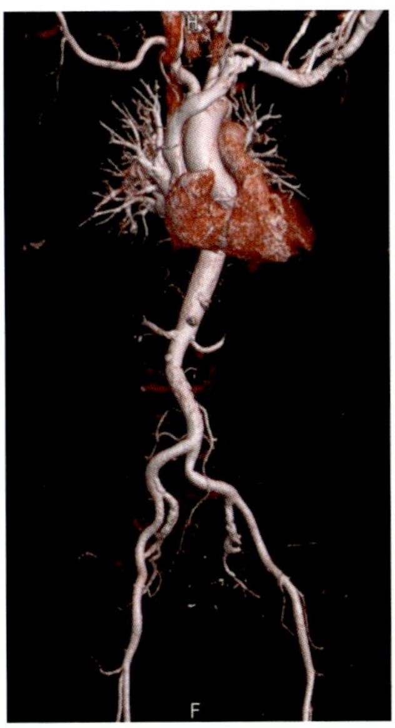

und laterale Sicht

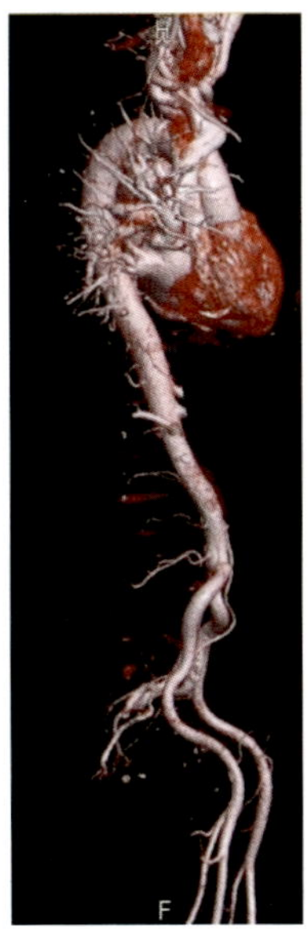

Auf der seitlichen Aufnahme ist der geschlängelte Verlauf der Beckenarterien gut zu sehen.

Spektrumanalyse

Frequenzspektren der Gefäße bieten eine Fülle von hämodynamischen Informationen. Es ist wichtig diese zu erkennen und zu interpretieren.
Gesunde Extremitätenarterien zeichnen sich durch einen hohen peripheren Widerstand aus und haben eine typische triphasische Form der Spektralkurve (Sternchen).
Die Fläche unterhalb der Kurve ist oft weitestgehend frei von Signalen was als systolisches Fenster bezeichnet wird. Liegt dieses vor, kann man von einem laminaren Fluss ausgehen.

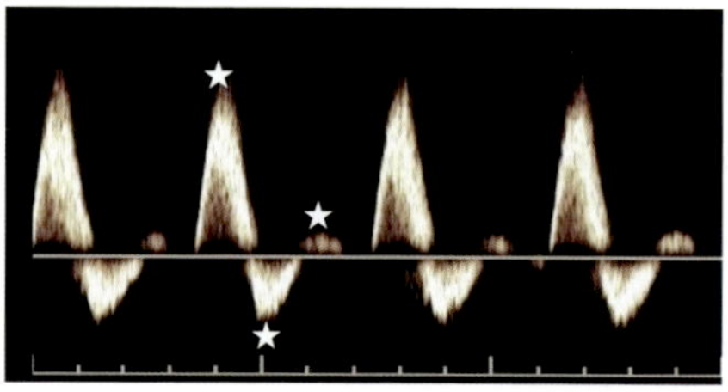

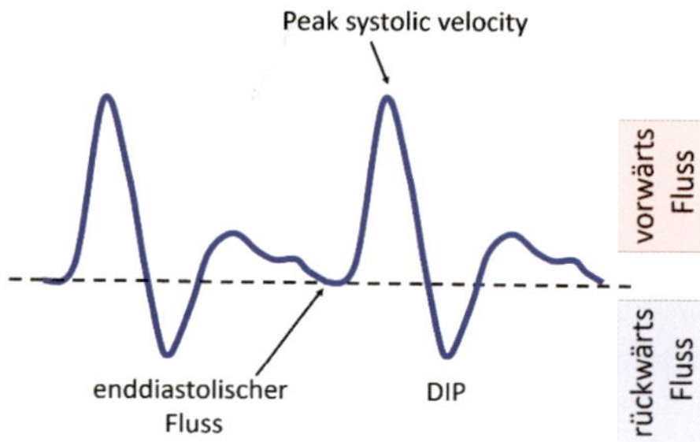

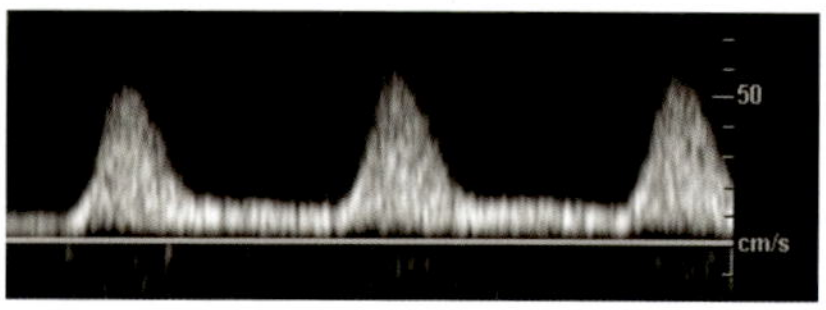

Bei proximaler Stenose ändert sich die distal davon abgeleitete Spektralkurve. Sie weist einen monophasischen Verlauf auf.

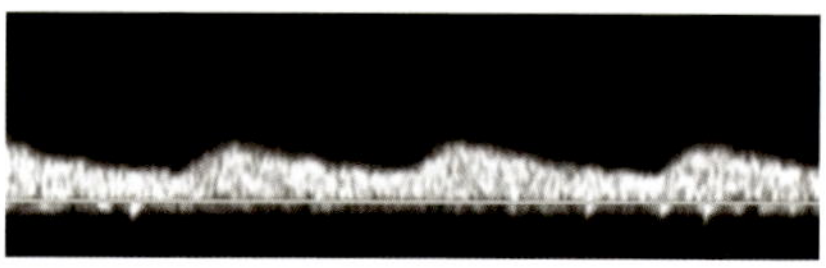

Bei vorgeschaltetem Verschluss findet man ein „Tardus-parvus" Spektrum. Der systolische Anstieg ist deutlich verlangsamt (tardus) und der Maximalfluss von kleiner Amplitude (parvus). Das Spektrum ist ausgefüllt (fehlendes systolisches Fenster).

Arterielle Signale sind grundsätzlich durch ihre Pulsatilität gut von den Venen zu unterscheiden.
Beispiele gesunder Arterien mit unterschiedlicher Pulsatilität (senkrechter Doppelpfeil):

A

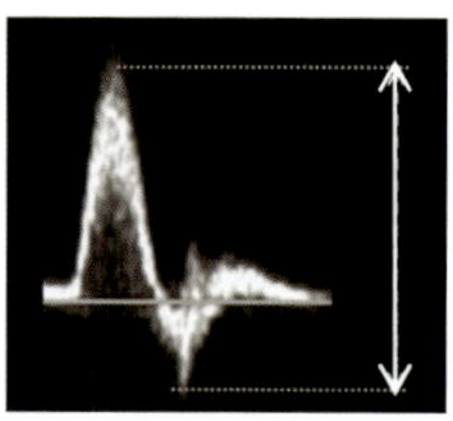

B

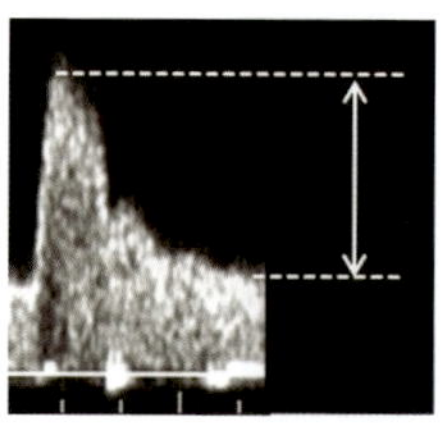

A: Arterie mit hoher Pulsatilität und triphasischem Spektrum („high resistance vessel")
→ typisch für Extremitätenarterien (Armarterie, Becken-Beinarterien)

B: Arterie mit niedriger Pulsatilität und monophasischem Spektrum („low resistance vessel")
→ typisch für Parenchymarterien (Niere, Gehirn, Leber)

Aortenbifurkation, Abgang der Iliacalarterien

Mit Beginn der Iliacalarterien (Iliaca communis) beginnt auch die Durchblutung der Beine. Stenosen der Iliacalarterien finden sich meist direkt am Abgang aus der Aorta. Bei hochgradiger Stenose wären distal eine Pulsabschwächung und ein monophasisches Dopplersignal nachweisbar.

Querachse

Als äußere Orientierung dient der Bauchnabel. Der Schallkopf wird leicht in kranio-kaudaler Richtung verschoben.

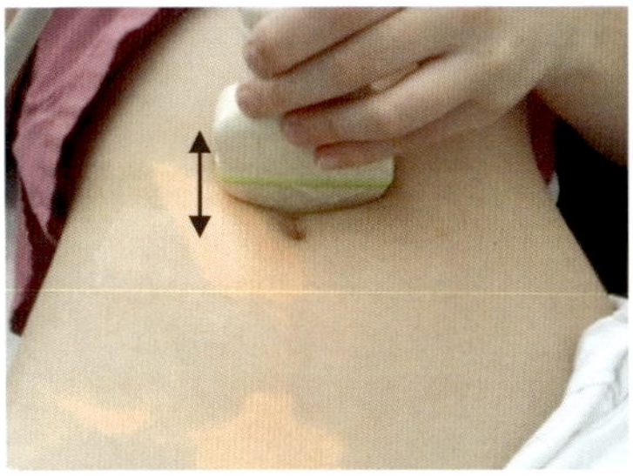

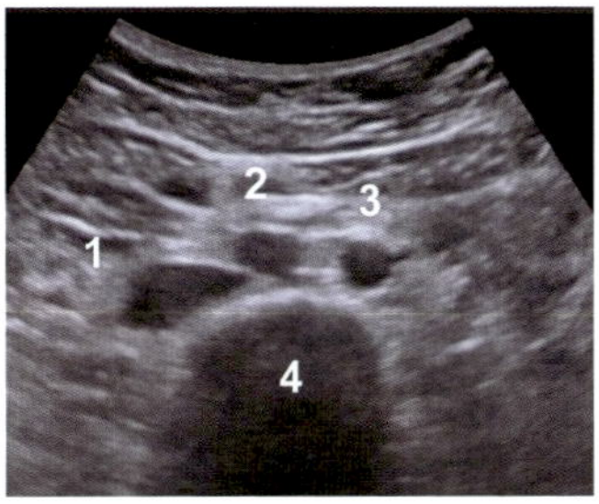

1 = Vena cava
2 = A. iliaca communis rechts
3 = A. iliaca communis links
4 = Schallschatten des LWK

Längsachse

Der Schallkopf liegt am lateralen Rand des M. rectus abdominis und zielt auf den Bauchnabel. Ein gewisser Sondendruck ist erforderlich.

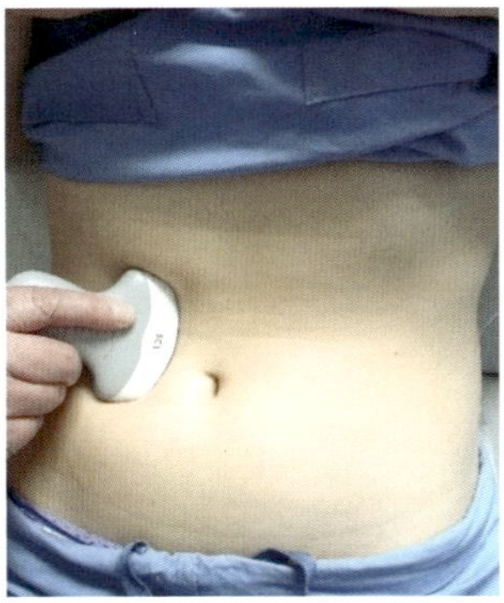

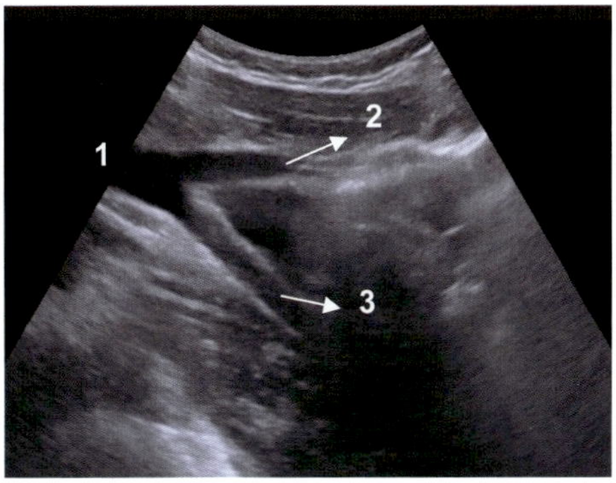

1 = distale Aorta abdominalis
2 = A. iliaca communis rechts
3 = A. iliaca communis links

Die Seitenangaben der Iliacalarterien (rechts, links) sind keine Schreibfehler! Zu beachten ist die Schallkopfposition am Bauch rechts. Demzufolge befindet sich sondennah die rechte Iliacalarterie, die auf dem B-Bild im oberen Anteil abgebildet wird.

Beckenarterien (A. iliaca communis, A. iliaca externa, A. iliaca interna)

Anatomie

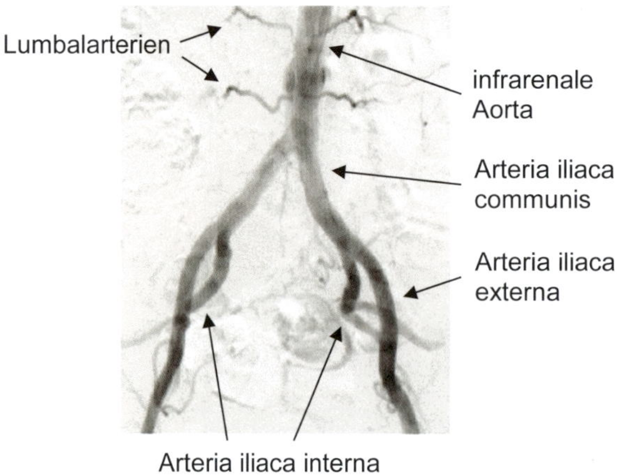

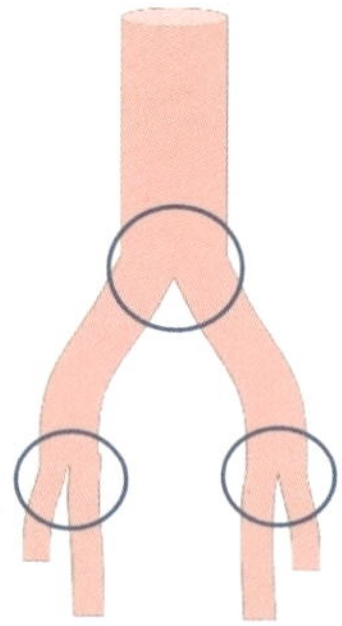

Die Kreise repräsentieren die Aorten- und Iliacalbifurkationen. Sie stellen Orte mit erhöhtem atherogenen Risiko dar.

Iliacalarterien (und Venen) **links**

Das Aufsuchen der Iliacalarterien ist einfacher, wenn man von distal nach kranial schallt. Man beginnt oberhalb des Leistenbandes mit der Darstellung der A. iliaca externa (AIE) in Längsachse und verfolgt diese nach kranial.

<u>Längsachse</u> mit Sondenposition oberhalb des Leistenbandes:

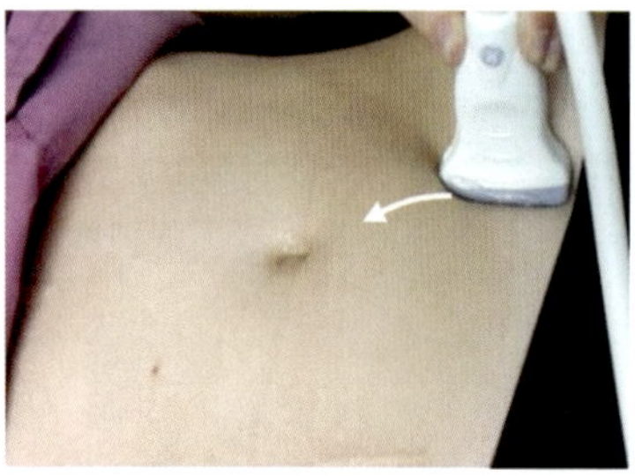

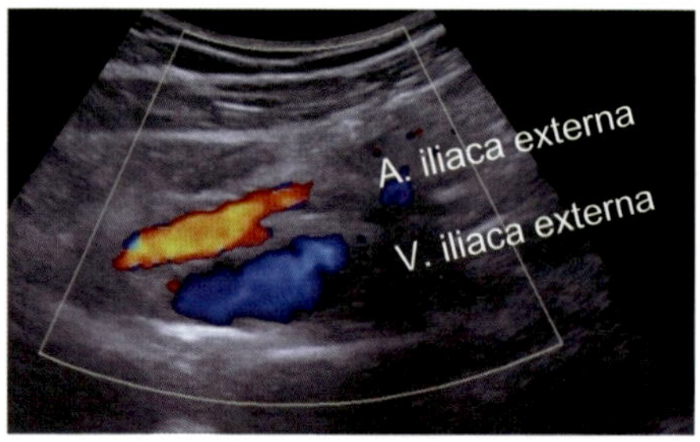

Aufsuchen der Bifurkation von Iliaca externa und Iliaca interna. Die Sonde wird hier im und entgegen dem Uhrzeiger bewegt.

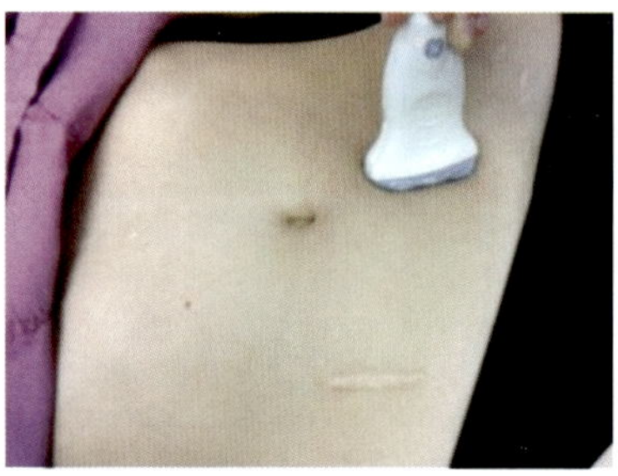

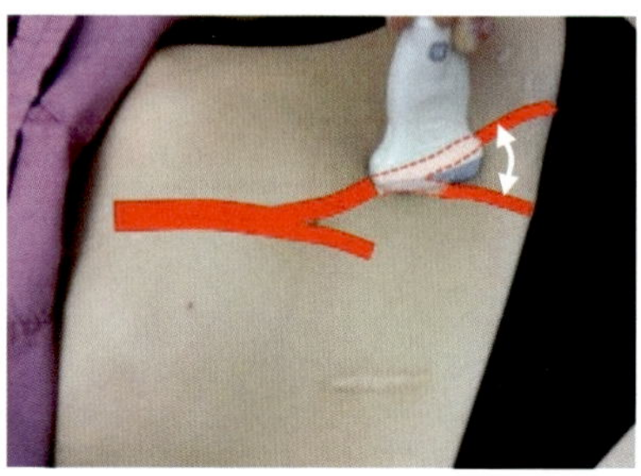

Querachse

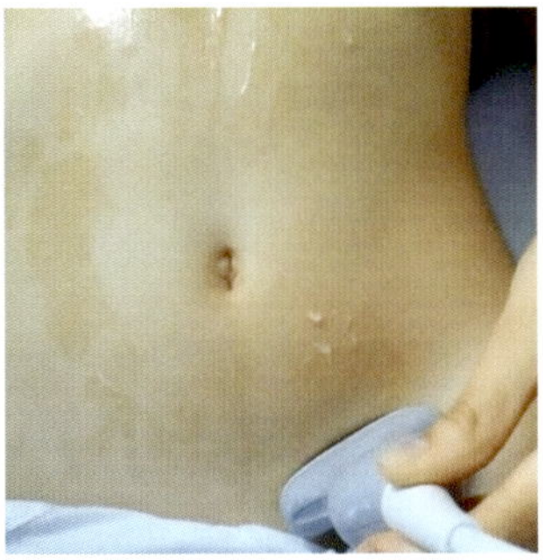

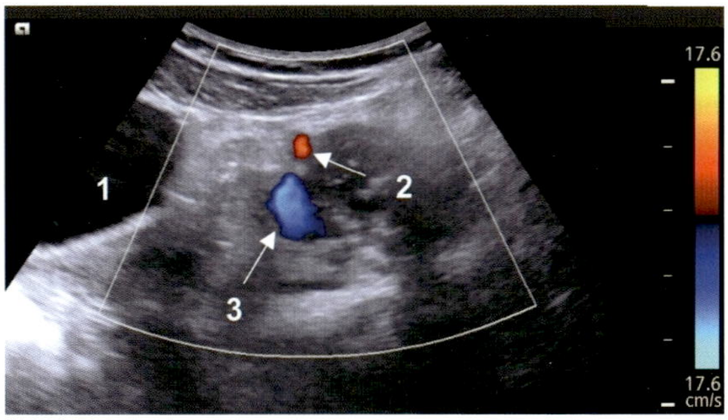

1 = Harnblase
2 = A. iliaca externa
3 = V. iliaca externa (größeres Gefäß)

Iliacalarterien (und Venen) **rechts**
Sie lassen sich von ventral oder etwas seitlich (wie hier gezeigt) schallen.

Längsachse

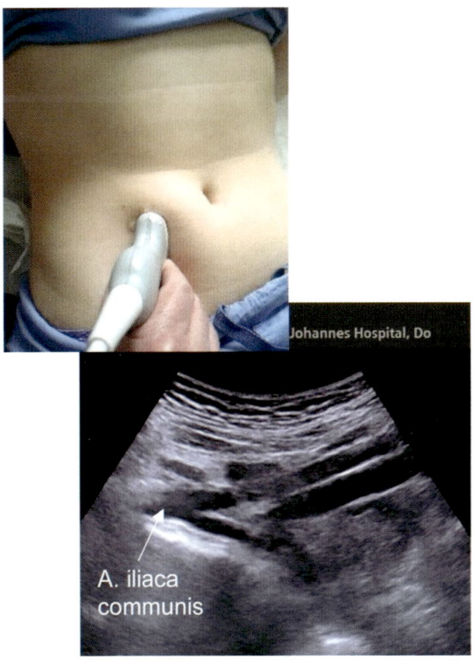

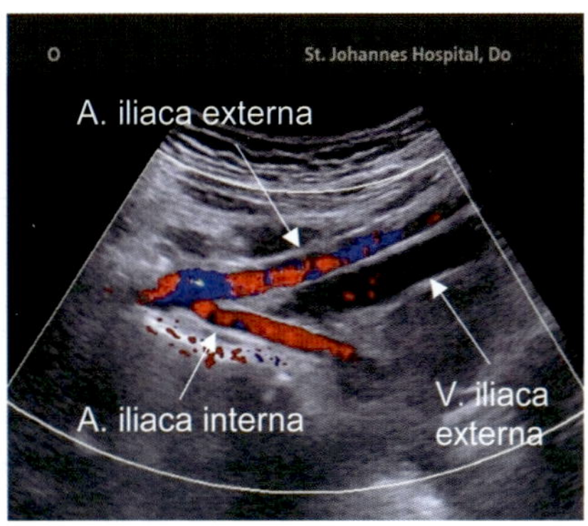

Beinarterien

Im Gegensatz zu den Venen (z.B. Gefäßdoppelungen) ist die Arterienanatomie der Beine konstant.
Gesunde Arterien erkennt man an ihren parallelen Wänden, die sich nach peripher leicht verjüngen. Venen weisen oft Kaliberschwankungen auf.

Anatomie:

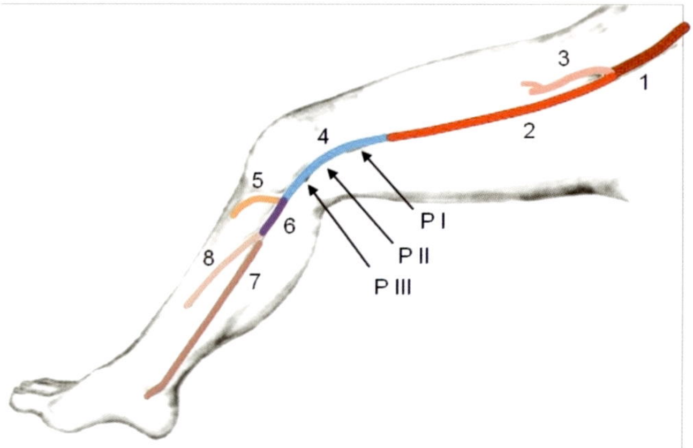

1. A. femoralis communis (AFC)
2. A. femoralis superficialis (AFS)
3. A. profunda femoris (APF)
4. A. poplitea (APOP)
   Mit dem Austritt der AFC aus dem Adduktorenkanal beginnt die Poplitealarterie. Sie wird in 3 Segmente eingeteilt:
   - P I = erstes Segment oberhalb des Kniegelenks
   - P II = zweites Segment in Höhe des Kniegelenks
   - P III = drittes Segment unterhalb des Kniegelenks bis zum Abgang der A. tibialis anterior
5. A. tibialis anterior (ATA)
6. Truncus tibio-fibularis
7. A. tibialis posterior (ATP)
8. A. fibularis (= a. peronea)

Leistenregion (A. femoralis communis, superficialis, profunda (AFC, AFS, APF)

Man beginnt in der Längsachse distal zum Leistenband. Dreht man die Sonde leicht im Uhrzeigersinn, lässt sich die A. femoralis communis (AFC) am besten darstellen. Danach werden A. femoralis superficilis (AFS) und A. profunda femoris (APF) etwas distal aufgesucht.

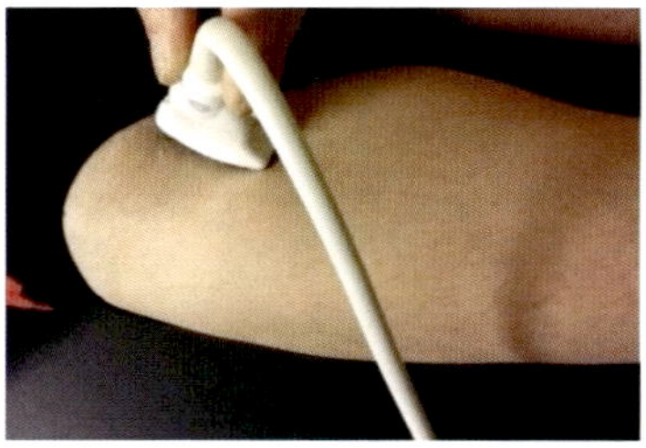

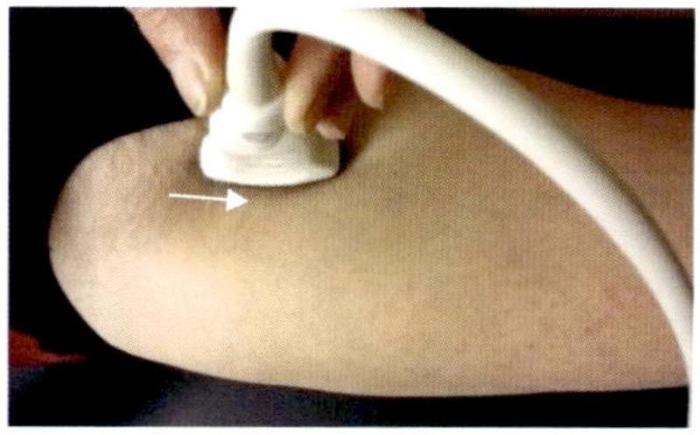

Die Angiographie zeigt die optimale Sondenposition am besten:

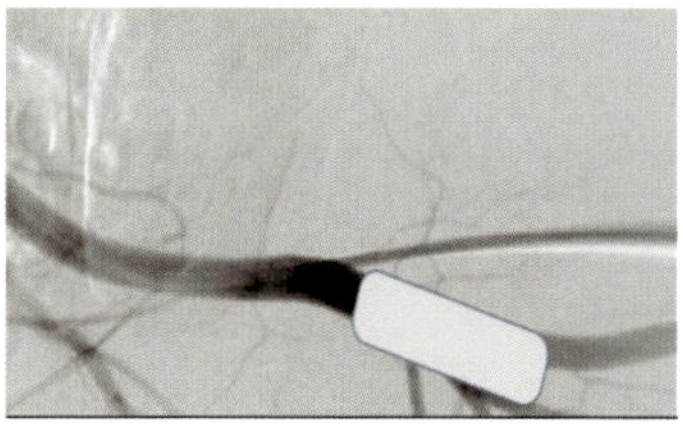

optimal

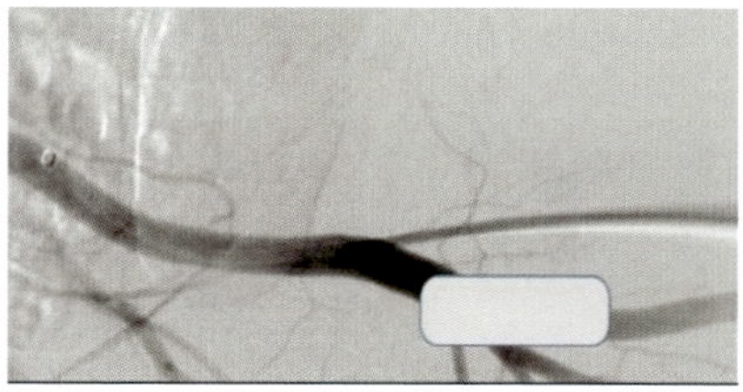

suboptimal

Um eine gute Darstellung der Leistenarterienaufzweigung zu erzielen hilft es die Farbbox schräg gegen das Leistenband und nicht gegen das Knie zu kippen (Einstellen mittels beam steering).

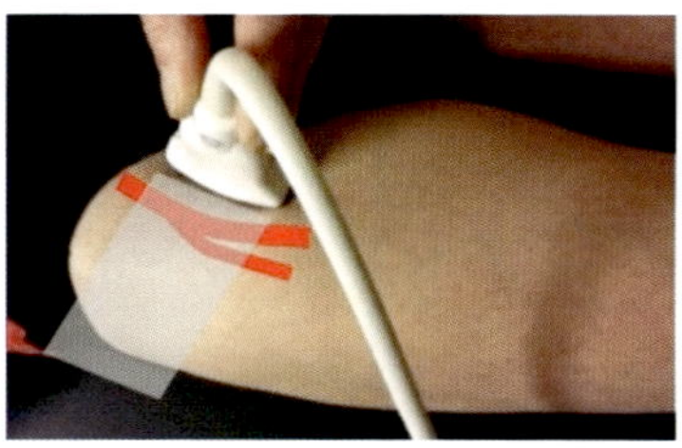

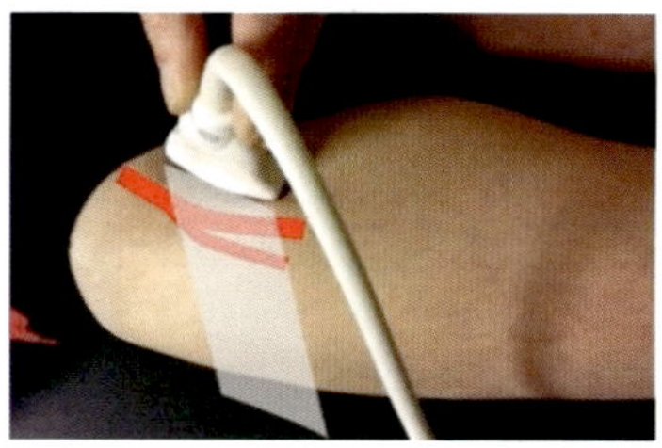

Arterien und Venen der Leistenregion liegen dicht beieinander. Direkt am Leistenband wird die Arterienbifurkation (Arteria femoralis superficialis und Arteria profunda) erreicht.

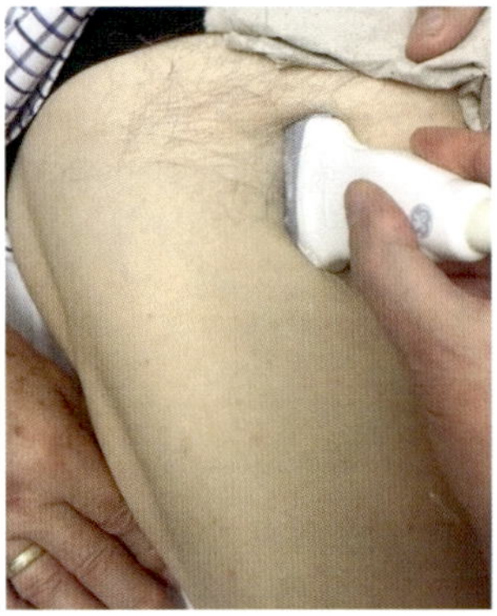

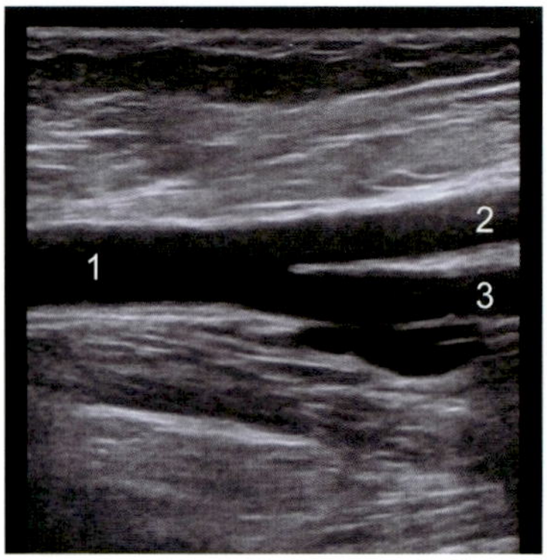

Etwa 3 cm distal davon findet sich der Konfluens von Vena femoralis (VF) mit einmündender Vena profunda femoris (VPF). Die Oberschenkelarterie (AFS) liegt oberhalb.

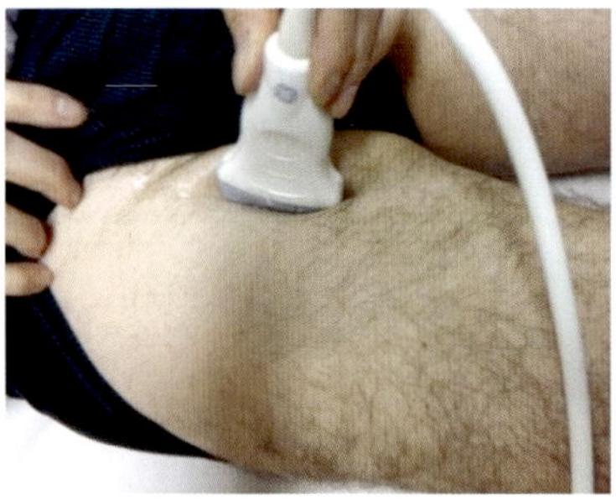

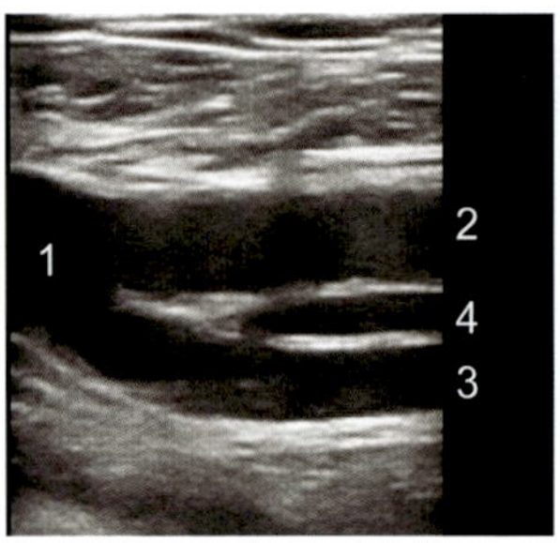

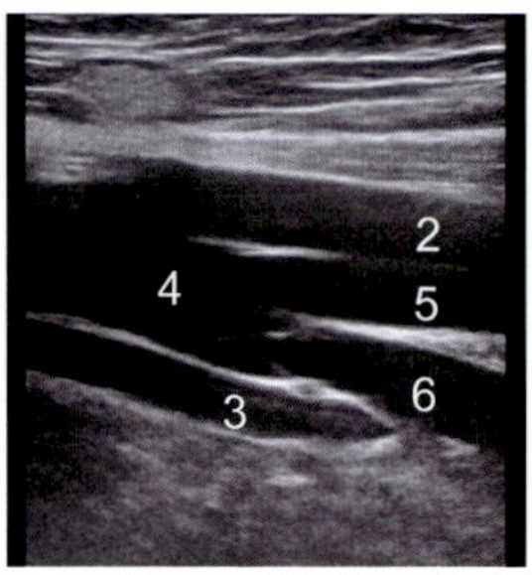

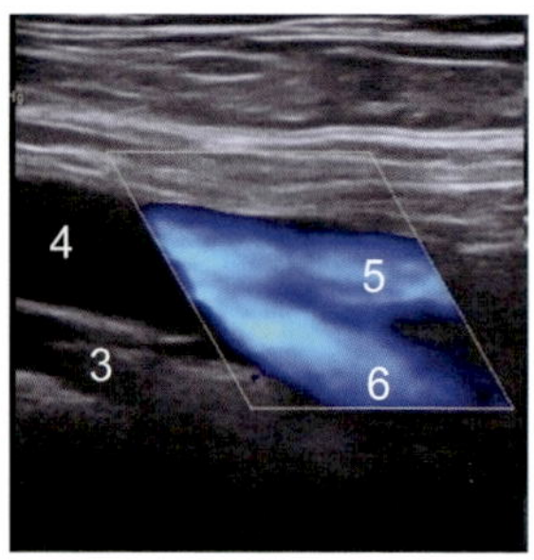

1 Arteria femoralis communis (AFC)
2 Arteria femoralis superficialis (AFS)
3 Arteria profunda femoris (APF)
4 Vena femoralis communis (VFC)
5 Vena femoralis (VF)
6 Vena profunda femoris (VPF)

Pathologische Befunde der Leistenarterien

Mini-AVK

B-Bilder der Leistenarterien rechts.
Bild links: kleine Plaque ohne hämodynamische Bedeutung am Profundaabgang
Bild rechts: diffuse, geringe arteriosklerotische Veränderungen

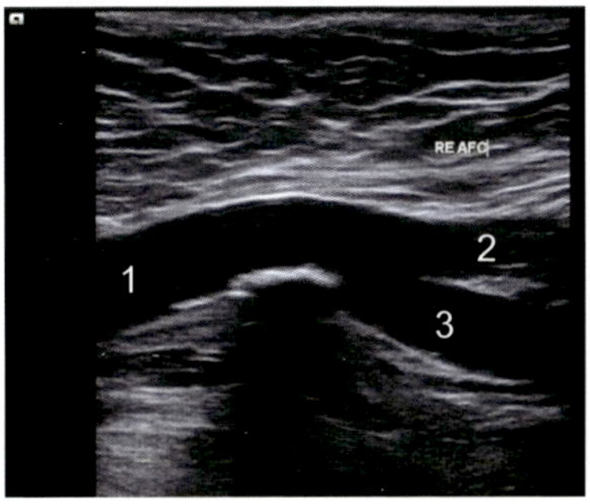

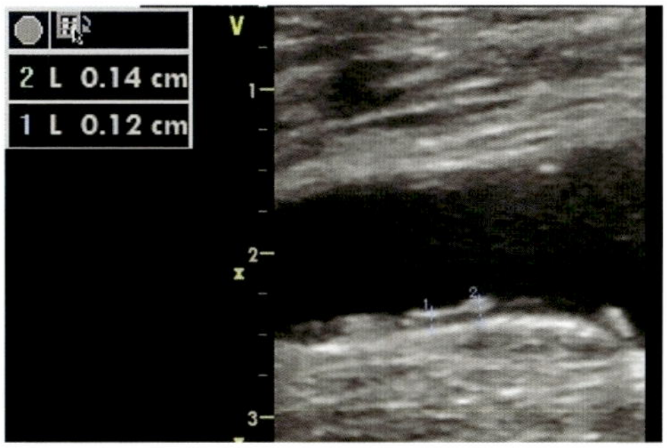

1 = A. femoralis communis
2 = A. femoralis superficialis
3 = A. profunda femoris

Die Messung des Intima-Media-Komplexes (Bild rechts) ergibt pathologische Werte von 1,2 und 1,4 mm. Diese können mit einer koronaren Herzerkrankung assoziiert sein.

Verschluss der Arteria iliaca communis rechts

Es besteht ein Claudicatiostadium II B. Der Leistenpuls fehlt. Die Oberschenkelarterien sind sonographisch stenosefrei und füllen sich über Kollateralen auf. Das Dopplerspektrum wurde in der A. femoralis superficialis (AFS) gemessen.

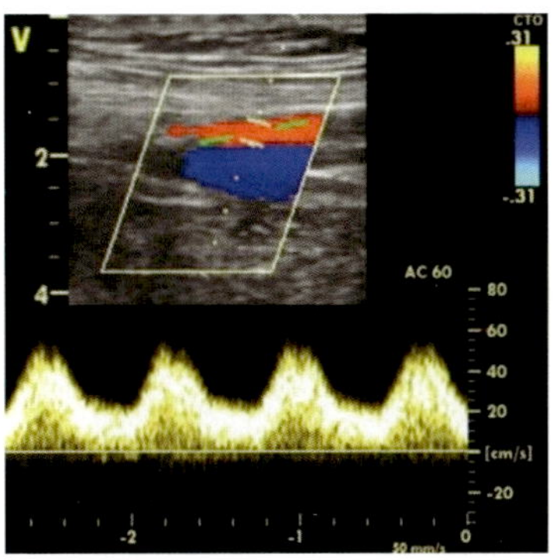

Typisch für den vorgeschalteten Verschluss sind:

- monophasisches verbreitertes Signal
- fehlende Rückflusskomponente
- ausgefülltes systolisches Fenster (spectral broading)

Hochgradige A. femoralis communis Stenose rechts

53jähriger Patient mit Claudicatio-Beschwerden. Deutliche Verkalkung (Pfeil) der Arterie mit Schallschatten unterhalb (unterbrochene Linien).

Querachse

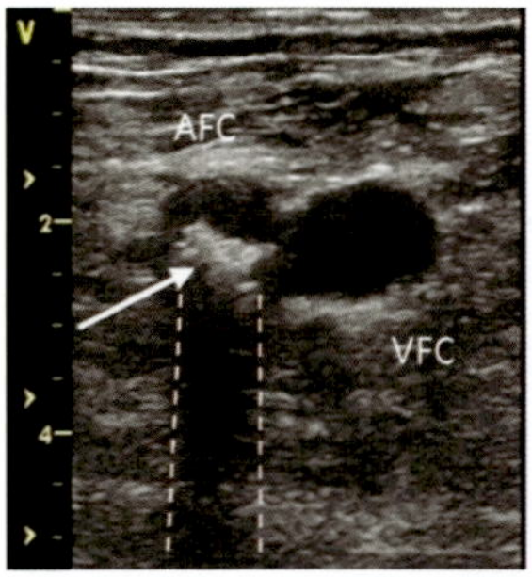

Längsachse

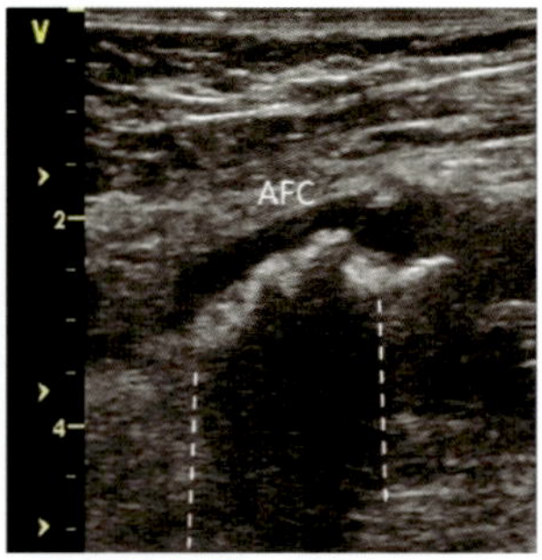

AFC = A. femoralis comm.
VFC = V. femoralis comm.

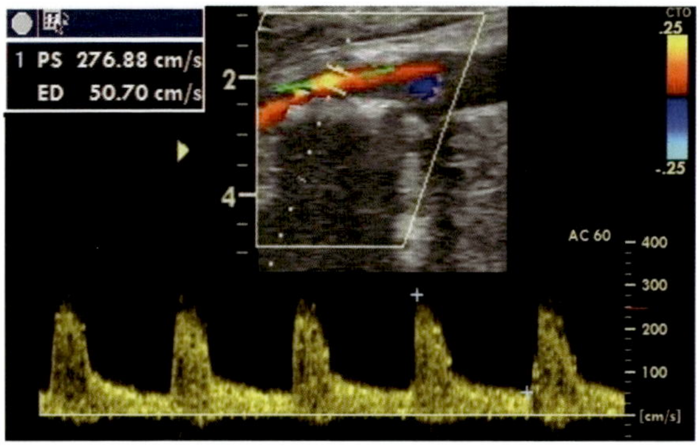

Gleicher Patient mit monophasischem Dopplerspektrum und hochgradiger intrastenotischer Strömungsbeschleunigung (PSV 276 cm/s, EDV 50 cm/s).

Hochgradige Profundastenose links

Beide Pfeile zeigen auf eine höhergradige Plaque in der linken Arteria profunda. Das Dopplerspektrum ist monophasisch (gelbe Markierung) und weist eine hohe systolische Maximalgeschwindigkeit von 228 cm/s auf. (normal wäre bis 90 cm/s).
Das Messvolumen liegt exakt im Stenosebereich mit korrigiertem Winkel.

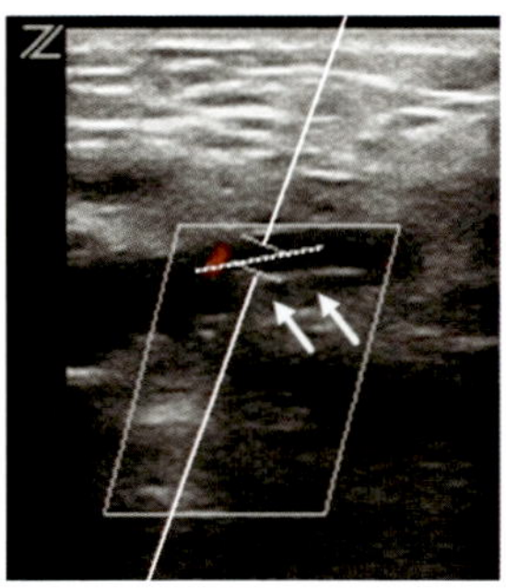

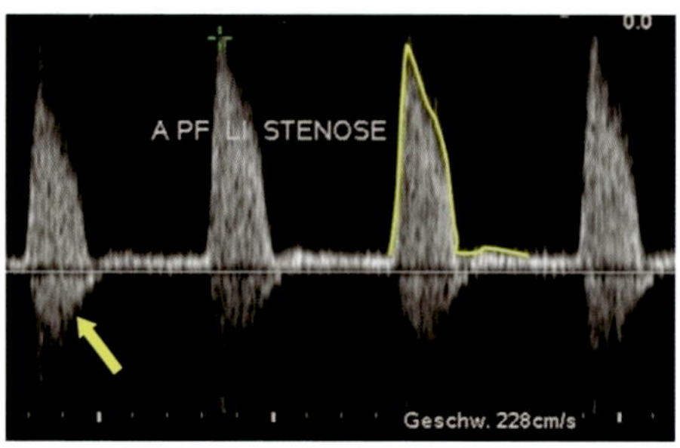

Der spektrale Flussanteil unterhalb der Nulllinie (gelber Pfeil) wird durch die hohe systolische Strömungsbeschleunigung mit turbulenten Anteilen und damit Richtungsänderungen bedingt.

Leistenarterienaneurysma

Unterschieden werden 3 Formen:

- **Echtes Aneurysma** (Aneurysma verum)
    - sehr selten, in 30% assoziiert mit anderen Aneurysmen, meist über 65jährige
- **Nahtaneurysma**
- **Pseudoaneurysma** (Aneurysma spurium)
    - Inzidenz von 0,5 – 9%

Das echte Aneurysma ist selten. Ein Nahtaneurysma ist als Spätfolge nach Gefäßrekonstruktion möglich. Ursächlich ist oft eine Protheseninfektion. Pseudoaneurysmen sind nach transfemoralen Interventionen immer wieder zu beobachten.

Die Bilder zeigen ein Pseudoaneurysma nach koronarer Angiographie:

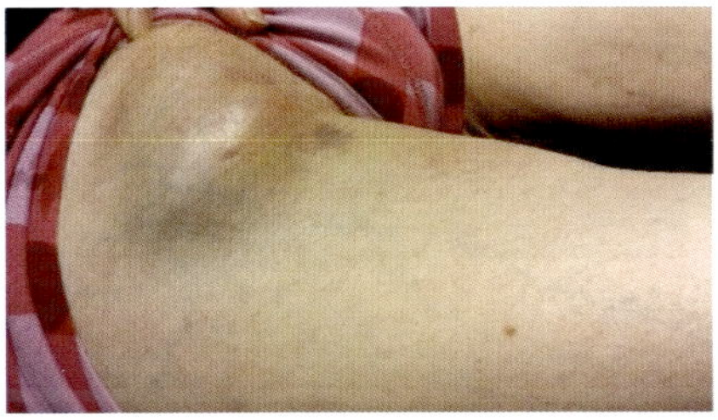

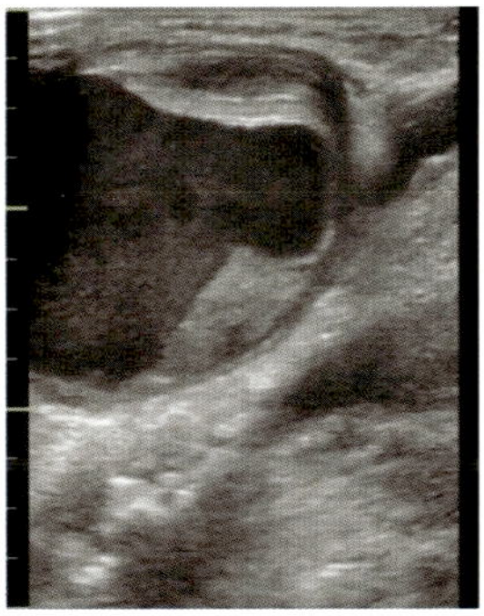

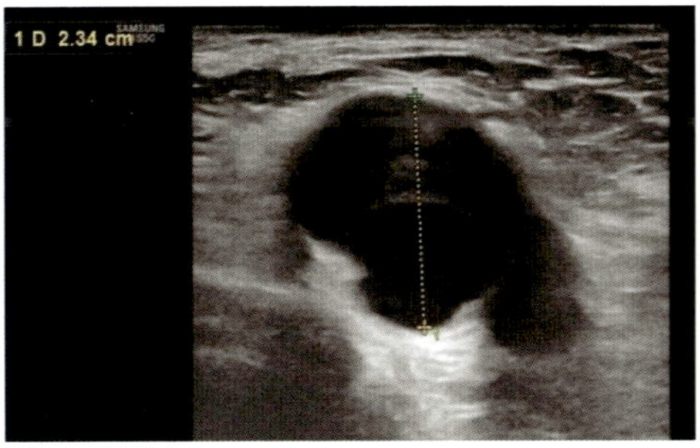

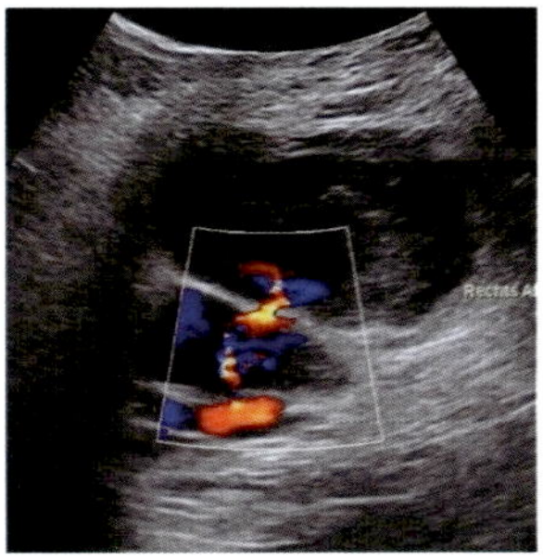

Therapie

Echtes Aneurysma: Operation ab Durchmesser von 2,5 cm (Resektion und Interponat)

Pseudoaneurysma: Ultraschallkontrollierte Kompression
Thrombininjektion (100 to 500 U/ml in den Aneurysmasack)
chirurgische Übernähung

Oberschenkelgefäße (A. femoralis superficialis, AFS; Arteria profunda femoris, APF)

Arteriosklerotische Prozesse der Becken-Beinarterien sind in etwa 50% im Verlauf der Oberschenkelarterie (AFS) lokalisiert. Hier ist insbesondere die Abgangsregion aus der A. femoralis communis (AFC) und der Abschnitt im Adduktorenkanal betroffen.
Das venöse Gefäß (Vena femoralis superficialis, VFS) ist im Oberschenkelverlauf stets unterhalb der Arterie gelegen und durch Druck komprimierbar.

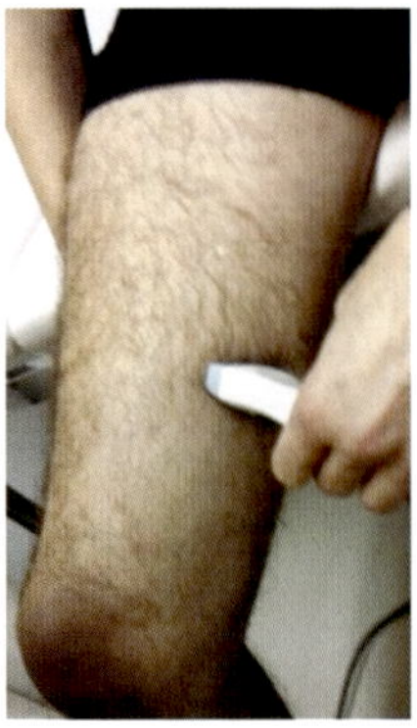

Sondenposition

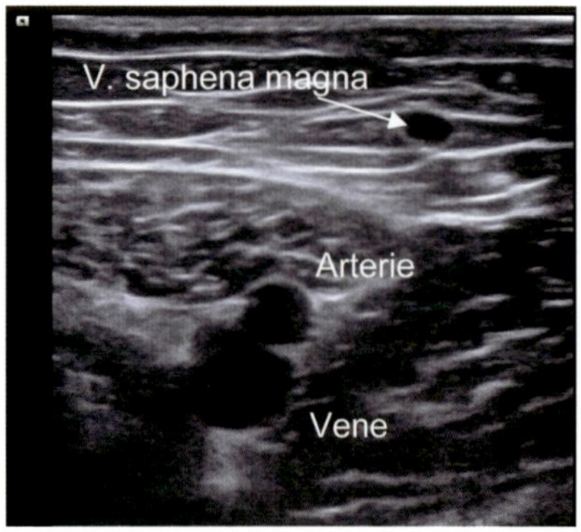

B-Bild

Aus hämodynamischer Sicht ist die Arteriosklerose der Arteria femoralis superficialis nicht zu verstehen. Durch ihren geradlinigen Verlauf und damit vorherrschendem laminaren Flussprofil bietet sie physiologische Strömungsverhältnisse.
Durch die Tatsache ihres anatomischen Verlaufs durch den Adduktorenkanal ist sie jedoch sehr starken Kompressionsvorgängen durch die umgebende Muskulatur ausgesetzt. Aus dieser Tatsache wird ihre Anfälligkeit zur degenerativen Veränderung erklärt.

Poplitealgefäße (Arteria und Vena poplitea, APOP, VPOP)

Werden im Liegen (Seitenlagerung) oder Sitzen (Fuß auf Hocker stellen) untersucht.
In Querachse befindet sich meist oberhalb oder etwas seitlich der Poplitealarterie die Vene.
Anatomisch bedingt können auch mehrere venöse Gefäße zur Darstellung kommen.

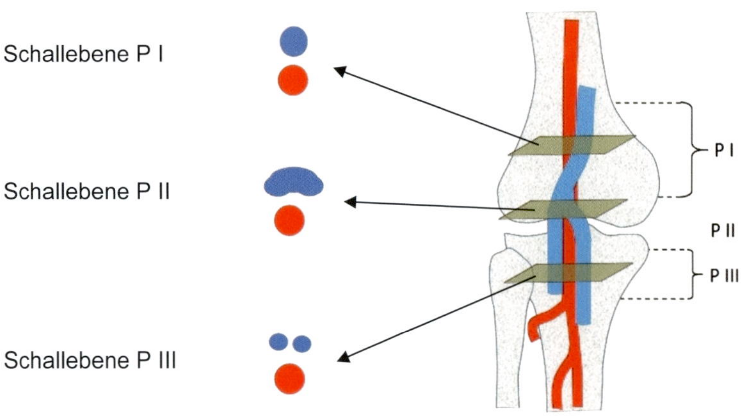

Fossa poplitea (Poplitea-II Segment)
Im Gegensatz zum Oberschenkel liegt die Vena poplitea hier oberhalb der Arterie, da der Schallkopf von dorsal geführt wird.

Querachse:

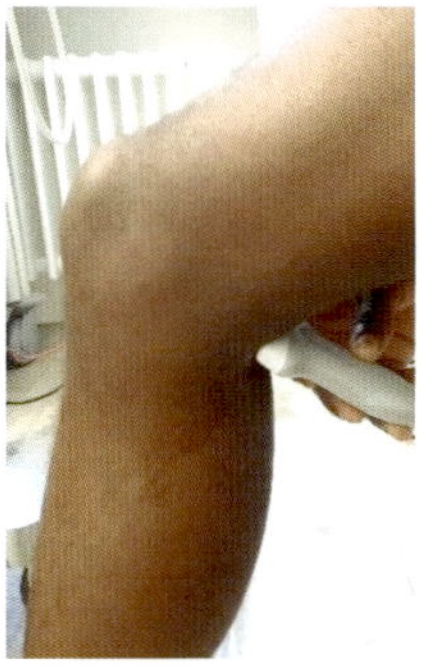

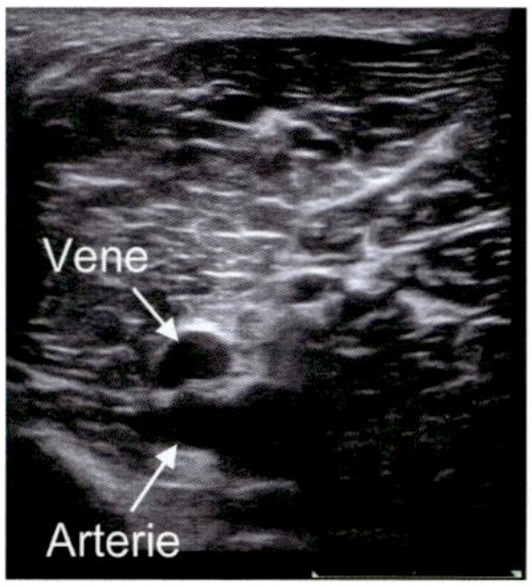

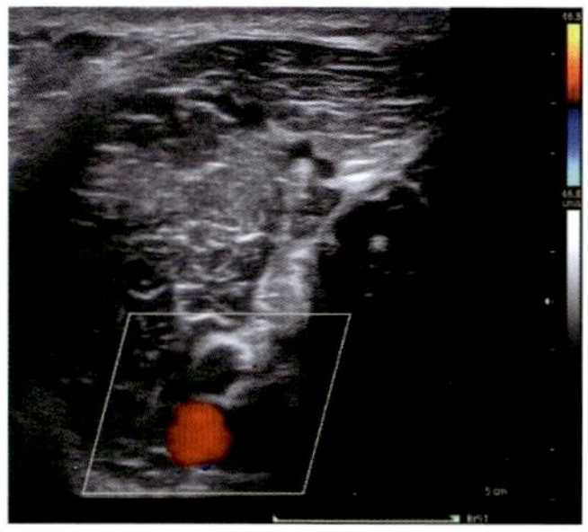

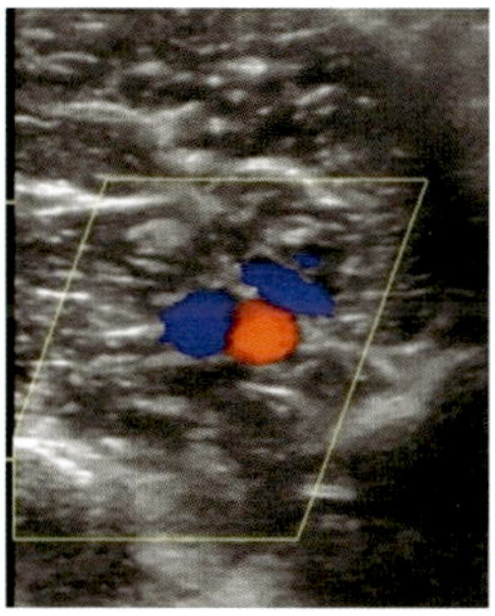

Aufgrund der anatomischen Variabilität sind oft auch 2 Venen vorhanden.

Längsachse:

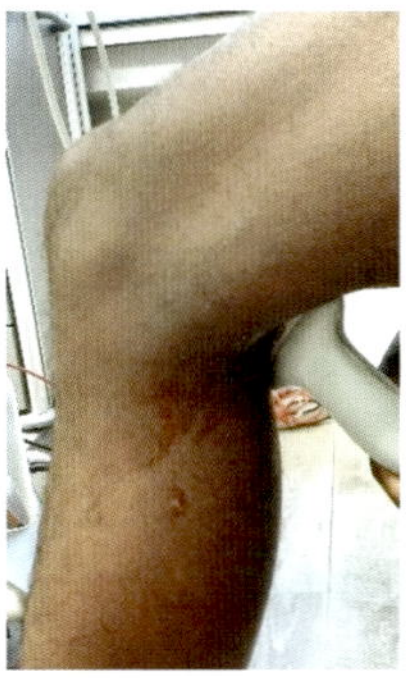

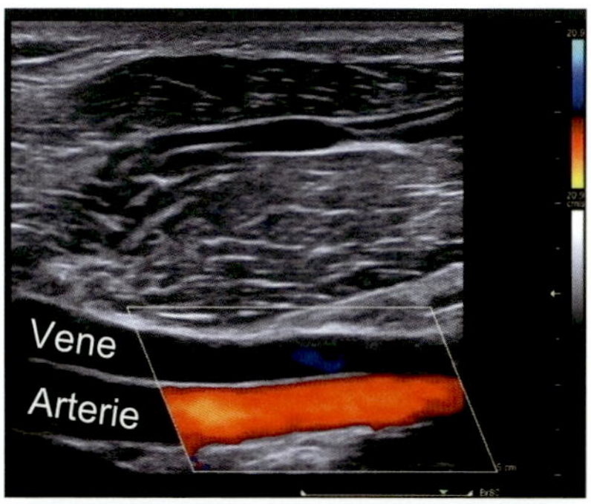

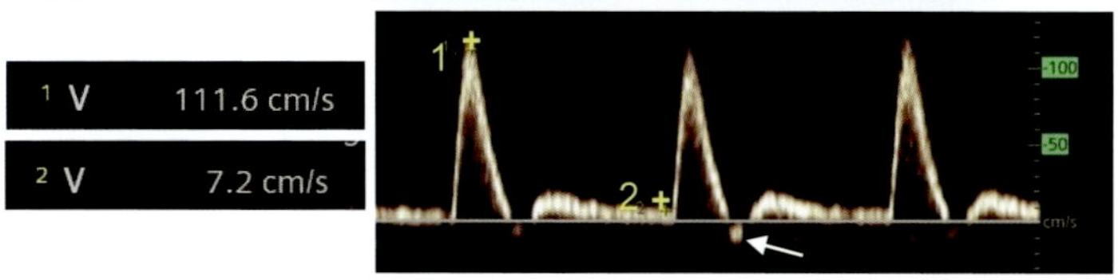

Das arterielle Spektrum ist triphasisch und damit normal. Der DIP ist sehr klein (Pfeil), was auf einen niedrigen peripheren Widerstand hinweist.

Mündung der Saphena parva
Dieser Bereich liegt meist etwas oberhalb des Gelenkspaltes am distalen Oberschenkel. Die Sono-Anatomie kann etwas verwirrend sein.
In diesem Beispiel sind 4 größere Gefäße abgebildet:

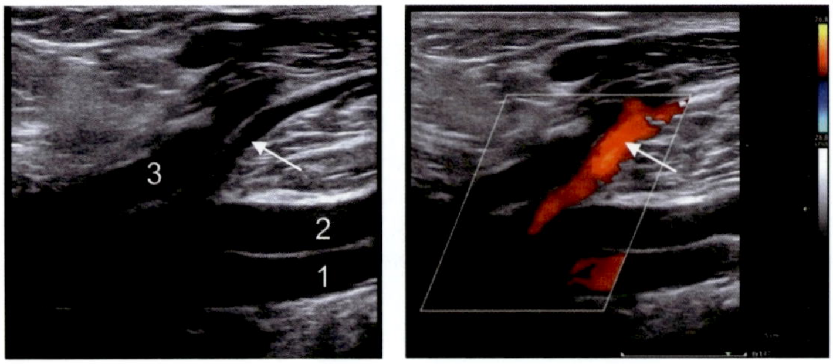

1 Arteria poplitea
2 Vena poplitea
3 Vena saphena parva (Mündungsbereich)

Die Muskelarterie (Pfeil) lässt sich nur im Farbmodus zuordnen.

Popliteales Segment III (Pop-III)
Der distale Poplitealabschnitt wird am proximalen medialen Oberschenkel im Sitzen aufgesucht. Sondenposition und zugehöriges Schallbild werden gezeigt. Es gelingt leichter als man denkt:

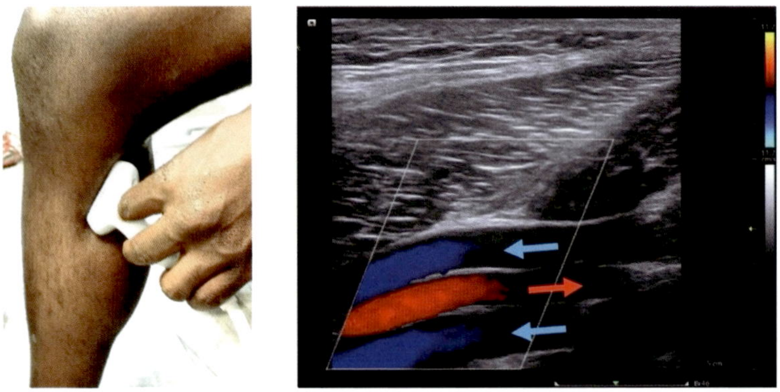

Die Arterie wird praktisch immer von 2 Begleitvenen umgeben, die den Zusammenfluss aus den tiefen Unterschenkelvenen bilden (hellblaue Pfeile). Es handelt sich hier nicht um eine Doppelung der Poplitealvene.

Der Gefäßchirurg sieht beim Freilegen dieses Poplitealabschnittes (P-III Region) immer die beiden Venen. Die distale Anastomose eines Pop-III-Bypasses wird hier auf die Arterie genäht.

Pathologische Befunde der **Poplitealregion**

Popliteaaneurysma (PAA)

Da der Durchmesser der Poplitealarterie erheblich variiert (5-9 mm), gilt die Regel der Durchmesserzunahme auf >50% des normalen Durchmessers, den man oberhalb oder unterhalb des erweiterten Abschnittes ausmisst. Es tritt meist beidseits auf und ist häufig mit einem Bauchaortenaneurysma assoziiert.

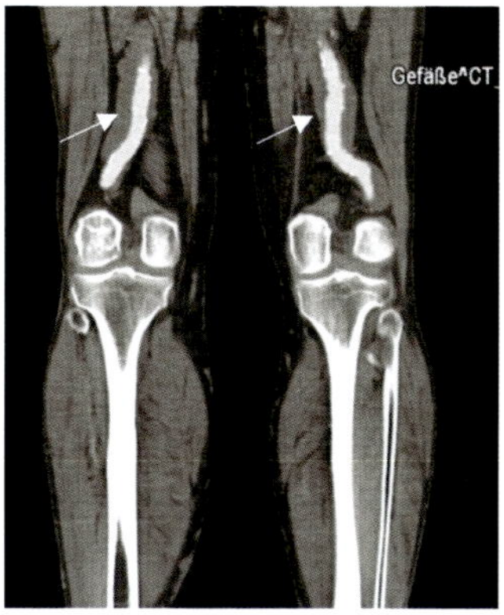

Die CT-Angiographie zeigt den Befund eines 65jährigen Patienten mit Raucheranamnese und asymptomatischem Aneurysma beidseits.
Die maximale Ausdehnung findet sich typischerweise oberhalb des Kniegelenks im P1-Segment der Arterie (Pfeile).
Der weiße Anteil entspricht dem durchflossenen Gefäßlumen. Das Aneurysma ist teilthrombosiert.

Gleichzeitig besteht auch eine Aortenektasie mit 3 cm Durchmesser der infrarenalen Aorta.

Die nächsten Bilder des gleichen Patienten zeigen das linksseitige Popliteaaneurysma von 26 mm. Geschallt wird die Kniekehle in Bauchlage in Quer- und Längsachse.

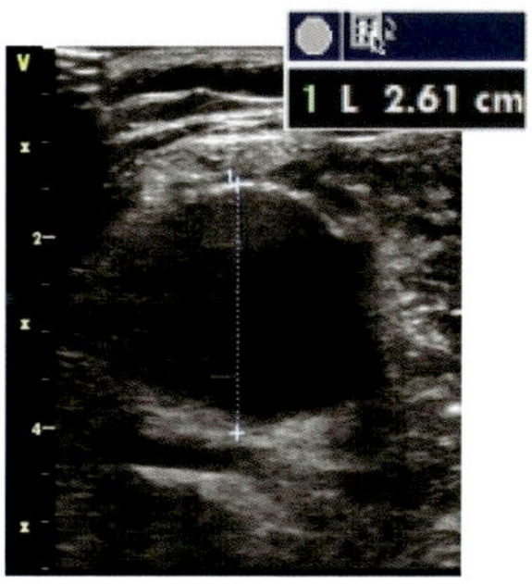

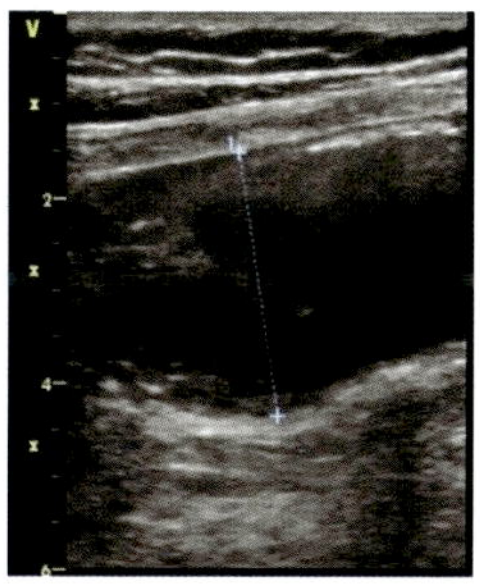

Das Risiko des Popliteaaneurysma ist nicht die Ruptur, sondern periphere Embolien. Diese führen zum Verschluss der Mikrozirkulation des Unterschenkels und Fußes und sind mit einem hohen Amputationsrisiko verbunden. Aus diesem Grund ist eine operative Ausschaltung sowie eines kurzen Umgehungsbypasses (distaler femoro-poplitealer Bypass) zwingend indiziert.

Die folgende Abbildung zeigt postoperativ die Zugänge oberhalb und unterhalb des Kniegelenks nach Implantation eines Saphena-Bypasses.

linker Oberschenkel

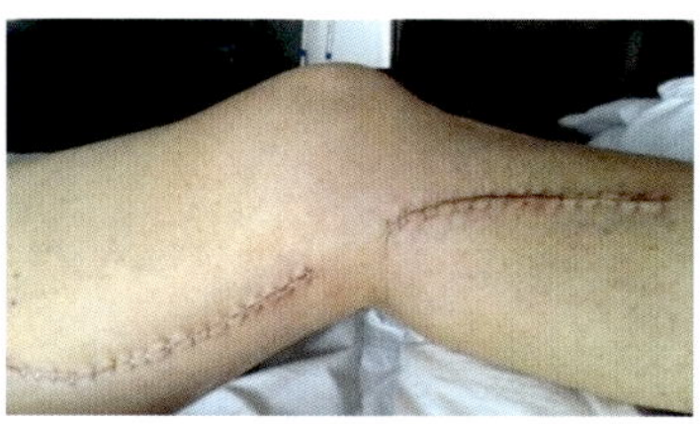

Unterschenkel

Unterschenkelgefäße (A. tibialis posterior, fibularis und tibialis anterior)

Anatomie

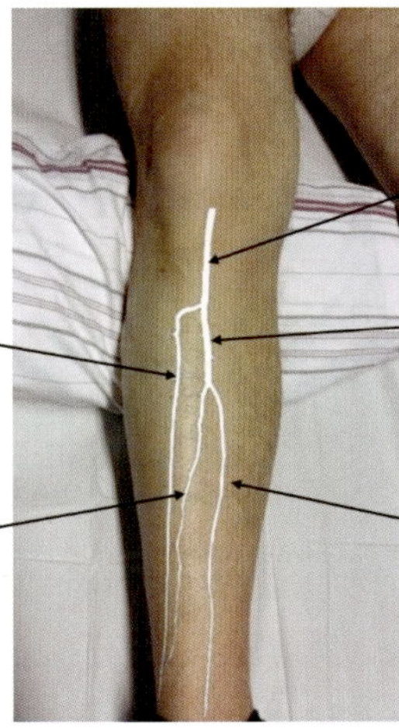

Die A. tibialis anterior und posterior verläuft bis zum Fuß und ist dort als A. dorsalis pedis und als distale A. tibialis posterior nachweisbar.
Die A. fibularis (synonym: A. peronea) erreicht den Fuß nicht. Sie teilt sich vor dem Sprunggelenk in ihre Endäste auf.

Das Aufsuchen der Arterien entspricht dem Untersuchungsgang der tiefen Venen. Alle drei Unterschenkelarterien werden meist durch zwei Venen begleitet. Durch den viel langsameren venösen Fluss erscheinen die Begleitvenen oft ohne Farbgebung, lassen sich aber durch distale Kompression bzw. Dorsalflexionen des Fußes nachweisen.

Arteria tibialis posterior (ATP)

Längsachse

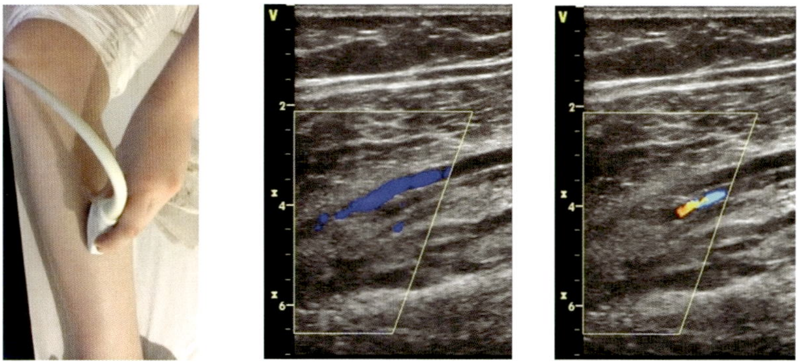

venöse Gefäße | Arterie

Die farbkodierten Duplexbilder sind mit venösem Preset abgeleitet. Aufgrund der zu niedrigen Abtastrate weist das arterielle Signal daher ein Aliasing auf.

Querachse

Untersucht wird von medial etwa in Wadenmitte direkt an der Schienbeinkante (T). Die Gefäße werden nach proximal und distal verfolgt.

In dieser Position kann man meist beide Gefäßgruppen (tibialis-posteriore und fibulare Gruppe) erfassen. Hier ist die tibialis-posteriore Gruppe mit den größeren Venen zu sehen.

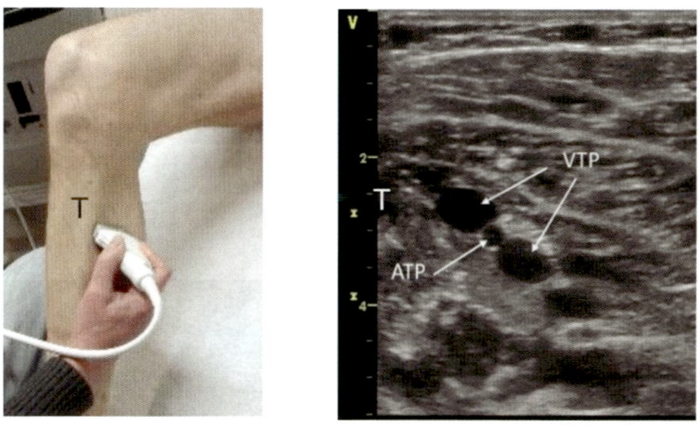

Bei dorsaler Schallkopfposition können beide Gefäßgruppen erfasst werden.

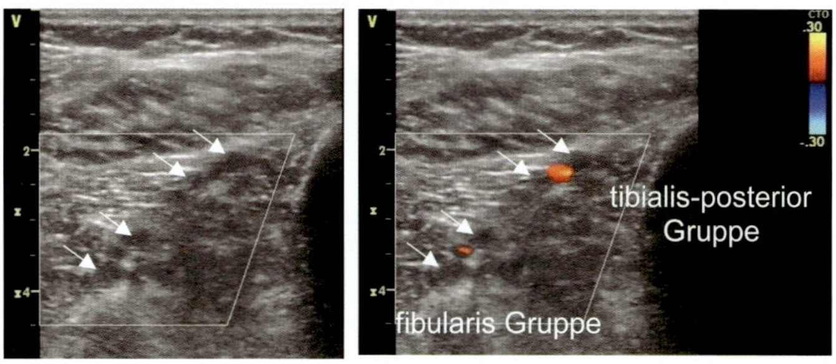

B-Bild und Farbbild im Vergleich. Die Begleitvenen sind durch Pfeile markiert. Rechts ist im Farbduplex die jeweilige Arterie (rot) dargestellt.

Arteria fibularis (AFIB)

Die fibulare Gefäßgruppe kann von medial und lateral gut erreicht werden. Sie lässt sich auch direkt von dorsal auffinden, wozu der Patient entweder in Bauchlage oder im Stehen geschallt wird. Für das Auffinden ist die richtige Sondenposition entscheidend, die wie immer ausprobiert werden muss.
Der Start in Querachse ist sehr hilfreich, da sich die Gefäße leichter auffinden lassen. Danach kann in die Längsachse übergegangen werden.

Die Bilder zeigen das rechte Bein mit Untersuchung in Längsachse:

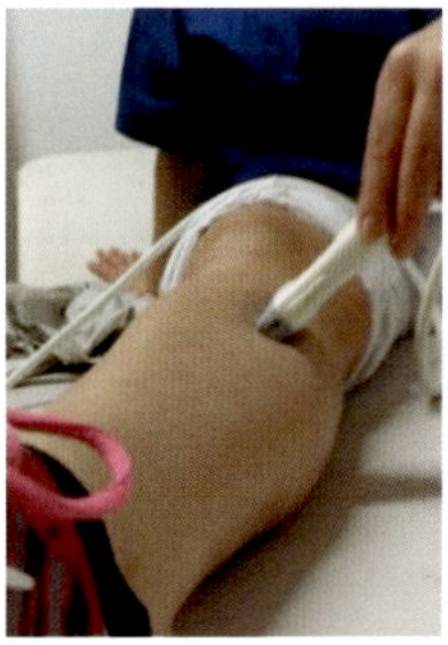

Position von medial

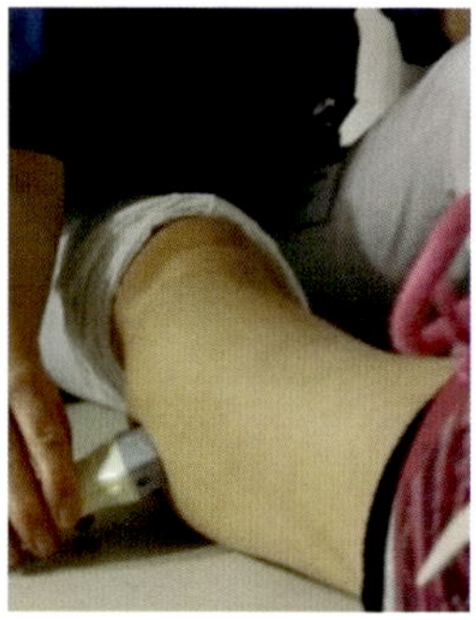

Position von lateral. Sie wird durch die Liege erschwert.

Beim Schallen von lateral ist eine Seitenlagerung sehr hilfreich. Die beiden folgenden Abbildungen zeigen das Auffinden der fibularen Gefäßgruppen für den rechten und linken Unterschenkel:

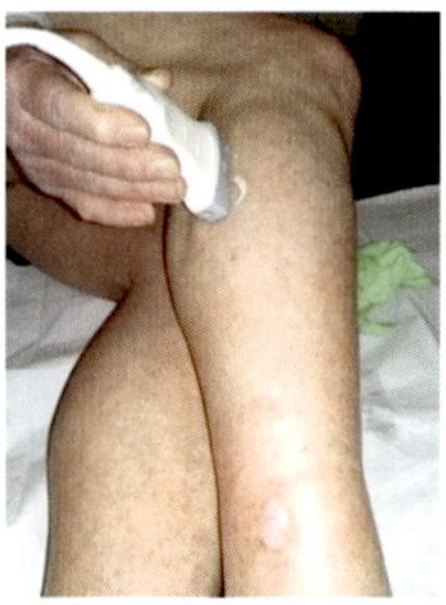

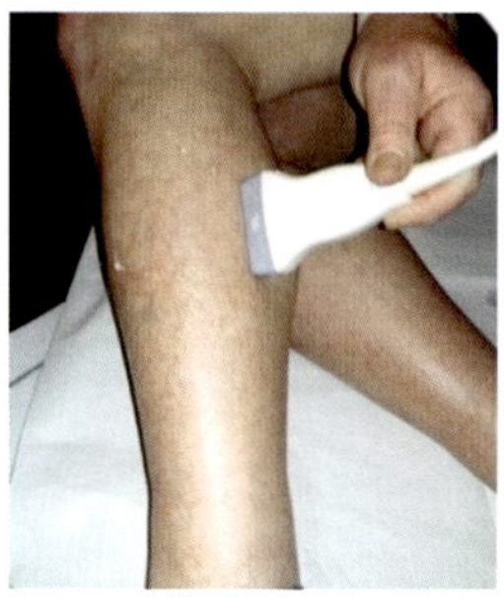

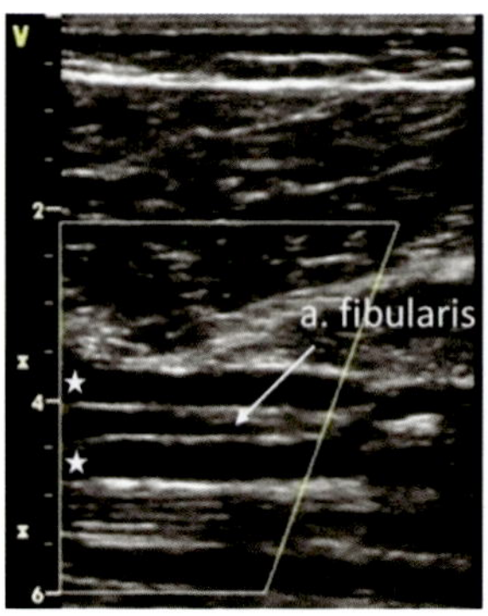

B-Bild bei lateraler Schallkopfposition.

Die Sternchen markieren die Begleitvenen.

Arteria tibialis anterior (ATA), Längs- und Querachse

Dia anteriore Gefäßgruppe lässt sich leicht darstellen. Orientiert wird am Knochenschatten der Tibia (T) und Fibula (F) sowie der dazwischen aufgespannten Membrana interossea. Häufig ist die anteriore Gruppe fibulanah lokalisiert.
Das arterielle Signal ist in der Farbkodierung gut zu erkennen.

Sondenposition und Farbbild am rechten Bein:

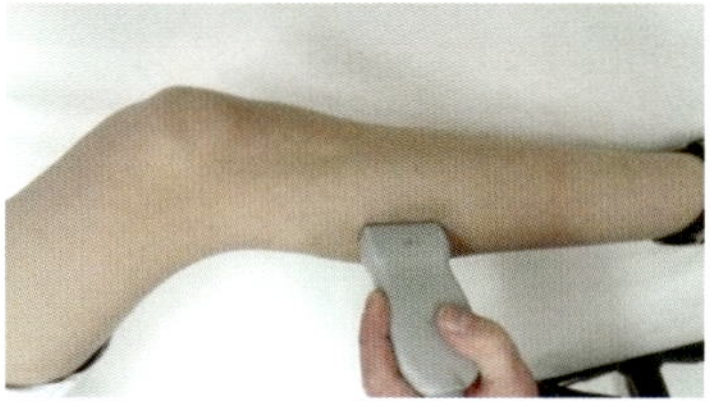

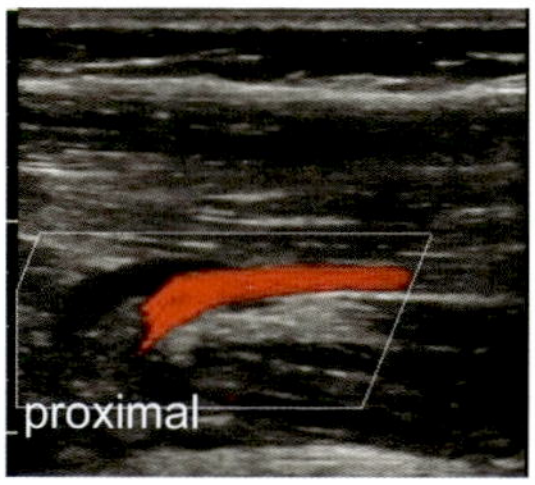

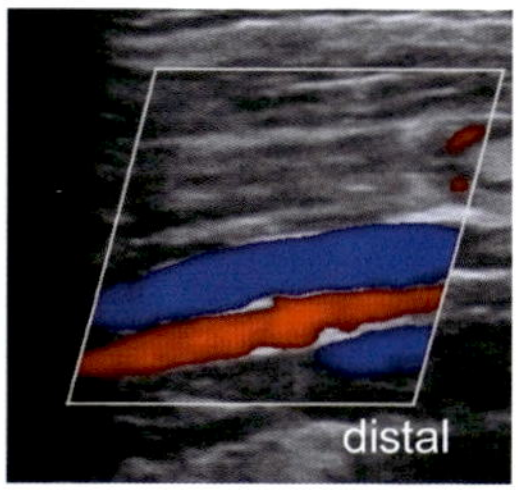

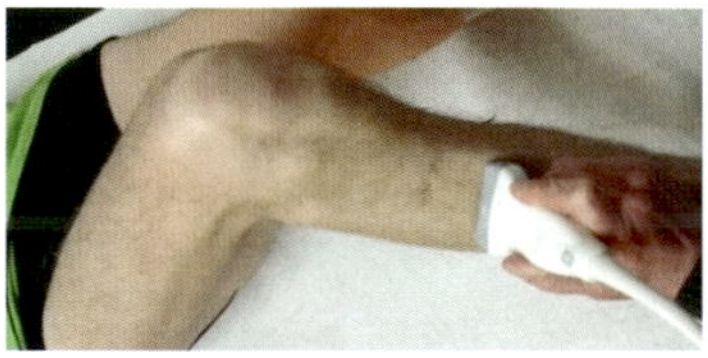

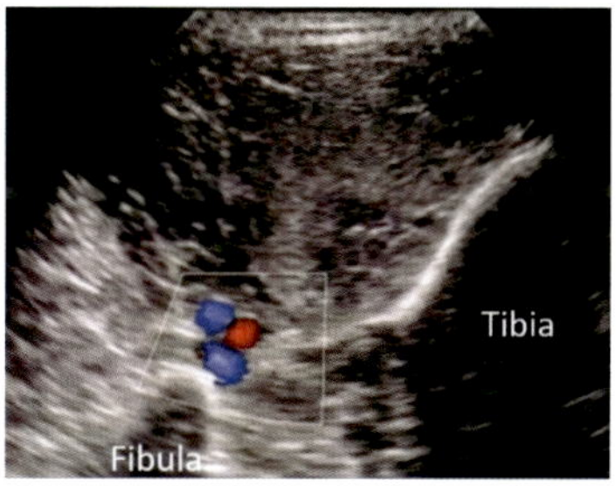

Arterie mit
2 Begleitvenen

Abgangsbereich der Arteria tibialis anterior (ATA)

Die distale Poplitealarterie (III. Segment) mit abgehender A. tibialis anterior und dem Truncus tibio-fibularis lassen sich von medial am proximalen Unterschenkel auffinden.

Der Schallkopf wird schräg
unterhalb der Tibia aufgesetzt.

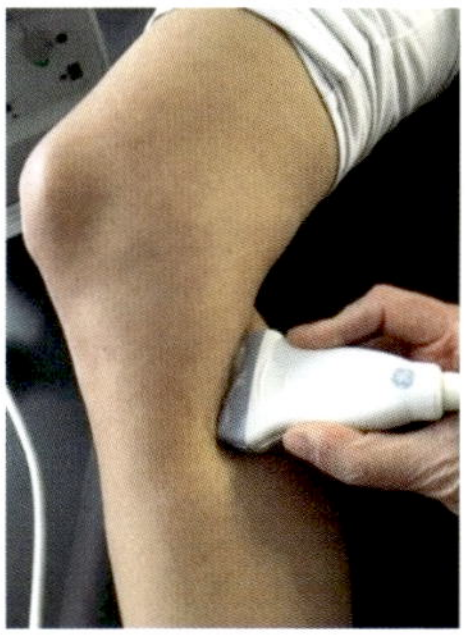

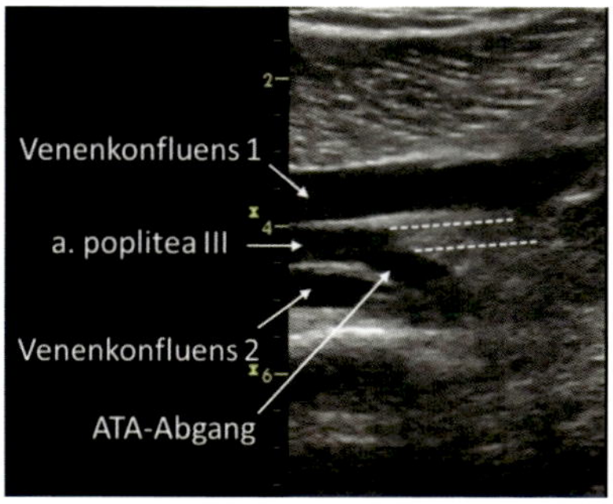

Anteriorabgang (ATA) und Truncus tibio-fibularis (gestrichelte Linien) lassen sich kaum gemeinsam darstellen. Hier ist der Abgang der anterioren Arterie zu sehen.
Die posterioren und fibularen tiefen Venen drainieren in den Venenkonfluens-1, die anterioren Venen in den Konfluens-2. Beide Systeme münden dann weiter proximal in die Vena poplitea.

Distale Unterschenkelarterien (Tibialis posterior, Tibialis anterior)

Je nach Gefäß wird der Schallkopf von medial oder lateral aufgesetzt.

Distale A. tibialis posterior:

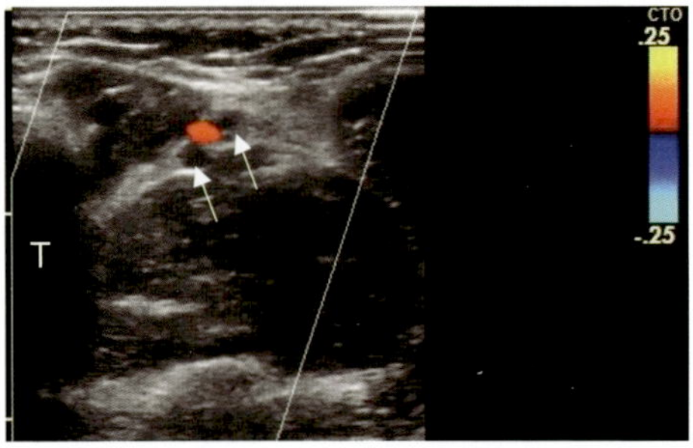

Farbbild der Arterie.
Die beiden Begleitvenen sind ohne Farbgebung zu sehen (Pfeile)

T = Tibia

Distale A. tibialis anterior:

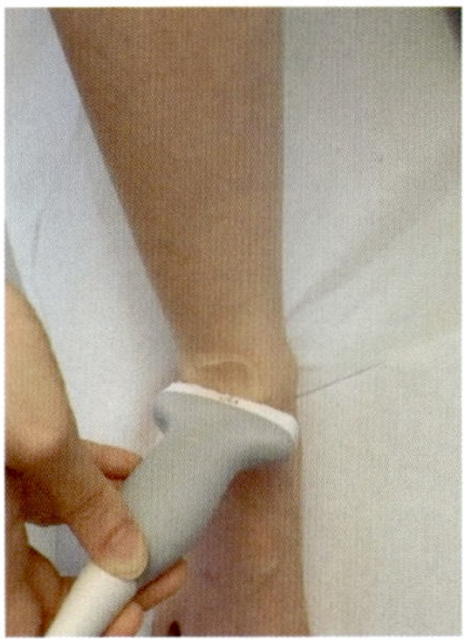

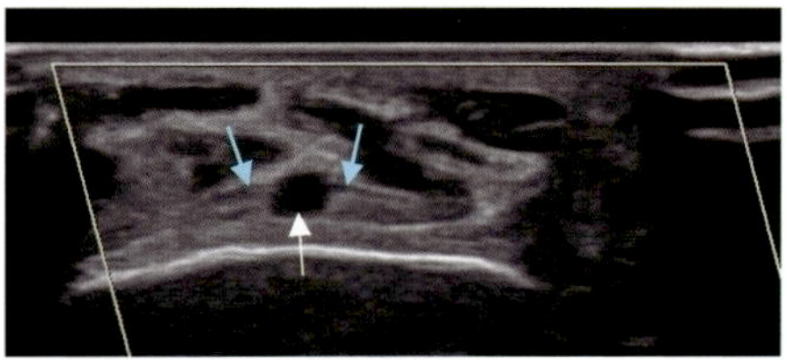

Abgeleitet wird über dem Sprunggelenk: A. tibialis anterior (Pfeil).

Seitlich sind die beiden Begleitvenen infolge des Sondendrucks kollabiert (hellblaue Pfeile)

Bei Gefäßgesunden ist das Dopplerspektrum der peripheren Arterien (gegenüber den proximalen Arterien) amplitudenreduziert jedoch ebenfalls triphasisch.

Kaliberschwankungen dieser Arterien sind häufig. In etwa 4% liegt eine Hypoplasie einer der Fußarterien vor (Criqui et al. 1985).

Zusammenfassung hämodynamischer Parameter Becken-Beinarterien

A. iliaca communis	Größe:	11 mm
	PSV:	70-140 cm/s
A. femoralis communis	Größe:	9 mm
	PSV:	90-130 cm/s
	PI:	6-7
	Fluss:	350 (200-480) ml/min
A. femoralis superficialis	Größe:	6-8 mm
	PSV:	80-100 cm/s
A. profunda femoris	Größe:	5 mm
	PSV:	65-90 cm/s
A. poplitea	Größe:	4-6 mm
	PSV:	70 cm/s
	PI:	7-9
Unterschenkelarterien	Größe:	3 mm
	PSV:	40-50 cm/s
	PI:	12-15

Zu beachten ist die physiologische Zunahme des Pulsatilitätsindexes nach peripher.

Pathologien und **Konsequenzen**

Arterielle Verschlusskrankheit (AVK)

Pathologische Befunde sind symptomorientiert zu bewerten und bei Bedarf dann weiter abzuklären (z.B. mittels Angiographie).
Ein Oberschenkelarterienverschluss bedarf nicht grundsätzlich einer Intervention, es sei denn, es besteht ein höhergradiges Stadium der arteriellen Mangelversorgung (sehr kurze Gehstrecke, Ruheschmerzen oder Gewebestörungen).
Im Claudicatiostadium II besteht in der Regel eine ausreichende kollaterale Versorgung über Profundaäste. Hier sind Gehtraining, das Meiden atherogener Risiken und Medikamente meist ausreichend.

Grundsätzlich sind proximal betroffene Gefäßabschnitte (Beckenstrombahn, Leistenarterien) aufgrund besserer Langzeitergebnisse eher zu therapieren als peripher gelegene Abschnitte. Klassische rekonstruktive Verfahren (Endarterektomie und Bypass) sind heute durch ebenbürtige interventionelle Techniken (Angioplastie, Stents, Thrombolyse) ergänzt worden. Für angioplastische Verfahren sind eine entsprechende Sachkunde (Materialien, Entwicklungen), Strahlenkunde und Komplikationsmanagement unabdingbare Voraussetzungen. Eine enge Zusammenarbeit mit Gefäßchirurgen ist absolut notwendig.

Poplitealarterienaneurysma (PAA)

Oft beidseitiger Befund. Etwa 40% der Patienten mit PAA haben ein Bauchaortenaneurysma. Periphere Embolien sind ein nicht zu unterschätzendes Risiko, da sie mit einer hohen Rate an Amputationen einhergehen. Eine Ruptur tritt eher selten auf.
Aufgrund der athero-embolischen Ereignisse ist die Indikation zur operativen Therapie großzügig zu stellen. Die Ausschaltung erfolgt durch einen femoro-poplitealen Bypass.

Verlaufskontrolle (mit und ohne Gefäßrekonstruktionen)
Die Duplexuntersuchung ist zur Kontrolle und Überwachung im Langzeitverlauf hervorragend geeignet (Zierler et al. 2018).

Poplitea Entrapment Syndrom (PAES)

Dieses Syndrom zeichnet sich durch die Kompression der Arterie durch den Musculus gastrocnemius oder seiner Sehnen aus. Oft sind jüngere Männer davon betroffen, wobei es in bis zu 5% zu einem dauerhaften Verschluss der Arterie kommen kann.
Meist handelt es sich um eine intermittierende Obstruktion, die durch bestimmte Haltung des Beines ausgelöst wird (z.B. Beruf des Fliesenlegers) und zur Wadenclaudicatio führt.
Differentialdiagnostisch ist eine arteriosklerotische Erkrankung abzuklären.
Bei der sonographischen Untersuchung findet sich eine meist unauffällige Poplitealarterie.

Operativ wird bei intakter Arterie nur der Muskelanteil durchtrennt. Ein autologer kurzer Venenbypass muss nur bei Gefäßschädigung implantiert werden.

Literatur

Aboyans V, Ricco JB, Bartelink MLEL et al. 2017 ESC Guidelines on the Diagnosis and Treatment of Peripheral Arterial Diseases, in collaboration with the European Society for Vascular Surgery (ESVS). European Heart Journal 2018; 39: 763-821

Criqui MH, Fronek A, Klauber MR, Barrett-Connor E, Gabriel S. The sensitivity, specificity, and predictive value of traditional clinical evaluation of peripheral arterial disease; results from non-invasive testing in a defined population. Circulation 1985; 71: 516-522

Diener H, Diener M, Petermann J. Das popliteale Entrapment-Syndrom. Gefässchirurgie 2022; 27: 20-27

Farber A, Angle N, Avgerinos E et al.
The Society for Vascular Surgery clinical practice guidelines on popliteal artery aneurysms.
J Vasc Surg 2022; 75: 109S-120S (January Supplement)

Frank U, Nikol S, Belch J et al.
Guideline on peripheral arterial disease. Vasa European Journal of Vascular Medicine.
VASA 2019; 48 / Supplement 102

Hwang JY. Doppler ultrasonography of the lower extremity arteries: anatomy and scanning guidelines. Ultrasonography 2017; 36 (2): 111-119

Kim ESH, Sharma AM, Scissons R et al.
Interpretation of peripheral arterial and venous Doppler waveforms: A Consensus Statement from the Society for Vascular Medicine and Society for Vascular Ultrasound.
Vascular Medicine 2020; 1-23 https://doi.org/10.1177/1358863X20937665

Kithcart AP, Beckman JA. ACC/AHA Versus ESC Guidelines for Diagnosis and Management of Peripheral Artery Disease. JACC 2018; 72 (22): 2789-2801

Kröger K, Stang A, Kondratieva J et al. Prevalence of peripheral arterial disease – results of the Heinz Nixdorf recall study. Eur J Epidemiol 2006; 21 (4): 279-285

Schulte KL, Amendt K, Hoffmann U, Tiefenbacher C, Weiss T, Mudra H, Hardung D, Nikol S.
Curriculum Interventionelle Therapie der arteriellen Gefäßerkrankungen.
Kardiologe 2012; 6: 375-389

Sibley RC, Reis SP, MacFarlane JJ, Reddick MA, Kalva SP, Sutphin PD.
Noninvasive Physiologic Vascular Studies: A Guide to Diagnosing Peripheral Arterial Disease.
RadioGraphics 2017; 37: 346-357

Vascular technology professional performance guidelines.
Lower Extremity Arterial Duplex Evaluation.
Society for Vascular Ultrasound 2019; Internet: www.svunet.org

Tendera M, Aboyans V, Bartelink ML et al.
ESC Guidelines on the diagnosis and treatment of peripheral artery diseases.
European Heart Journal 2011; 32: 2851-2906

Zierler RE, Jordan WD, Lal BK et al. The Society for Vascular Surgery practice guidelines on follow-up after vascular surgery arterial procedures.
J Vasc Surg 2018; 68: 256-284

Messung und Bedeutung des Arm-Bein-Index (ABI)

ICD-10 Codes		
	I70.2-	Atherosklerose der Extremitätenarterien
	I70.20	Becken-Bein-Typ, ohne Beschwerden
	I70.21	Becken-Bein-Typ, mit belastungsinduziertem Ischämieschmerz, Gehstrecke 200 m und mehr
	I70.23	Becken-Bein-Typ, mit Ruheschmerz
	I70.24	Becken-Bein-Typ, mit Ulzeration

Die Messung des Arm-Bein-Index (ABI; ankle-brachial index) ist einfach. Sie erfordert lediglich eine cw-Doppler Stiftsonde (8 bis 10 MHz) und eine Blutdruckmanschette und bedarf keiner speziellen Ultraschallqualifikation.
Durch den übersystolischen Manschettendruck wird das Gefäß kurzfristig verschlossen, was zum Begriff der Verschlussdruckmessung geführt hat. Mit der langsamen Druckreduktion wird, analog zum Korotkoffgeräusch beim Blutdruckmessen, die wiedereinsetzende Arterienströmung mittels Ultraschall registriert. A. brachialis sowie die A. tibialis anterior (a. dorsalis pedis) und A. tibialis posterior werden getrennt aufgesucht.

a. brachialis

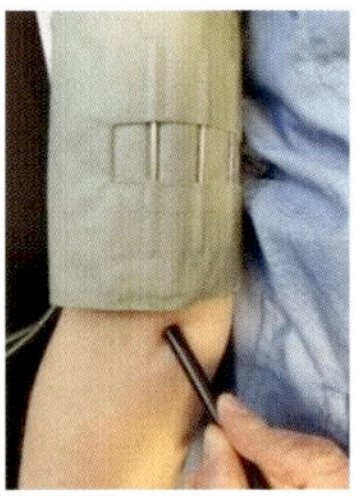

a. tibialis posterior

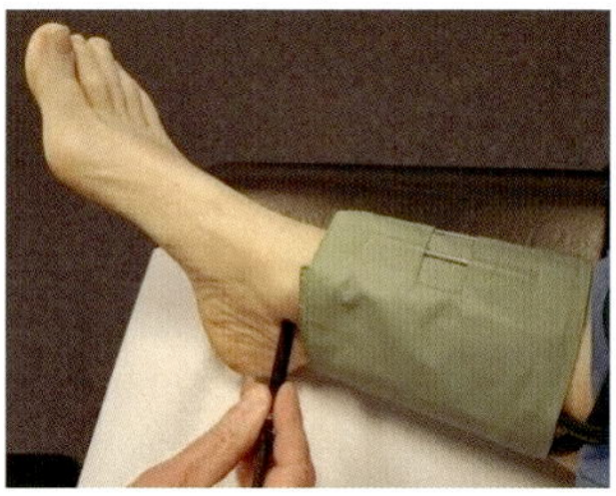

a. tibialis anterior

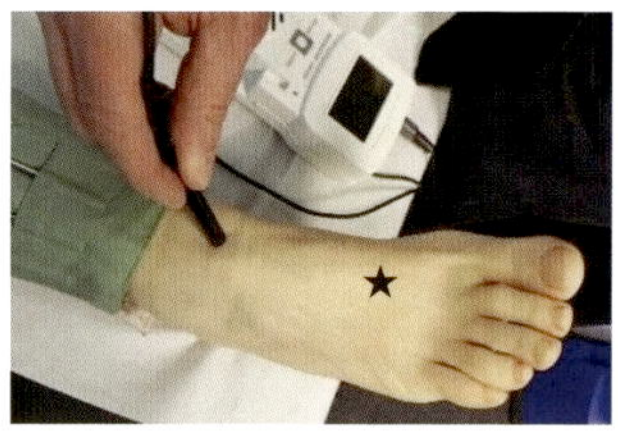

Bei der Messung am Fußrücken (a. dorsalis pedis) wird zwischen dem ersten und zweiten Mittelfußknochen gemessen (★).

Bestimmung in Ruhe

- 5-10 Minuten Ruhen bei Raumtemperatur
- Messen des systolischen Oberarmdruckes an der Arteria brachialis beidseits. Falls unterschiedliche Werte vorliegen, dient der höhere Druck als Referenzwert.
- Messen der Knöchelarteriendruckwerte über den Arterien eines Fußes. Falls unterschiedliche Werte bestehen, werden der höhere oder niedrigere Druck, je nach Fragestellung verwendet (siehe Kommentar).
- Der Dopplerquotient (Doppler-Index) wird pro Bein getrennt, nach folgender Formel berechnet:

Knöchelarteriendruck geteilt durch **Oberarmarteriendruck**

$$\frac{\text{systolischer Knöcheldruck}}{\text{systolischer Oberarmdruck}} = \frac{\text{z.B. } 140}{\text{z.B. } 130} = 1{,}07$$

Für die Ruhebestimmung besteht eine ungenaue Korrelation zum Stenosegrad. Stenosen zwischen 50-75% werden nicht sicher erfasst. Bei Verdacht auf eine arterielle Durchblutungsstörung sollte daher eine Messung nach Belastung durchgeführt werden.

Bestimmung unter Belastung

- Messen des Oberarmarteriendrucks in Ruhe
- Durchführen von 20-30 Zehenständen
- Alternativ (im Liegen): 10 kräftige Fußhebungen oder Oberschenkelokklusion mit Druckmanschette über 3 Minuten
- Messen des Knöchelarteriendrucks unmittelbar nach Ende der Belastung im Liegen (Messungen sollten innerhalb 1 Minute erfolgen)

Aussagen: ***Normalbefund:***

- geringer Abfall des Knöchelarteriendrucks gegenüber dem Ruhedruck (infolge der nach Belastung auftretenden Hyperämie mit Vasodilatation).
- Der Druckindex fällt nicht unter 0,92
  Grundsätzlich ist mit einer Normalisierung der Messwerte innerhalb einer Minute zu rechnen.

Pathologischer Befund:

- deutlicher Abfall des Knöchelarteriendrucks auf 50-60% des Ausgangswertes
- Der Druckindex fällt deutlich (um etwa 20%) unterhalb des Ruhedrucks ab.

Interpretation der ABI-Werte

- Ein ABI von 1,0-1,3 gilt als normal (Ausschluss einer pAVK)
- Werte über 1,4 lassen auf eine Mediasklerose (Mönckeberg Sklerose) schließen. Hier lässt sich das Gefäß trotz hoher Manschettenrücke nicht okkludieren.
- Werte <0,9 sind als pathologisch (pAVK Nachweis) einzustufen.
- Werte unterhalb von 0,5 gelten als kritisch und gehen mit deutlich erhöhtem Risiko für einen Gewebeschaden und damit einer Amputation einher.

Soll der höhere oder der niedrigere Druckwert an den Fußarterien verwendet werden?
Derzeit publizierte Leitlinien beantworten die Frage unterschiedlich.

- <u>Nordamerikanische Leitlinienempfehlung [siehe AHA/ACC Guideline 2016]:</u>
  The ABI of each leg is calculated by dividing the higher of the dorsalis pedis pressure or posterior tibial pressure by the higher of the right or left arm blood pressure.
  (Class I; Level of Evidence A)

- <u>Europäische Leitlinienempfehlung [siehe S3-Leitlinie 2015 und ESC Guideline 2017]:</u>
  Für die Diagnose einer PAVK ist der ABI-Wert mit dem niedrigsten Knöchelarteriendruck maßgeblich.
  (Empfehlungsgrad A, Evidenzklasse 1)

Beide Leitlinien beantworten diese Frage unterschiedlich, beide mit hohem Evidenzniveau. Aber welche der beiden Leitlinien hat Recht?

Es gilt zu präzisieren:
Will ich die Diagnose einer AVK möglichst korrekt stellen
oder steht der Grad der Perfusion der Extremität im Vordergrund?

Diese Fragen werden durch aktuelle Literatur, außerhalb der Leitlinien, folgendermaßen beantwortet:

1. Der Nachweis einer pAVK wird mit hoher Sensitivität durch Verwenden des niedrigeren der beiden peripheren Arteriendrücke (eines Beines) gestellt. Auch die prognostische Bedeutung eines kardiovaskulären Risikos wird hier besser erfasst.

2. Steht die Frage der Durchblutungssituation im Vordergrund (hämodynamische Relevanz) soll der jeweils höhere Druck der Fußarterien (eines Beines) verwendet werden.

Die ganze Diskussion wird zusätzlich erschwert durch die Tatsache, dass in über 4 % eine Hypoplasie der A. dorsalis pedis beschrieben wird (Criqui et al., Circulation 1985).
Bei 12% ist ein kongenitales Fehlen des Arteria dorsalis pedis Pulses nachweisbar (WOCN 2012).
Somit wird hier ein schwächeres Signal mit niedrigerem Druckwert gemessen, ohne dass eine pAVK vorliegt (falsch positive AVK-Diagnose).

Ein Kompromiss wäre, bei unterschiedlichen Druckmessungen an den Fußarterien, den Mittelwert aus beiden, zur ABI-Berechnung zu verwenden.

Aus Patientensicht ist es denkbar, dass die akute Bedrohung der Extremitätendurchblutung im Vordergrund steht und damit Priorität gegenüber des Langzeitrisikos besitzt. Somit wäre die Registrierung des höheren Druckes in den Fußarterien für die ABI-Berechnung entscheidend.

Prognostische Relevanz
Die Bestimmung des ABI ist nicht nur ein reiner Messwert. Er hat auch eine hohe prognostische Bedeutung bezüglich der Amputationsrate und Lebenserwartung der Patienten.
Die Abnahme unter einen Wert von 0,9 erhöht die kardiovaskuläre Mortalität um das 2-4fache (200-400%!) und reduziert damit die Lebenserwartung um etwa 10 Jahre.

Die 10-Jahresmortalität ist bei Patienten mit einem ABI <0,9 ungefähr verdoppelt (Diehm et al. Circulation 2009).

Literatur:

2016 AHA/ACC Guideline on the Management of Patients With Lower Extremity Peripheral Artery Disease: Executive Summary: A Report of the American College of Cardiology/American Heart Association Task Force on Clinical Practice Guidelines. Journal of the American College of Cardiology 2016; 69 DOI: 10.1016/j.jacc.2016.11.007

2017 ESC Guidelines on the Diagnosis and Treatment of Peripheral Arterial Diseases, in collaboration with the European Society for Vascular Surgery (ESVS). Eur J Vasc Endovasc Surg 2018; 55, 305-368

Aboyans V, Criqui MH et al. Measurement and Interpretation of the Ankle-Brachial Index. A Scientific Statement from the American Heart Association. Circulation. 2012; 126: 2890-2909

Criqui MH, Fronek A, Klauber MR, Barrett-Connor E, Gabriel S. The sensitivity, specificity, and predictive value of traditional clinical evaluation of peripheral arterial disease; results from non-invasive testing in a defined population. Circulation 1985; 71: 516-522

Diehm C, Allenberg JR, Pittrow D, et al. Mortality and vascular morbidity in older adults with asymptomatic versus symptomatic peripheral artery disease. Circulation 2009; 120: 2053-2061

Espinola-Klein C; Rupprecht HJ; Bickel C; Lackner K; Savvidis S; Messow CM; Munzel T; Blankenberg S; for the AtheroGene Investigators. Different Calculations of Ankle-Brachial Index and Their Impact on Cardiovascular Risk Prediction. Circulation. 2008; 118: 961-967

Lawall H, Debus S, Huppert P, Kopp I, Rümenapf, Tacke GJ, Schulte KL AWMF-Register Nr. 065/003; Entwicklungsstufe 3 S3-Leitlinie zur Diagnostik, Therapie und Nachsorge der peripheren arteriellen Verschlusskrankheit. 30. September 2015

Norgren L, Hiatt WR, Dormandy JA, Nehler MR, Harris KA, Fowkes FG. Inter-Society Consensus for the Management of Peripheral Arterial Disease (TASC II). J Vasc Surg. 2007; 45: S5-S67

Schröder F, Diehm N, Kareem S, Ames M, Pira A, Zwettler U, et al. A modified calculation of ankle-brachialpressure index is far more sensitive in the detection of peripheral arterial disease. J Vasc Surg 2006; 44: 531-536

Winsor T. Influence of arterial disease on the systolic pressure blood pressure gradients of the extremity. Am J Med Sci. 1950; 220: 117-126 [Erstbeschreibung]

WOCN Clinical Practice Wound Subcommittee. Ankle Brachial Index: quick reference guide for clinicians. J Wound Ostomy Continence Nurs 2012; 39 (2 Suppl): S21-S29

Duplexsonografie der oberflächlichen Beinvenen

ICD-10 Code	
I83.9	Varizen der unteren Extremitäten ohne Ulzeration oder Entzündung
I83.1	Varizen der unteren Extremitäten mit Entzündung
I83.0	Varizen der unteren Extremitäten mit Ulzeration
I83.2	Varizen der unteren Extremitäten mit Ulzeration und Entzündung
I87.20	Venöse Insuffizienz (chronisch) (peripher) ohne Ulzeration
I87.21	Venöse Insuffizienz (chronisch) (peripher) mit Ulzeration Exkl.: Ulcus cruris varicosum
I80.0	Thrombose, Phlebitis und Thrombophlebitis oberflächlicher Gefäße der unteren Extremitäten

Indikationen	1. Varikosis (Refluxmessung, Insuffizienzpunkte) 2. intraoperative Kontrolle bei Ablationsverfahren, Sklerosierung 3. postoperativer Verlauf, Rezidiv? 4. Thrombosediagnostik 5. vor Beenden einer Antikoagulationstherapie
Vorbereitung	keine
Position	Patient im Liegen, Sitzen und Stehen
Schallkopf	linearer Schallkopf mit 5 - 10 MHz
Preset	► Vasc, Venous, Lower Extremity (LE)
Dauer	20-40 Minuten (variabel, je nach Fragestellung)

Untersucht wird in Querachse von proximal nach distal. Die Schallkopfmarkierung zeigt in der Querachse immer zur rechten Seite des Patienten. Die Mündungsregion (Krosse) von Saphena magna und Saphena parva werden in Längsachse und Querachse dargestellt.

Die Untersuchung des tiefen Venensystems gehört immer dazu. Bestehen hier Engpässe (z.B. Iliacathrombose, Iliaca-Kompression durch Tumor von außen) hat dies Einfluss auf das Flussspektrum im tiefen wie auch oberflächlichen Venensystem. Hauptmerkmal ist die aufgehobene Atemmodulation.

Anatomie der Leistenregion rechts mit dem Venenstern

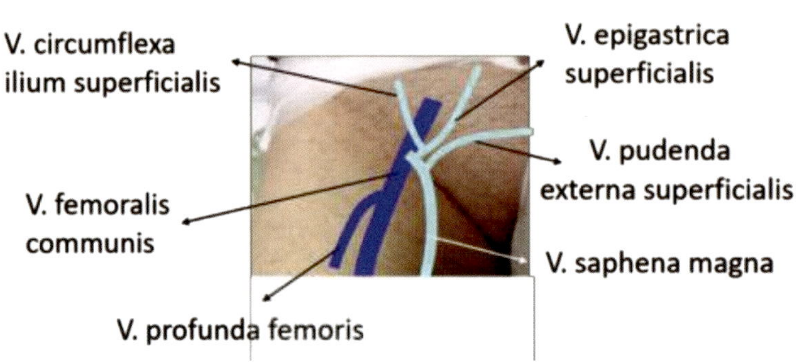

Saphena magna, Seitenäste und Perforansvenen

Die Saphena magna beginnt am Fußrücken und findet sich bereits als kräftiges und lagekonstantes Gefäß vor dem Innenknöchel. Sie verläuft am Unterschenkel parallel zum Schienenbein und schwingt dann hinter den medialen Kondylus.
Am Oberschenkel ist der Verlauf streng innenseitig und mündet in Höhe des Leistenbandes bogenförmig in die Vena femoralis communis (Saphena magna Krosse). Der sensible Begleitnerv ist der N. saphenus.
Im proximalen Oberschenkel finden sich gelegentlich akzessorische Venen, die in die Saphena magna einmünden. Ihr Nachweis ist für die Therapie der varikösen Erkrankung wichtig.

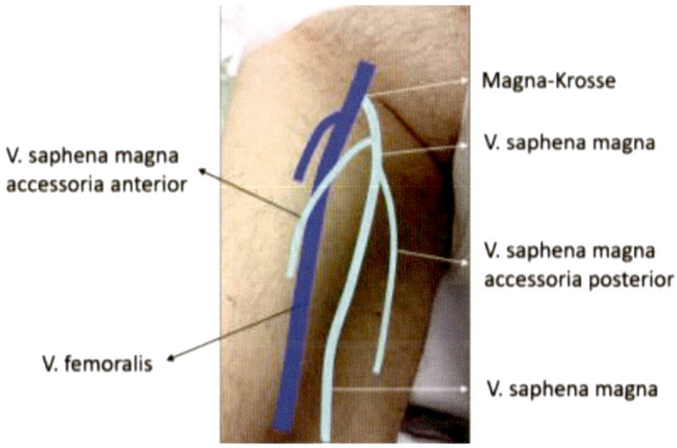

Die Begriffe V. saphena accessoria lateralis und medialis sind veraltet und durch die neue Terminologie „V. saphena magna accessoria anterior und posterior“ ersetzt.

Gelegentlich findet sich ein weiterer Ast, der in die Saphena magna im proximalen Oberschenkel mündet. Es handelt sich dabei um die Giacomini-Vene, die eine Verbindung zwischen Saphena parva und Saphena magna herstellt und am dorsalen Oberschenkel verläuft. Diese Vene gehört zu den kommunizierenden Venen, die, im Gegensatz zu den Perforansvenen, Kompartimente auf gleichem Niveau verbinden.

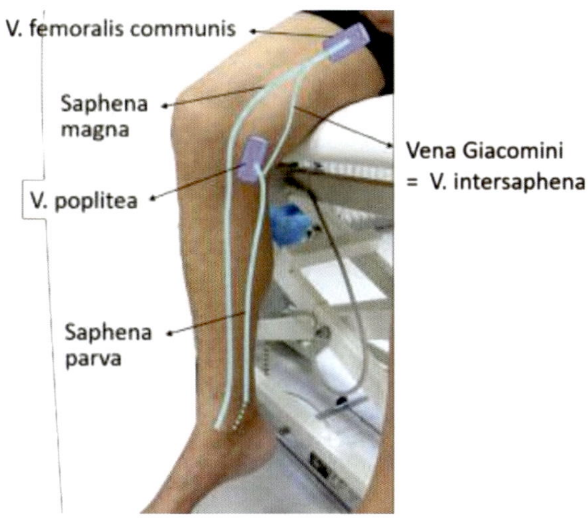

Verbindungen zum tiefen Venensystem sind entlang des gesamten Saphenaverlaufs vorhanden. Es handelt sich um die Perforansvenen, die das Blut von außen in die tiefen Venen ableiten. Die wichtigsten sind durch Eigennamen bekannt.

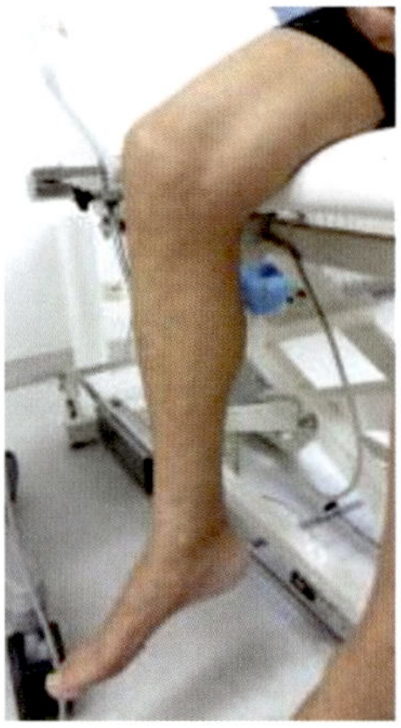

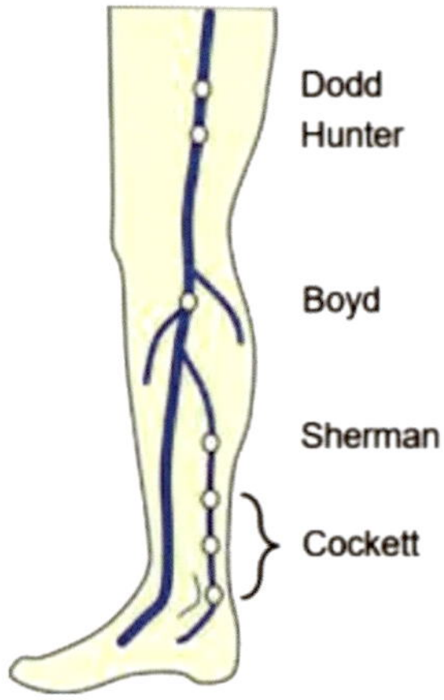

Man beachte, dass die Perforansvenen des Cockettsystems nicht aus der Saphena magna sondern aus der hinteren Bogenvene entspringen.

Die physiologische Flussrichtung in den Perforansvenen von epifaszial nach subfaszial wird durch Venenklappen hergestellt. Jeweils zwei Klappenpaare sind in allen größeren Perforansvenen vorhanden.

Mündungsbereich (Saphena magna Krosse rechts)

Querachse:

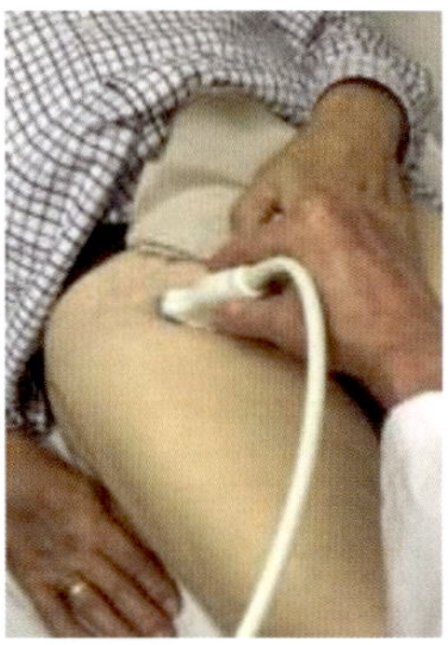

Gleiche Schallkopfposition wie bei den tiefen Venen direkt unterhalb und parallel zum Leistenband.
Ein flacher Schallwinkel ist günstig.

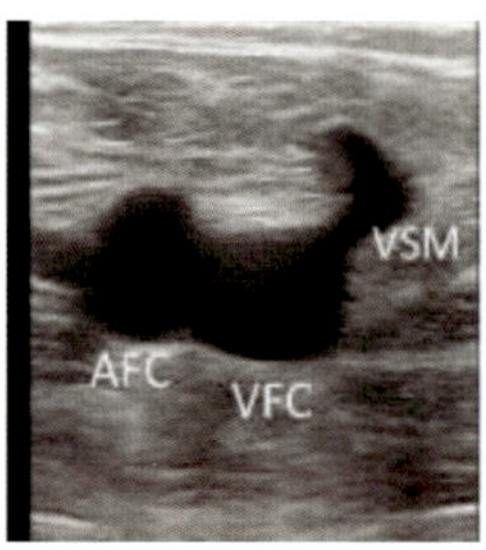

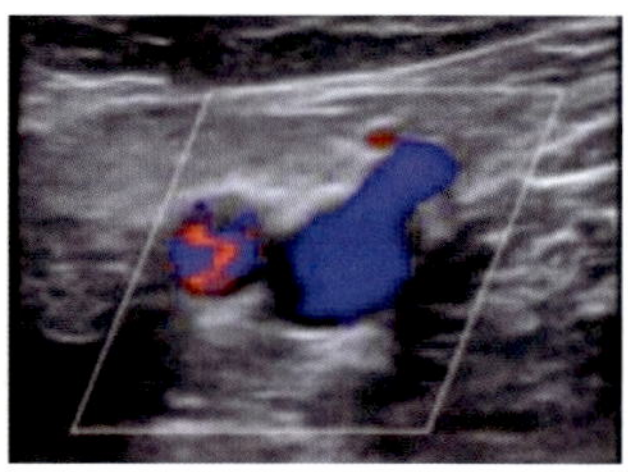

AFC = a. femoralis communis
VFC = v. femoralis communis
VSM = v. saphena magna

Längsachse:

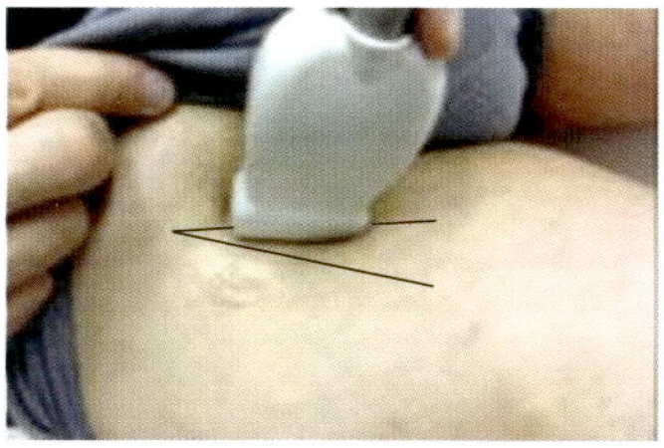

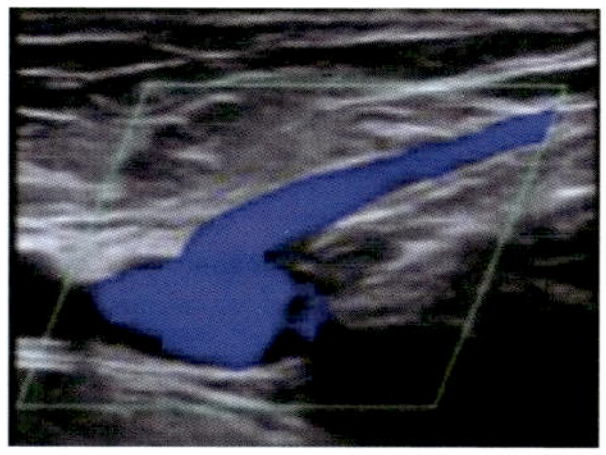

Terminale und präterminale Klappe (Pfeile) im B-Bild.

VFC (v. femoralis communis)
VSM (v. saphena magna)

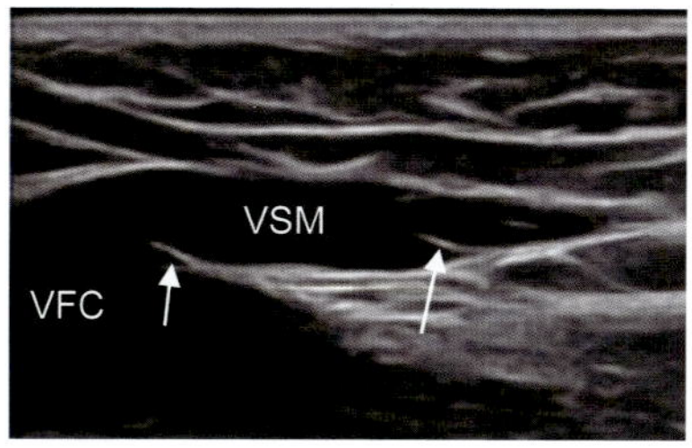

Gemessen wird direkt in der Saphenamündungstelle.
Das schmale venöse Spektrum entspricht dem niedrigen Fluss in der Saphena magna.

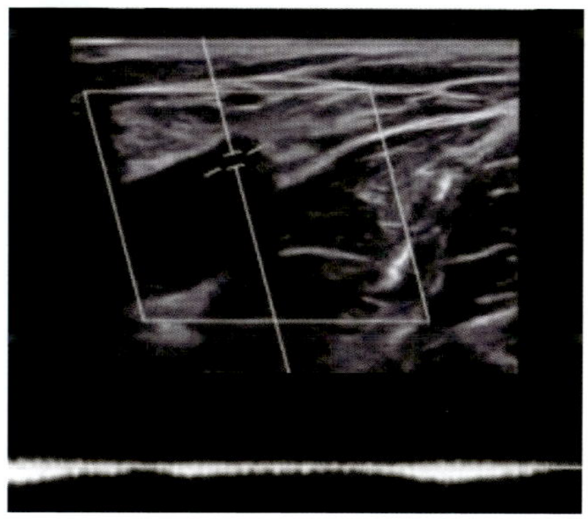

Messung der Durchmesser (Oberschenkel und Unterschenkel)

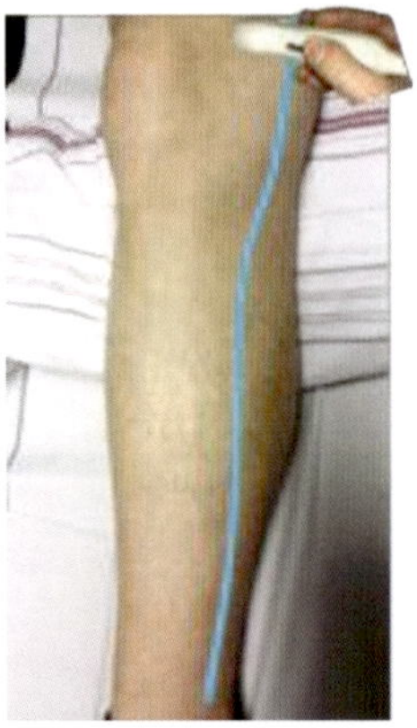

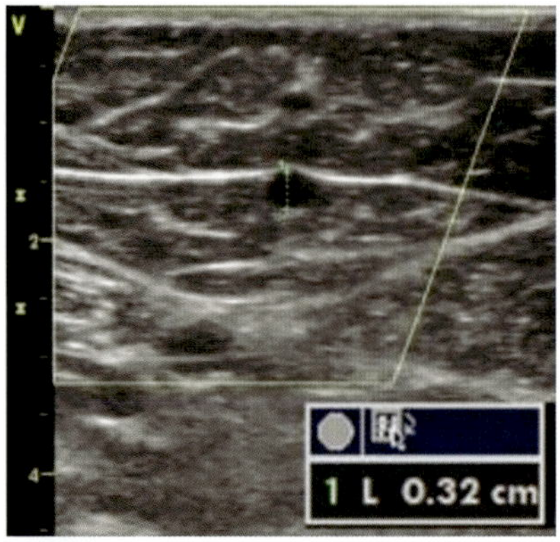

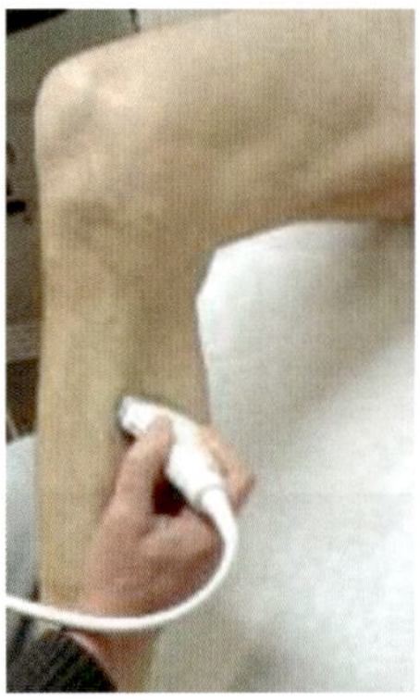

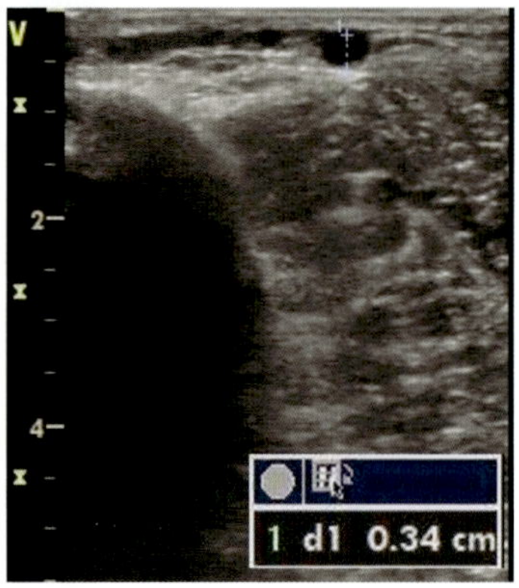

Beide Abbildungen zeigen normale (suffiziente) Venenverhältnisse

Saphena parva

Die Vena saphena parva verläuft hinter dem Außenknöchel, in der Wadenmitte aufsteigend und mündet in die Vena poplitea (Parvakrosse) meist oberhalb des Kniegelenks. Sie wird vom (sensiblen) Nervus suralis begleitet.

Der Schallkopf wird direkt in der Fossa poplitea aufgesetzt. Nach Darstellen der Vena poplitea wird diese nach proximal und distal verfolgt bis die einmündende Saphena parva erscheint.
Gelegentlich findet sich im Bereich der Parvakrosse eine weitere Vene, die entweder als Fortsetzung der Saphena parva oder aus der tiefen Vene, nach kranial verläuft und als Giacomini-Vene bezeichnet wird. In der Regel mündet sie in die Saphena magna am Oberschenkel.

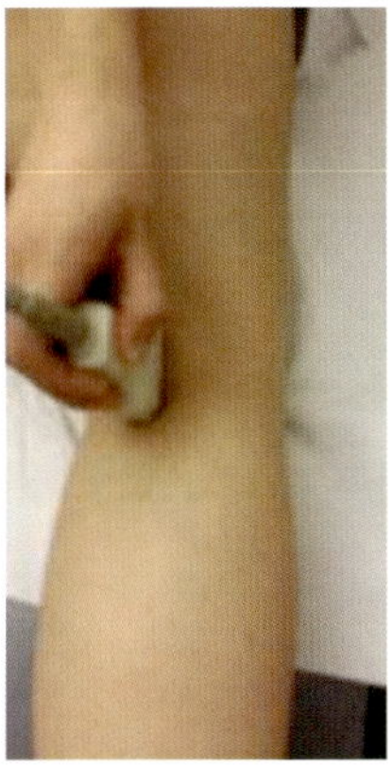

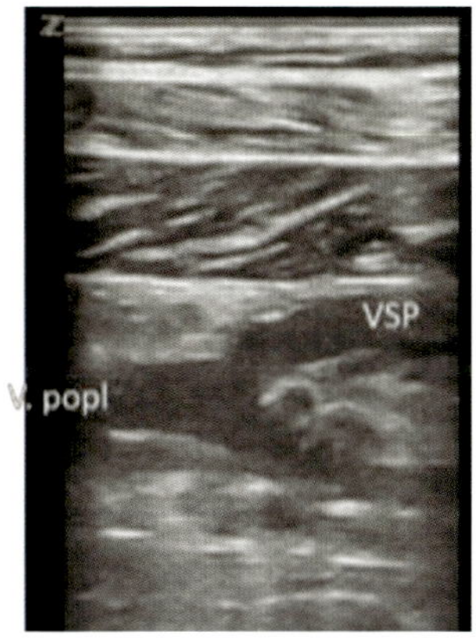

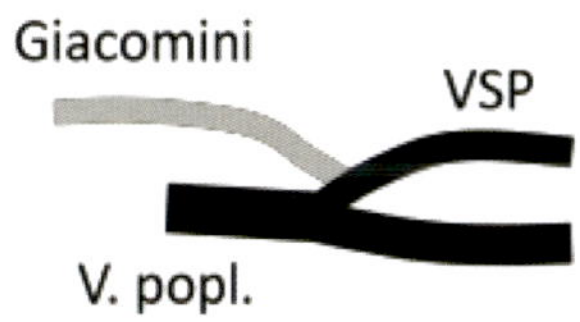

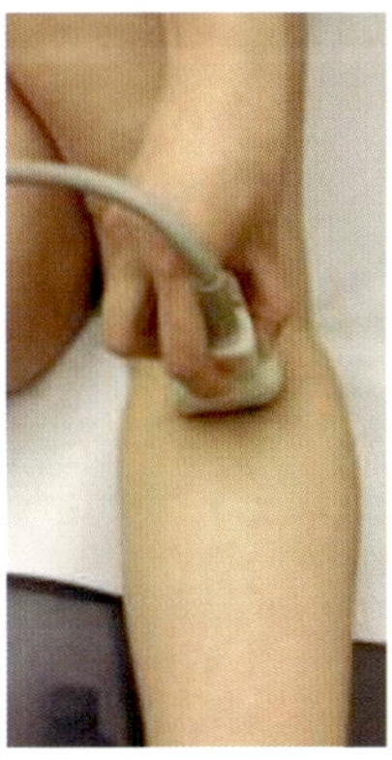

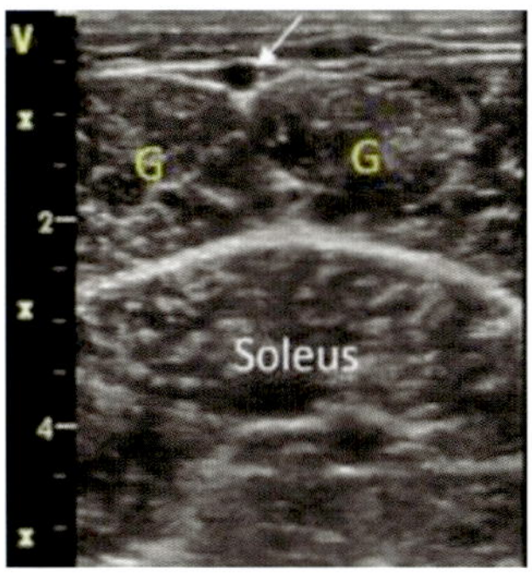

Saphena parva (Pfeil) zwischen den Faszienblättern gelegen.
G = Gastrocnemius Muskeln

Oberflächliche Venen haben grundsätzlich eine dickere Wand als die tiefen Venensysteme.
Normalwerte: Saphena magna und parva bis 4 mm Durchmesser

Im Unterschied zu den vier Insuffizienzstadien der Saphena magna werden im Verlauf der Saphena parva nur drei Insuffizienzstadien beschrieben.

Bestimmen der Insuffizienzpunkte

Eine chronisch venöse Insuffizienz stellt eine fortgeschrittene venöse Erkrankung dar und wird anhand ihrer klinischen Ausprägung entsprechend den Stadien C3 bis C6 (nach der CEAP-Klassifikation) definiert.

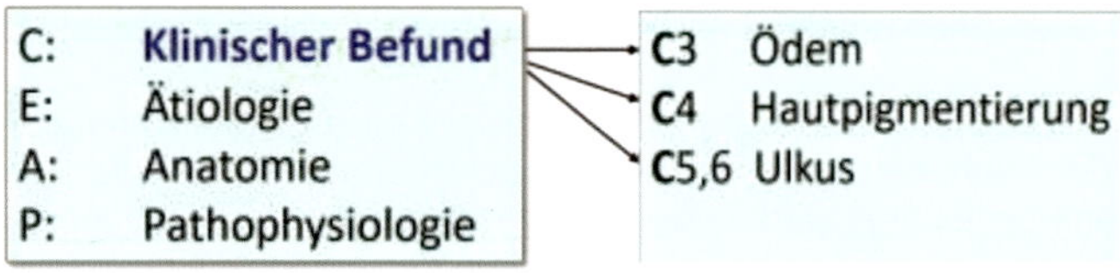

Mit dem Buchstaben **A** wird die anatomische Region definiert:

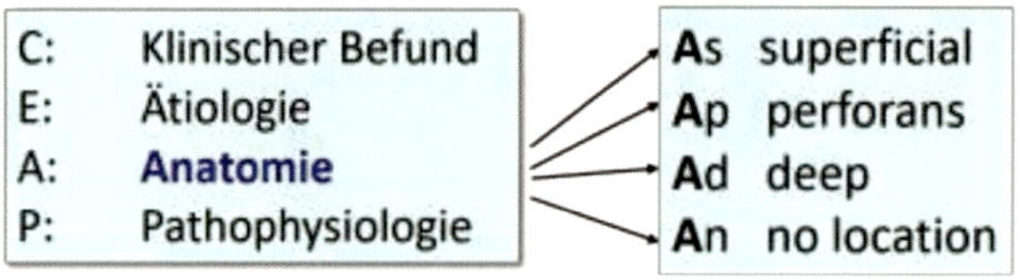

Die Insuffizienzpunkte markieren den Beginn (proximaler Insuffizienzpunkt) und das Ende (distaler Insuffizienzpunkt) des erweiterten Venenabschnitts. Ihre Erfassung ist für die Behandlung bei Krampfaderpatienten wichtig.
Die Beispiele zeigen verschieden ausgedehnte insuffiziente Abschnitte der V. saphena magna. Für die Sanierung sind nur diese Bereiche entscheidend.

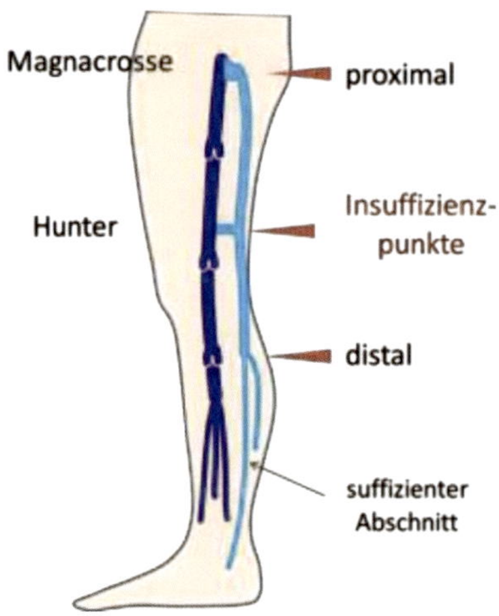

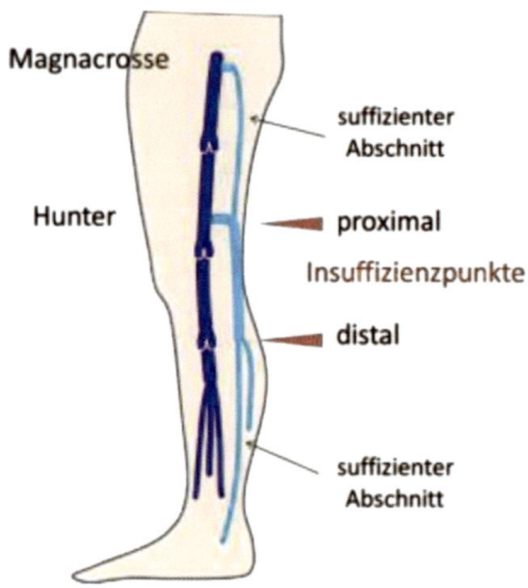

Normale und pathologische Befunde

suffiziente Klappen

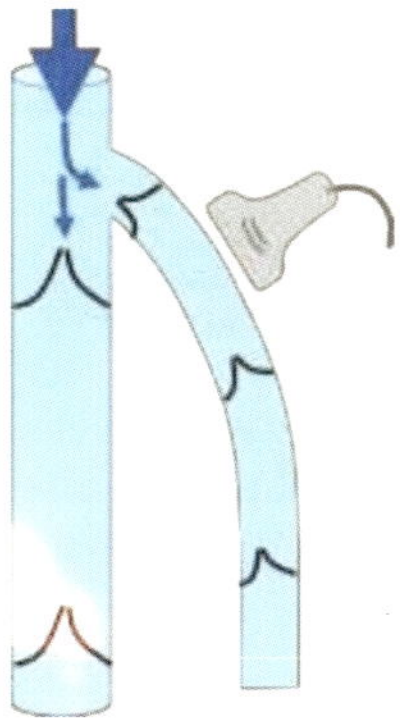

Atemmoduliertes Spektrum mit Flussstop (Pfeil) bei tiefer Inspiration.

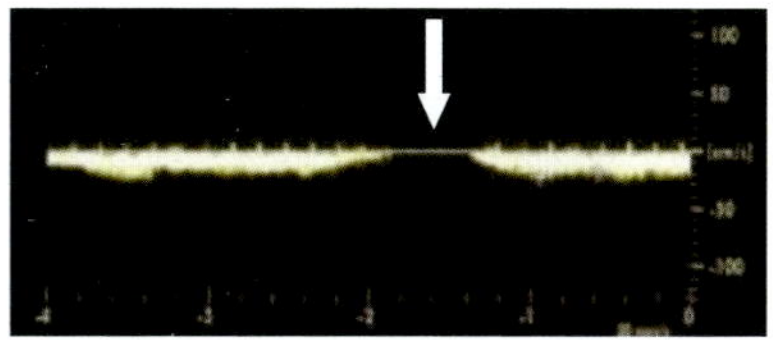

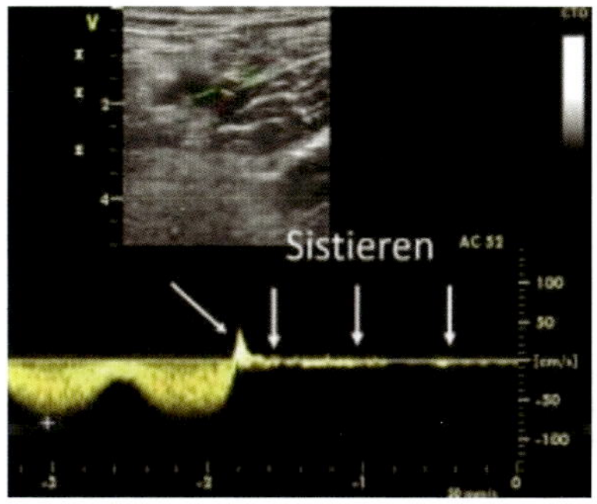

Valsalva-Manöver mit kurzem retrograden Fluss (schräger Pfeil). Danach Flussstop.

insuffiziente Klappen

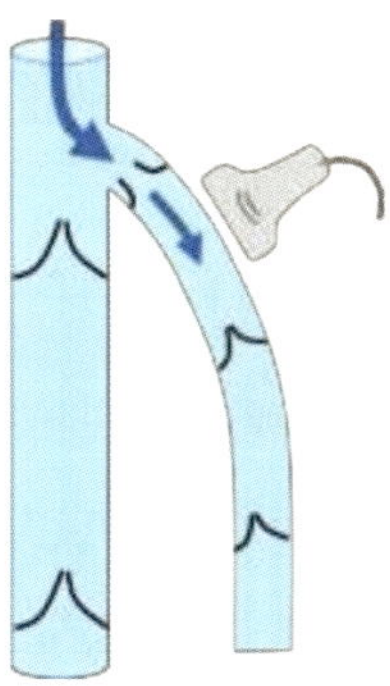

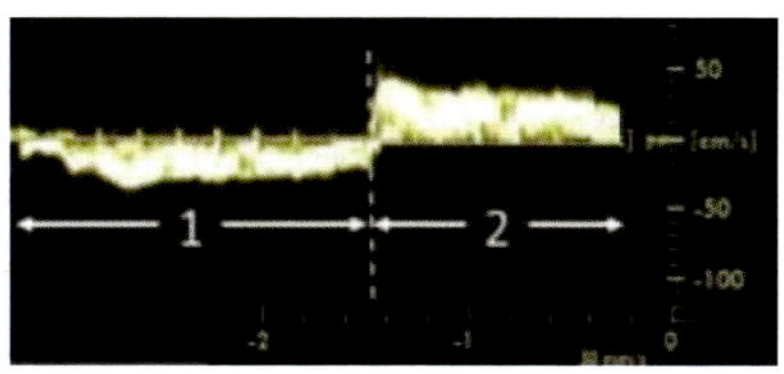

1 = herzwärts gerichteter Fluss
2 = pathologisches Signal [fußwärts] mit deutlich prolongiertem Rückfluss über 1,5 Sekunden (Kurvenanteil oberhalb der Nulllinie)

Klappeninsuffizienz der Magna-Krosse

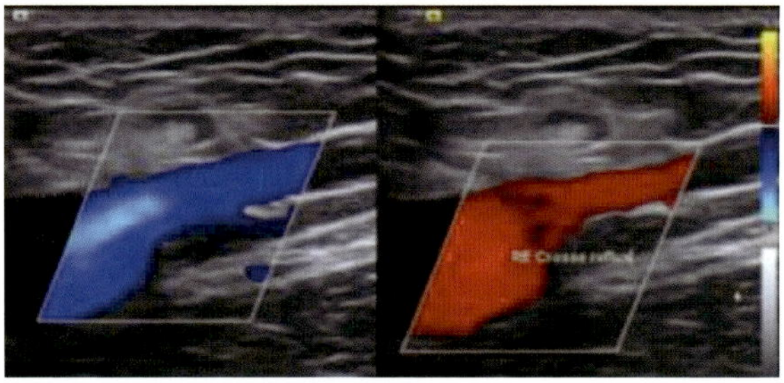

A: normaler Fluss unter Ruhebedingung aus der Vena saphena magna in die tiefe Vene (Fluss von der Sonde weg; blaue Kodierung)

B: pathologischer retrograder Fluss unter Valsalva-Manöver in die Saphena magna bei Insuffizienz der Mündungsklappe (Fluss auf die Sonde zu; rote Kodierung)

B-Bild mit deutlicher Saphena magna Insuffizienz
(der Venendurchmesser ist über 8 mm).

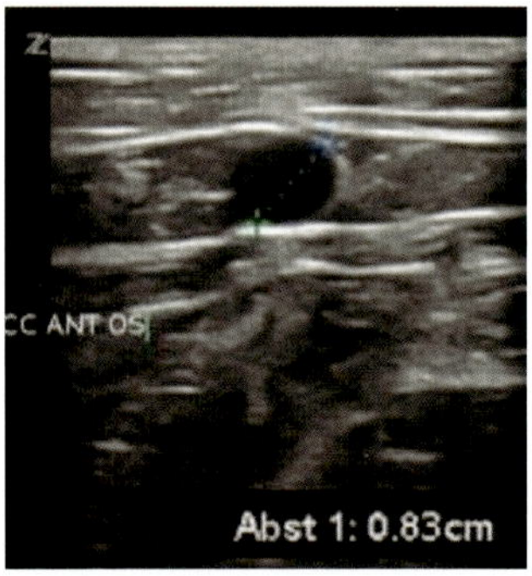

Pathologischer Venenreflux

Ein kurzfristiger Rückfluss in den Beinvenen ist unter Provokationsmanövern (Valsalva-Test) normal und wird von der nächstgelegenen Klappe gestoppt.
Ein pathologischer Reflux wird über die Refluxzeit (in Sekunden) definiert und deutet auf eine Klappeninsuffizienz hin.

Als pathologisch gelten:

>0,5 s für oberflächliche Venen (Saphenasysteme)
1,0 s für tiefe Venen (Vena femoralis, Vena poplitea)
0,35 s für Perforansvenen

[Daten nach AIUM Guidelines;
AIUM = American Institute of Ultrasound in Medicine]

Klinische Bilder bei venöser Insuffizienz

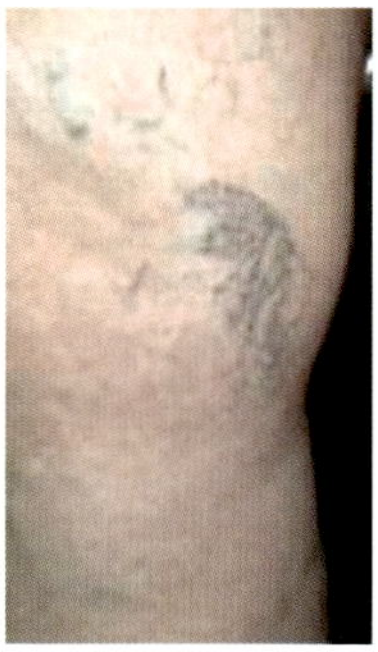

Sogenannte Besenreiser.
Kosmetisch störende, harmlose Form der intracutanen venösen Insuffizienz.

Stadium **C1** nach CEAP-Klassifikation

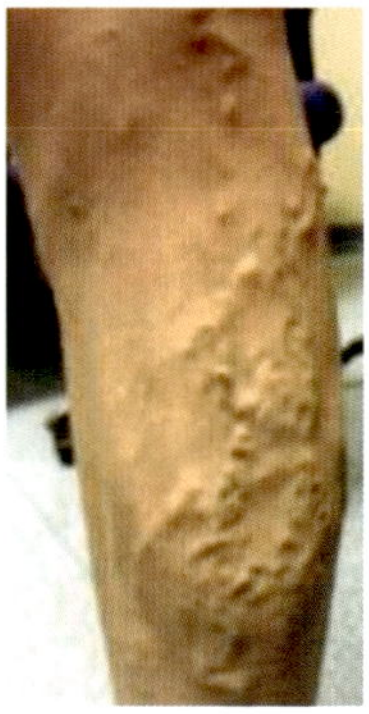

Deutliche Varikosis ohne Hautveränderungen.
Bei asymptomatischem Patienten genügen allgemeine Maßnahmen:
Meiden von längerem Stehen, Kompressionsstrümpfe bei Schweregefühl.

Stadium **C2** nach CEAP-Klassifikation

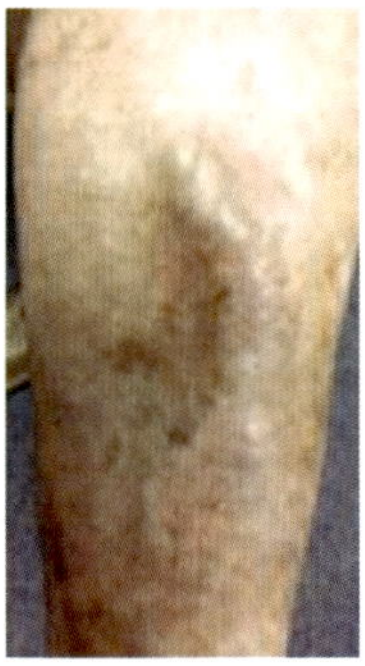

Chronische venöse Insuffizienz mit Hautveränderungen.
Sanierung der insuffizienten Venenanteile erforderlich.

Stadien **C3-C5**
= Varizen + Ödem + Hautveränderungen

Stadium **C6** = florides Ulkus

Empfehlungen zur Therapie bei Varikosis

Die Therapie richtet sich nach klinischen und kosmetischen Gesichtspunkten. Letztere stellen die Hauptindikation zur Therapie der Varikosis dar.
Klinisch sind Schweregefühl und Schmerzen zu nennen. Veränderungen der Haut mit Pigmentierungsstörung, Juckreiz oder Nässen gehören zum Bild der Dermatose. Ihr Auftreten muss im Hinblick auf die Entwicklung eines Ulkus cruris ernst genommen werden. Eine Kompressionstherapie oder operative Sanierung sind hierbei indiziert.
Somit ist die venöse Insuffizienz, mit und ohne Varizenbildung, immer als eine Krankheit und nicht nur als kosmetische Störung, zu sehen.

Therapeutisch stehen heute drei Verfahren zur Verfügung:

1. Das klassische Strippingverfahren nach Babcock
2. Endovenöse thermische Ablationsverfahren
3. Sklerosierung mittels Schaum

Die Babcock-Operation ist nach wie vor ein häufig geübtes Verfahren, was quasi minimalinvasiv mittels kleinen Inzisionen in der Leiste und am Knöchel erfolgt. Hierbei ist die Versorgung des Venensterns (Saphena magna-Mündungsgebiet) obligat. Die Sanierung der Seitenäste wird über 2mm Stichinzisionen durchgeführt, was kosmetisch akzeptabel ist. Ein stationärer Aufenthalt (meist nur eine Nacht) ist nur bei ausgedehntem Befund nötig. Ein wichtiger Gesichtspunkt dieser Methode ist die vollständige Kostenübernahme durch die Krankenkassen.

Die thermischen Verfahren lassen sich in die Radiofrequenzablation (RFA) und endovenöse Laser-Ablation (EVLA) unterteilen. Beiden gemeinsam ist die starke lokale Erwärmung durch intravasale Katheter und damit Verödung der entsprechenden Abschnitte.
Die lokal starke Erwärmung (über 100° Celsius) erfordert eine gute Analgesie (Tumeszenz-Anästhesie).
Über eine thermische Schädigung der Umgebung, insbesondere der sensiblen Begleitnerven oder der Haut, das intraoperative Thromboserisiko (endothermal heat-induced thrombosis, EHIT) und die postablative Thrombusextension (PATE) muss aufgeklärt werden. Das Thromboserisiko kann bis zu 3% betragen (Masuda et al. 2020).

Als problematisch ist die fehlende Sanierung der Mündungsstellen in das tiefe System (Magna- und Parvakrosse) zu nennen, was zur berechtigten Kritik der modernen Therapien führt. Schließlich sind Varizenrezidive gerade im Saphena magna Mündungsbereich relativ häufig. Nach gängiger Literatur (z.B. American Venous Forum) stehen diese Verfahren an erster Stelle der Therapieempfehlung.

Die Versorgung einzelner Seitenastvarizen lässt sich durch Sklerosierung gut behandeln. Oft sind mehrere Sitzungen erforderlich.
Nach der Schaumsklerosierung, wie sie häufig propagiert wird, werden Rezidive allerdings am häufigsten beobachtet.

Thermische und sklerosierende Verfahren sind in aller Regel vom Patienten selbst zu bezahlen.

Letztendlich richtet sich das therapeutische Verfahren nach der Präferenz des Patienten und der persönlichen Erfahrung des Chirurgen, wozu auch die sichere Beherrschung der Duplexsonographie zählt.
Alle endovenösen Verfahren sollen **intra- und postoperativ durch eine Duplex-untersuchung** kontrolliert und dokumentiert werden (Pannier et al, S2k-Leitlinie, 2019).

Klinik, Diagnostik und Therapie bei oberflächlicher Venenthrombose

Die oberflächliche Venenthrombose (OVT, SVT) ist keine harmlose Erkrankung. Sie ist mit dem Auftreten von Entzündungen (Phlebitis), Thrombosen (Thrombophlebitis) und Lungenembolien assoziiert. Und das gar nicht so selten!

Ursachen:
- in 70% ist die variköse VSM betroffen
- ohne variköser Ursache liegt in
  - 5-13% eine Tumorkankheit vor
  - 50% eine Thrombophilie vor

Klinik: oft sichtbare Varizen, Druckschmerz

Diagnostik:
- Nummer 1 ist der **Ultraschall**. Geschallt wird das oberflächliche und tiefe Venensystem des symptomatischen Beines.
- D-Dimere sind nicht hilfreich. Trotz gesicherter OVT waren sie in 32% negativ (Gillet, 2007).

Die Ultraschallbilder zeigen eine Saphena magna Thrombose im Oberschenkelverlauf und mündungsnah in der rechten Leiste:

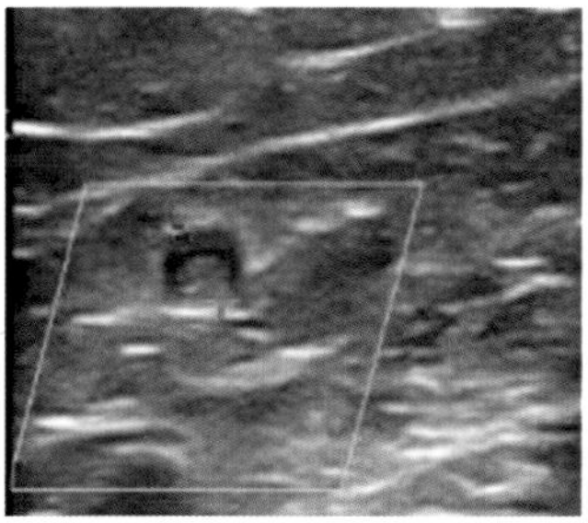

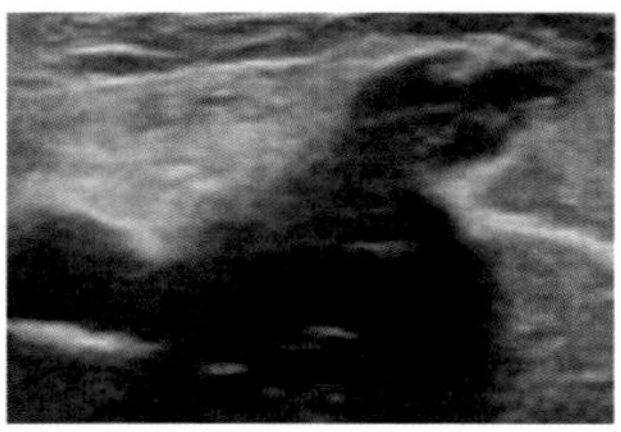

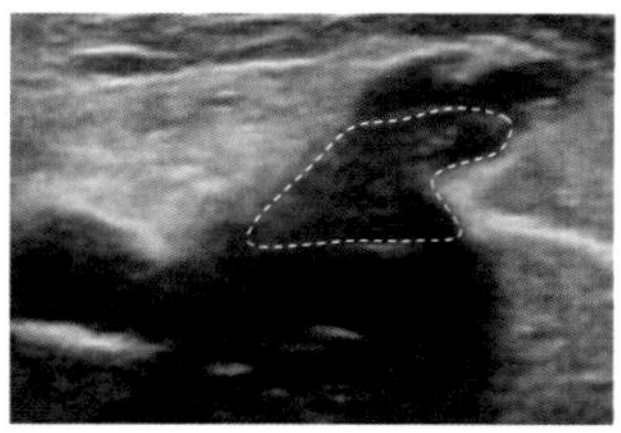

Risiko: Jeder vierte Patient mit Thrombophlebitis hat bereits begleitend eine asymptomatische tiefe Venenthrombose (TVT) und jeder 20. eine Lungenembolie! (Kröger, 2018)

Therapie: Oberflächliche Thrombosen werden bezüglich ihrer Nähe zur Mündungsstelle von Saphena magna- oder Saphena parva in das tiefe System beurteilt. Entscheidend ist ihr Abstand näher oder weniger als 3 cm zur Krosse.
Ein weiterer Parameter ist die Thrombuslänge. Hier gelten über oder unter 5 cm Länge als wesentliches Kriterium zur Antikoagulation.

In der S2k-Leitlinie von 2023 ist ein Therapie-Algorithmus zur Therapie erarbeitet worden.

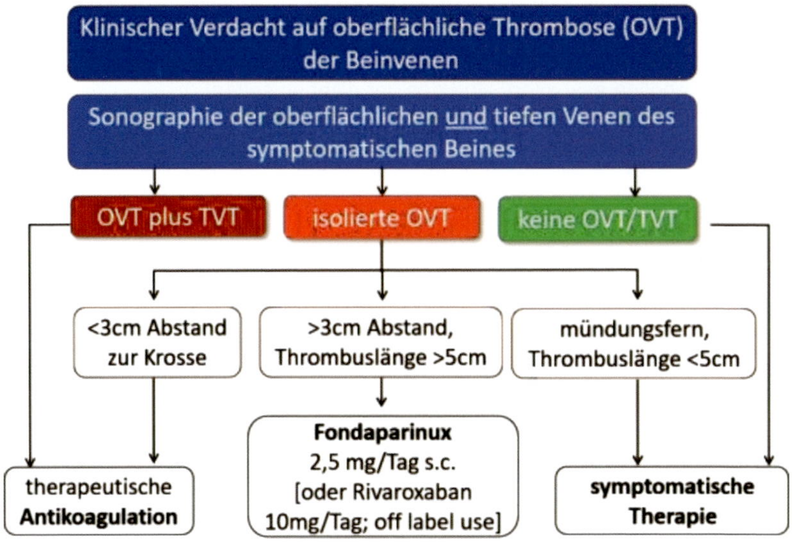

S2k-Leitlinie: Diagnose und Therapie der Venenthrombose und Lungenembolie
AWMF-Register-Nr. 065/002; Version 5.0; Februar 2023

Die Antikoagulation mit Fondaparinux ist derzeit die einzige zugelassene Substanz (Decousus, CALISTO-Studie). Alternativ ist die niedrigdosierte Therapie mit Rivaroxaban erlaubt, allerdings unter der Prämisse einer „Off-Label" Therapie.

[Das Akronym CALISTO steht für:
Comparison of Arixtra™ in lower LImb Superficial Thrombophlebitis with placebo]

Literatur

Chander RK, Monahan TS. Ultrasound assessment of great saphenous vein insufficiency. Journal of Vascular Diagnostics and Interventions 2015; 315: 25-31

Chen SS, Prasad SK. Long saphenous vein and its anatomical variations. Australasian Journal of Ultrasound in Medicine 2009; 12 (1): 28–31

Decousus H, Prandoni P, Mismetti P et al. The CALISTO Study Group. Fondaparinux for the Treatment of Superficial-Vein Thrombosis in the Legs. N Engl J Med 2010; 363: 1222-1232

Eklof B, Perrin M, Delis KT, Rutherford RB, Gloviczki P. Updated terminology of chronic venous disorders: The VEIN-TERM transatlantic interdisciplinary consensus document. J Vasc Surg 2009; 49: 498-501

Gillet JL, French P, Hanss M et al. Predictive value of D-dimer assay in superficial thrombophlebitis of the lower limbs. J Mal Vasc 2007; 32: 90-95

Gloviczki P, Comerota AJ, Dalsing MC et al. The care of patients with varicose veins and associated chronic venous diseases: Clinical practice guidelines of the Society for Vascular Surgery and the American Venous Forum.
J Vasc Surg 2011; 53: 2S-48S

Kaya O, Yilmaz C, Gulek B, Esen K, Soker G, Dilek O, Akin MA.
Evaluation of great saphenous vein variations with color doppler ultrasonography.
J Clinical Analytical Medicine 2018; 9 (1): 51-55

Khilnani NM, Min RJ. Imaging of Venous Insufficiency.
Sem Intervent Radiol 2005; 22 (3): 178-184

Kröger K, Hoffmann J: Therapie der oberflächlichen Venenthrombose.
Gefässchirurgie 2018; 23, 82-86. https://doi.org/10.1007/s00772-018-0357-0

Labropoulos N, Tiongson J, Landon Pryor L, Tassiopoulos AK, Kang SS, Mansour MA, Baker WH. Definition of venous reflux in lower-extremity veins.
J Vasc Surg 2003; 38 (4): 793-798

Masuda E, Ozsvath K, Vossler J et al. The 2020 appropriate use criteria for chronic lower extremity venous disease of the American Venous Forum, the Society for Vascular Surgery, the American Vein and Lymphatic Society, and the Society of Interventional Radiology.
J Vasc Surg 2020; 8 (4): 505-525

Mendoza E. Duplexanatomie der oberflächlichen Beinvenen.
VasoMed 2016; 28. Jahrgang-1: 32-38

Pannier F, Noppeney T, Alm J et al. S2k - Leitlinie Diagnostik und Therapie der Varikose.
AWMF-Register Nr. 037/018 aktueller Stand: 03/2019

Passman MA, McLafferty RB, Lentz MF et al. Validation of Venous Clinical Severity Score (VCSS) with other venous severity assessment tools from the American Venous Forum, National Venous Screening Program.
Vasc Surg 2011; 54: 2S-9S

Rabe E et al. Leitlinie Sklerosierungsbehandlung der Varikose.
AWMF-Leitlinien-Register-Nr.: 037-015. Überarbeitung von: 12/2018
.
Rass K, Gerontopoulou SA, Wienert V. Oberflächliche Venenthrombose der Beinvenen – Eine systematische Übersicht. Phlebologie 2021; 50: 364-375
© 2021. Thieme. All rights reserved.

Reich-Schupke S, Stücker M. Nomenclature of the veins of the lower limbs – current standards. JDDG | 3˙2011 (Band 9)

Young YJ, Lee J. Chronic venous insufficiency and varicose veins of the lower extremities. Korean J Intern Med 2019; 34: 269-283

Duplexsonografie der tiefen Beinvenen

ICD-10 Codes	**I80.1** Thrombose, Phlebitis und Thrombophlebitis der V. femoralis **I80.2**- Thrombose, Phlebitis und Thrombophlebitis sonstiger tiefer Gefäße der unteren Extremitäten **I82.88** Embolie und Thrombose sonstiger näher bezeichneter Venen **O22.3** Tiefe Venenthrombose in der Schwangerschaft
Indikationen	• Verdacht auf Thrombose • Abklärung von Beinschwellungen • vor Beenden einer Antikoagulantientherapie bei Thrombose
Vorbereitung	keine
Positionen	im Liegen, Sitzen
Schallkopf	Linear, 5-10 MHz (Konvexschallkopf bei adipösen Beinen)
Preset	▶ Beinvenen; lower extremity (LE); venous PRF niedrig (10-20 cm/s); Wandfilter niedrig ca. 50 Hz
Dauer	variabel, 10-20 Minuten pro Bein
Charakteristika	• Venen sind echoarm oder echofrei (schwarz im B-Bild) • sind im Farbmodus nicht immer durch Farbe gefüllt • haben ein phasisches Dopplersignal (atemmoduliert) • sind komprimierbar • zeigen Flusszunahme bei distaler Kompression

Anatomie

Die venöse Anatomie der tiefen Venen folgt den arteriellen Gefäßen. Merkmal der Venen sind die Venenklappen, die eine leichte Erweiterung des venösen Durchmessers hervorrufen. Zusammen mit der Wadenmuskulatur sorgen sie für den venösen Rückstrom.

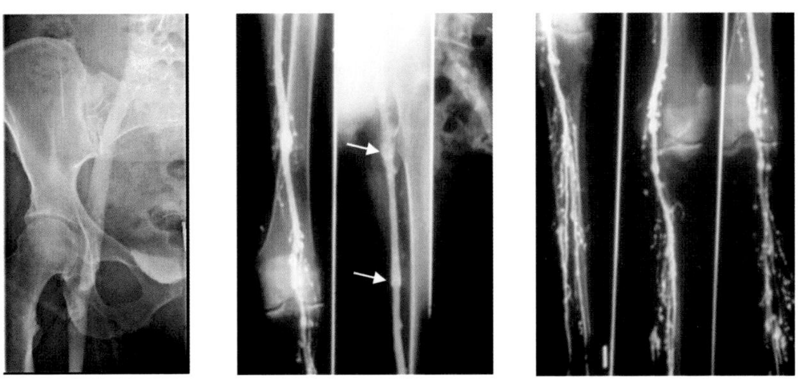

Die phlebographischen Aufnahmen zeigen eindrucksvoll die unterschiedliche Dichte von Venenklappen im Unterschenkel- und Oberschenkelverlauf. Sie sind als helle Erweiterungen des Venenlumens (Pfeile) zu erkennen. Ihre Zahl nimmt von peripher nach zentral rasch ab. In der Beckenetage sind sie nicht mehr vorhanden.

Während wir bei Aufzweigungen der Arterien von einer Bifurkation sprechen, handelt es sich bei den Venen um einen Zusammenfluss, der als Konfluens bezeichnet wird.

Untersuchungstechnik
Grundsätzlich erfolgt die Venendiagnostik, vor allem bei Thromboseverdacht, in der Querachse. Konfluensregionen in der Leiste und Kniekehle werden auch in Längsachse untersucht. Eine vollständige Komprimierbarkeit der Vene erlaubt einen Thromboseausschluss. Sie lässt sich im B-Bild Modus am besten beurteilen. Eine komplette Farbfüllung des Venenlumens schließt eine Thrombose ebenfalls aus. Hier ist allerdings Vorsicht geboten. Die Farbfüllung kann bei fehlerhafter Geräteeinstellung und ungünstigem Schallwinkel stark schwanken. Die frische Thrombose zeigt eine deutliche Zunahme des Venendurchmessers.

Leiste und **Oberschenkel**

Die Untersuchung beginnt parallel zum Leistenband in Querachse. Eine leichte Außenrotation des Beines ist sehr hilfreich.
Die folgenden Untersuchungen werden zunächst in Querachse gezeigt.

Femoralarterie (AFC) und Femoralvene (VFC) werden im B-Bild dargestellt.
Beide erscheinen echoarm oder echoleer (schwarz). Die Arterie ist pulsatil.
Die Vene liegt immer medial zur Arterie und hat einen größeren Durchmesser. Sie ist durch Sondendruck leicht komprimierbar.

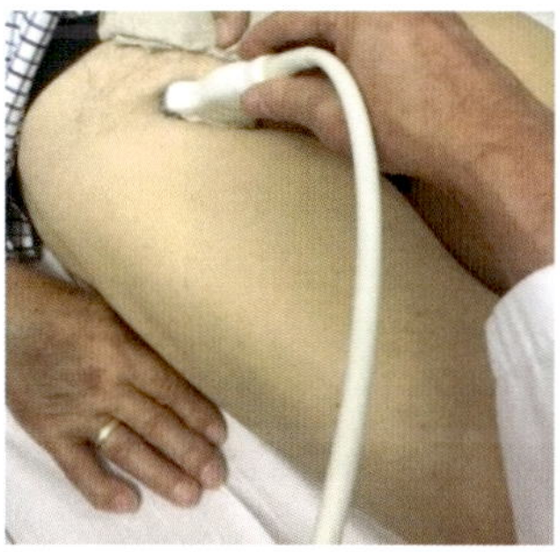

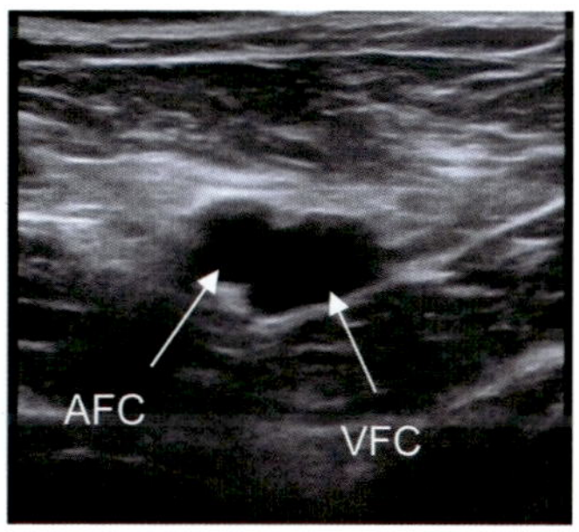

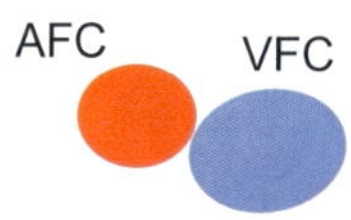

Nach leichtem Drehen oder Verschieben des Schallkopfes erscheint die V. saphena magna (VSM) von medial und mündet in die V. femoralis communis (VFC):

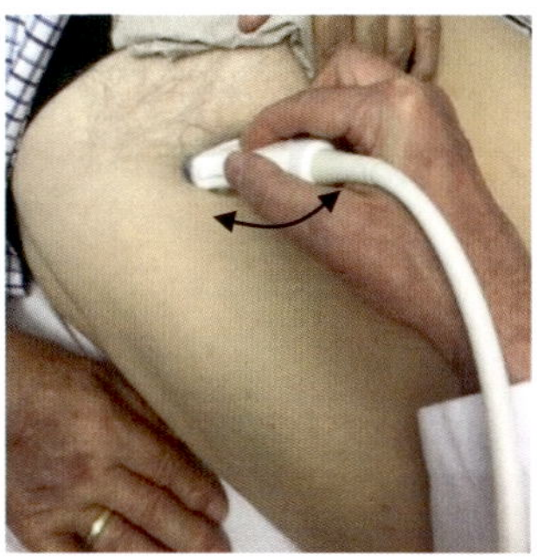

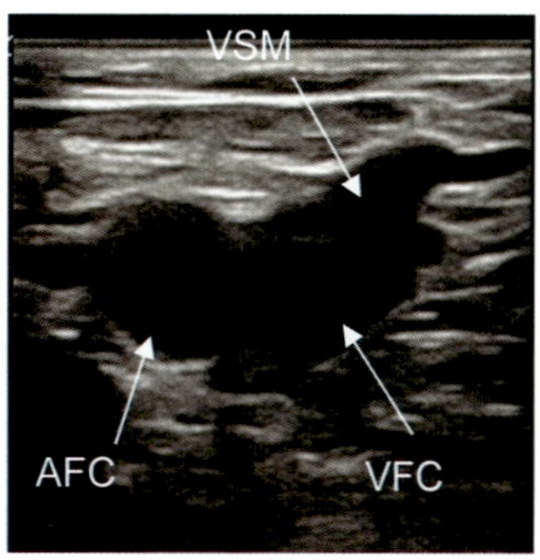

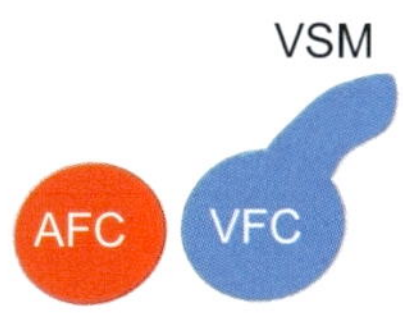

Die Vena saphena magna ist mit Anteilen des Venensterns zu sehen.

Nach Aufstellen der Sonde (oder leichtes Verschieben nach distal) teilt sich die A. femoralis communis (AFC) in die A. femoralis superficialis (AFS) und die A. profunda femoris (APF) auf. Durch weiteres Verschieben nach distal teilt sich auch die Vena femoralis communis in die Vena femoralis (VF) und Vena profunda femoris (VPF). Es erscheinen jetzt 4 Kreise:

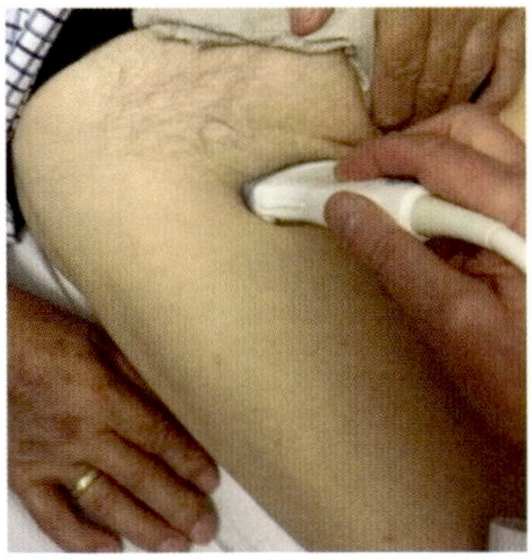

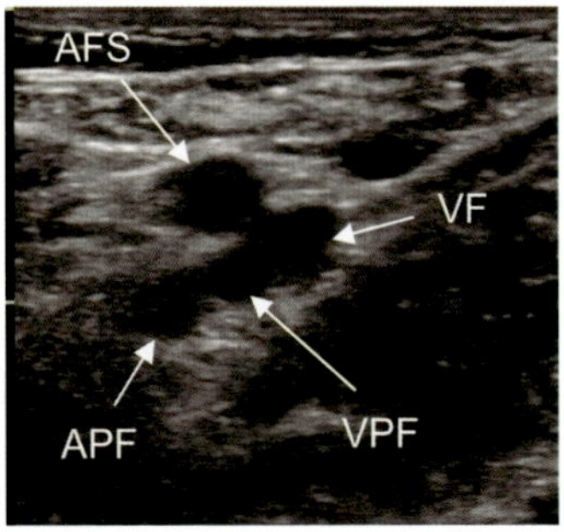

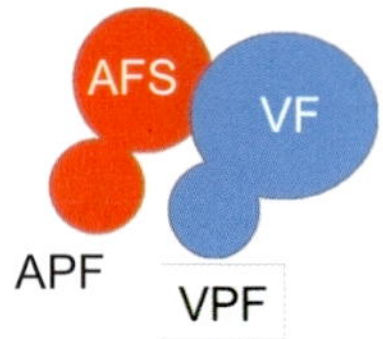

Zum mittleren und danach distalen Oberschenkel verlagert sich die Vena femoralis nach dorsal und liegt unterhalb (dorsal) der Arterie:

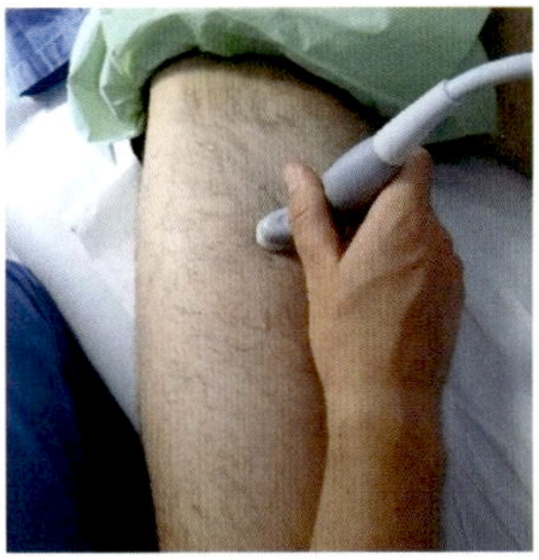

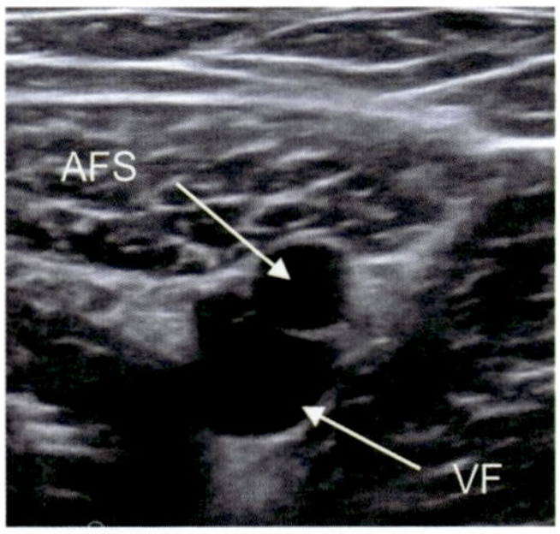

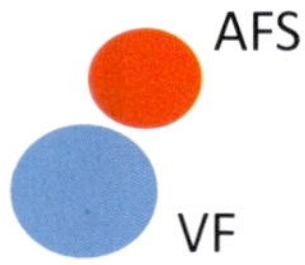

Nach der klassischen Nomenklatur wird die tiefe Oberschenkelvene (zwischen der Einmündung der Vena profunda bis zur Vena poplitea) „Vena femoralis superficialis" genannt, was irrtümlich ihre Zugehörigkeit zum oberflächlichen Venensystem suggeriert. Aus klinischer Sicht sollte der alte Begriff zugunsten von „Vena femoralis" (VF) geändert werden, um Irrtümer zu vermeiden.
Laut Konsensuskonferenz aus dem Jahr 2005 ist dies bereits umgesetzt, jedoch nicht allgemein verbreitet [Caggiati et al. 2005; Reich-Schupke et al. 2011].

Die tiefe Vene wird bis zum medialseitigen Kniegelenk verfolgt. Für Kompressionsmanöver am distalen Oberschenkel wird die zweite Hand von lateral als Gegenlager benutzt.

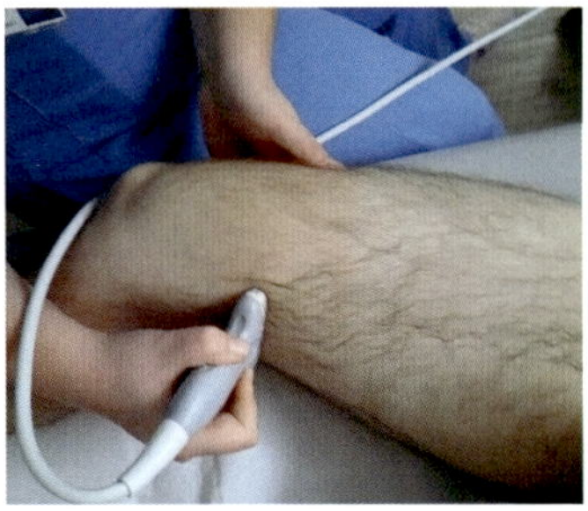

V. femoralis communis und Saphenamündung (Krosse)

Der Mündungsbereich ist nicht immer leicht darzustellen. Am einfachsten gelingt es, wenn man sich die Anatomie zunächst in Querachse darstellt und dann den Schallkopf in die Längsachse dreht.

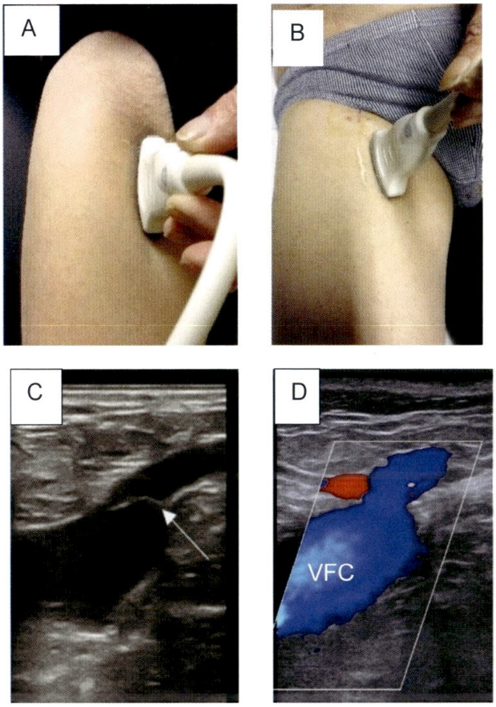

A: Position Vena femoralis communis (VFC)
B: Position Saphena magna Mündungsbereich (Krosse). Hier wird die Sonde leicht schräg positioniert.
C: Terminale Mündungsklappe (Pfeil) der V. saphena magna in die V. femoralis communis
D Farbbild der Magnakrosse (mit herzwärts gerichtetem Fluss)

Lymphknoten

Gerade in der Leistenregion sind oft Lymphknoten nachweisbar. Sie sollten bezüglich Größe und Form beurteilt werden.

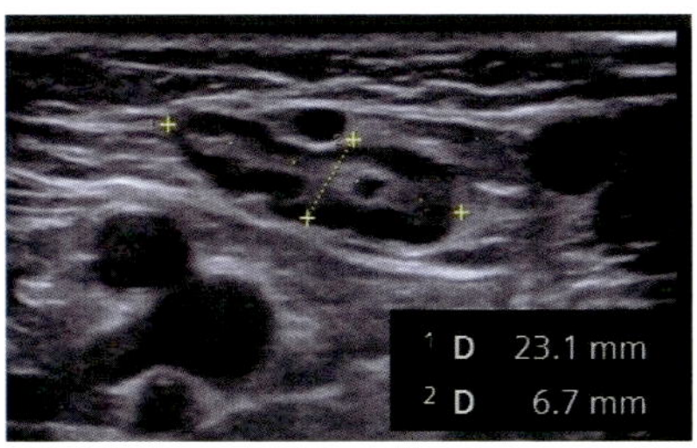

Typisches Bild eines leicht vergrößerten Lymphknotens (LK) der Leistenregion, der nicht mit einer Thrombose verwechselt werden sollte.
Lymphknoten liegen oberflächlich.

Ihre maximale Ausdehnung in der Leiste sollte 2,5 cm nicht überschreiten. Ovaläre Knoten sind benigne.

Venöser Konfluens Leiste

Die arterielle Aufzweigung (Bifurkation) in A. femorallis superficialis und A. profunda findet sich direkt in Leistenhöhe. Der Konfluens der venösen Gefäße aus V. femoralis und V. profunda befindet sich etwas weiter distal, etwa 2 cm (Doppelpfeil).

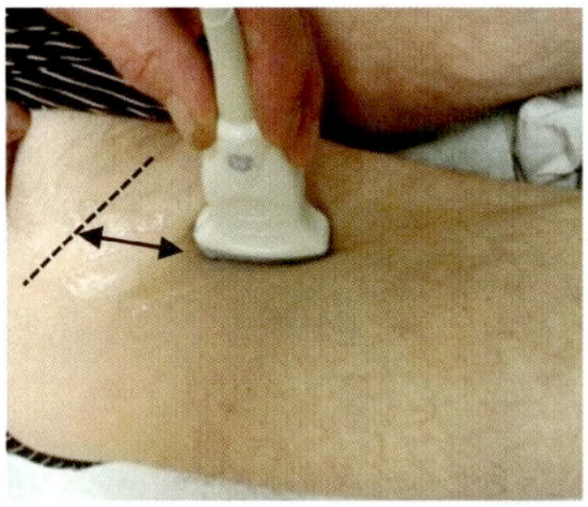

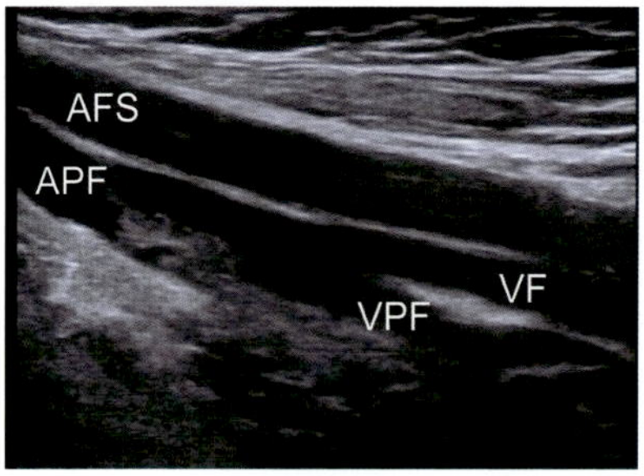

AFS = Arteria femoralis superficialis
APF = Arteria profunda femoris
VF = Vena femoralis
VPF = Vena profunda femoris

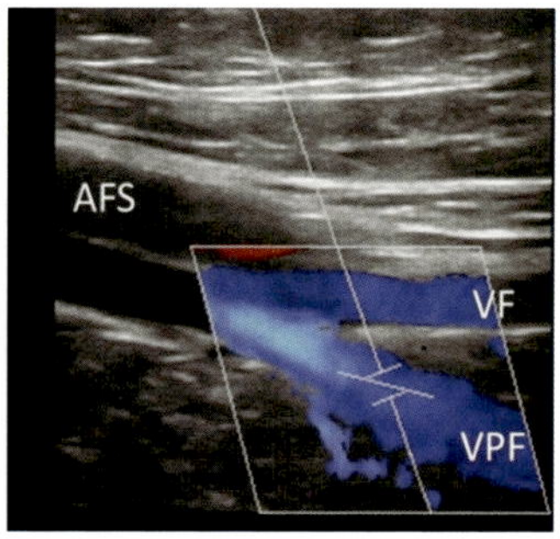

Vena femoralis communis mit **unterschiedlichen Frequenzspektren**
In allen Abbildungen ist der venöse Fluss in Richtung Herz unterhalb der Nulllinie.

1. Ruhespektrum

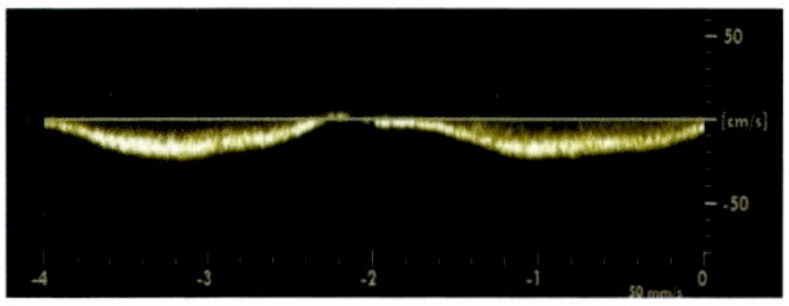

Atemmoduliertes auf- und abschwellendes Spektrum. Diese Form schließt eine Beckenvenenthrombose aus.

2. Tiefe Inspiration

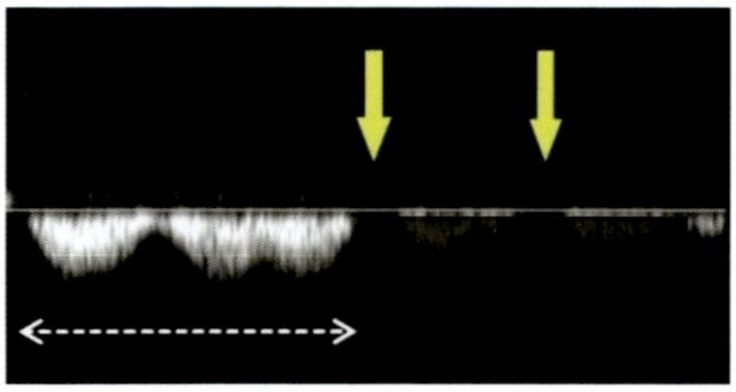

Kompletter Flussstop unter tiefer Inspiration (gelbe Pfeile). Der unterbrochene Doppelpfeil zeigt die Ruheströmung an.

3. Valsalva

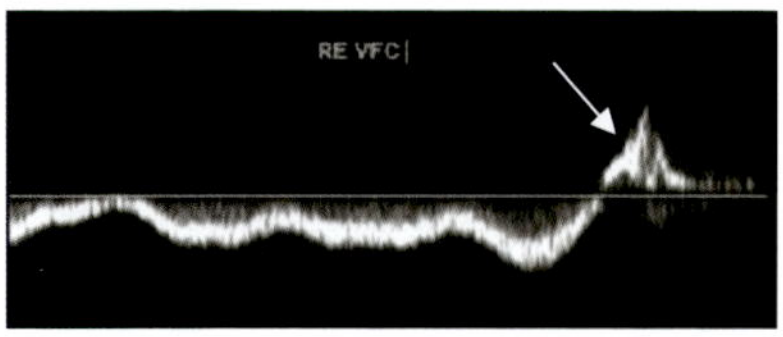

Kurze Flussumkehr (Pfeil) unter Valsalvamanöver bei intakter Venenklappe.
Die Zeitdauer beträgt physiologisch weniger als 1 Sekunde.

4. Augmentation

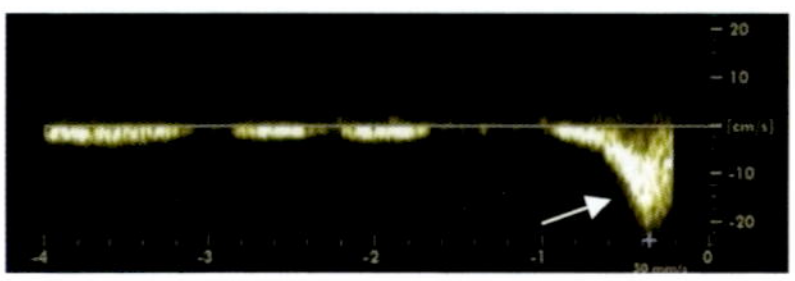

Kurze Flussverstärkung (Pfeil) in orthograder Richtung unter Wadenkompression oder dorsaler Fußflexion.

5. Pseudopulsation

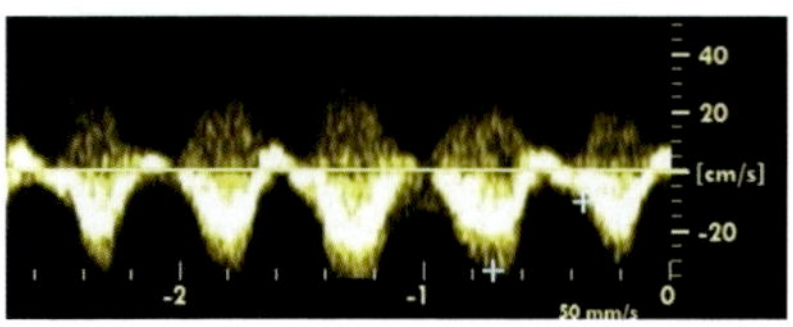

Aufgrund der engen Nachbarschaft zu den Arterien tritt gelegentlich eine scheinbare Pulsatilität auf.

6. Kontinuierliches Spektrum

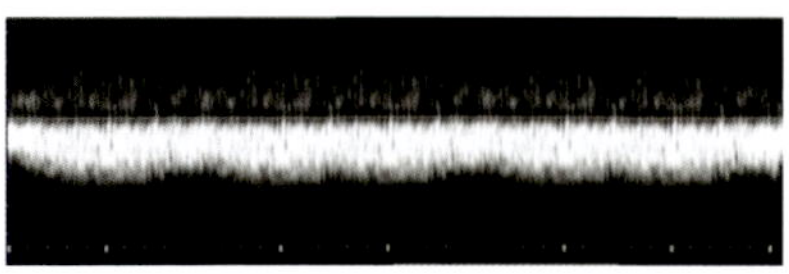

Bandförmiges Flussspektrum, was sich nicht atemmodulieren lässt. Hinweis auf eine Beckenvenenthrombose der betreffenden Seite.

Popliteregion

Aufsuchen der Poplitealgefäße im Sitzen, Liegen oder Stehen.

☞ Beste Position im Sitzen mit abgestütztem Bein auf einem Schemel

Querachse

Die Abbildung zeigt schematisch das rechte Kniegelenk. Aufgrund der variablen Anatomie ist mit unterschiedlichen Gefäßmustern zu rechnen:

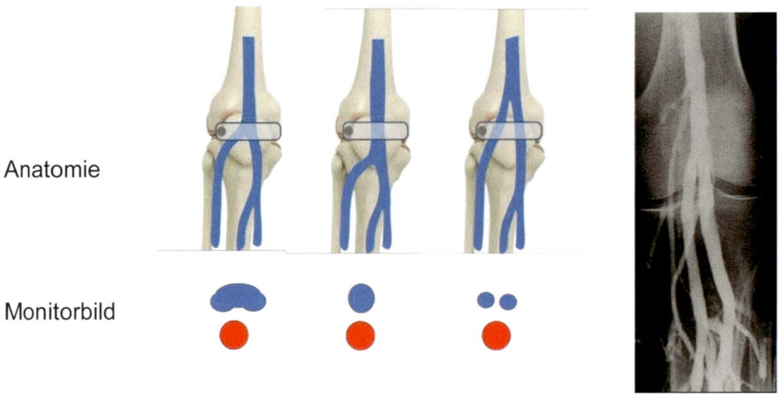

Bei etwa 55% ist der Befund mit einer Arterie und einer Vene zu erwarten (mittlere Abbildung). Eine Verbreiterung des venösen Gefäßes (linkes Bild) ist bei hoch gelegener Einmündung nicht selten und darf nicht als venöses Aneurysma fehlgedeutet werden.

Schallposition der Poplitealregion. Die Vene liegt Schallkopfnah, oberhalb der Arterie.

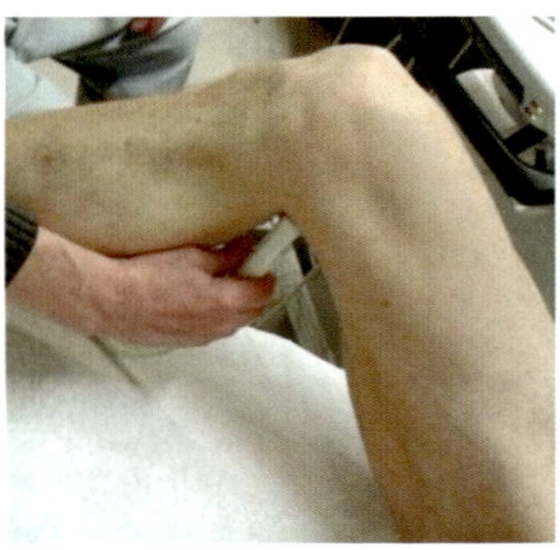

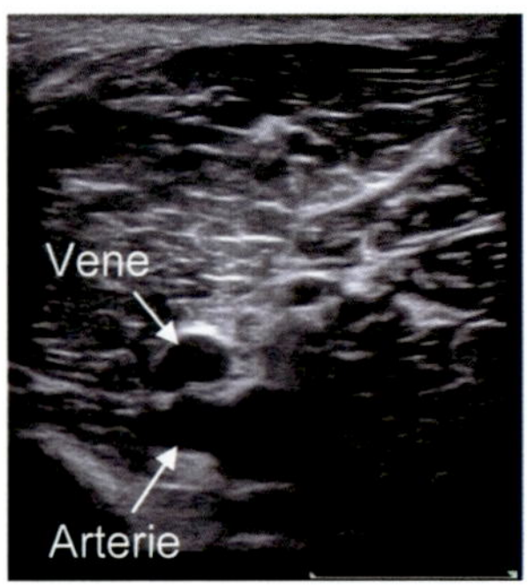

Längsachse

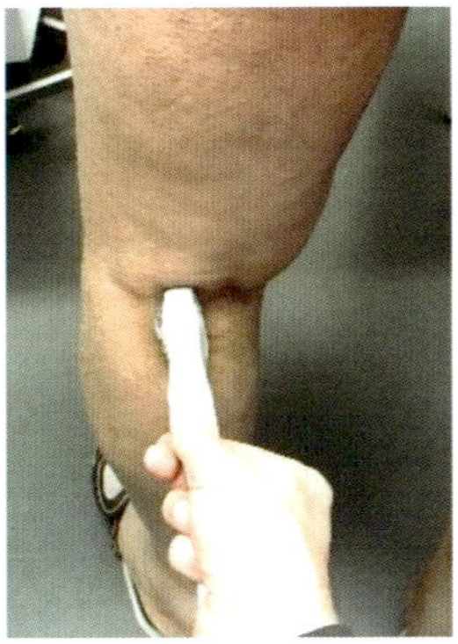

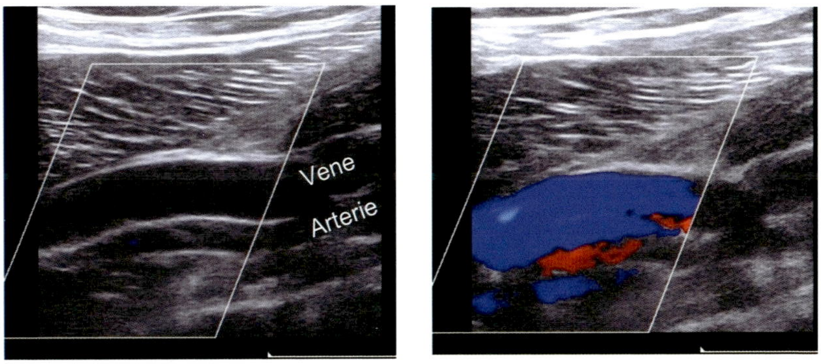

Die Einmündung der Vena saphena parva (Pfeil) liegt oft oberhalb des Gelenkspaltes

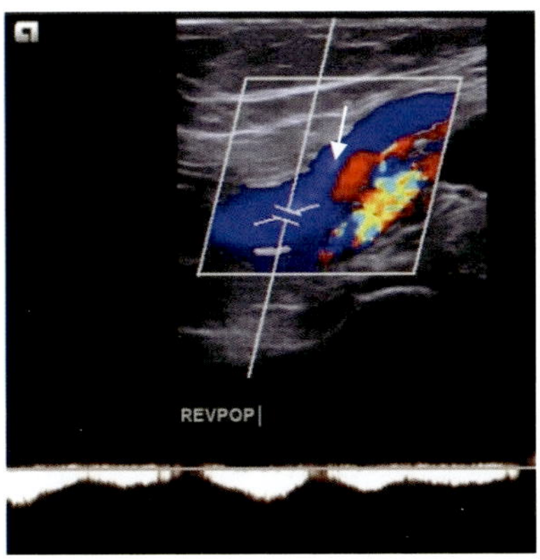

Pathologische Befunde der Leisten- und Poplitealregion

Thrombosen

Ascendierende Saphenathrombose in die V. femoralis communis rechts:

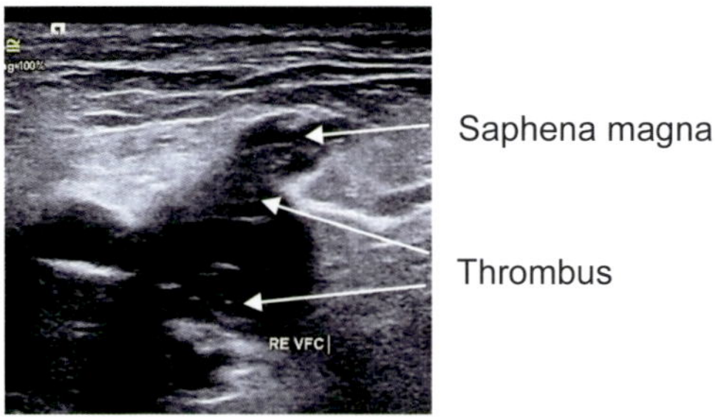

Thrombose der V. femoralis communis links:

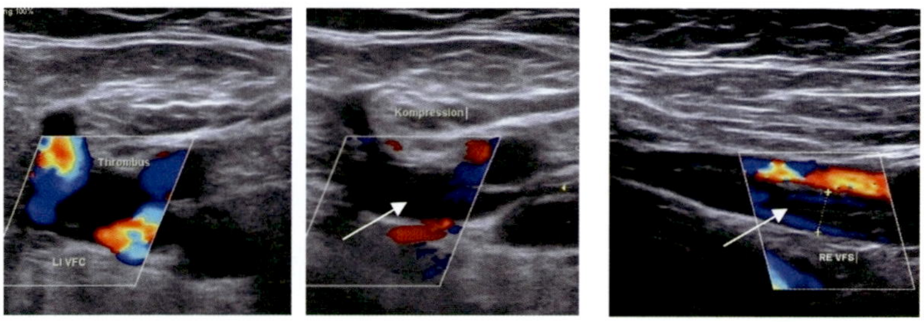

V. femoralis communis mit frischer, ascendierender Thrombose bis in den Leistenbereich. Der thrombosierte Bereich (Pfeile) lässt eine Farbgebung nicht zu und erscheint schwarz.

Poplitealvenenthrombose:

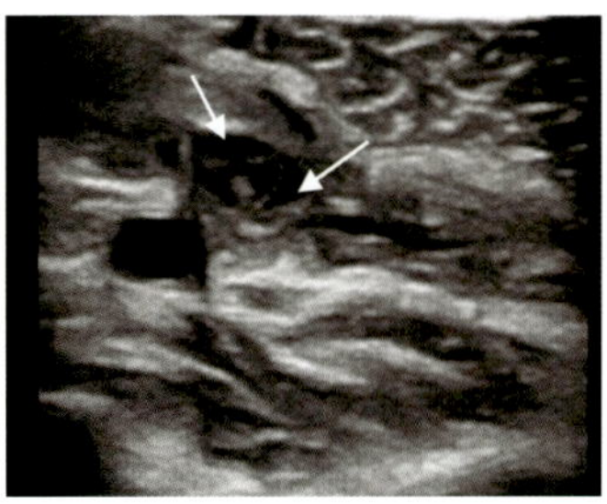

Zentral gelegener Thrombus in der V. poplitea, der von dunklen Anteilen (Pfeile) umgeben ist.

Die schwarzen Arreale entsprechen dem nicht thrombosierten Teil der Vene, was einer umspülten und damit frischen Thrombose entspricht.

Arteriovenöse-Fisteln

Punktionen der Leistenarterien und Leistenvenen werden aus diagnostischen und therapeutischen Zwecken häufig durchgeführt. Mögliche Folgen sind arteriovenöse Fisteln oder Pseudoaneurysmen.

Unterschenkelgefäße

Die drei Gruppen der tiefen Venen des Unterschenkels werden am liegenden oder sitzenden Patienten aufgesucht. Beim Sitzen sind die Venen besser gefüllt.
Als Zugang ist eine mediale, laterale und dorsale Schallkopfposition möglich. Diese sind für den rechten Unterschenkel im Schema wiedergegeben:

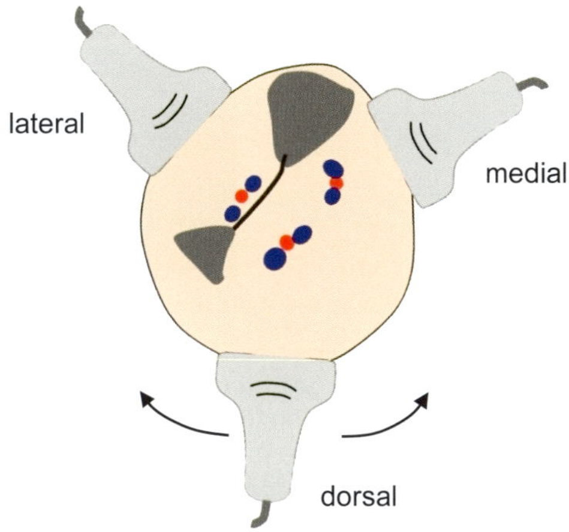

Während arteriell nur 1 Gefäß vorkommt, sind venös 1-3 Begleitvenen möglich.

Wie schon erwähnt erfolgt die Venendiagnostik in Querachse im B-Bild und mittels Kompressionsmanövern. Die Darstellung in Längsachse kann bei pathologischem Befund das proximale Thrombusende gut aufzeigen, so dass auch diese Untersuchungsposition indiziert ist.

Tibiale und **fibulare Gruppe** von medial (Querachse)

Während am Oberschenkel die Untersuchung immer von der Leistenregion abwärts zum Kniegelenk erfolgt, können die tiefen Unterschenkelvenen von distal nach proximal oder umgekehrt geschallt werden. Zur Orientierung ist der Beginn in Wadenmitte oft hilfreich.

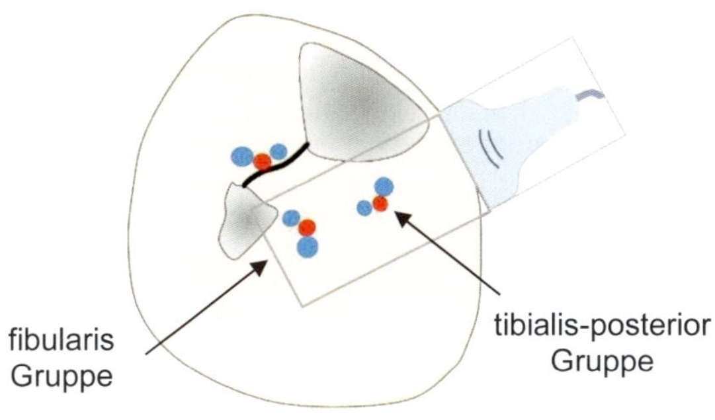

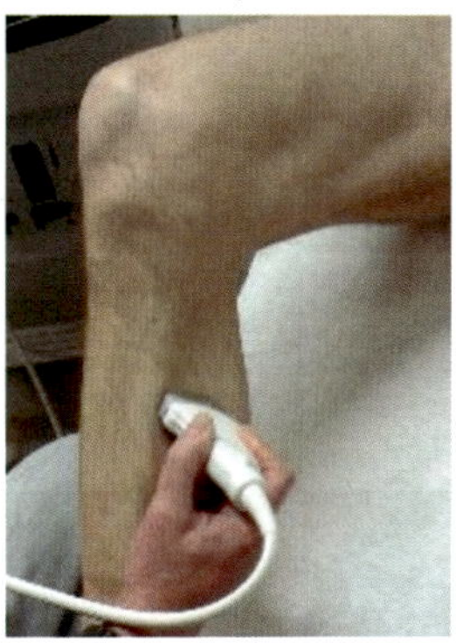

Die folgenden Bilder zeigen die Untersuchung am Unterschenkel rechts:

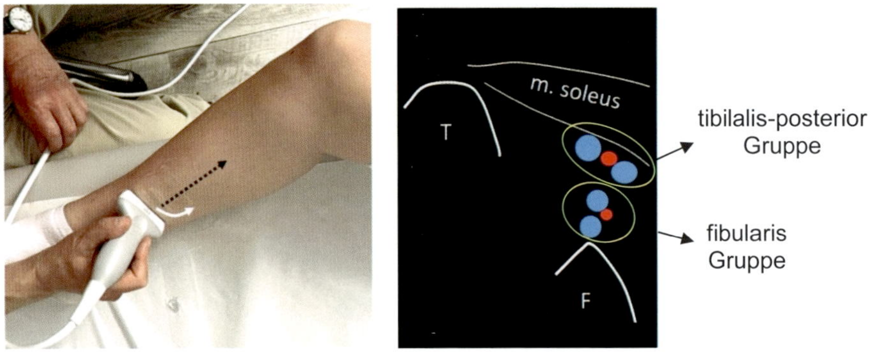

Nach Identifikation der Anatomie (T = Tibia, F = Fibula) wird der Schallkopf nach proximal zum Kniegelenk geführt (unterbrochener schwarzer Pfeil) und gleichzeitig nach dorsal verschoben (gebogener weißer Pfeil).
Während distal beide Gefäßgruppe praktisch übereinander liegen, wird bei proximaler Untersuchung die tibiale Gruppe näher zur Tibia lokalisiert.

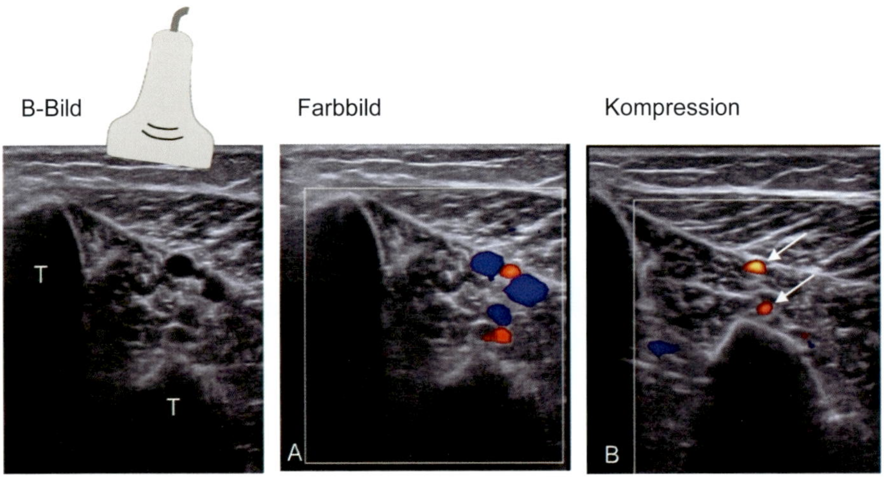

Tibia und Fibula sind durch ihren Größenunterschied zu erkennen. Sie sind im B-Bild höhenversetzt.
Da die Tibia schallkopfnahe liegt, erscheint sie im Monitorbild in der oberen Hälfte.

A Beide Gefäßgruppen sind im Farbmodus dargestellt.

B Unter Kompression sind nur noch die arteriellen Signale vorhanden (Pfeile). Die Begleitvenen sind vollständig kollabiert.

Für die Thrombosediagnostik ist die Farbgebung nicht erforderlich.

Tibiale und **fibulare Gruppe** von medial (Längsachse)

Hier werden ebenfalls die tibialis-posteriore und fibulare Gefäßgruppe entweder einzeln oder gemeinsam erreicht. Dazu wird der Schallkopf etwas aufgerichtet oder gesenkt.

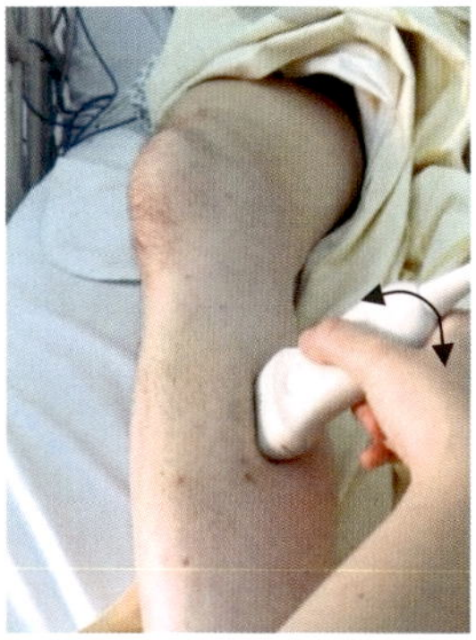

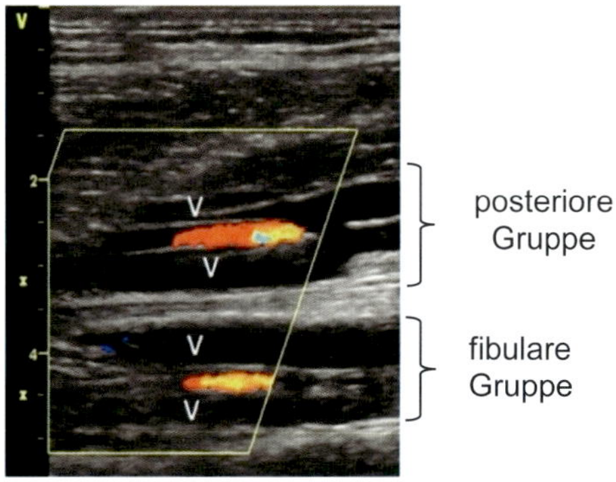

Das arterielle Signal ist rot dargestellt. Die zugehörigen Begleitvenen (V) sind aufgrund langsamer Strömung nicht farbkodiert und erscheinen schwarz.

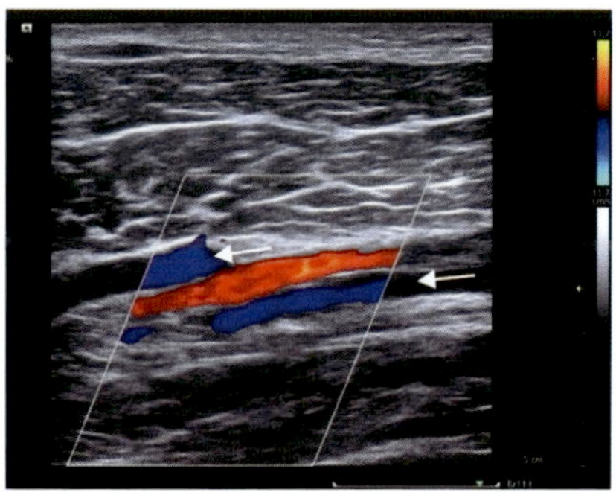

Unter distaler Wadenkompression lassen sie sich jedoch identifizieren.

Das abgeleitete venöse Spektrum ist von kleiner Amplitude und atemmoduliert (wellenförmig). Bei gesundem Venensystem lässt sich die Atemmodulation (Pfeil) bis in die Peripherie nachweisen (distale V. tibialis posterior).

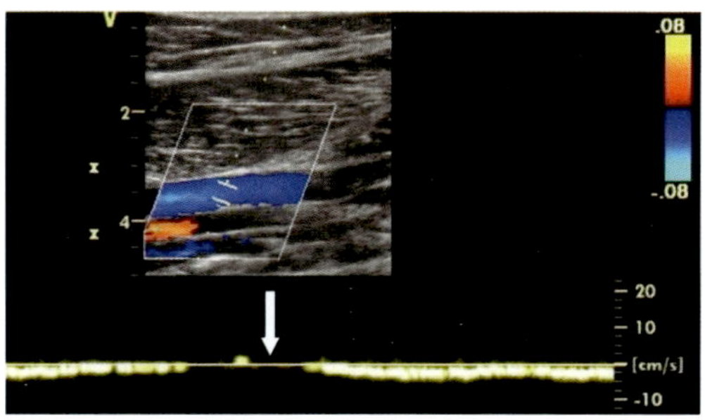

Fibulare Gruppe von latero-dorsal

Die Beispiele zeigen die Untersuchungen in der Quer- und Längsachse am rechten Unterschenkel.

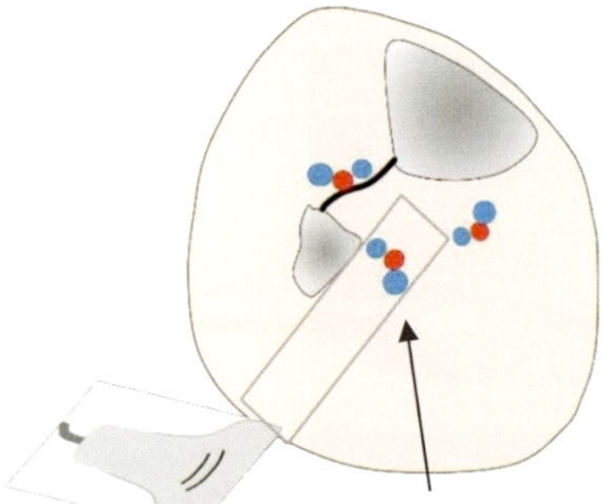

fibulare Gefäßgruppe

Diese Position ist für die fibulare Gruppe gut geeignet, wenn sie von medial schlecht zu schallen ist.

Der Schallkopf befindet sich latero-dorsal am Unterschenkel des betreffenden Beines.
In diesem Beispiel: rechts.

Sondenposition, B-Bild und Farbbild am rechten Unterschenkel:

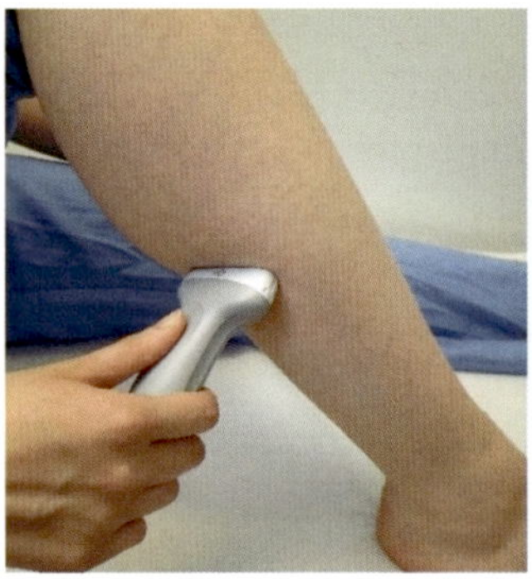

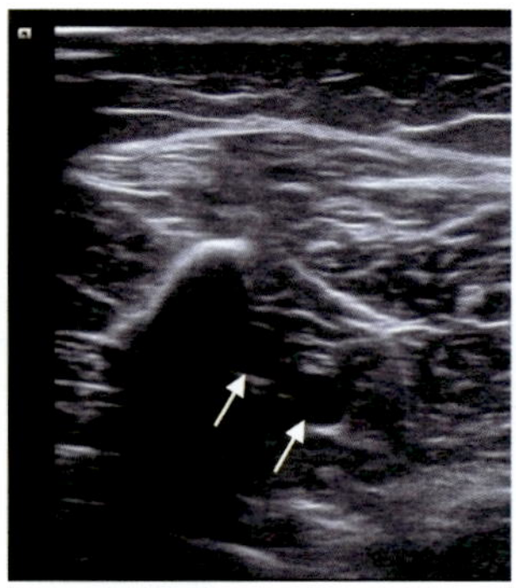

Pfeile zeigen die Venen

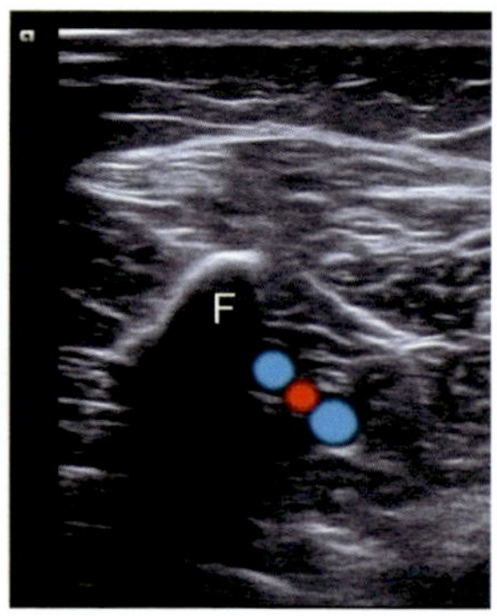

Arterie = rot
Venen = blau
F = Fibula

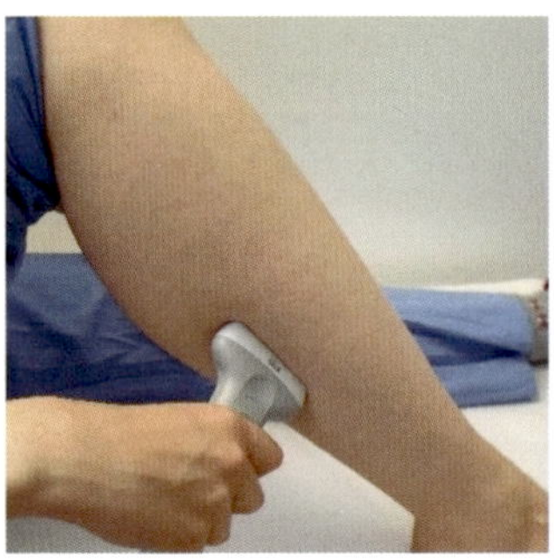

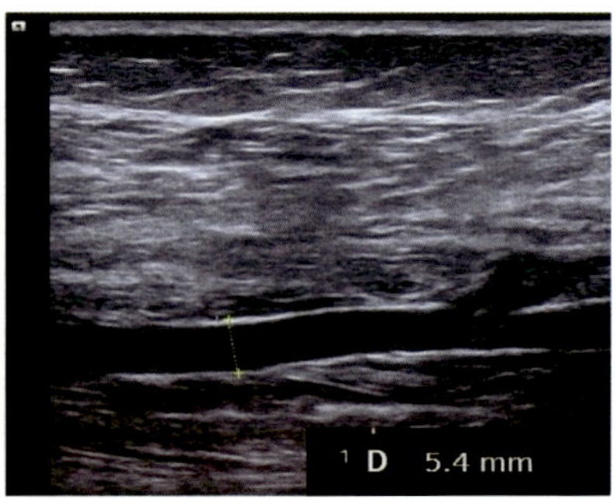

Von den Venengruppen des Unterschenkels ist die fibulare Venengruppe am kaliberstärksten, oft bei 7 mm.

Tibialis-anterior Gruppe

Der Schallkopf wird antero-lateral positioniert. Untersucht wird vorwiegend in Querachse. Thrombosen sind hier sehr selten.

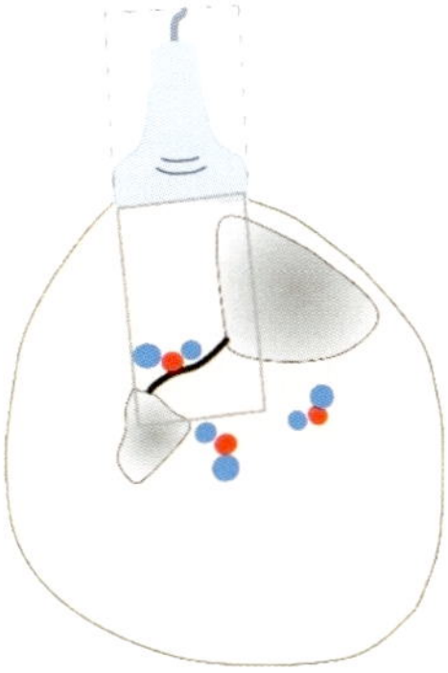

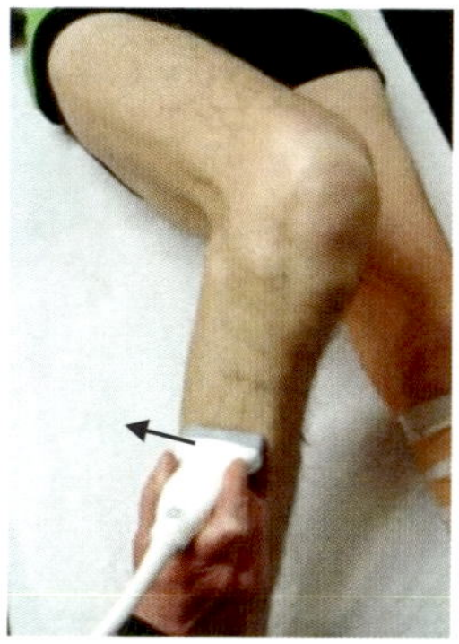

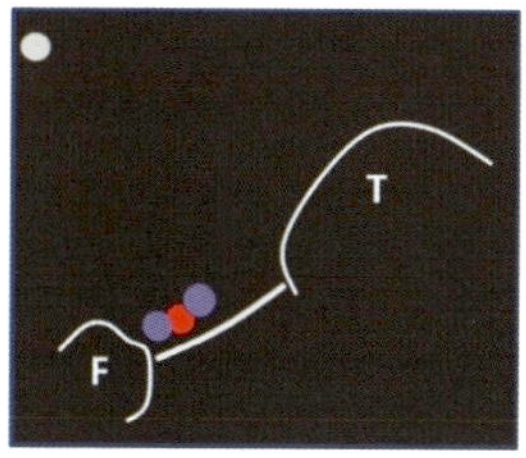

Im B-Bild stellen sich 1 Arterie und 2 Begleitvenen (Pfeile) dar. Das Farbbild ist unter Kompression abgeleitet. Die Venen sind kollabiert, das arterielle Signal (rot) bleibt. Für die Venendiagnostik ist eine Farbgebung nicht vorgeschrieben.

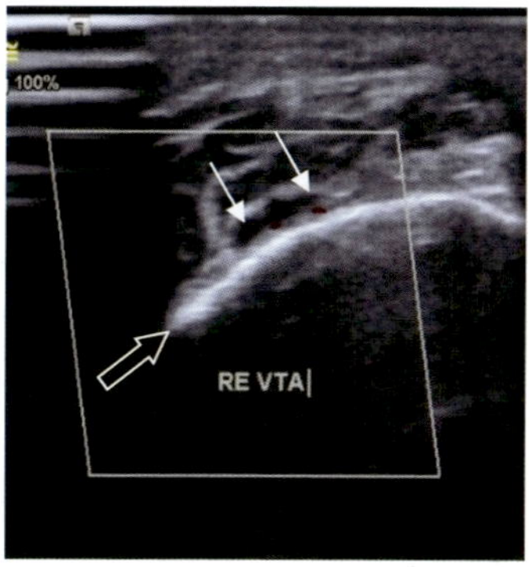

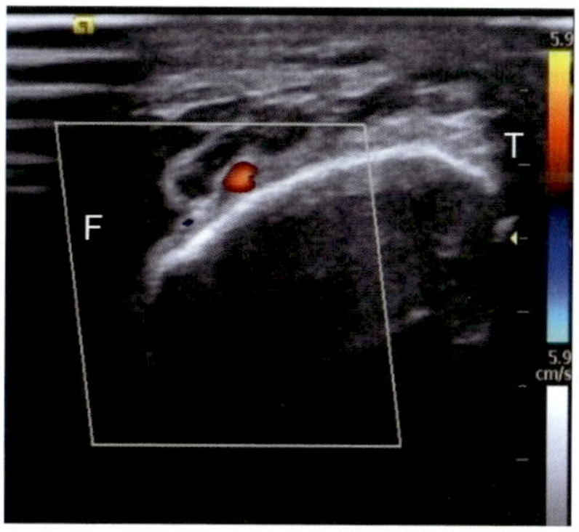

T = Tibia
F = Fibula
VTA = V. tibialis anterior
Pfeilkontur = Membrana interossea

Die Darstellung in Längsachse ist hier nicht abgebildet, da sie für die anteriore Venengruppe keine Indikation hat.

Thrombosen der Unterschenkelvenen kommen in der anterioren Gruppe kaum vor. Ihre Untersuchung ist aus diesem Grund nicht obligat, sollte aber aus Gründen der vollständigen Dokumentation erfolgen.

Muskelvenen (Gastrocnemiusvenen, Soleusvenen)

Die Untersuchung Erfolgt im Sitzen mit Abstellen des Fußes auf einem Hocker oder im Stehen. Dargestellt werden alle kreisförmigen Strukturen und auf ihre Komprimierbarkeit geprüft. Eine nicht thrombosierte Vene lässt sich vollständig komprimieren. Bei Thrombose gelingt dies nicht. Aufgrund sehr langsamer Flüsse ist eine Farbdarstellung der Venen in der Regel nicht möglich.

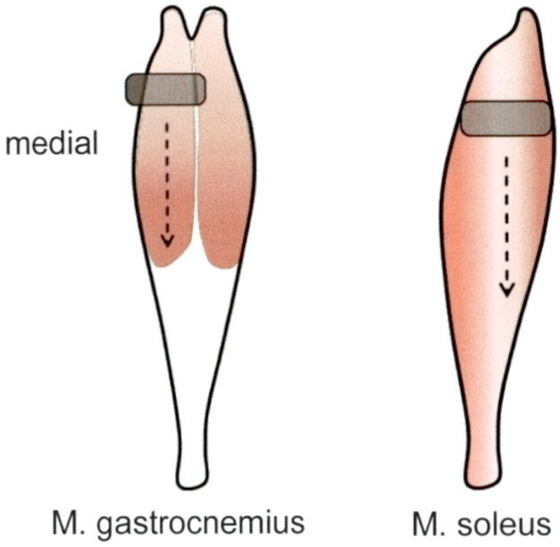

Die schematischen Abbildungen zeigen die rechte Wade von hinten.

Die Schallkopfführung sollte systematisch den medialen und lateralen Gastrocnemiusmuskel erfassen und danach den Soleusmuskel (in Wadenmitte). Es wird jeweils von proximal nach distal untersucht.

<u>Musculus Gastrocnemius</u>
Die Schallkopfmarkierung weist zur rechten Patientenseite (Pfeil). Auf dem Monitorbild ist die Markierung im linken oberen Rand (gelber Punkt).
Die kreisförmige Vena saphena parva ist am oberen Rand (weißer Pfeil) zu sehen. Schräg nach unten ist die Trennlinie der Gastrocnemiusköpfe (gelb markiert).

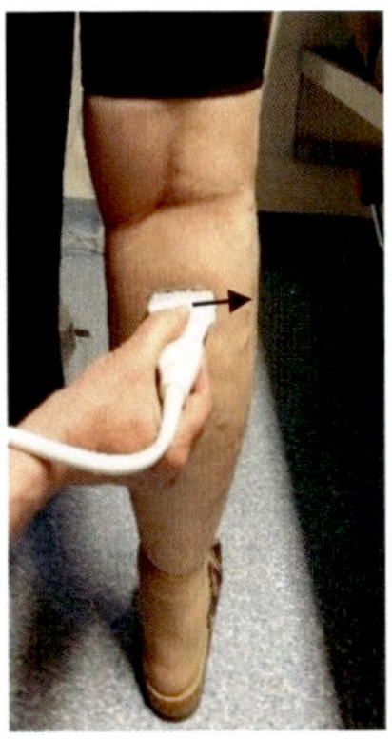

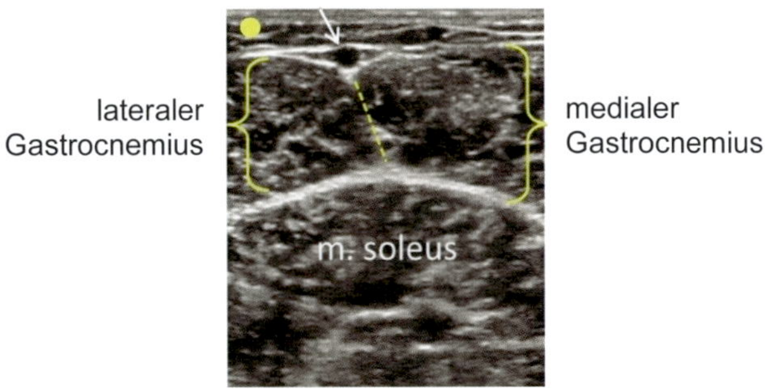

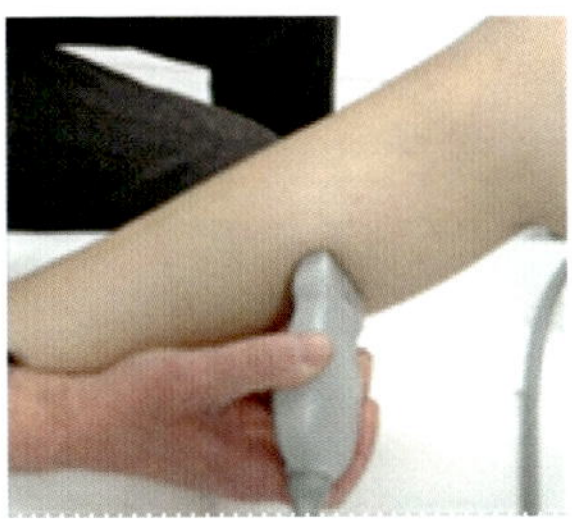

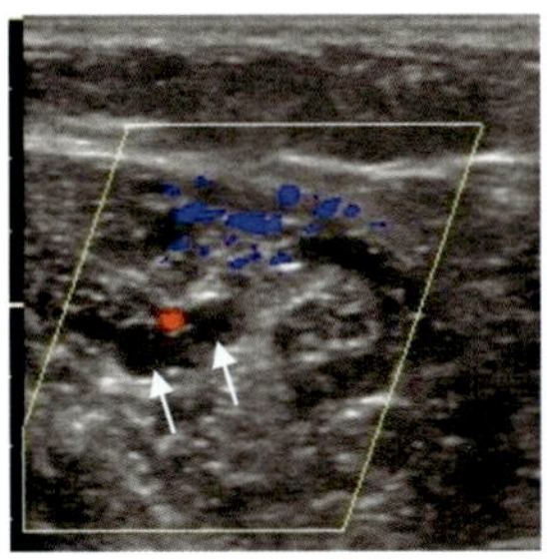

Das Farbbild zeigt eine kleine Arterie mit den Begleitvenen (Pfeile) was für Gastrocnemiusvenen typisch ist.

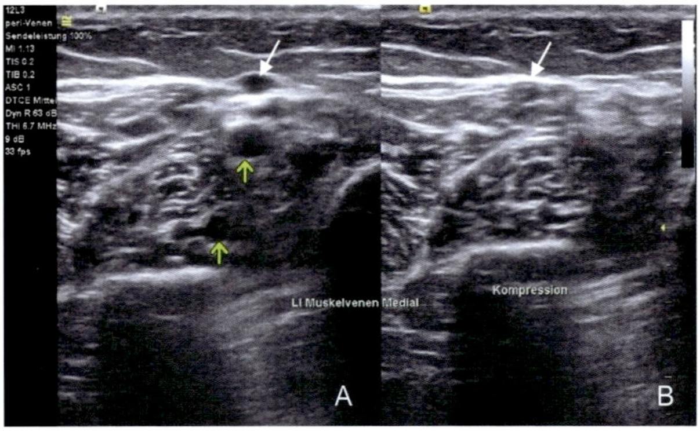

A: Die gelben Pfeile zeigen 2 unauffällige Gastrocnemiusvenen.
B: Unter Kompression sind diese vollständig kollabiert; einschließlich der oberhalb gelegenen V. saphena parva. (weiße Pfeile).

Musculus Soleus

Venen der Soleusmuskulatur weisen oft lokale Erweiterungen auf (sogenannte Sinus), die sich während der Kontraktion entleeren. Die Sinus lassen die Soleusvenen oft deutlich weit aussehen.
Die Soleusvenen sind eher Einzelgänger ohne Begleitarterie.

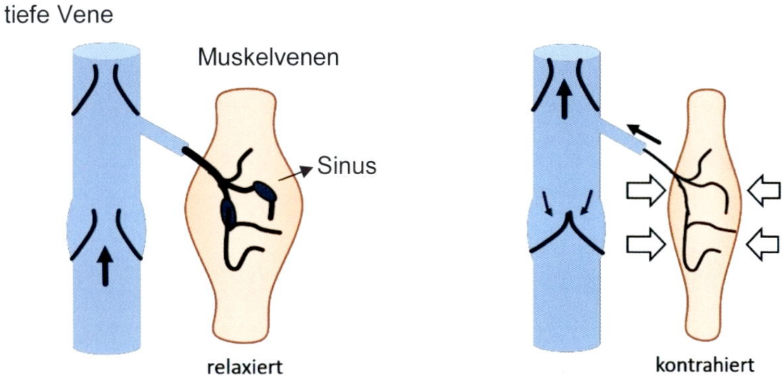

Hier wird vor allem die Bedeutung der Wadenmuskelpumpe ersichtlich, die nicht nur für den venösen Rückfluss sorgt, sondern auch im Sinne eines antithrombotischen Mechanismus fungiert.

Bei der Muskelvenenthrombose ist die Anamnese fast beweisend. Die Patienten können punktuell die Lokalisation angeben. Im Ultraschall sollte genau diese Region sorgfältig untersucht werden.

Alle Muskelvenen können Ausgangspunkt einer aszendierenden Thrombose sein.

Zusammenfassung pathologischer Befunde der Becken-Beinvenen

Pathologische Befunde umfassen: Thrombosen
Klappeninsuffizienzen
Gefäßkompressionen
Malformationen

Thrombose

Beinvenenthrombosen haben oft ihren Ursprung in den Unterschenkelvenen. Dies ist anatomisch bedingt, da hier eine Vielzahl von Venenklappen vorkommt (etwa alle 2-3 cm ein Klappenpaar). Zwischen Venenwand und Klappe finden sich Zonen verminderter Blutströmung, so dass sich hier eine Thrombose entwickeln kann.

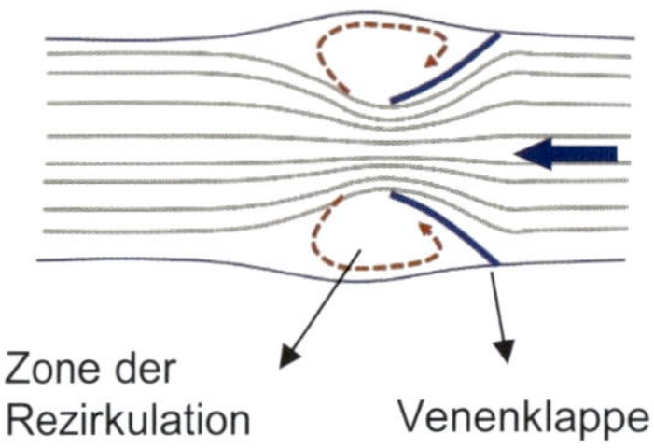

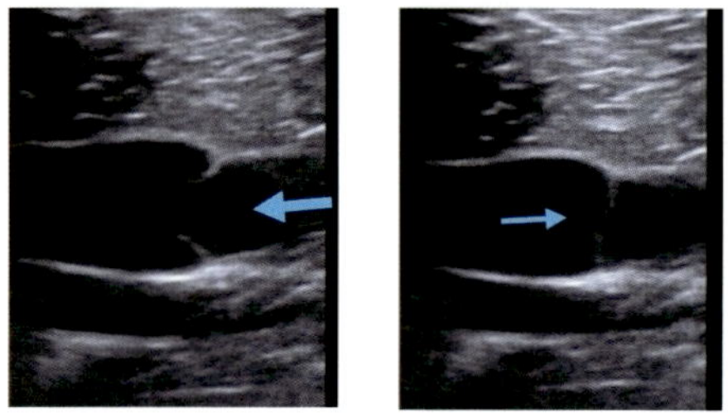

Die erhöhte endogene fibrinolytische Aktivität stellt hier einen natürlichen Schutz vor Thrombose dar und erklärt die Tatsache, dass etwa 60% der Thrombosen dieser Region nicht mit einem konsekutiven Klappenschaden einhergehen (Sevitt, 1973; Meissner, 2005).

Die Unterschenkelvenenthrombose ist typisch für den älteren und immobilen Menschen. Ihr Risiko ist die Aszension.

Die Ausdehnung der Thrombose wird nach dem Befall einzelner Etagen (1-4) beschrieben. Diese sind: Unterschenkel-, Knie-, Oberschenkel- und Beckenetage.

Vorgehen bei Verdacht auf Thrombose:

- Prüfen auf **klinische Wahrscheinlichkeit**
  [Wells-Score → Beinvenenthrombose-Risiko, Genfer Score → Lungenembolie-Risiko] (Wells et al. 2003; LeGal et al. 2006)

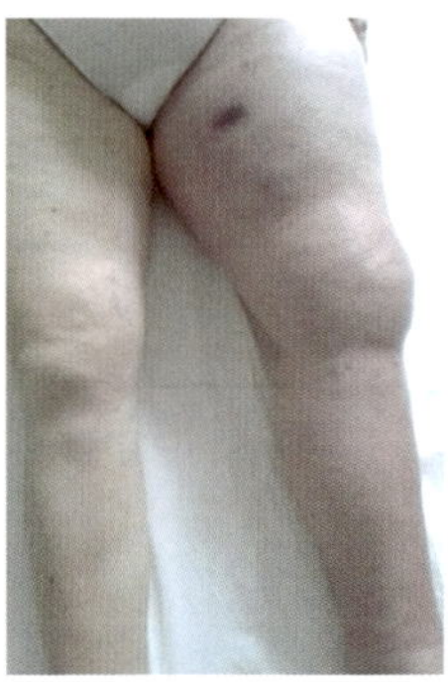

Das Bild zeigt eine Patientin in der Notaufnahme mit frischer tiefen Venenthrombose links.

Das Bein ist deutlich umgangsvermehrt, was stark für eine Thrombose spricht.

- **D-Dimere** bestimmen (obere Normgrenze 500 µg/l)
  Eine alleinige D-Dimer Bestimmung ist zur Ausschlussdiagnostik (negativer D-Dimertest) unsicher! Bei Verdacht auf Thrombose ist eine Bildgebung zwingend erforderlich!

- **Duplexsonographie** (B-Bild Kompressionssonographie)
  Die Treffsicherheit ist mit einer Sensitivität (Thrombosenachweis) und Spezifität (Thromboseausschluss) von 97-100% sehr hoch (de Oliveira et al. 2008).
  Eine sonographisch nachgewiesene Thrombose braucht keine phlebographische Bestätigung.

- Die **Phlebographie** ist nach geltenden Leitlinien obsolet.

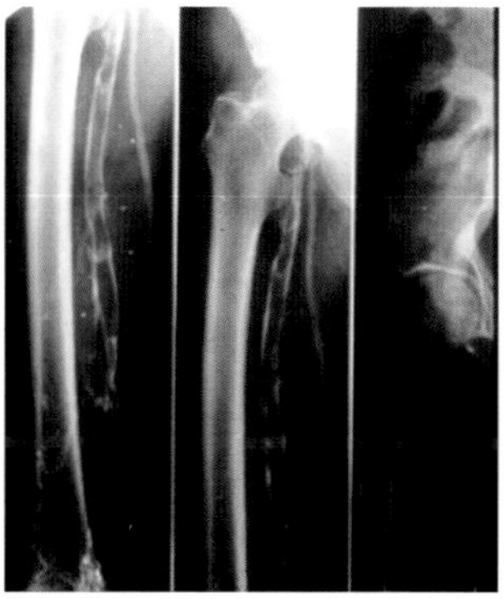

Die Phlebographie zeigt eine frische umspülte Thrombose der Oberschenkeletage rechts.

Für jüngere Patienten unter 40 Jahre mit Thrombose unklarer Ätiologie und mindestens 2 Verwandten ersten Grades mit venöser Thromboembolie in der Anamnese sollte eine Thrombophilie-Diagnostik durchgeführt werden.
Bei alten Menschen muss eine Tumorsuche (paraneoplastisches Syndrom) erfolgen. Etwa 20% der Patienten mit aktivem Malignom entwickeln eine Venenthrombose (Heit et al. 2016)

Therapie bei tiefer Venenthrombose

1. Antikoagulation

Die Dauer der Antikoagulation hängt stark davon ab,
- zu welcher Risikokategorie der Patient zählt (Alter, Immobilität, Tumoranamnese),
- ob eine genetische Ursache vorliegt (z.B. heterozygote Faktor-V-Leiden Mutation und komplexere Formen) und
- um welche Thromboselokalisation (isolierte Wadenthrombose, Erstereignis oder Rezidiv) es sich handelt.

„Nach der initialen Antikoagulation sollte eine Erhaltungstherapie für einen Zeitraum von drei bis sechs Monaten erfolgen. Danach muss eine Entscheidung einer Therapieverlängerung getroffen werden". (Leitfaden der Arzneimittelkommission der deutschen Ärzteschaft, 2019)

<u>Substanzgruppen:</u>
<u>Heparine</u>

Niedermolekulare Heparine (NMH) subcutan
→ Achtung bei Niereninsuffizienz (ab Serumkreatinin >2 mg% Kumulationsgefahr)
Unfraktioniertes Heparin (UFH) intravenös; nur bei stationären Patienten
→ keine Vorteile gegenüber NMH
→ Risiko der heparininduzierten Thrombozytopenie (vor allem HIT II)
(Thrombozytenbestimmung vor jeder Heparintherapie ist obligat!)

<u>Vitamin-K Antagonisten (VKA)</u>

Dicumarole oral
→ 0,3-0,6% intrazerebrales Blutungsrisiko pro Jahr unter VKA (Steiner et al. 2017)

<u>Direkte orale Antikoagulantien (DOAKs)</u>

Apixaban (Eliquis®)
Dabigatran (Pradaxa®)
Edoxaban (Lixiana®)
Rivaroxaban (Xarelto®)
→ 0,1-0,2% intrazerebrales Blutungsrisiko pro Jahr unter DOAKs (Steiner et al. 2017)

Mit einer Halbwertszeit von etwa 12 Stunden sind alle vier DOAKs rasch eliminiert, so dass vor elektiven Eingriffen das Absetzen 1-2 Tage im Voraus reicht.
Für Noteingriffe stehen mittlerweile für alle genannten Substanzen Antidote zur Verfügung.

2. Venöse Thrombektomie
Die venöse Thrombektomie ist in einzelnen Fällen sinnvoll und wird in der neueren Literatur propagiert. Ihre Indikation ist nur für die <u>frische</u> Thrombose der <u>Beckenetage</u> gegeben, die weniger als 7 Tage alt ist. Sie wird in Kombination mit einem Vena iliaca Stent durchgeführt, wenn ein Beckenvenensporn ursächlich vorliegt.
(Meissner et al. 2012; Mühlberger et al. 2020)

Klappeninsuffizienz

Patienten mit Klappeninsuffizienz haben unter Valsalvatest (↓) eine Strömungsumkehr mit verlängerter Refluxzeit über 1 Sekunde.

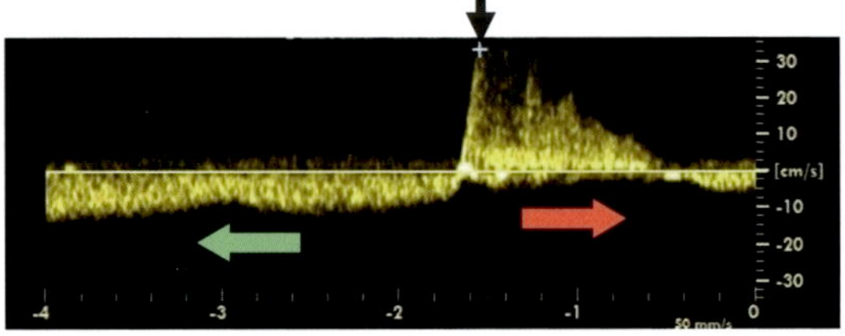

Abgebildet ist das Venenspektrum in der Vena femoralis communis mit Valsalvatest:
grüner Pfeil: zeigt die physiologische Ruheströmung in Richtung Herz
roter Pfeil: zeigt den pathologisch verlängerten Reflux in Richtung Fuß

Als pathologische Refluxzeit werden mehr als 1 Sekunde für die Vena femoralis und V. poplitea und mehr als 0,5 Sekunden für die oberflächlichen Systeme definiert (Glowitzki et al. 2011).

Venöse Kompression

Kompressionen können unter verschiedenen Umständen auftreten.

1. Anatomische Verhältnisse:

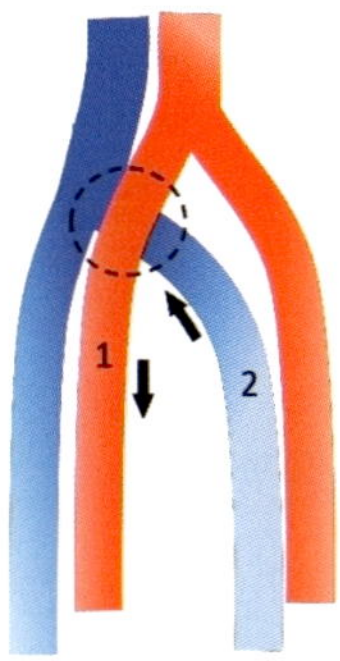

Eine anatomische „Schwachstelle“ ist der Verlauf der linken Vena iliaca communis (2), die zwischen der rechten Iliacalarterie (1) und dem Wirbelkörper passiert.
Die kontinuierliche Pulsation und damit Reizung führt zu intimalen Veränderungen in der Vene, die auch als Beckenvenensporn beschrieben werden.

Dieser Engpass wird als Iliacakompressionssyndrom bezeichnet und nach gängiger Literatur auch May-Thurner-Syndrom genannt (Erstpublikation 1957). 1965 wurde es durch Cockett und Thomas als eigenständiges Syndrom beschrieben.

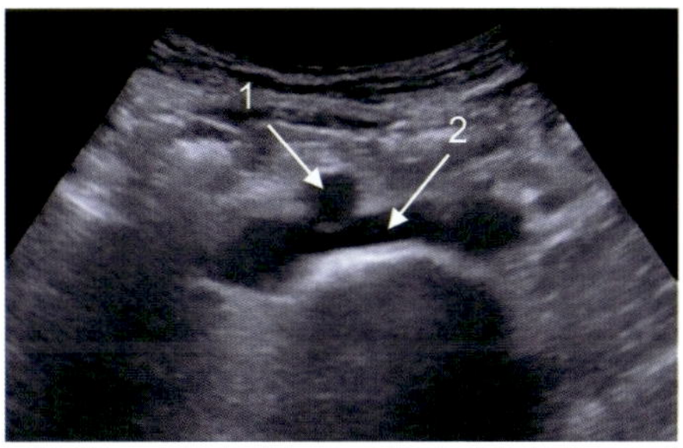

Das Problem der Beckenvene ist auf diesem B-Bild gut zu erkennen:
Die Arteria iliaca communis rechts (1) verläuft oberhalb der Vena iliaca communis links (2), die dadurch komprimiert wird. Gegen den starren Wirbelkörper kann sie nicht ausweichen.

Hieraus erklärt sich die Tatsache, dass Beckenvenenthrombosen vermehrt auf der linken Seite auftreten. Dieser Thrombosetyp („Beckentyp“) ist eher typisch für den jüngeren Patienten. Die Behandlung besteht in der Thrombektomie und einem Iliacastent.

2. Kompression von außen durch intraabdominelle Tumoren und Schwangerschaft:

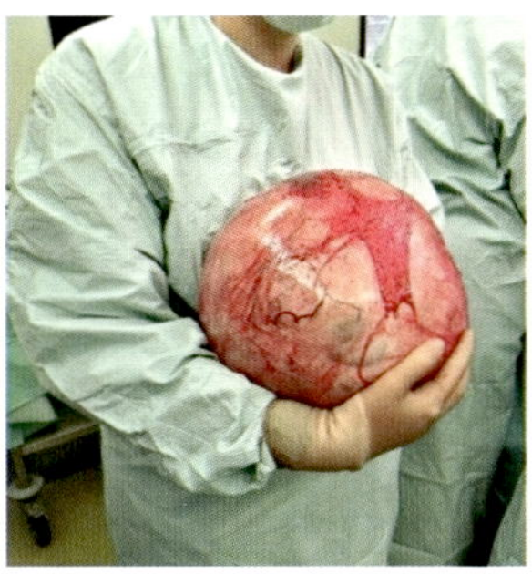

Patientin mit großem gutartigen Abdominaltumor und Beinvenenstauung rechts. Eine Thrombose lag nicht vor.

Malformationen

Venöse „low flow" und arterielle „fast flow" Formen werden unterschieden.
Zu den venösen Formen zählen: Klippel-Trénaunay-Syndrom (KTS) und Sturge-Weber-Syndrom.
Eine Klassifikation der Gefäßanomalien durch die ISSVA (International Society for the Study of Vascular Anomalies) ist in der Literaturliste enthalten (Kunimoto et al. 2022).

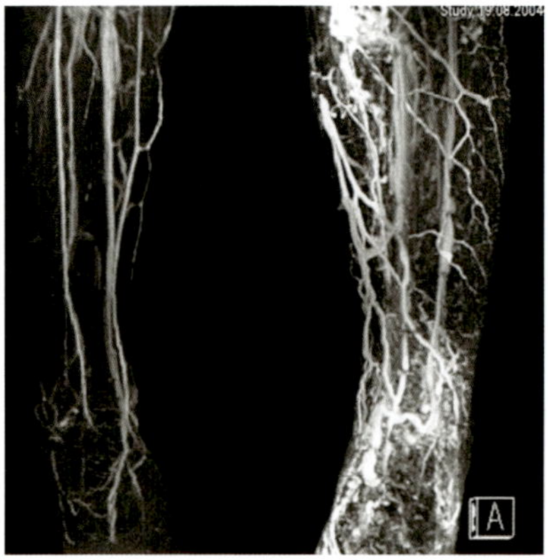

Junge Patientin mit Klippel-Trénaunay des linken Beines.

Als therapeutische Optionen sind Embolisation und Operation möglich.

Bakerzyste

Beschwerden im Kniegelenk, eventuell mit sichtbarer medialer Schwellung sind typische Zeichen einer Bakerzyste. Bei vorausgegangener Arthritis oder Meniskusriss in der Vorgeschichte ist die Diagnose sehr wahrscheinlich.
Die Prävalenz einer asymptomatischen Zyste liegt bei 7%; bei Patienten mit Kniebeschwerden bei 25%.
Eine tiefe Venenthrombose sollte immer durch eine Ultraschalluntersuchung ausgeschlossen werden.

Schallposition am rechten Bein von dorsal mit Fokus auf den medialen Anteil:

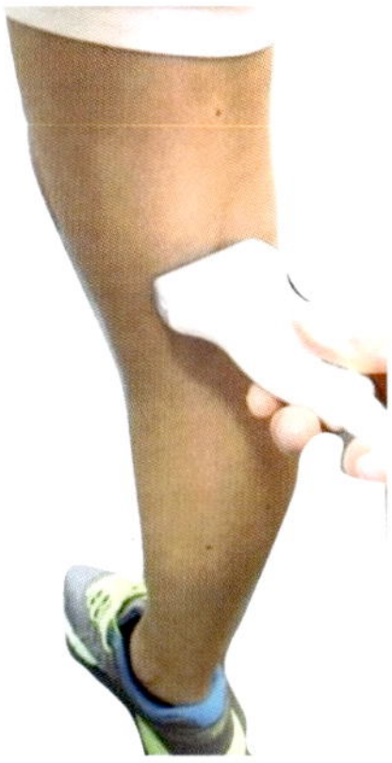

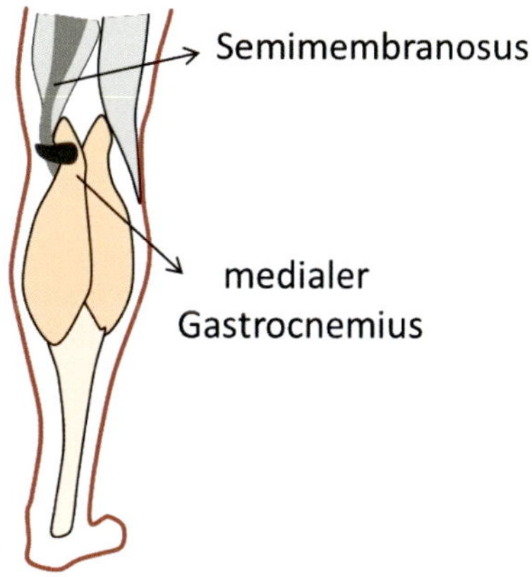

Schema und zugehöriges B-Bild:

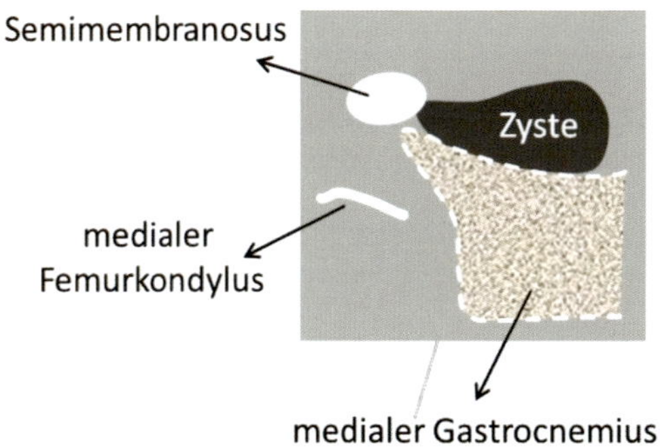

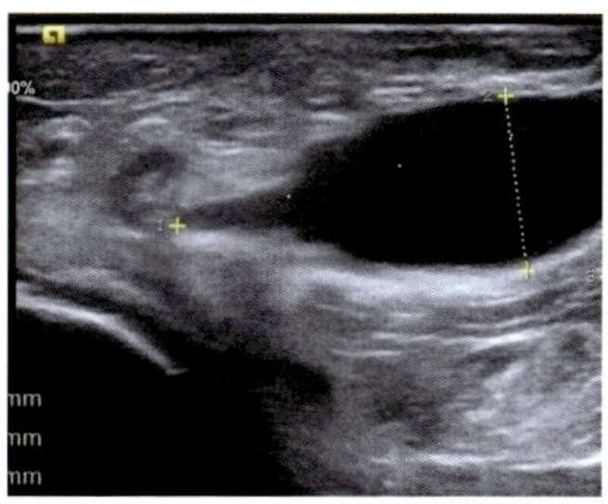

Literatur

Angelozzi A, Renda G, Mercuri M, De Caterina R. The Risk of Intracranial Hemorrhage with Anticoagulation in the Elderly - Estimates of Prevalence and Therapeutic Strategies. American College of Cardiology. Expert Analysis.
Internet: https://www.acc.org/latest-in-cardiology/articles/2015/12/21/12/59/

Caggiati A, Bergan J, Gloviczki P et al.
Consensus Committee on Venous Anatomical Terminology. Nomenclature of the veins of the lower limb: extensions, refinements, and clinical application.
J Vasc Surg 2005; 41: 719 - 724

de Oliveira A, França GJ, Vidal EA, Stalke PSDB, Baroncini LAV.
Duplex scan in patients with clinical suspicion of deep venous Thrombosis.
Cardiovascular Ultrasound 2008; 6: 53 doi:10.1186/1476-7120-6-53

Esposito A, Charisis N, Kantarovsky A, Uhl JF, Labropoulos N. A Comprehensive Review of the Pathophysiology and Clinical Importance of Iliac Vein Obstruction.
Eur J Vasc Endovasc Surg 2020; 60: 118-125

Gloviczki P, Comerota AJ, Dalsing MC et al. The care of patients with varicose veins and associated chronic venous diseases: Clinical practice guidelines of the Society for Vascular Surgery and the American Venous Forum.
J Vasc Surg 2011; 53: 2S-48S

Hach-Wunderle V, Gerlach H, Konstantinides S, Noppeney T et al.
S2-Leitlinie: Diagnostik und Therapie der Venenthrombose und der Lungenembolie.
Deutsche Gesellschaft für Angiologie und Gefäßmedizin.
Konsultationsfassung vom 1. September 2015; Registernummer 065 - 002
Internet: http://www.awmf.org/uploads/tx_szleitlinien/065-002l_S2k_VTE_2016-01.pdf

Heit JA, Spencer FA, White RH. The epidemiology of venous thromboembolism.
J Thromb Thrombolysis 2016; 41: 3-14

Kakkos SK, Gohel M, Baekgaard N et al. European Society for Vascular Surgery (ESVS) 2021 Clinical Practice Guidelines on the Management of Venous Thrombosis.
Eur J Vasc Endovasc Surg 2021; 61: 9-82

Kunimoto K, Yamamoto Y, Jinnin M.
ISSVA Classification of Vascular Anomalies and Molecular Biology.
Int J Mol Sci 2022; 23, 2358. https://doi.org/10.3390/ijms23042358

Le Gal G, Righini M, Roy PM, Sanchez O, Aujesky D, et al. Prediction of pulmonary embolism in the emergency department: the revised Geneva score.
Ann Intern Med 2006;144(3):165–71.

Lee DK, Ahn KS, Kang CH, Cho SB.
Ultrasonography of the lower extremity veins: anatomy and basic approach.
Ultrasonography 2017; 36: 120-130

Leitfaden der Arzneimittelkommission der deutschen Ärzteschaft (AkdÄ) 2019: Behandlung von tiefen Venenthrombosen (TVT) und Lungenembolien (LE) sowie Prophylaxe von rezidivierenden TVT und LE.
Empfehlungen zum Einsatz der direkten oralen Antikoagulanzien Apixaban, Dabigatran, Edoxaban und Rivaroxaban.
Internet: https://www.akdae.de/Arzneimitteltherapie/LF/PDF/OAKTVTLE.pdf

Meissner MH. Lower Extremity Venous Anatomy.
Seminars Intervent Radiol 2005; 22 (3): 147-156

Meissner MH, Gloviczki P, Comerota AJ, Dalsing MC, Eklof BG, Gillespie DL, et al. Early thrombus removal strategies for acute deep venous thrombosis: clinical practice guidelines of the Society for Vascular Surgery and the American Venous Forum.
J Vasc Surg. 2012; 55 (5): 1449-1462

Mühlberger D, Wenkel M, Papapostolou G, Mumme A, Stücker M, Reich-Schupke S et al. Surgical thrombectomy for iliofemoral deep vein thrombosis: Patient outcomes at 8.5 years.
PLoS ONE 2020; 15(6): e0235003. https://doi.org/10.1371/journal.pone.0235003

Needleman L, Cronan JJ, Lilly MP. Ultrasound for Lower Extremity Deep Venous Thrombosis - Multidisciplinary Recommendations From the Society of Radiologists in Ultrasound Consensus Conference.
Circulation 2018; 137: 1505-1515

Reich-Schupke S, Stücker M.
Nomenclature of the veins of the lower limbs - current standards.
J Dtsch Dermatol Ges 2011; 9 (3): 189-194

Sevitt S. The mechanisms of canalisation in deep vein thrombosis.
J Pathol 1973; 110: 153-165

Steiner T, Weitz JI, Veltkamp R.
Anticoagulant-Associated Intracranial Hemorrhage in the Era of Reversal Agents.
Stroke 2017; 48 (5): 1432-1437

Stevens SM, Woller SC, Baumann Kreuzige L. Antithrombotic Therapy for VTE Disease.
Second Update of the CHEST Guideline and Expert Panel Report.
Chest 2021; 160 (6): 545-560

Urbas D, Brenner E. Das May-Thurner-Syndrom – der Beckenvenensporn –in heutiger Zeit.
Phlebologie 2021; 50: 184-195

Wells PS, Anderson DR, Rodger M, Forgie M, Kearon C, et al. Evaluation of D-dimer in the diagnosis of suspected deep-vein thrombosis.
N Engl J Med 2003; 349 (13): 1227-1235

Normale und pathologische hämodynamische Parameter

Die Gefäßuntersuchung mit Ultraschall liefert eine Fülle von Messwerten. Neben der Messung von Spitzengeschwindigkeiten (PSV) und enddiastolischen Geschwindigkeiten (EDV) sind eine Reihe weiterer Parameter für die Diagnose interessant. Diese werden zum Teil von den Geräten automatisch, zum anderen durch ein paar Handgriffe vom Untersucher generiert. Sie sollten aber nur im Zusammenhang mit der Gefäßphysiologie und eventuellen pathologischen Prozessen gesehen werden.
Beispiel: Ein RI-Wert von 0,8 ist in der Arteria hepatica pathologisch (Normwert → 0,55-0,7) während er in der Arteria carotis externa durchaus normal ist.

Die hier angegebenen Werte gelten für Erwachsene. Im Einzelfall sind erhebliche Schwankungen möglich, ohne dass es sich dabei um pathologische Werte handelt.

Messungen des Gefäßdiameters erfolgen in der Querachse von „Außenwand-zu-Außenwand“. Ausnahmen sind Messungen beim Bauchaortenaneurysma wo von Außenwand (sondennah) zur Innenwand (sondenfern) gemessen wird (Leading-edge-to-leading-edge).
Bei Berechnungen von Flussvolumina wird das durchflossene Lumen von Innenwand zur Innenwand vermessen.

Hämodynamische Messungen sind eng mit dem Funktionszustand der jeweiligen Organe gekoppelt. Sie weisen unterschiedliche Werte unter Ruhebedingungen gegenüber Belastungen auf.

Die in DUNKELROT markierten Werte gelten als pathologisch.

KOPF- UND HALSGEFÄSSE

A. ophthalmica	PSV:	20 (10-35) cm/s
	EDV:	8 cm/s
	RI:	0,77
A. basilaris	Größe:	3 (2-5) mm
	PSV:	40-70 cm/s
Intracraniale Arterien		
A. cerebri anterior	PSV:	<110 cm/s
A. cerebri media	PSV:	<140 cm/s
A. cerebri posterior	PSV:	<90 cm/s
A. carotis communis	Größe:	6-10 mm
	PSV:	85 cm/s
	EDV:	15-20 cm/s
	RI:	0,7
	PI:	1,85
	Fluss:	350-400 ml/min
A. carotis interna	Größe:	5-9 mm
	PSV:	70 cm/s
		250-300 cm/s = >70% Stenose★
		350-400 cm/s = 80% Stenose★
	EDV:	15-20 cm/s
		<100 cm/s = 50-60% Stenose
		>100 cm/s = 70-80% Stenose
	RI:	0,6
	PI:	1,3
	Ratio:	>4 (ACC/ACI) = 70-80% Stenose
A. carotis externa	Größe:	3-7 mm
	PSV:	80 cm/s
	EDV:	15-20 cm/s
	RI:	0,8
	PI:	2,6
A. vertebralis	Größe:	3-5 mm
		<2,5 mm = Hypoplasie (wenn beidseids → Risiko für Hirnstamminfarkt, Wallenberg-Syndrom)
	PSV:	50 (30-80) cm/s
		<10 mm/s → Hypolasie
	EDV:	20-30 cm/s
	RI:	0,7
	PI:	1,5
V. jugularis interna	Größe:	13-17 mm (rechts > links)
	Fluss:	bis 700 ml/min (im Liegen)

★Graduierung der Carotis-Internastenose nach NASCET-Kriterien

Die hier angegebenen Geschwindigkieten (PSV) für die Carotis können bei jungen Menschen oft deutlich höher sein.

Carotis

Rechnen Sie eine Ratio (PSV_{ACI} / PSV_{ACC}), wenn:
ACC < 50 cm/s (= low flow Status) oder
ACC >100 cm/s (= hyperdynamer Status) vorliegen.

- ▶ Low flow mit schlechtem HZV bei:
  Herzinsuffizienz, Kardiomyopathie, abgangsnaher ACC-Stenose, weit distaler oder intrakranieller ACI-Stenose
- ▶ High flow mit hohem HZV bei:
  Anämie, Hyperthyreose, kontralateralem Carotisverschluss

THORAKALE GEFÄSSE

Aorta ascendens	Größe:	28-36 mm >45 mm = Aneurysma >60 mm = Rupturrisiko 12%
	PSV:	150-175 cm/s
Aorta descendens	Größe:	25 mm
	PSV:	150 cm/s
V. cava superior	Größe:	24 mm
	PSV:	40 cm/s
	Fluss:	2000 ml/min
A. pulmonalis (Stamm)	Größe:	25-30 mm >35 mm = pulmonaler Hochdruck >45 mm = Pulmonalarterienaneurysma
	Ratio:	PA/Aorta asc. = 0,9 Erwachsene = 1,09 Kinder
	PSV:	60 cm/s
rechte / linke PA	Größe:	20 mm (PA = Pulmonalarterie)

Indikationen zum elektiven Ascendensersatz:

- ab 55 mm Duchmesser
- Durchmesserzunahme
- 45-50 mm beim Marfansyndrom

ARMGEFÄSSE

A. subclavia	Größe: 7-12 mm PSV: 100-135 cm/s >340 cm/s = >70% Stenose Fluss: 350 ml/min
A. axillaris	Größe: 8 mm
A. brachialis	Größe: 8 mm PSV: 75 cm/s EDV: 5 cm/s RI: 1,0
A. radialis	Größe: ~2 mm <1,5 mm = Risiko des Shuntversagens bei Dialysefisteln PSV: 45 cm/s Fluss: 15-25 ml/min
A. ulnaris	Größe: ~2 mm PSV: 50 cm/s Fluss: 20-25 ml/min
V. subclavia	Größe: 7 mm
V. cephalica	Größe 2,4 mm (Oberarm, nicht gestaut)

Die Bedeutung der Unterarmgefäße liegt in deren Verwendung als:

1. Arterieller Zugang zum Blutdruckmonitoring
2. Arterieller Zugang bei Katheterinterventionen (koronare Angioplastie; PCI)
3. Arterio-venöse Fistel in der Dialysechirurgie
4. Bypassgefäß (Arteria radialis Bypass in der Koronarchirurgie)
5. Versorgungsarterie (plastische Chirurgie, Gewebetransplantate)

ABDOMINALE GEFÄSSE

Aorta abdominalis	Größe:	16-22 mm
		bis 30 mm = Ektasie
		über 30 mm = Aneurysma (BAA)
	PSV:	70-140 cm/s
	Fluss:	2500 ml/min
Truncus coeliacus	Größe:	6-10 mm
	PSV:	<200 (90-190) cm/s (nüchtern)
		>300 cm/s = >70% Stenose
	EDV:	35 (30-65) cm/s
		>100 cm/s = >70% Stenose
	PI:	1,5
	Ratio:	PSV-Truncus/PSV-Aorta
		<1,5
		>4,5 = 70% Stenose
	Fluss:	700 ml/min
A. hepatica communis	Größe:	5-6 mm
	PSV:	80 cm/s
		200-300 cm/s = >70% Stenose
	RI:	0,55-0,8
		<0,5 = >70% Stenose
	PI:	1,4
	AT:	<0,08 s
	Fluss:	350-400 ml/min
A. mesenterica superior nüchtern	Größe:	5-8 mm
	PSV:	120 (80-200) cm/s
		>300 cm/s = >70% Stenose
		bis 350 cm/s bei M. Crohn
	EDV:	15-30 cm/s
		>70 cm/s = >70% Stenose
	RI:	0,7-0,9
	PI:	1,88
	Fluss:	230 ml/min
postprandial	PSV:	180 cm/s
	EDV:	>45 cm/s
	RI:	<0,7
	Fluss:	>700 ml/min (1. Stunde)
		>300 ml/min (2. Stunde)
		~250 ml/min (3. Stunde)
A. mesenterica inferior	Größe:	3-6 mm
	PSV:	100-150 cm/s
		>200 cm/s = >70% Stenose
	EDV:	10 cm/s
	RI:	<1
	Fluss:	80-130 ml/min
A. lienalis	Größe:	4-11 mm
	PSV:	110 cm/s (erhöht bei Splenomegalie)
	EDV:	45 cm/s
	RI:	0,65 (erhöht bei Zirrhose)
	PI:	0.92

ABDOMINALE /RETROPERITONEALE VENEN

Vena cava inferior	Größe: bis 25 mm (atemabgängige Kaliberänderungen sind normal) PSV: 30-45 cm/s (atemmoduliert)
Vena portae	Größe: 12 (10-14) mm >15 mm = portaler Hochdruck (Messung am Leberhilus) >17 mm = Ösophagusvarizen wahrscheinlich PSV: 20 (15-30) cm/s <15-20 cm/s = portaler Hochdruck >35 cm/s → Hyperperfusion (z.B. Splenomegalie) RI: >0,5 (nüchtern) <0,5 bei Pfortaderthrombose PI: 2,2 Fluss: 830 (600-1000) ml/min; hepotopetal (Zunahme in Inspiration)
Lebervenen	Größe: <6 mm (distal des vorletzten Zuflusses vor Cavamündung messen!) PSV: variabel (bi- oder triphasisches Spektrum) monopasischer Fluss bei Zirrhose, Fibrose
V. lienalis	Größe: bis 7 mm (hilusnah) >12 mm = portaler Hochdruck PSV: 20-30 cm/s Fluss: 200-300 ml/min (hepatopetal) Bei Zirrhose → hepatofugaler Fluss
V. mesenterica superior (drainiert den Dünndarm)	Größe: bis 11 mm PSV: 20-40 cm/s Fluss: 600 ml/min (pulsatil) Zunahme nach dem Essen Abnahme bei Leberzirrhose und portaler Hypertension
V. mesenterica inferior (drainiert den Dickdarm)	Größe: bis 6 mm
Vena ovarica	Größe: 3 mm >5 mm = ovariale Veneninsuffizienz Pelvines Kongestionssyndrom (PCS). Linke Seite betroffen.

NIERENGEFÄSSE

A. renalis		Größe:	3,5-7 mm 10-15 mm = Nierenarterienaneurysma (→ 1-2mal jährliche Kontrolle) >15 mm = Intervention wegen Rupturrisiko indiziert
		PSV:	70-140 cm/s (<180 cm/s) >200 cm/s = >60% Stenose >250 cm/s = signifikante Stenose der Transplantatarterie ≥395 cm/s = >70% In-stent Restenose
		EDV:	20-40 cm/s >80 cm/s = >60% Stenose
		RI:	0,6 (0,5-0,8) <0,5 Verdacht Nierenarterienstenose
		PI:	0,8-1,33
		RAR:	0,8-1,0 >3,5 = >60% Stenose ≥5,1 = >70% In-stent Restenose
		RIR:	wird anstelle der RAR bei Transplantatnieren bestimmt >1,8 = hochgradige Stenose der Nierenarterienanastomose
		AT:	<0,07 s >0,08 s = >60% Stenose
		Fluss:	350-400 ml/min
V. renalis		Größe:	6-9 mm (hilusnah, beidseits)
	linke NV		2,5 mm (aorto-mesenteriale Passage) <2 mm (aorto-mesenteriale Kompression)
		PSV:	18 cm/s (hilusnah) 45 cm/s (aorto-mesenteriale Passage)

NV = Nierenvene
Aorto-mesenteriale Kompression = Nussknacker-Syndrom

Nierenarterie

Der RI wird in den Segment-/Interlobärarterien (nicht in der a. renalis) gemessen.
Ein erhöhter RI <u>kann</u> ein Indiz für eine renale Störung sein.
Patienten mit Aortenklappenstenose haben einen niedrigen RI-Wert.
Patienten mit Aortenklappeninsuffizienz haben einen erhöhten RI-Wert in der Nierenarterie (bedingt durch die große Blutdruckamplitude).

BECKEN-BEINARTERIEN

A. iliaca communis	Größe:	8-11 mm
		>15 mm = Aneurysma
	PSV:	70-140 cm/s
A. femoralis communis	Größe:	9 mm
	PSV:	90-130 cm/s
	RI:	1,0
	PI:	6-8
	Fluss:	350 (200-480) ml/min
A. femoralis superficialis	Größe:	6-8 mm
	PSV:	80-100 cm/s
	Fluss:	170 ml/min
A. profunda femoris	Größe:	5 mm
	PSV:	65-90 cm/s
A. poplitea	Größe:	5-9 mm
		>12 mm = Aneurysma*
		>20 mm = OP-Indikation
	PSV:	70 cm/s
	PI:	7-9
	Fluss:	90 ml/min
Unterschenkelarterien	Größe:	3 mm
	PSV:	40-50 cm/s
	PI:	12-15
	Fluss:	10 ml/min

*1% der über 65jährigen Menschen haben ein Popliteaaneurysma

BECKEN-BEINVENEN

V. iliaca communis	Größe:	12 mm
V. iliaca externa	Größe:	10 mm
	PSV:	25 cm/s
V. femoralis communis	Größe:	10 mm
		>14 mm unter Valsalvamanöver
	PSV:	10-14 cm/s
	Fluss:	900 ml/min (in Ruhe)
V. femoralis (Oberschenkel)	Größe:	8 mm
V. poplitea	Größe:	7 (5-13) mm
	Fluss:	150 ml/min
V. saphena magna	Größe:	2-4 mm
V. saphena parva	Größe:	2-3 mm

GYNÄKOLOGIE/ GEBURTSHILFE

Arteria uterina (Ast der A. iliaca interna)	Größe: 3 mm 7 mm zum Schwangerschaftsende PI: 1,0 Zunahme zum Schwangerschaftsende ist ein Hinweis für Präeklampsie RI: 0,6 Abnehmende Tendenz von PI und RI zum Schwangerschaftsende Fluss: 100 ml/min (ohne Schwangerschaft) 600-800 ml/min (Schwangerschafts-ende)
Arteria umbilicalis (meist paarige Anlage)	PI: 1,27 auf 0,96 RI: 0,75 auf 0,61 Abnehmende Tendenz von PI und RI zum Schwangerschaftende
Vena umbilicalis einzelnes Gefäß (fördert oxygeniertes Blut von der Plazenta zum fetalen Herz)	V_{mean}: 10-15 cm/s Varikosis: in 12% assoziiert mit chromosomalen Anomalien
Ductus venosus (DV)	Größe: 2 mm Durchmesser 20 mm Länge PSV: 50-70 cm/s (erheblich höher als in der v. umbilicalis) EDV: 30-60 cm/s

Verbindung zwischen Vena umbilicalis und Vena cava inferior.
Das sauerstoff-nährstoffreiche Blut aus der Plazenta gelangt unter Umgehung der Leber durch die Hohlvene in den rechten Vorhof und von dort durch das Foramen ovale in den großen Kreislauf des Fetus.
Ist ab der 12. Schwangerschaftswoche nachweisbar.
Ein negativer Fluss im Ductus venosus ist oft mit chromosomalen Störungen (Trisomien 13, 18, 21) und Herzfehlern assoziiert.

Arteria cerebri media (ACM)	PSV: 25-60 cm/s (zwischen 20.-38. SSW) deutlich erhöht bei Anämie

Screeningmethode zur Abschätzung der fetalen Anämie. Verlässlich zwischen der 18.-35. Schwangerschaftswoche.

INDICES und ABKÜRZUNGEN

Resistive Index (RI) nach Pourcelot

Beschreibt den Gefäßwiderstand distal zum Messort, unabhängig vom Herzzyklus.
Messparameter sind PSV und EDV. Er ist winkelunabhängig und dimensionslos.
RI und Stenosegrad stehen im reziproken Verhältnis.
Je niedriger der RI desto höhergradiger die Stenose.

Berechnung: PSV – EDV / PSV

Norm: 0,5 - 0,7
Erreicht die EDV den Wert Null, errechnet sich ein RI von 1
[PSV – 0 / PSV = 1].

Pulsatilitätsindex (PI) nach Gosling und King

Auch hier wird der Gefäßwiderstand interpretiert. Im Gegensatz zum RI bezieht sich der PI-Wert über einen definierten Herzzyklus (Beginn Systole bis Beginn nächste Systole). Er ist winkelunabhängig und dimensionslos.

Berechnung: PSV – EDV / V_{mean}

Norm: 3-5 Mittelwert (Beinarterien)
Nimmt in den Extremitätenarterien von proximal nach distal zu.
Beispiele: >4 für Oberschenkelarterien
>8 für Unterschenkelarterien

PI-Wert erniedrigt:
→ Widerstandserhöhung proximal des Messortes
PI-Wert erhöht:
→ Widerstandserhöhung peripher des Messortes

Achtung: Der PI-Wert für die peripheren Arterien wird anders als der PI-Wert für die Pfortader berechnet.

PI-Wert in Arterien: $V_{max} – V_{min} / V_{mean}$
PI-Wert in der Pfortader: V_{min} / V_{max}

Systole/Diastole Index (S/D oder A/B nach Stuart)

Dieser Index wird von vielen Geräten automatisch berechnet und angezeigt. Er wird ebenfalls durch den peripheren Gefäßwiderstand beeinflusst.

Berechnung: S/D = PSV / EDV

Schwangerschaft:
Arteria umbilicalis: S/D-Ratio sinkt von 3,9 auf 2,1 (Schwangerschaftswoche 20-40).
Arteria uterina: S/D-Ratio bleibt konstant bei etwa 1,8.

Abkürzungen:

ACC = Arteria carotis communis
ACI = Arteria carotis interna
ACM = Arteria cerebri media
PSV = Peak Systolic Velocity
EDV = End Diastolic Velocity
RI = Resistive Index = PSV – EDV / PSV
PI = Pulsatility Index = PSV – EDV /mean V [V = velocity]
RAR = Renal Aortic Ratio (PSV-Nierenarterie / PSV-Aorta)
RIR = Renal-Iliac-Ratio (PSV-Nierenarterie / PSV-Iliacalarterie)
AT = Acceleration Time (Start der Systole bis zur ersten systolischen Spitzenzacke)

Vmax = systolische Maximalgeschwindigkeit (= PSV)
Vmin = enddiastolische Geschwindigkeit (= EDV)
Vmean = gemittelte Geschwindigkeit

Literatur

Al-Katib S, Shetty M, Jafri SMA, Jafri SZH.
Radiologic Assessment of Native Renal Vasculature: A Multimodality Review.
RadioGraphics 2017; 37: 136-156

Chavhan GB, Parra DA, Mann A, Navarro OM.
Normal Doppler Spectral Waveforms of Major Pediatric Vessels: Specific Patterns.
RadioGraphics 2008; 28: 691-706

Cho BS, YM, Kang HH, Park SJ, Lim JW, Yoon TY.
Diagnosis of nut-cracker phenomenon using renal Doppler ultrasound in orthostatic proteinuria.
Nephrol Dial Transplant 2001; 16: 1620-1625

Drelich-Zbroja A, Kuczyńska M, Światłowski Ł, Szymańska A, Elwertowski M, Marianowska A.
Recommendations for ultrasonographic assessment of renal arteries.
J Ultrason 2018; 18: 338-343

Hertzberg BS, Kliewer MA, DeLong DM, Lalouch KJ et al.
Sonographic Assessment of Lower Limb Vein Diameters: Implications for the Diagnosis and Characterization of Deep Venous Thrombosis.
AJR 1997; 168: 1253-1257

Lavall D, Schäfers HJ, Böhm M, Laufs U. Aneurysmen der Aorta ascendens.
Deutsches Ärzteblatt 2012; 109 (13): 227-233

Liang HL.
Doppler Flow Measurement of Lower Extremity Arteries Adjusted by Pulsatility Index.
Am J Roent 2020; 214: 10-17

Robinson KA, Kriegshauser JS, Dahiya N et al. Detection of transplant renal artery stenosis: determining normal velocities at the renal artery anastomosis.
Abdom Radiol 2017; 42: 254-259

Tartière D, Seguin P, Juhel C, Laviolle B, Mallédant Y. Estimation of the diameter and cross-sectional area of the internal jugular veins in adult patients.
Critical Care 2009, 13: R197 doi:10.1186/cc8200

Trihan JE, Perez-Martin A, Guillaumat J, Lanéelle D. Normative and pathological values of hemodynamic and Doppler ultrasound arterialfindings in children.
Vasa 2020; 49 (4): 264-274 https://doi.org/10.1024/0301-1526/a000860

Trunz LM, Balasubramanya R. Doppler Renal Assessment, Protocols, And Interpretation.
[Updated 2021 Jun 15]. In: StatPearls [Internet]

Zócalo Y, Bia D. Sex- and Age-Related Physiological Profiles for Brachial, Vertebral, Carotid, and Femoral Arteries Blood Flow Velocity Parameters During Growth and Aging (4–76 Years): Comparison With Clinical Cut-Off Levels.
Front Physiol 2021; 12 https://doi.org/10.3389/fphys.2021.729309

Kontrastmittel-Sonografie

Kontrastmittel beim Ultraschall (CEUS, contrast enhanced ultrasound) dienen als Signalverstärker. Dabei werden sehr viele kleine Grenzflächen erzeugt und damit die Echogenität des Blutes verbessert. Dabei wird eine Verstärkung des Ultraschallsignals von ca. 30 Dezibel erreicht, was einer 1000fachen Verstärkung entspricht.

Indikationen	• Echokardiographie (Opazifizierung der Herzkammern und bessere Abgrenzung der Endokardgrenzen) • Makrogefäßsystem (Endoleak nach EVAR, Dissektionen, transkranielle Pathologien, Thromben) • Mikrogefäßsystem (Charakterisierung fokaler Läsionen in Leber und Brust) • ableitende Harnwege (Miktionsurosonografie, vesiko-uretraler Reflux bei pädiatrischen Patienten)
Kontraindikation	• Überempfindlichkeit gegen den Wirkstoff oder anderer Bestandteile • bekannter Rechts-Links-Shunt • schwere pulmonale Hypertonie (pulmonalarterieller Druck >90 mHg) • unkontrollierter systemischer Hochdruck • akutes Atemnotsyndrom
Vorbereitung	Aufklärung des Patienten
Einstellungen	Eine spezielle Software ist erforderlich (Kontrast-Preset). Sie sorgt für eine Herabsetzung des Mechanischen Indexes (Low-MI) inklusive dem Einsatz von Harmonic Imaging (HI). [Unterstützung bei der Geräteoptimierung durch Bracco-Applikationsspezialisten]
Dauer	5-8 Minuten (Aorta)
Kontrastmittel	Name: SonoVue® Bestandteile: Gas → Schwefelhexafluorid und Hülle → Phospholipidmonolayer Hersteller: Bracco Imaging Deutschland GmbH Max-Stromeyer-Straße 116; D-78467 Konstanz Tel 0800 218 9562 (gebührenfrei) Fax 0800 218 9563 (gebührenfrei)
Applikation	Intravenöse Injektion (z.B. Cubitalvene) als Bolus • 1-2 ml Injektionsvolumen für Aortenuntersuchung • 10 ml 0,9%ige Kochsalzlösung zum Nachspülen Die Bläschen sind 1-10 µm groß (1-10 tausendstel Millimeter). 90% sind <6 µm groß und entsprechen damit Erythrozyten. Nach 15-20 Minuten erfolgt die Elimination (Abatmung über die Lunge).
Sicherheit	SonoVue® kann bei 1 von 10.000 Patienten (0,0001%) eine allergoide Reaktion auslösen und sollte deshalb nur bei vorhandener Notfallausrüstung und von entsprechend geschultem Personal angewandt werden. Schädigungen von Leber, Niere oder Schilddrüse sind nicht zu erwarten.

74jähriger Mann nach Ausschaltung eines Bauchaortenaneurysmas mit endovaskulärer Prothese (EVAR). Die postoperative Kontrolle zeigt einen unauffälligen Befund ohne Endoleckagen (EL).

B-Bild und das Kontrastbild werden im Dualmodus angezeigt.

Untersuchung in Längsachse:

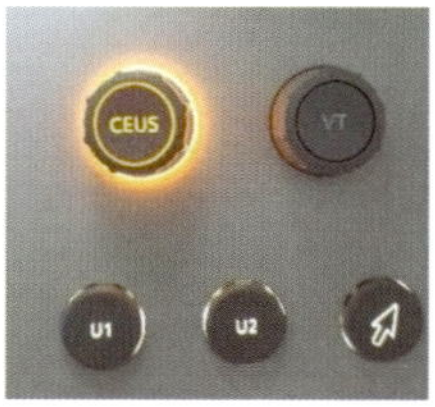

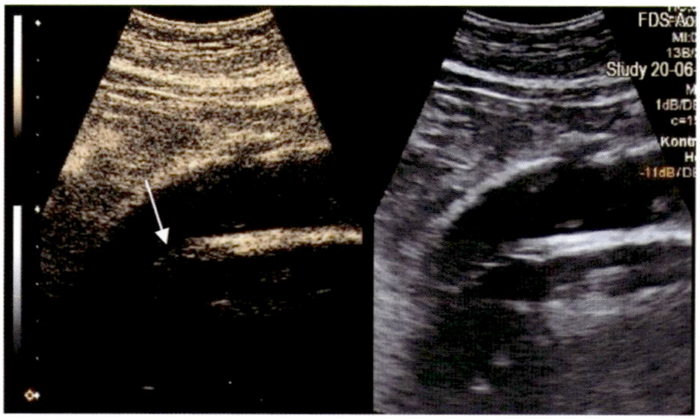

Der Pfeil zeigt auf die proximale Landungszone. Kein Nachweis von Endoleckage.

Untersuchung in Querachse:

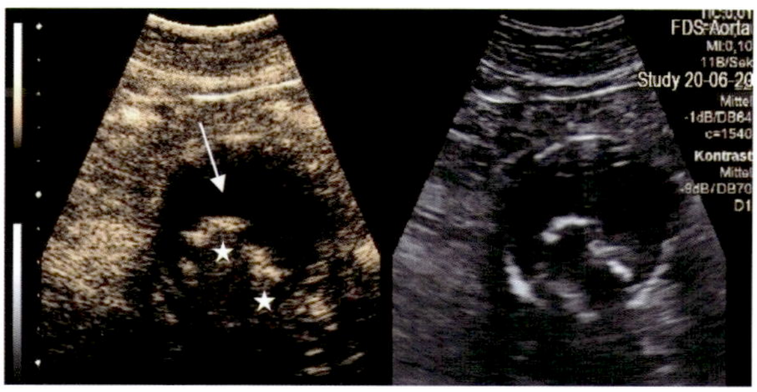

Hier wird die distale Landungszone geprüft. Beide Sternchen liege im Lumen der Prothesenschenkel. Der Aneurysmasack (Pfeil) ist frei von Kontrastmittel (schwarz), was auf einen dichten Prothesensitz hinweist.

Literatur

Beckmann S, Simanowski JH. Update in Contrast-Enhanced Ultrasound.
Visc Med 2020; 36: 476-486

Hasan M, Schiro BJ, Benenati JF. Contrast-Enhanced Ultrasound: A Superior Method for Surveillance and Follow-up to Detect and Classify Endoleaks Following EVAR.
J Vasc Ultrassound 2020; https://doi.org/10.1177/1544316720942683

Kapetanios D, Kontopodis N, Mavridis D et al. Meta-analysis of the accuracy of contrast-enhanced ultrasound for the detection of endoleak after endovascular aneurysm repair.
Journal of Vascular Surgery 2019; 69 (1): 280-295

Muskula PR, Main ML. Safety with Echocardiographic Contrast Agents.
Circ Cardiovasc Imaging 2017; 10 (4): 1-9 doi:10.1161/CIRCIMAGING.116.005459

Perini P, Sediri I, Midulla M et al. Single-center prospective comparison between contrast-enhanced ultrasound and computed tomography angiography after EVAR.
Contrast enhanced ultrasound beats CT angiography at endoleak detection post EVAR.
Eur J Vasc Endovasc Surg 2011; 42: 797-802

Pfister K, Krammer S, Janotta M, Jung EM, Kasprzak P. Welche Nachkontrolle ist bei endovaskulärer Versorgung von abdominellen Aortenaneurysmen empfehlenswert?
Zentralbl Chir 2010; 135: 409-415

Rübenthaler J, Zimmermann H, Armbruster M, Müller-Peltzer K, Bogner F, Reiser M, et al. Contrast-Enhanced Ultrasound in the Follow-Up of Endoleaks after Endovascular Aortic Repair (EVAR).
Ultraschall in der Medizin 2017; 38 (3): 244-264

Yusefi H, Helfield B.
Ultrasound Contrast Imaging: Fundamentals and Emerging Technology.
Front Phys 2022; 10: 791145 doi: 10.3389/fphy.2022.791145

SonoVue Fachinformation 2021
https://imaging.bracco.com/sites/braccoimaging.com/files/technica_sheet_pdf/de-de-2021-09-23-spc-sonovue.pdf

Für die fachliche Beratung möchte ich mich bei Herrn R. Stoll, Applikationsspezialist der Firma Bracco-Imaging, Konstanz, sehr herzlich bedanken.

Und für die schönen Bilder bei unserem Gefäßlabor des St. Johannes Hospitals.

Medizinischer Ultraschall – Abkürzungen, Begriffe und Berechnungen

Die Sonographie hat einen festen Bestandteil in praktisch allen medizinischen Disziplinen eingenommen. Sie wird von Ärzten aber auch speziell ausgebildeten technischen Assistenten durchgeführt und befundet.

Moderne Sonographiegeräte bieten dabei eine Fülle von Informationen, angefangen vom schwarz-weißen B-Bild bis hin zu bewegten farbigen Videosequenzen in Echtzeit, an. Einfache und komplexe Bewegungsmuster werden aufgezeichnet sowie zahlreiche Berechnungen mit ein paar Tastaturbefehlen ausgeführt.
Die dafür benötigten rechnerischen Operationen sind zum Glück durch die Gerätesoftware vorgegeben und erfolgen per Tastendruck.

Bei der Vielzahl an Untersuchungsmöglichkeiten und Berechnungen fallen auch eine Menge Abkürzungen und Begriffe an, die zum Teil auf dem Monitor abgebildet werden. Auch der geübte Untersucher wird an seine Grenzen kommen, alle zu kennen und zu verstehen.

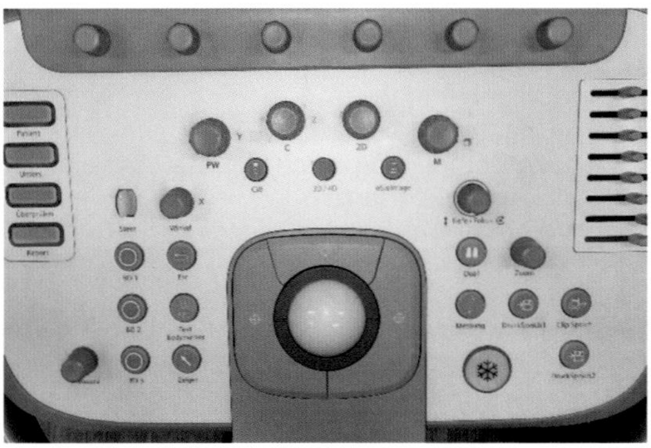

Diese Zusammenstellung beruht auf persönlichen Erfahrungen in der Ultraschalldiagnostik seit 1984 am St. Johannes Hospital, Dortmund (Klinik für Herz-Thorax-Gefäßchirurgie), Beteiligung an Ultraschallkursen, Recherchen im Internet und direkten Kontakten mit Applikationsspezialisten einzelner Gerätehersteller, bei denen ich mich herzlich bedanke.

Eine Liste der Hersteller von Ultraschallgeräten ist am Ende angefügt.

2 D	zwei-dimensional (entspricht dem B-Bild)
2 DE	two-Dimensional Echocardiography
3 D	drei-dimensional
3 D XI	3D eXtended Imaging (Samsung Geräte)
3 VC	three-vessel cord
4 B	Modus in dem 4 separat erfasste Bilder angezeigt werden.
4 D	vier-dimensionaler Modus Die 4 Dimensionen sind: Länge, Breite, Tiefe und Zeit. Auf dem Monitor ist ein dreidimensionales Bild über die Zeit zu sehen.
2-KB	2-Vierkammerblick
3-KB	3-Vierkammerblick
4 KB	4-Vierkammerblick
5-KB	5-Vierkammerblick
%A REDUC	Area reduction percent
%D REDUC	Diameter reduction percent

A

A2C	Apical 2 Chamber view
A2Cd	Apical 2 Chamber diastolic
A2Cs	Apical 2 Chamber systolic
A3C	Apical long axis or 3 Chamber view
A4C	Apical 4 Chamber view
A4Cd	Apical 4 Chamber diastolic
A4Cs	Apical 4 Chamber systolic
A5C	Apical 5 Chamber view
A-%	prozentuale Berechnung einer Stenose über die Fläche (A = area)
A/Bf	Auflösung zu Bildfrequenz Verbesserung der Auflösung durch Reduktion der Bildfrequenzrate und umgekehrt.
AA	-Aortic Aneurysm -Aortic Annulus; Norm: 20 - 31 mm -Ascending Aorta; Norm: kleiner als 4 cm -Axillary Artery -Air Artefact -Atrial Appendage (Vorhofohr)
AAA	Abdominal Aortic Aneurysm Definition nach Durchmesser (gilt nur für die Bauchaorta): bis 3 cm = Ektasie (1 mal pro Jahr schallen) über 3 cm = Aneurysma (2 mal pro Jahr schallen) über 5 cm = Rupturgefahr !! (behandeln)
AAD	Abdominal Aorta Diameter
AAF	Anti-Alias Filter
AAo	Ascending Aorta
AAOD	Ascending aortic diameter
AAGSV	Anterior Accessory Great Saphenous Vein
AASV	Anterior Accessory Saphenous Vein
Ab, abd	Abdominal

$ABCD_2$	Score zur Abschätzung des Schlaganfallsrisikos innerhalb von 2 Tagen nach transitorisch ischämischer Attacke. 0 bis 7 Punkte werden vergeben. A = Alter (> 60 J.; < 60 Jahre) B = Blutdruck (140/90 als Grenzdruck) C = Klinische Symptome (einseitige Schwäche, Sprachstörung, sonstige) D = Dauer der Symptomatik (< 10 min. bis > 60 min.) D = Diabetes (ja/nein) Punkte zur Risiko-Bewertung: 6-7 = 8%; 4-5 = 4%; 0-1 = 1%
ABI	Ankle Brachial Index (Knöchel-Arm-Index) Im deutschen als Arm-Bein-Index benannt Berechnung: ABI = systolischer Blutdruck Knöchelarterie (Tibialis posterior oder anterior) dividiert durch systolischer Blutdruck A. brachialis [≈ 1 = normal; unter 0,9 = pathologisch]
ABPI	Ankle Brachial Pressure Index
AC	-Alternating Current -Angle Correction (Winkelkorrektur) -Abdominal Circumference -antecubital
ACA	Arteria Cerebri Anterior Wird in Abschnitte (A1, A2) eingeteilt.
ACC	Arteria Carotis Communis
ACE	Arteria Carotis Externa
ACEP	American College of Emergency Physicians
ACI	Arteria Carotis Interna
ACM	Arteria Cerebri Media
ACoA	Arteria Communicans Anterior
ACOG	American College of Obstetricians and Gynecologists
ACP	Arteria cerebri posterior Wird in Abschnitte (P1, P2) eingeteilt
ACS	-Acute Coronary Syndrome -Asymptomatic Carotid Stenosis -Aortic Valve Cusp Separation (Kardiologie) -Abdominal Compartment Syndrome
ACQ	Autotracking Contrast Quantification
AD	Aortic Dissection
ADF	Advanced Dynamic Flow
ADM	-Automatic Doppler Measurements (Firma Esaote, MyLabSeven) -Administrator
AE	Acustic Enhancement (Schallverstärkung hinter echofreien Strukturen)
AEDF	Absent end-diastolic flow
AEUS	Academy of Emergency Ultrasound
AF	-Atrial Fibrillation (Kardiologie) -Amniotic fluid (Geburtshilfe)
AFC	Arteria Femoralis Communis
AFI	Amniotic Fluid Index (Geburtshilfe)
AFS	-Arteria Femoralis Superficialis -Anästhesie Fokussierte Sonographie
AGC	Automatic Gain Control (= Auto-TGC) iScan bei Philips-Geräten TEQ bei Siemens-Geräten CTO bei GE-Geräten (CTO = continuous tissue optimization)
AGS	Arteria gastrica sinistra
AHBI	Average Heart Beat Interval

AHP Arterial Health Package (Gefäßdiagnostik) (Siemensgeräte)
Bestimmung der Intima-Media-Dicke mit Berechnung des kardiovaskulären Risikos. Das Verfahren korreliert mit dem Stein-Algorithmus und dem Framingham Risiko-Scoring, so dass Gefäßalter und die koronare Gesundheit beurteilt werden können.

AI -Aorteninsuffizienz
PHT <200 ms = schwere AI
PHT >500 ms = milde AI
Graduierung nach der Vena contracta Methode:
AI Grad I = <3 mm (leicht)
AI Grad II = <3-5,9 mm (mäßig)
AI Grad III = >6 mm (schwer)

-Acceleration Index
Berechnung des Accelaration Index Nierenarterie:
PSV – EDV / Acceleration time = <300 cm/sec^2 (<3m/sec^2)

-Acoustic Intensity
Berechnung: in Watt pro Meterquadrat (W/m^2) oder
in Milliwatt pro Zentimeterquadrat (mW/cm^2)

-Acoustic Impedance
Berechnung: Schallgeschwindigkeit x Densität des Mediums
Beispiele: Wasser= 1,50
Fett = 1,38
Blut = 1,61
Knochen = 5,5 - 7,8

AIO Automated Image Optimization

AIP Adaptive Image Processing

AIUS Anatomically Intelligent Ultrasound (Philips Systeme)

AKE Aortenklappenersatz

AKR Aortenklappenrekonstruktion

ALPINION ALPINION MEDICAL SYSTEMS
- 2007 gegründet
- Sonographiesysteme mit Schwerpunkt Rheumatologie (diagnostische und therapeutische Sonographie)
- Produkte: z.B. E-Cube, Alpius

Ao Aorta, aortal

AO -Arterial Occlusion
-Automatische Optimierung

AoD Aortic Diameter
Normaldurchmesser der Bauchaorta: 15 – 23 mm (Frauen < Männer)

AOI Angle of Insonation (Beschallungswinkel)

A_{LVOT} Left Ventricular Outflow Tract Area
Berechnung: $= \pi \cdot (D/2)^2 = \pi \cdot D^2/4$
D = aortic annulus diameter

A-Linien Lungensonographische Kriterien.
Sind physiologisch und stellen Reverberationsartefakte der Pleuralinie dar.

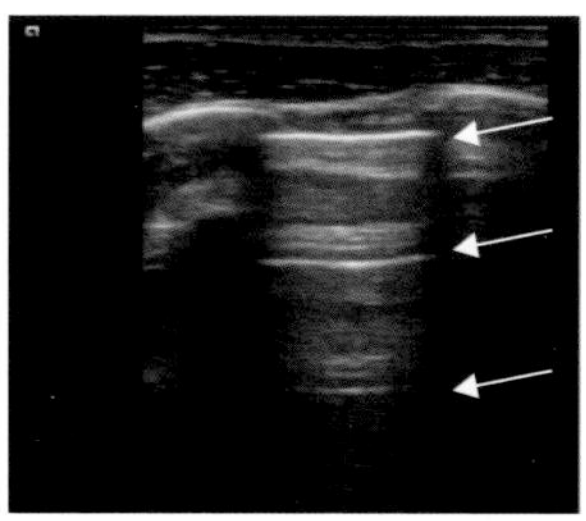

Aliasing	alias = fremd (siehe auch Nyquist Phänomen) Der Alias-Effekt ist damit gekoppelt, dass die Signalwiedergabe nicht durch eine kontinuierliche Beschallung (CW-Modus), sondern in einer wiederholten Abgabe von Pulswellenpaketen, also im PW-Modus erfolgt. Während langsame Geschwindigkeiten sich auch mit einer niedrigen PRF eindeutig nachweisen lassen und damit die Strömung real wiedergeben wird, ist eine niedrige PRF bezüglich der Abtastrate zu gering, um schnelle Strömungen exakt wiederzugeben. Hier (also bei schnell fließenden Gefäßen) sind Grenzen der PW-Sonographie gesetzt. Da je nach Flussgeschwindigkeit schnelle und langsame Frequenzen zu erwarten sind, muss mit Aliasphänomenen in der Duplexsonographie gerechnet werden. In der Praxis bedeutet Aliasing an sich nichts Negatives. Es zeigt im Gegenteil eine Region mit Turbulenzfluss an, die auf eine Stenose hindeutet.
A-mode	Amplitude modulation (Amplitudendarstellung)
AM	Amplitude Modulation
AMA	Aortomesenteric Angle
AML	Anterior Mitral Leaflet (anteriores Mitralsegel, auch AMVL)
AMM	Anatomical M-Mode (Geburtshilfe; Herz)
AMS	Arteria Mesenterica Superior (normal: 5-8 mm)
AP	akute Pankreatitis
APF	Arteria Profunda Femoris
APM	Anterior Papillary Muscle
AR	Aortic Regurgitation (Kardiologie)
ARDMS	American Registry for Diagnostic Medical Sonography (1975 gegründet)
ARF	Acoustic Radiation Force
ARFI	Acoustic Radiation Force Impulse (Siemens ACUSON-Geräte) Technologie für die Beurteilung von tief liegendem Gewebe, wobei sich steife und weiche Gewebe voneinander unterscheiden (auch wenn sie im B-Modus als gleichschallend erscheinen). Sie stellt eine Form der Elastographie dar.
ARRT	American Registry of Radiologic Technologists
ARSA	Aberrant Right Subclavian Artery
Artefakt	Teil eines Ultraschallbildes, welcher nicht der gegebenen Anatomie entspricht.
AS	-Ascites -Aortic Stenosis (Kardiologie)
ASD	Atrial Septal Defect (Kardiologie)
ASC	Advanced SieClear Spatial Compounding (Siemensgeräte)
ASCVD	Atherosclerotic Cardio-Vascular Disease
ASE	American Society of Echocardiography
AT	-Acceleration Time (auch AcT abgekürzt) Messung: Beginn upstroke bis early systolic peak in Sekunden (oder Millisekunden) -Arteriitis temporalis
ATA	Anterior Tibial Artery
ATI	Arteria Thyreoidea Inferior Entspringt meist aus dem Truncus thyreo-cervicalis (in 15% direkt aus der A. subclavia)
ATL	Anterior Tricuspid Leaflet
ATO	Automatic Tissue Optimation
ATS	Arteria Thyreoidea Superior
ATV	Anterior Tibial Vein

ATVL Anterior Tricuspid Valve Leaflet (Kardiologie)
AUA Average Ultrasound Age (Geburtshilfe)
AUC Area Under Curve
AUS Abdominal Ultrasound
Auto Gain Schwache Signale werden mehr verstärkt, starke Signale werden weniger verstärkt.
Beispiele einzelner Gerätehersteller:

Siemens Acuson Sequoia	TEQ
Philips iE Serie	iScan
GE Logiq	Auto optimize

AV -Aortic valve (Kardiologie)
-Axillary vein
-Arteria vertebralis (auch AVT abgekürzt)
-Azygos vein
AVA -Aortic Valve Area (Kardiologie)
Berechnung: AVA = π x $(LVOT/2)^2$ x VTI1 / VTI2
LVOT = Left ventricular outflow tract diameter (cm)
VTI1 = subvalvular velocity time integral (cm)
VTI2 = maximum velocity time integral across the valve (cm)
Kalkulator:
http://www.csecho.ca/wp-content/themes/twentyeleven-csecho/cardiomath/?eqnHD=echo&eqnDisp=avavti
-Ateriovenous Access
AVF Arteriovenous Fistula
bei Dialysefisteln werden folgende Abkürzungen verwendet:

AVF-E-E	AVF end to end
AVF-S-E	AVF side to end
AVF-S-S	AVF side to side
AV ann	Aortic Valve annulus

AVG Arterio-venous Graft
Dialyse-Shuntanlage mittels Prothese
AVK, pAVK Arterielle Verschlusskrankheit; periphere arterielle Verschlusskrankheit
Literatur: S3-Leitlinie zur Diagnostik, Therapie und Nachsorge der peripheren arteriellen Verschlusskrankheit.
Deutsche Gesellschaft für Angiologie; Deutsche Gesellschaft für Gefäßmedizin.
Stand: 30. November 2015
Internet: http://www.awmf-online.de/ bzw. http://leitlinien.net
AVM Arterio-Venous Malformation
AVPD Atrioventrikuläre Plane Deviation (Echokardiographie)
Sehr verlässlicher Parameter zur Beurteilung der globalen LV-Funktion.
Messung: Im M-mode und 4-Kammerblick (septale Mitralringebene) am tiefsten enddiastolischen Punkt bis zum Aortenklappenschluss (Ende der T-Welle)
Beurteilung: > 11 mm = normal
< 6 mm = schwere Einschränkung
AVR Aortic Valve Replacement (Herzchirurgie, Kardiologie)
AVU Arbeitskreis vaskulärer Ultraschall
Der „Arbeitskreis für Gefäßdiagnostik“wurde 1984 von Dr. Doris Neuerburg-Heusler und Prof. Dr. Gerhard Michael von Reutern gegründet und 2001 in den heutigen Namen umbenannt.

B

B — Bowel (Darm)
B-Bild — synonym mit 2D Modus (Graubild Darstellung)
B-QUIET — Brightness Mode Quality Ultrasound Imaging Examination Technique
B-Flow — Darstellung der Blutströmung indem jede Abtastzeile doppelt geschallt wird. Nach Subtraktion beider Schallzeilen verbleibt die korpuskuläre Blutströmung als einzige bewegte Struktur und liefert im B-Bild das Flussverhalten.
Das B-Flow Verfahren beruht nicht auf dem Dopplereffekt und arbeitet damit winkelunabhängig. Aliasing tritt hierbei nicht auf. Geschwindigkeiten können allerdings nicht berechnet werden.
Die Erfassung von intraluminären Strukturen (z.B. Thromben), Vaskularisierung der Gefäßwand (z.B.Arteriitis) und exakte Stenosegraduierung sind als Vorteile zu nennen. Diese Eigenschaften sind durch die hohe Bildfrequenzrate zu erklären.
B-Linien — Phänomene bei der Lungensonographie.
1-2 B-Linien pro Interkostalraum sind physiologisch.
Mehr als 3 B-Linien sind Zeichen interstitieller Flüssigkeitsansammlung ("wet lung").

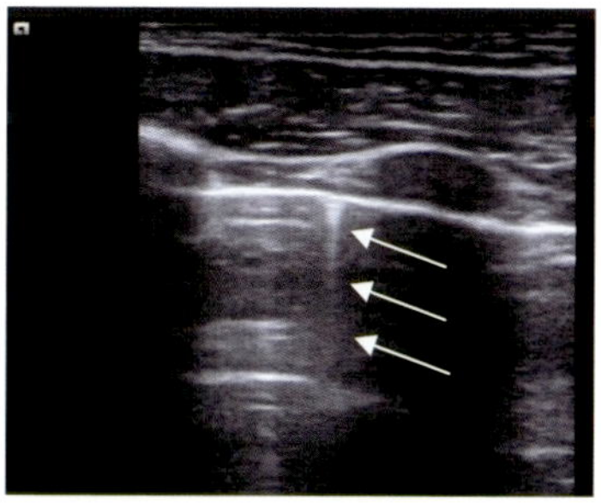

B-mode — Brightness mode (B-Bilddarstellung = 2D)
BA — -Brachial Artery
-Basilar Artery
BAA — Bauchaortenaneurysma
Richtlinie: „Ultraschallscreening auf Bauchaortenaneurysmen“
https://www.g-ba.de/downloads/62-492-1411/US-BAA-RL_2016-10-20_2017-03-16_iK-2017-06-10.pdf
Backing — schallabsorbierende Schicht im Schallkopf um Vibrationen nach hinten zu dämpfen

Barcode Sign — Sonographisches Kriterium in der Lungensonographie. Sicheres Zeichen eines Pneumothorax

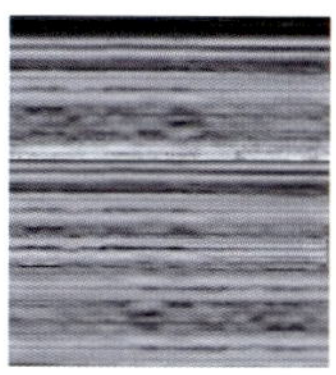

BART — blue away red towards (Merkspruch)
Kodierfarbgebung (rot = auf die Sonde zu, blau = von der Sonde weg)
BAT — Bolus Arrival Time
BatteryAssist — unabhängige Stromversorgung von Ultraschallgeräten
Bauchaorta — vom Zwerchfell bis zur Bifurkation = 14 cm
BAV — Bicuspid aortic valve

BB — Broad Band

B+B Modus — Das B-Bild wird kopiert und danebengestellt.
Änderungen können am zweiten Bild vorgenommen und mit dem ersten verglichen werden.

BCT — Brachiocephalic Trunk

BCV — Brachio-Cephalic Vein

BD — Benutzer definiert (Tastenbeschriftung)

Beamforming — Elektronik zur Steuerung des Schallstrahls beim Senden und Empfangen.

Bew'app — Bewegungsapparat (muskulo-skelettal)

BF — Beam Forming
ABF = analog beam forming; DBF = digital beam forming

BFV — Blood Flow Volume

B-Linien — Kometenschweifarterfakte bei der Lungensonographie.

Bis 2 B-Linien sind physiologisch. Über 3 Linien sind pathologisch und sprechen für ein interstitielles Ödem.

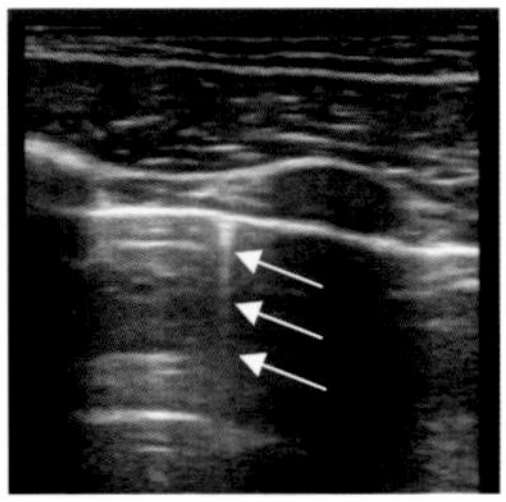

Blooming — Tritt auf im Farbmodus und zählt zu den Artefakten.
Phänomen des „Farbaustrittes" außerhalb des Gefäßes wodurch es im Durchmesser scheinbar größer wird. Schuld ist eine zu hoch eingestellte Verstärkung (Farbgain).

BMUS — British Medical Ultrasound Society
Hervorgegangen 1969 aus der Hospital Physicists Association.
Heutiger Name seit 1977.

BPD — -Biparietaler Durchmesser (Kopfquerdurchmesser) (Gynäkologie)
-Brain Protection Device (Carotisstenting)

BPM — Beats per Minute

BPS — Bilder pro Sekunde (Bildaufbaurate)

BRA — Brachial Artery

BRV — Brachial Vein

BSA — Body Surface Area (in m^2)
Wird berechnet aus Größe und Gewicht.
Formel für Zentimeter und Kilogramm:

$$BSA = 0.007184 \times (Größe)^{0,425} \times (Gewicht)^{0,725}$$

Formel für feet/inches und pounds:

$$BSA = 0.007184 \times (weight \times 0.454)^{0.425} \times (height \times 2.54)^{0.725}$$

BT — Brachiocephalic Trunk

BUA — Broadband Ultrasound Attenuation

BV — Brachial Vein

BW — Band Width
Berechnung: BW = Maximalfrequenz – Minimalfrequenz

BY 963 — Ultraschall Kontrastmittel zur Echokardiographie
(Firma Byk-Gulden, jetzt Atlanta)

C

C — -Bedienungsknopf für Color (Farbdopplermodus)
Ist doppelt belegt: -Drücken startet die Color Flow Funktion
-Drehen startet die Verstärkung (rechts-links Drehung)
-Celsius (Temperaturmaß)

c — Schallgeschwindigkeit (lateinisch: **c**eleritas)
In Abhängigkeit zum Medium unterschiedlich:
Menschliches Gewebe = 1540 m/s
[= 1,54 km/s = 154 000 cm/s = 1,54 mm/µs]
Luft (20 °C) = 343,2 m/s (1236 km/h)
Wasser = 1500 m/s
Formel: c = Wellenlänge (λ) x Frequenz (f)

C5-1 — Convexschallkopf mit 5-1 MHz

C-Steer — Color Steering (Gefäßduplex)

CA — -Celiac Artery (truncus coeliacus)
-Curved Array
Anordnung der Piezoelemente eines Konvexschallkopfe

CAA — Coeliac Artery Aneurysm

cAVK — cerebrale Arterielle Verschlusskrankheit

CAI — Color Amplitude Imaging

CALC — Calculations

Caliper — Geräteknopf zur Distanzmessung

CAS — -Carotid Artery Stenosis
-Carotid Angioplasty and Stenting

CB — Carotid Bifurcation

CBD — Common Bile Duct (Norm ≤ 6mm; ab 50 Jahre 1mm pro Dekade zusätzlich)

CBF — Cerebral Blood Flow
Norm: 60 ml pro Minute pro 100 Gramm Hirngewebe

CBV — Cerebral Blood Volume

CBS — Cruveilhier-von-Baumgarten-Syndrom
Kollateralfluss über rekanalisierte paraumbilikale Venen (oder die Umbilkalvene) bei portaler Hypertension. In bis zu 26% lässt sich dieser Umgehungskreislauf sonographisch nachweisen.

CCA — Common Carotid Artery (= ACC)

CCD — Color Coded Doppler

CCDS — Color-Coded Doppler Sonography

CCE — -Critical Care Echocardiography
-Chirp Coded Excitation
Patentiertes Verfahren zur Verbesserung der Bildqualität, wobei die Eindringtiefe verbessert wird. Der Trick besteht in der zeitlichen Verlängerung und Frequenzmodulation des ausgesendeten Signals. Die so erzielte Echokompression (und damit Energiedichte) erzeugt in lateraler und axialer Auflösung hervorragende Bilder.

CD — Color Doppler

CDE — Color Doppler Energy (entspricht dem Angio-mode bzw. Power.mode)

CDFI — Color Doppler Flow Imaging

CDI — Color Doppler Imaging (Toshiba-Geräte);
andere Geräte benutzen: Color oder C

CDS — Colour Duplex Sonography

CDUS — Color Doppler Ultrasound (oder CDU)

CDV — Color Doppler Velocity

CDVI Color Doppler Vascularity Index
Berechnung: Anzahl der Farbpixel einer Tumorsektion / Anzahl aller Pixel in der betroffenen Tumorsektion

CE Contrast Enhanced, Contrast Echocardiography, Coded Excitation

CEAP Clinical, Etiologic, Anatomic, Pathophysiologic
System zur Graduierung der Veneninsuffizienz unter Berücksichtigung von klinischen Zeichen (C), Ätiologie (E), Anatomie (A) und Pathophysiologie (P).

CECD Contrast-enhanced color Doppler sonography

CE-IOUS Contrast-Enhanced Intra-Operative UltraSound

CEUS Contrast Enhanced Ultrasound
(Ultraschallverstärkung mittels Kontrastbläschen)
Literatur: Dietrich CF et al.: How to perform Contrast-Enhanced Ultrasound (CEUS). Ultrasound Int Open 2017; 3: E2–E15
Internet: https://www.thieme-connect.de/products/ejournals/pdf/10.1055/s-0043-123931.pdf

CF -Color Flow (entspricht der Farbkodierung)
-Cardiac Frequency

CFA Common Femoral Artery

CFDI Color Flow Duplex Imaging

CFI Color Flow Imaging

CFM Color Flow Mapping (SonoScape Gerät)
Darstellung von Geschwindigkeit, Richtung, Spektrum mithilfe des Dopplerprinzips

CFV Common Femoral Vein (Vena femoralis communis)
Durchmesser: 12 mm (Norm in Ruhe); 15 mm (Norm unter Valsalva)

CH Compound Harmonic (Zonare-Gerät)

CHD Common Hepatic Duct (meist 4 cm lang und 4 mm im Durchmesser)

CHI Contrast Harmonic Imaging

CIA Common Iliac Artery
Durchmesser: 10,2 mm
Ektasie: ≥1,7 cm (Männer); ≥1,5 cm (Frauen)
Aneurysma: >2.5 cm

CIMT Carotid Intima-Media Thickness
Wird als Atherosklerose-Marker gewertet. Normwert bis 1 mm. Die Messung der Intima-Media-Distanz an der Arteria femoralis communis soll laut einigen Studien eine bessere Korrelation zum Atheroskleroserisiko ergeben.

CIPV Congestion Index Portal Vein
Berechnung:
CI = cross-sectional area portal vein / mean portal vein velocity

CIV Common Iliac Vein

CKD Chronic Kidney Disease

Clarify VE Clarify Vascular Enhancement
Funktion bei Acusongeräten zur Reduktion von Artefakten.

CLD Chronic Liver Disease

CM Cardio Myopathie

cm Centimeter

CMI Chronic Mesenteric Ischemia

CMUT Capacitive Micro-machined Ultrasound Transducer

CMQ Cardiac Motion Quantification

CnTI Contrast Tuned Imaging
Kontrastmittelgestützte Sonographie (Diagnostik; Follow-up)

CO Cardiac Output
Berechnung: CO = Herzfrequenz • Schlagvolumen

Couinaud — System zur Klassifikation der 8 Lebersegmente

Compound — zusammengesetzt (compound imaging)
Der Compound-Scan ist eine Kombination mehrerer Messungen bei unterschiedlichen Winkeln aber gleicher Position.

CPA — Color Power Angio
Angio-Modus. Gut geeignet für langsam fließende Gefäße, da es winkelunabhängig arbeitet.

CPD — Color Power Doppler

CPO — Cardiac Power Output
Parameter der Herzleistung.
Berechnung: CPO = CO x MAP / 451
[CO = cardiac output
MAP = mean arterial pressure
451 = Umrechnungsfaktor in Watt]

CPR — Cerebroplazentare Ratio
Berechnung: PI ACM / PI A. umbilicalis
[PI = Pulsatilitätsindex,
ACM = A. cerebri media]
Bedeutung: frühester Nachweis einer Plazentadysfunktion

CPS — Contrast pulse sequencing
Technologie zur Verbesserung der Bildqualität beim Kontrastmittel-Ultraschall

CPWG — Compound Pulsed Wave Generator (Hitachi Geräte)

CRA — Central Retinal Artery

CS — Coronary Sinus (Kardiologie)

CSA — Cross Sectional Area (cm^2). Messwert zur Berechnung des Volumenflusses

CSAR — Cross-Sectional Area Reduction

CSI — Clinical Sonographic Index

CSM — Combined Stroke and/or Mortality rate

CTD — Catheter-directed Thrombolysis

CTF — Continuous Transmit Focus

CTS — Carpal Tunnel Syndrome
Als möglicher Auslöser gilt die häufige Bedienung von Ultraschallgeräten.
Literatur: Mercer et. al. Occupational health hazards to the ultrasonographer and their possible prevention. *Journal of the American Society of Echocardiography 10: 4, 363-366, 1997.*

CTO — Continuous Tissue Optimation (GE-Geräte)

CUS — Carotid duplex Ultrasonography

CUSIC — Core Ultrasound in Intensive Care

CV — -Cephalic Vein
-Central Venous
-Cardio Vascular

CVC — Central Venous Catheters

CVD — Chronic Venous Disease

CVI — -Color Velocity Imaging
-Chronic Venous Insufficiency

CVIQ — Color Velocity Imaging Quantification

CVL — Central Venous Line

CVO — Chronisch venöse Obstruktion
Ursachen: postthrombotisch, May-Thurner-Syndrom, Atresien

CVS — Cardiovascular System

CW — -Continuous Wave (Dauerschall)
-Circle of Willis

CWD Continuous Wave Doppler
Cx Cervix (Gynäkologie)

D

D -Bedienungstaste → Doppler

Einige Geräte (z.B. Zonare, Siemens) haben einen D-Knopf, mit dem man auf PW-Modus umstellt und somit Messungen und Spektralkurve aufgerufen werden.

-Distanz
-Diameter

D = E Dates equal exam
D ≠ E Dates do not equal exam
D-% prozentuale Berechnung einer Stenose über den Diameter
DA Descending Aorta
DAOD Descending aortic diameter
DASS Dialysis Associated Steal Syndrome
dB Dezibel (zu Ehren von Alexander Graham Bell, 1847-1922)

Einheit um Schall zu messen, die im logarithmischen Maßstab erfolgt. Mit dem Dezibel wird das Verhältnis von zwei Schallintensitäten verglichen. Schallwellen üben einen Druck aus. Null (0) Dezibel entspricht 20 Mikro-Pasqual (µPa). Die Intensität von Ultraschall nimmt mit der Tiefe ab. Sie wird in dB pro cm gemessen.

DCFI Doppler Color Flow Imaging
DCPD Directional Color Power Doppler
DDR Dynamic Depth Resolution (Firma Terason)
DDU Duplex Doppler Ultrasound
DEGUM Deutsche Gesellschaft für Ultraschall in der Medizin.

Wissenschaftlich und praktisches Forum mit Erfahrungsaustausch auf dem Gebiet der medizinischen Ultraschallanwendungen.
Mit ca. 8000 Mitgliedern gehört sie zu den größten medizinisch-wissenschaftlichen Gesellschaften in Deutschland und zu den größten Ultraschallgesellschaften weltweit.
Der Arbeitskreis Vaskulärer Ultraschall wurde 1984 von Dr. Doris Neuerburg-Heusler und Prof. Dr. Gerhard von Reutern gegründet, damals noch unter dem Namen „Arbeitskreis für Gefäßdiagnostik“.

DeltaF Frequenzdifferenz oder Dopplershift oder Dopplerfrequenz

Doppler shift = empfangene Frequenz – gesendete Frequenz

<u>Berechnung</u>: $\Delta F = F_e \times F_s \times \cos\alpha \times 2 / c$

Fe = empfangene Frequenz (Reflektorfrequenz)
Fs = gesendete Frequenz (Schallkopffrequenz
cos α = Schallwinkel (Strahl zur Gefäßachse)
c = Schallausbreitung im Gewebe (1540 m/s)
2 = Berechnungsfaktor (der Dopplereffekt findet 2mal statt; der erste, wenn der Schall die Zelle trifft und der zweite, wenn die sich bewegende Zelle den Schall reflektiert).

DERMUS Dermatologic Ultrasound

DF Duty Factor (Angabe in Prozent)
Verhältnis von Impulsdauer zur Pulsrepetitionsperiode

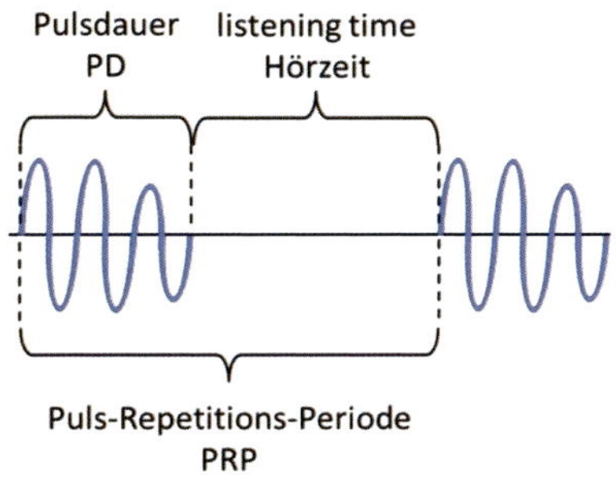

Berechnung:

DF = PD (in Mikrosekunden) / [PRP (in Millisekunden) x 1000]

PD = Pulsdauer
PRP = Puls-Repetitions-Periode
1000 = Umrechnungsfaktor Mikro-Millisekunden
Multipliziert mit 100 ergibt %.

Gepulste Systeme (PW-Sonographie) haben demnach einen sehr niedrigen Duty-Faktor, was die verhältnismäßig lange Zeit des Empfangens („Lauschens") zeigt.
In der CW-Sonographie, wo ständig gesendet wird, beträgt der Duty Faktor 1 (oder 100%)

DFT Discrete Fourier Transformation
DFU Diabetic Foot Ulcer
DGC Depth Gain Control (entspricht dem Time Gain Control)
DGO Digitale Gain Optimierung (Siemensgeräte)
DHC Ductus Hepato Choledochus
Werte: < 6 mm (physiologisch)
> 9 mm (pathologisch)
ca. 11 mm nach Cholezystektomie
DI -Directivity Index
-Damping Index
DICA -Distal Internal Carotid Artery
-Dolichoarteriopathy of the internal carotid artery
DICOM Digital Imaging and Communications in Medicine
Internationaler Standard zum Umgang mit Bilddaten
Dip engl. to dip = eintauchen, abfallen
Frühdiastolische Rückwärtsflussbewegung in der arteriellen Flusskurve. Sie ist Ausdruck des Aortenklappenschlusses.
Ein kleiner Anteil der Blutströmung fließt dabei über eine kurze Zeit rückwärts in Herzrichtung und wird unterhalb der Nulllinie (Negativfluss) abgebildet (zweite Komponente der arteriellen Flusskurve).

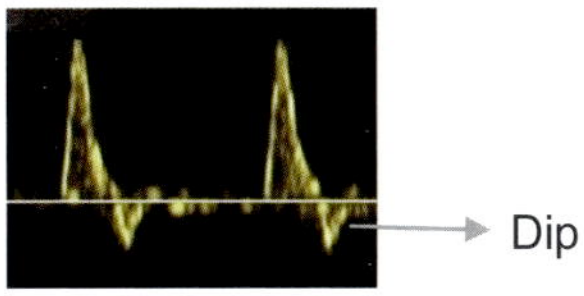

In der späten Diastole werden die zuvor gedehnten Arterienwände zurückgesetzt (Rückstellkräfte, Windkessel). Hierbei entsteht eine geringe (im Alter oft fehlende) Vorwärtsströmung. Diese bildet die dritte Komponente der arteriellen Flusskurve.

DiPhAS Digital phased array system

DMS Diagnostic Medical Sonographer

Doppler Christian Andreas Doppler; österreichischer Physiker und Mathematiker

Titel der Originalarbeit Christian Dopplers:
„Ueber das farbige Licht der Doppelsterne und einiger anderer Gestirne des Himmels".
(Gelesen bei der königlichen Gesellschaft der Wissenschaften zu Prag, in der naturwissenschaftlichen Sectionssitzung vom 25. Mai 1842.)

Dopplereffekt Sendefrequenz und Echofrequenz sind beim Schallen bewegter Objekte verschieden (diesen Unterschied nennt man Dopplershift)

- entfernt sich das beschallte Objekt, wird die Echofrequenz niedriger

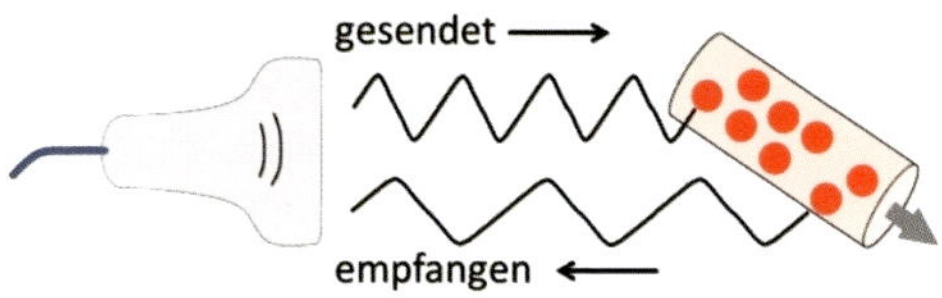

- nähert sich das beschallte Objekt, wird die Echofrequenz höher

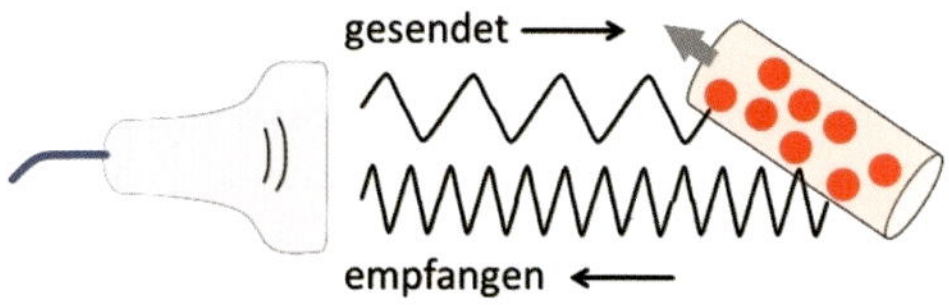

Douglas-Raum

Excavatio recto-uterina (Frau).
Tiefster Punkt des Unterbauchs. Freie Flüssigkeit ist hier beim Bauchtrauma sonographisch nachweisbar. Abhängig vom Menstruationszyklus ist ebenfalls freie Flüssigkeit nachweisbar (punctum maximum in Zyklusmitte).

DPI Doppler Power Imaging (synonym mit Power Mode, oder Angio Mode)

Echoamplituden werden farblich wiedergegeben (meist in gelb-braun Farben). Eine Richtungsanzeige ist nicht möglich. Gut geeignet zur Darstellung bei niedrigen Flussgeschwindigkeiten.

DPI Dopplerperfusionsindex (nach Fowler, 1991)

Berechnung: DPI
= Volumenfluss A. hepatica / Volumenfluss A. hepatica + V. portae
Ist bei Leberzirrhose und Lebertumoren (Metastasen) erhöht.
Normalwert: bis 0,25; bei Metastasen: 0,3 und höher.

DR -Dynamic Range (Verwendung von Graustufen)

- Je niedriger die DR (wenig Graustufen), desto mehr „schwarz-weiß" sind die Bilder. Der Kontrast ist stärker. Geeignet für Gefäßdarstellungen.
- Je höher die DR, desto mehr Graustufen werden verwendet und der Kontrast nimmt ab. Geeignet für Abdomen- und muskulo-skelettale Sonographie.

-Diabetische Retinopathie

DRS Dynamic Resolution System

DS Dynamic Scan
DSV Doppler Sample Volume (oder DV = Doppler Volume)
DSZ Distal Seal Zone
  Distale Verankerungsstelle in der endovaskulären Technik.
DTA Descending Thoracic Aorta
DTCE -Dynamic Transmit Correction
  Kontrastanhebung ohne Feinstrukturen zu verändern
  -Dynamik Tissue Contrast Enhancement
  Reduktion der Fleckenbildung und Kontrastverbessserung
DTE Doppler Tissue Energy
  Das reflektierte Gewebesignal wird in seiner Farbe verstärkt.
DTF Diaphragm Thickening Fraction
  Weaning Index zum Entwöhnen von Beatmungspatienten.
  [Giovanni Ferrari et al. Crit Ultrasound J. 2014; 6(1): 8.]
DTHI differential Tissue Harmonic Imaging
DTI Doppler Tissue Imaging
DTO Dynamic Tissue Optimization (Acuson Geräte)
DUE Duplex Ultrasound Evaluation
DUO Duodenum
DUS Diagnostic Ultrasound
Duty Faktor siehe DF
DV -Diastolic Velocity (entspricht der enddiastolischen Geschwindigkeit, EDV)
  -Doppler Volume (Philips-Geräte; entspricht dem Sample volume)
  -Ductus venosus (embryonale Gefäßverbindung zwischen Vena umbilicalis und Vena cava inferior)
DVI Doppler Velocity Index (Kardiologie)
DVT Deep Venous Thrombosis
DYN Dynamic Range (auch DR)
  Dient der Veränderung der Grauskala, um pathologische Strukturen besser zu erfassen.
  Die Art - weiß mehr weiß und schwarz mehr schwarz - zu machen.

E

E Elastographie
  Methoden: ElastoScan™, E-Breast™, E-Cervix™
E1 / P3 Kantenverstärkung / Persistenz
E/A Ratio Verhältnis früh- zu spätdiastolischer Mitraleinstromgeschwindigkeit.
  Echokardiographisches Verfahren zur Bestimmung der diastolischen Herzfunktion. Messparameter sind die mitrale Durchflusszeit und die pulmonale Venenflusszeit.
  E = early filling (passive Füllung des linken Ventrikels)
  A = active filling (aktive Füllung des linken Ventrikels durch Vorhofkontraktion)
  Beurteilung: E/A = 1 (normal)
  E/A < 1 (leichtgradige diastolische Störung)
  E/A > 2 (1. pathologisch; älterer Patient mit Restriktion)
  (2. normal bei jungem Sportler)

E/E' Ratio — Echokardiographischer Messparameter zur Beurteilung der linksventrikulären Füllungsdrucke.
E = mitraler Inflow (cm/s)
E' = Myokardgeschwindigkeit (cm/s)
[Gemessen mit Gewebedoppler am lateralen und medialen Mitralanulus]
Beurteilung: E/E' < 8 (normal)
> 14 (erhöhte Füllungsdrücke)
E' lateral < 10 cm/s, septal < 8 cm/s, gemittelt < 9 cm/s } diastolische Störung
Der linksatriale Füllungsdruck (LAP) lässt sich daraus nach folgender Formel berechnen:: LAP = (E/E' x 1,25) + 1,9
Literatur: Recommendations for the Evaluation of Left Ventricular Diastolic Function by Echocardiography: An Update from the American Society of Echocardiography and the European Association of Cardiovascular Imaging.
Nagueh et al., Eur Heart J Cardiovasc Img 2016, 17:1321-60

EAE — European Association of Echocardiography
Internet: https://academic.oup.com/ehjcimaging/article/9/4/438/2403120/European-Association-of-Echocardiography

EAV — End Acceleration Velocity

EBUS — Endobronchial Ultrasound

ECA — External Carotid Artery

ecAVGs — early cannulation Arteriovenous Grafts

ECCS — Extracranial color-coded Sonography

ECD — -Extracranielle Dopplersonographie
-Echo-Color-Doppler

ECDU — Extracranial Carotid Duplex Ultrasonography

Echo — Akustisches Signal. Es entsteht durch Reflexion oder Streuung von Schallwellen an Grenzflächen. Echosignale von Strukturen des Körpers enthalten zum einen die Grundfrequenz des Sendeimpulses aber auch sogenannte Vielfache (oder Harmonische) dieser Frequenz.
[Der Wortursprung stammt aus der griechischen Mythologie und ist der Name einer griechischen Bergnymphe. Diese musste als Strafe an sie gerichtete Worte wiederholen].

ECI — Elasticity Contrast Index

ECMUS — European Committee of Medical Ultrasound Safety

EC-Schallkopf — Endocavitärer Schallkopf

ECST — European Carotid Surgery Trial

ECVD — Extracranial Carotid and Vertebral artery Disease

EDV — -End Diastolic Volume
-End Diastolic Velocity (Parameter der Gefäßströmung)

EDVr — End Diastolic Velocity Ratio

EF — Ejection Fraction (kardialer Auswurf) in Prozent
Berechnung: $EF = (V_d - V_s / V_d) \times 100$
V = linksventrikuläres Volumen (ml)
s = Systole
d = Diastole

EFSUMB — European Federation of Societies for Ultrasound in Medicine and Biology
Gegründet 1972 in Basel (Schweiz)

EHIT — Endovenous Heat Induced Thrombosis

EHPVO — Extrahepatic portal vein obstruction

EIA External Iliac Artery
EI-Skala Graustufenskala oder Farbpalette für Elastizitätsbildgebung
EIV External Iliac Vein
EJV External Jugular Vein
EL Endoleak
Endoleckage nach Ausschalten eines Aneurysmas durch eine Stentprothese (EVAR-Technik)
Elastographie Ultraschallverfahren (FibroScan) zur Messung der Gewebeelastizität oder Steifigkeit.
Unterschiedliches Gewebe lässt sich unterschiedlich farblich markieren, wobei die Farben von blau-violett (für hart, wenig verformbar) über grün-gelb (für mittelhart) bis rot (für weich) vergeben werden. Die Farben werden dann dem normalen Ultraschallbild überlagert. Da z.B. Tumorgewebe eher als hart gilt, würde es an der blau-violetten Farbe erkennbar sein.
ElaXto Elastography Measure
Strain (deformation) = $(L_1 - L_0) / L_0$
EM Emergency Medicine (Untersuchungstyp)
EMV elektromagnetische Verträglichkeit
EMR Electronic Medical Record
ENV Enhanced Needle Visualization
EP Emergency Physician
EPSS E = Early ventricular filling (via the mitral valve)
PSS = Point of mitral valve to ventricular Septal **S**eparation
= Distanz zwischen Mitralklappe (anteriores Segel) und Septum
Normal: < 1 cm
Bei > 2 cm liegt die Ejektionsfraktion < 30%.
EROA Effective regurgitant orifice area (Quantifizierung der Mitralinsuffizienz)
E/S Emergency Service
ESP Early Systolic Peak
ESRD End-Stage Renal Disease
ESSR European Society of Musculoskeletal Radiology
ESUS Embolic Stroke of Undetermined Source
ESV End Systolic Volume
ESVI Endsystolischer Volumenindex des linken Ventrikels (ml/m^2 BSA)
ETS Erst-Trimester-Screening
EULAR European League Against Rheumatism
EUS -Endoscopic Ultrasound
-Emergency Ultrasound
EV Esophageal Varices
EV-Schallkopf
Endovaginaler Schallkopf
EVTA Endovenous Thermal Ablation

F

F -Frequency
-Wandfilter Einstellung
-Flow (FF = foreward fow; BF = backward flow)

FAC Fractional Area Change
Bestimmung der Flächenänderung im 4-Kammerblick.
Berechnung: der rechtsventrikulären (RV) systolische Funktion
RV FAC (%) = (RV EDA – RV ESA)/RV EDA x 100
[EDA = Enddiastolische Area;
ESA = Endsystolische Area]
Norm: 32 – 60%

FAR Flow Acceleration Rate (Normalwert > 5 m/second^2)

Farbdoppler 1. Die Zuordnung der **Strömungsrichtung** erfolgt über die **Farbe**.
Rot bedeutet Strömung zur Sonde hin; blau bedeutet Strömung von der Sonde weg.
2. Die Zuordnung der **Strömungsgeschwindigkeit** erfolgt über den **Farbton**.
Helle Farben bedeuten schnelle Flüsse und umgekehrt.

FAST Focused Assessment with Sonography in Trauma
eFAST = extendend Focused Assessment with Sonography in Trauma
Im Rahmen der initialen notfallmäßigen Diagnostik von Traumapatienten wird dieser Ultraschall direkt am Bett (bedside) noch in der Notaufnahme durchgeführt.
FAST ist Bestandteil des durch die amerikanische Chirurgenvereinigung (American College of Surgeons) eingeführten Programms Advanced Trauma Life Support (ATLS).

FATE Focus Assessed Transthoracic Echo

FC Fibrous Cap
Die Plaque bedeckende Schicht gegen das strömende Blut. Das Vorhandensein einer fibrösen Kappe spricht für eine stabile Plaque.

FCT Fibrous Cap Thickness
Sonographische Möglichkeit atheromatöse Plaques bezüglich ihrer Stabilität zu messen

FCU Focused Cardiac Ultrasonography

FDP First Diastolic Peak velocity

FEEL Focused Echocardiographic Evaluation in Life Support

FEER Focused Echocardiographic Evaluation in Resuscitation Management

FF Free Fluid

FFT Fast Fourier Transformation

FHM Fetal Heart Movements

FHR Fetal Heart Rate (Geburtshilfe)

FHT Fetal Heart Tones

FIBI Finger Brachial Index
normal = 0,8 - 1,2
pathologisch = < 0,7

FibroScan® Verfahren der Ultraschall-Elastographie (eingeführt 2005) zur Messung von bindegewebigen Veränderungen (z.B. Zirrhosediagnostik der Leber).
gesunde Leber: 3,0 und 7,5 kPa
Leberzirrhose: 13 und 75 kPa

FKDS Farbkodierte Duplex Sonographie

FL Femur Length (Geburtshilfe)

FLL Fokale Leber Läsion

FMBV Fractional Moving Blood Volume
Anwendung in der Messung der fötalen Durchblutung

FMI Frequency Modulation Index

FNA Fine Needle Aspiration

FNAB Fine Needle Aspiration Biopsy

FoCUS Focused Cardiac Ultrasound

FOD Fronto-Occipitaler Durchmesser (Gynäkologie)

FOV Field Of View (Monitorbild)
Abbildung der empfangenen Echosignale auf dem Bildschirm.

FPS Frames Per Second

FR Frame Rate (Bildaufbaurate)
Synonym auch als zeitliche Auflösung (temporal resolution) bezeichnet.
Liegt meist zwischen 30-100 Hertz (frames/sec)

Fraunhofer Zone
Fernfeld des Sonographiebildes

Fresnel Zone
Nahfeld des Sonographiebildes

FREQ Frequenzbereich (Frequency)
Moderne Schallköpfe sind als Breitbandtransducer angelegt, die mit einer mittleren Frequenz (im angegebenen Bereich) arbeiten.

Frequenz Anzahl der Schwingungszyklen pro Zeiteinheit.
Maßeinheit ist das Hz (Hertz).
Medizinischer (diagnostischer) Schall verwendet 2 - 20 Hz

FRZ Freeze Funktion (meist am unteren rechten Bedienungsfeld)
Taste zum Einfrieren des Bildes und damit Möglichkeit von Messungen und Dokumentation. Eine kurze Zeitspanne von etwa 30 Sekunden ermöglicht durch Bewegungen am Trackball die letzten Bilder aufzurufen (Navigationsfunktion).

FS Fractional Shortening (Kardiologie)
gemessen im M-mode
Berechnung: FS = (LVEDD - LVESD / LVEDD) x 100
left ventricular end-systolic diameter (LVESD)
left ventricular end-diastolic diameter (LVEDD)
Norm: 25 - 45%

FS Fruchtsack. (Gynäkologie)
Wird ab der 6. Schwangerschaftswoche sichtbar und vermessen.

FSI Full Spectrum Imaging (Samsung Geräte)

FT Fourier Transformation
Das Prinzip von Fourier besagt, dass jede komplexe periodische Schwingung und damit auch das Doppler-Spektrum, in einzelne Sinusschwingungen aufgeteilt werden kann.

FTc Flow Time corrected

FTHI Filtered Tissue Harmonic Imaging (Firma Alpinion)

FTI Fatty Tissue Imaging
Verbesserte Bildqualität fetthaltiger Gewebe (z.B. Brustdiagnostik)

FUS Focused Ultrasound

FV -Flow Volume (Volumenfluss in ml pro Minute)
Berechnung (Duplexmodus):
mittlere Geschwindigkeit x Fläche x 60
Geschwindigkeit (time averaged velocity, TAMV) = cm/s
Fläche (Gefäßquerdurchmesser) = Radius x Radius x 3,14 (π)
60 = Umrechnung von Sekunden auf 1 Minute
-Flow Velocity

FWI Fruchtwasserindex
Abstandsmessungen anhand von vier 2-D-Bildern

FZ Focal Zone

G

G Gravida (Geburtshilfe)
GA Gestational Age (Geburtshilfe)
GB Gallenblase (Messwerte sehr variabel)
Befundung: Länge: 8 - 12 cm
Breite: 4 - 5 cm
Wanddicke < 3 mm (nüchtern)
GbH Geburtshilfe
GCA Giant Cell Arteriitis
GCCUS General Critical Care Ultrasound
GDA Gastro-duodenal Artery
GED geschätzte Entbindungsdatum
Gen General
GHL Gastrohepatic ligament
GI Gastro-Intestinal
GIUS Gastrointestinal Ultrasound
GLS Global Longitudinal Strain (Kardiologie)
Maß für die Verformbarkeit der linksventriklären Muskelmasse als Parameter der Pumpleistung (ergänzend zur Ejektionsfraktion)
Berechnung: GLS [%] = (LES - LED) / LED • 100
LES = Länge der Kammerwand am Ende der Systole
LED = Länge der Kammerwand am Ende der Diastole
Gn Gain (Vestärkung)
2 Gaineinstellungen sind möglich:
Schwarz-weiß Gain (wird reguliert meist mit dem B-Bild-Knopf)
Farb Gain (verstärkt/schwächt die Farbfüllung in Gefäßen)
Graustufen Bildgebende Verfahren verwenden Grauwerte zwischen weiß und schwarz.
Das menschliche Auge unterscheidet 60 - 80 Graustufen.
Das CT unterscheidet 4096 Graustufen, die in Hounsfield-Einheiten (HU) angegeben werden.
Wasser hat 0 HU, Luft hat minus 1000 HU.
GS Gray Scale (entspricht dem B-Bild)
GS 1,5 Gate Größe
GSC Gray Scale Curve (Grauwertkurve)
Je nach Gerät stehen bis zu 16 verschiedene Grauskalen zur Verfügung.
GSM Gray Scale Median
Terminus zur Plaque-Klassifikation im Ultraschall
GSV Greater Saphenous Vein (Vena saphena magna)
GSVJ Greater Saphenous Vein Junction (Saphena magna Crosse)
GTH Gesellschaft für Thrombose-und Hämostaseforschung
Geschäftsstelle: Hansaring 61, D-50670 Köln
Kontakt E-Mail: mail@gth-online.org
Telefon: +49 221 1612 516
Fax: +49 221 1612 100
Gründung: 1982, als die deutsch-österreichisch-schweizerische Gesellschaft für Thrombose- und Hämostaseforschung e.V. (GTH).
Jährlich eine Tagung im Dreiländergebiet Deutschland-Österreich-Schweiz
GV Gas Vesical (Gasbläschen)
Fachbegriff aus der Kontrastmittelsonographie

H

H Harmonic
HA Hepatic Artery (Anteil am Leberzufluss: 20 - 30%)
HAPI Hepatic Artery Pulsatility Index (= 0,92)
HARI Hepatic Artery Resistive Index (= 0,55 - 0,8)
HVAT Hepatic-Vein Arrival Time
HC -Head Circumference (Gynäkologie)
-Harmonic Compounding
HD Hepatic Duct
HF -Herzfrequenz
-Heart Failure
-Head Feet (Gynäkologie)
HHD Hand-Held-Doppler
HHUSD Handheld Ultrasound devices
HHU Hand-held Ultrasound
HI Harmonic Imaging
HI-RTE Hitachi Real-Time Gewebeelastographie
HI-RVS Hitachi Real-time Virtual Sonography
HIFU hoch-intensiver fokussierter Ultraschall
Intensitäten von 100 - 10 000 mW/cm² und Schalldrücke bis zu 30 MPa
Wird z.B. bei Pankraestumoren therapeutisch eingesetzt.
Hirntod Richtlinien zur Diagnostik des Hirntods.
Literatur: Doppler- und Duplexsonografie in der Diagnostik des irreversiblen Hirnfunktionsausfalls „Hirntod"): Aktuelle Richtlinien in Deutschland und benachbarten Ländern. Ultraschall in Med 2016; 37: 558–578
HITS High Intensity Transient Signals
Signale während transkranieller Sonographie, die als Mikroembolien oder Artefakte gedeutet werden.
HMA Hand Measured Angle
Winkelkorrektur per Hand
HME Health Medical Equipment (Samsunggeräte)
H/M/L High/ Middle/ Low
HPD Harmonic Power Doppler
HPF High Pass Filter (nur im Dopplermodus; also CW oder PW)
HR -Heart Rate
-High Resolution (hoch auflösend)
HRT Heart
HRUS High resolution Ultrasound Sonography
HSCI Harmonic Spatial Coherence Imaging
HTN Hypertension
HTT Hepatic Transit Time
HV Hepatic Vein
mittlere Lebervene (MHV): teilt die Leber in den rechten und linken Lappen
rechte Lebervene (RHV): teilt den rechten Leberlappen in die anterioren und posterioren Segmente
linke Lebervene (LHV): teilt den linken Leberlappen in die medialen und lateralen Segmente
HVPG Hepatic Venous Pressure Gradient
Invasiver Messparameter zur Bestimmung des Pfortaderhochdruckes
HyCoSy Hysterosalpingo Contrast Sonography (Gynäkologie)
Hyperschall Schallfrequenzen über 1 Giga Hertz

Hz Hertz (1 Hz = 1 Schwingung pro Sekunde)
[Heinrich Hertz, deutscher Physiker, 1857 - 1894]

I

I Intensity (of ultrasound exposure)
Wichtiger Begriff zum Verständnis von Bioeffekten und Sicherheit des Ultraschalls
Berechnung: I = Power/ Area in mW/ cm^2

IA -Innominate Artery (= Truncus brachiocepalicus)
-Iliac artery (Norm: bis 1,4 cm Durchmesser)

IAS Interatrial Septum (Kardiologie)

IBD Inflammatory Bowel Disease

ICA Internal Carotid Artery

ICAS Internal Carotid Artery Stenosis

ICAVL Intersocietal Commission for the Accreditation of Vascular Laboratories

ICE Intra-Cardiac Echocardiography

IE Infectice Endocarditis

IEC International Electrotechnical Commission
(Regelung verbindlicher Normen entsprechend dem deutschen DIN)
IEC 950 for data processing equipment and
IEC 601-1 for medical equipment

IIA Internal Iliac Artery

IIV Internal Iliac Vein

IJV Internal Jugular Vein

IMA Inferior Mesenteric Artery

IMC Intima-Media Complex
Messung: am Ende der Diastole (R Zacke)

IMT Intima Media Thickness (normale Arterien = 0,4 – 0,7 mm)
CIMT = Carotid IMT
FIMT = Femoral IMT

IMV Inferior Mesenteric Vein (3 - 6 mm)
Durchmesser > 6 mm kann Hinweis auf portale Hypertension sein.

Int.op. Abd. Intraoperativ Abdomen

Int.op. vas Intraoperativ vaskulär

IO Abd Intraoperatives Abdomen

IODUS Intraoperativer Doppler Ultraschall

IOE Intra-operative Echokardiographie

IOL Intra Ocular Lens (Ophthalmologie)

IOTA-ADNEX
Tool zur Klassifizeirung von Ovarialtumoren

IOUS intraoperative ultrasound

IPMN Intraductal papillary mucinous neoplasms (Pankreassonographie)

IPV Incompetent Perforator Veins

IRA Interlobar Renal Artery

ISR In-stent Restenosis

ISUOG International Society Ultrasound in Obstetrics & Gynecology

IUGR Intra Uterine Growth Restriction (Geburtshilfe)

IUP Intra-Uterine Pregnancy (Geburtshilfe)

IVC Inferior Vena Cava
Sonobefund: - atemmodulierte Kaliberschwankungen
(Zunahme in Exspiration; Abnahme in Inspiration)
- Durchmesser bis 2,5 cm normal

IVRT — Isovolumetric Relaxation Time
Beurteilung: <100 ms (normal)
>100 ms (diastolische Relaxationsstörung)
IVS — Interventricular Septum (7 - 12 mm)
IVUS — Intravascular Ultrasound
Seit 1972 eingeführt
Schallfrequenz: 30 - 40 MHz
IUWR — Intrauterine Wachstumsretardierung (Geburtshilfe)

J

J — Joule
Abgeleitete Energieeinheit (Wärmemenge, Arbeitsenergie)
JASE — Journal of the American Society of Echocardiography
JVP — Jugular Venous Pressure
Norm: 6-8 cm H_2O
JW — Jet Width

K

K — -Kelvin (SI-Basiseinheit der Temperatur)
Eine Temperatur von 0° Celsius entspricht 273,15° Kelvin und 0° Kelvin (sogenannter absoluter Nullpunkt) entsprechen -273,15° C.
-Kammerblick (Kardiologie)
kHz — Kilo Hertz (= 1000 Hertz; 1000 Schwingungen pro Sekunde)
KID — Kidney (Niere)
KMB — Kontrastmittelbildgebung
Knobology — Im Deutschen auch als Knopfologie direkt übersetzt. Gemeint sind alle Bedienungselemente einer Maschine (Drucktasten, Schieberegler, Drehknöpfe), die dem Einstellen des Gerätes dienen. Sie sind an den einzelnen Geräten oft unterschiedlich angeordnet, sind aber meist gleich benannt. Werden sie optimal genutzt, werden optimale Ultraschallbilder erzielt.
Koller-Pouch — Recessus spleno-renalis
Anatomischer Spaltraum zwischen Milz und linker Niere.
Normal ist hier eine schmale weißgraue Gewebestruktur zu sehen.
Eine schwarze (echoleere) Zone um die Niere oder Milz spricht für eine intraabdominale Blutung.
KV — Kardioversion (Kardiologie)
Unterschieden wird die elektrische von der medikamentösen Kardioversion.

L

L, Lt — Links, Left
L5-1 — Linearschallkopf mit 5-1 MHz
LA — -Long Axis (sonographische Messung in Längsachse, longitudinal)
-Left Atrium
Durchmesser: 27-38 mm (parasternale lange Achse)
Volumen: 34 ml/m^2 (biplan gemessen im 2- und 4-Kammerblick)
-Linear Array
Anordnung der Piezoelemente eines Linearschallkopfes

LAA Left Atrium Appendage (Kardiologie)
LAE Left Atrium Enlargement (Kardiologie)
LARRD Longitudinal, Axial•Range, Radial, Depth
Synonym für axiale Auflösung
Berechnung: LARRD (mm) = Spatial pulse length (mm) / 2
Praxis: Auflösung ist abhängig von der Transducerfrequenz und kann damit nicht vom Untersucher verändert werden.
LAS Large Artery Stroke
LATA Lateral Angular Transverse Azimuthal
Synonym für laterale Auflösung
Praxis:
Die Fokuszone liefert die besten Bilder für die laterale Auflösung.
Je weiter von der Fokuszone (Fz) entfernt (egal ob Nahfeld oder Fernfeld) wird die laterale Auflösung schlechter.
Die laterale Auflösung ist stets schlechter als die axiale, weil Ultraschallpulse eher weit als kurz sind.

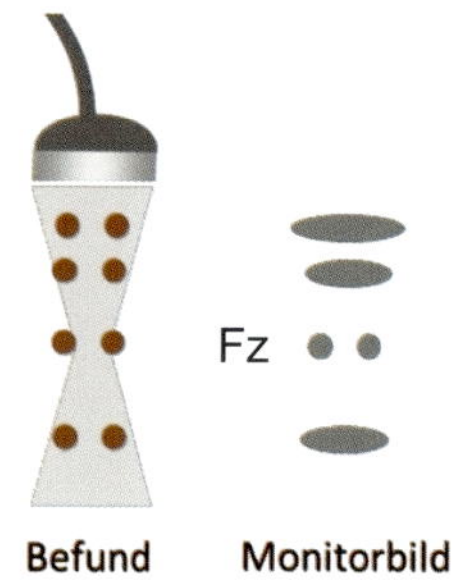

LAVI Left Atrium Volume Index (Kardiologie)
Normwert LAVI max. 15 - 41 ml/m^2
LCC Left Coronary Cusp (Kardiologie)
LDS Lipodermatosklerose
LE Lower Extremity
LEB Lower Extremity Bypass
LET Lower Extremity Thrombosis
LGA Large for Gestational Age (Geburtshilfe)
LGC Lateral Gain Compensation
Hier wird die Bildhelligkeit (Brightness) horizontal von Seite zu Seite gesteuert (im Gegensatz zur TGC, wo sie von oberflächlich zur Tiefe geändert wird).
LGV -Left Gonadal Vein
-Left Gastric Vein
LH Left Heart
LI Lindegaard-Index (LI)
Dieser Index dient der Diagnostik von intrazerebralen Flussbeschleunigungen, bedingt durch Hyperämie oder Hypervolämie.
Es wird der Quotient der Flussgeschwindigkeit in der Arteria cerebri media (ACM) und der extrakraniellen Arteria carotis interna (ACI) bestimmt. (Lindegaard, Nornes et al. 1988).
Vasospastische Prozesse der Arteria cerebri media lassen sich differentialdiagnostisch unterscheiden (pathologisch: LI >3).
LIIV Left internal iliac vein
Limberg Score
Darmwandvaskularistion bei entzündlicher Darmerkrankung.
Beurteilt wird der Hyperämiegrad und in 4 Stadien eingeteilt.
Limberg I = Wandverdickung ohne Hyperämie (keine intramuralen Gefäße)
Limberg II = kurzstreckige Gefäße nachweisbar (= Hyperämie Grad I)
Limberg III = langstreckige Gefäße nachweisbar (= Hyperämie Grad II)
Limberg IV = langstreckige Gefäße bis ans angrenzende Mesenterium (= Hyperämie Grad III)
LK -Left Kidney
-Lymphknoten

LL	Lower Limb
LLL	Left Liver Lobe (Leberanatomie)
LMP	Last Menstrual Period (Gynäkologie)
LML	Left Medial Lobe (Leberanatomie)
LN	Lymph Node
LNA	-Low-Noise Amplifier -linke Nierenarterie
LNV	linke Nierenvene
LOC	Loss Of Correlation
LOS	Level of Suspicion
LPA	Left Pulmonary Artery
L/R	Links/ Rechts
LRA	Left Renal Artery
LRV	Left Renal Vein Verläuft zwischen Aorta und A. mesenterica superior. Wird sie hier komprimiert, spricht man vom Nussknacker Syndrom (daran denken bei Hämaturie!).
LS	Longitudinal Slide (Längsachse)
LSA	Left Subclavian Artery
LSV	Lesser Saphenous Vein (Vena saphena parva)
Lt Uterin A	Left Uterine Artery
LUCI	Lung Ultrasound in the Critically Ill
Lungpoint	Der Lungenpunkt (weißer Kreis) stellt den Übergang von physiologischen Verhältnissen (mit anliegender Lunge) zum Pneumothorax (mit fehlendem Lungenkontakt zur Pleura parietalis) dar.

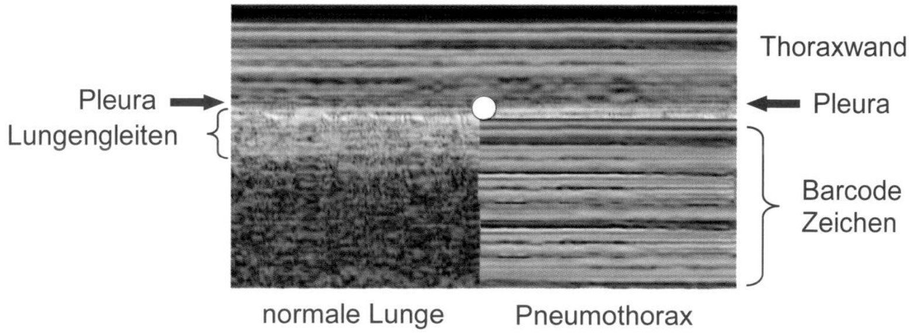

LUQ	Left Upper Quadrant (linker Oberbauch)
LUS	-Laparoscopic Ultrasound -Lung Ultrasound
LVALd	Left Ventricular Long-axis Area at end Diastole
LVALs	Left Ventricular Long-axis Area at end Systole
LVArea	Left Ventricular Area
LVD	Left Ventricular Dimension
LVDd	Left Ventricular Dimension Diastolic
LVDFS	Left Ventricular Dimension Fractional Shortening
LVDs	Left Ventricular Dimension Systolic
LVEDV	Left Ventricular End Diastolic Volume

LVEF	Left Ventricular Ejection Fraction Berechnung: LVEF = (EDV - ESV)/EDV [EDV = end-diastolic volume ESV = end-systolic volume] Norm: ≥55% pathologisch mild ↓: 45%-54% moderat ↓: 30%-44% schwer ↓: <30%
LVESV	Left Ventricular End Systolic Volume
LVH	Left Ventricular Hypertrophy (Kardiologie)
LVI	Liver-Vascular-Index Berechnung: LVI = mittlere Pfortadergeschwindigkeit / Pulsatilitätsindex (PI) A. hepatica
LVID	Left Ventricular Internal Dimension
LVO	Left Ventricular Opacification Opacification ist die Füllung einer echofreien Region durch Echos; hier des linken Ventrikles mithilfe Mikrobläschen (Kontrast-Echo).
LVOT	Left Ventricular Outflow Tract (Norm: 18 - 22 mm)
LVPW	Lef Ventricular Posterior Wall; normale Dicke: 6 - 10 mm
LVV	Large Vessel Vasculitis Formen: Arteriitis temporalis; Riesenzell-Arteriitis; Takayasu Arteriitis; idiopathische Aortitis
LX	Long Axis (Transducerposition in Längsachse)

M

m	Meter
M	Mapsettings (Zonare-Gerät)
M-Taste	Motion Mode (Funktionstaste) Drückt man die M-Taste wird eine durch mehrere Punkte markierte Linie dem B-Bild überlagert. Über diese Achse wird nun das B-Bild über die Zeit in einem zweiten Fenster dargestellt. Es erscheint zusätzlich ein laufendes Diagramm neben oder unterhalb des B-Bildes.
MAC	Mitral Anulary Calcification (Kardiologie)
Makkaroni	Phänomen der zirkulären Wandverdickung mit kleinem zentralen Arterienlumen bei Arteriitis (auch Halo-Zeichen genannt)
MAPSE	Mitral annular plane systolic excursion (identisch mit AVPD, siehe dort) Normwert: > 1 cm Nach aktuellen kardiologischen Leitlinien kein hoher Stellenwert.
MAR	Mesenteric-Aortic velocity Ratio
Matrix	Matrixschallköpfe werden in der Kardiologie zur Echtzeitdarstellung schlagender Herzen verwendet. Die Volumenwiederholungsrate liegt bei 10 Volumen pro Sekunde. Dazu warden über 3000 Elemente (Arrays) verwendet.
MB Tech	Multi Beam Technology auch Compound Imaging genannt
MCA	Middle Cerebral Artery
MCE	Myocardial Contrast Echocardiography
MCL	Mid Clavicular Line
MCOT	Mitral valve Closure to Opening Time
MDU	Micro Doppler Ultrasound
MDV	-Minimal Diastolic Velocity (entspricht EDV, enddiastolic velocity) -Mean Diastolic Velocity

MELD	Model End-Stage Liver Disease Score
MES	Microembolic Signals Während transkranieller Sonographie abgeleitete Signale
MFS	Maximum Frequency Shift
MFUT	Multi-Frequency Ultrasound Transducer
MFV	Mean Flow Velocity
MGA	Mean Gestational Age (Geburtshilfe)
MHz	Mega Hertz (1 MHz = 1 000 000 Hz)
MI	-Mechanical Index (wichtig bei Untersuchungen mit Ultraschallkontrastmitteln) -Mitralinsuffizienz Gradierung nach der Vena contracta Methode: MI Grad I = bis 3 mm MI Grad II = 3-6,9 mm MI Grad III = >7 mm
MICA	Mid Internal Carotid Artery
MIF	Mechanical Index Focuszone in den aktiven Fokuszonen gemessene maximale Anzahl mechanischer Indizes
Milzlänge	bis 13 cm normal
MKE	Mitralklappenersatz
MKP	Mitralklappenprolaps
ML	Midline (Mittellinie)
MLF	Main Lobar Fissure (Verbindungslinie von Pfortader zum Gallenblasenhals)
M-mode	Motion modulation (M-mode Darstellung; Echokardiographie)
MM	-Motion Mode (entspricht M-mode) -Medialer Malleolus
MNG	Multinodular goiter (struma diffusa et nodosa)
Modal-Frequenz	Registrierung der am häufigsten vorkommenden Frequenzanteile
Morison-Pouch	Anatomischer Spaltraum zwischen Leber und rechter Niere. Recessus hepato-renalis. In Rückenlage bildet dieser Raum den tiefsten Punkt der Bauchhöhle. Intraabdominale Blutungen lassen sich als freie Flüssigkeit hier sonographisch nachweisen.
MPA	Main Pulmonary Artery
MPI	-Myocardial Performance Index (oder Tei-Index) Globaler Parameter der Herzfunktion Berechnung: MPI = (IVRT + IVCT) / ET [IVRT = isovolumic relaxation time IVCT = isovolumic contraction time ET = ejection time] Normwert LV-MPI: 0,39 [±0,05] dilatative Kardiomyopathie: 0,59 [±0,10] -Mean Pixel Intensity
MPR	Multiplanar Reconstruction
MPV	Main Portal Vein (niedriger Fluss mit 15 - 28 cm/s)
MRayl	Mega Rayl Bedeutung: Maßeinheit der akustischen Impedanz $1\ M = 10^6$ $1\ Rayl = 1 Pa \times s \times m^{-1}$
MSA	Machine Set Angle Winkelkorrektur durch die Maschine
MSK	Musculoskeletal (Untersuchungstyp)

MSUS Musculoskeletal Ultrasound (oder MSKUS)
MT Medical Therapy
MTC Medullary Thyroid Carcinoma
MTI Microbubble Trace Imaging
MTS May-Thurner-Syndrom
Kompressionssyndrom der linken Vena iliaca communis durch die darüber verlaufende rechte Arteria iliaca communis (Erstbeschreibung als eigenständiges Syndrom durch Cockett)
MTT Mean Transit Time
MUG-DPL Modified Ultrasound-guided Diagnostic Peritoneal Lavage
Murphy Sign Palpation mit schmerzhafter Gallenblase am Rippenbogen bei tiefer Inspiration.
Statt der Fingerpalpation kann durch den Schallkopf der Schmerzbefund ausgelöst werden (= sonografisches Murphy -Zeichen).
MUS Miktions-Ultraschall-Sonographie
MV -Mitral Valve
-Mean Velocity
MVA -Mitral Valve Area
Berechnung: MVA (cm^2) = 220 / PHT
(PHT = pressure half time, msec)
-Mitral Valve Assessment
3D-Mapping der Mitralklappe (Struktur, Blutfluss)
mVD mean Vessel Diameter
MVG Myocardial Velocity Gradients (Kardiologie)
Berechnung: $MVG(s^{-1}) = (V_2 - V_1) / d \cdot \cos \alpha$
$V_2 - V_1$ = Geschwindigkeitsdifferenz;
d = Abstand zweier Messorte
cos α = Schallwinkel zur Herzachse
MVI Micro Vascular Imaging
MVP Mitral Valve Prolapse (Kardiologie)
MVR Mitral Valve Replacement (Herzchirurgie, Kardiologie)
MVT Mesenteric Venous Thrombosis
MVV Medium-vessel Vasculitis
Formen: Kawasaki Erkrankung; Polyarteritis nodosa

N

NAD Nothing abnormal detected
NAFLD Nonalcoholic Fatty Liver Disease
Nahfeld/ Fernfeld

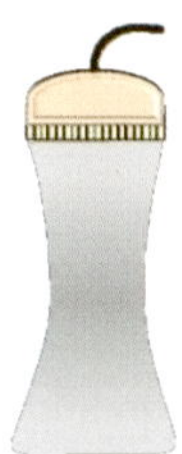

Nahfeld (Fresnel Zone)

Focusbereich

Fernfeld (Fraunhofer Zone)

NASCET North American Symptomatic Carotid Endarterectomy Trial
NAST Nierenarterienstenose
NCC Non Coronary Cusp (akoronares Aortenklappensegel)
NeedleMate Nadelführung

Neo Echo — Neonatales Echo

Neper (Np) — dimensionslose, logarithmische Maßeinheit für Pegel und Maß in der Elektrotechnik und Akustik (John Napier (1550-1617, latinisiert "Neper")

NFL — Near Field Length

Berechnung: NFL = a^2 / λ (a = Transducerradius; λ = Wellenlänge)
Großer Transducerradius = breiter Schallbeam = schlechte laterale Auflösung

Nieren Volumen

60 bis 230 ml

NKF-DOQI — National Kidney Foundation–Dialysis Outcomes Quality Initiative

NKS — Nußknacker-Syndrom (retroperitoneale Gefäße)

Kompression der linken Nierenvene zwischen Aorta und A. mesenterica superior mit Rückstau in die linke Niere

NL — Nuchal Translucency (Geburtshilfe)

Screening Methode (frühe Schwangerschaft) auf Down-Syndrom (subkutane Flüssigkeitsansammlung der dorsalen Halsregion). Über 6 mm gilt als verdächtig.

NM — Notfall-Medizin

NOMI — Non Occlusive Mesenteric Ischaemia

NSRG — Neurosonology Research Group

Nyquist — Auch Nyquist-Shannon Theorem genannt.
Als Nyquist-Grenze wird diejenige Dopplerfrequenz bezeichnet, ab welcher das Alias-Phänomen auftritt. Dies ist die Hälfte der Pulsrepetitionsfrequenz (PRF).
Die Nyquist-Grenze (Nyquist-Limit) gibt die maximal erfassbare Dopplerfrequenzshift an, ohne dass Aliasing auftritt.
Die Zahl (meist in cm/sec), die oberhalb und unterhalb des Farbbalkens angezeigt wird entspricht dem Nyquist-Limit.

Formel:

$$\text{Nyquist (Hz)} = \frac{\text{PRF}}{2} \text{ (Hz)}$$

Die Nyquist-Grenze besagt, dass das Dopplersignal mindestens zweimal abgetastet werden muss. Wird diese Bedingung nicht erfüllt, wird eine falsche, niedrigere Frequenz vorgetäuscht. Stenoseflüsse werden dadurch falsch (alias) interpretiert.
Nyquist-Rate: benötigte Abtastrate (sampling rate), ohne dass Aliasing auftritt

O

OA — Ophthalmic Artery

Peak systolic velocity: 30 - 40 cm/s
Enddiastolic velocity: 7,5 - 10 cm/s
RI > 0,67 gilt als Marker einer diabetischen Retinopathie

Ob — Obstetrics (Untersuchungstyp)

ODM — Omnidirectional M-Mode (Hitachi-Geräte)

ODS — Open Display System

(Gerätestandard in den USA; wird von der FDA verwendet)

OFD — Occipito Frontal Diameter (Geburtshilfe)

OFO — Offenes Foramen Ovale

OSCE — Objective Standardized Clinical Examination

O/U	Oben/ Unten
OV	Ovarian Vein

P

P	-Persist Dauer, die das Bild stehen bleibt oder die Farbe im Gefäß steht. -Abkürzung für einen phased array Schallkopf
$P_{1/2}T$	Pressure Half Time Echokardiogarphische Messung
Pa	Pascal Definition: Ein Pascal ist der Druck, den eine Kraft von einem Newton auf eine Fläche von einem Quadratmeter ausübt. Berechnung: $1\ Pa = 1\ kg \cdot m^{-1} \cdot s^{-2} = 1\ N \cdot m^{-2}$
PA	-Popliteal Artery Norm: 4 - 6 mm -Pulmonary Artery Die rechte PA (rPA) kann echokardiographisch transjugular geschallt werden. Der Normdurchmesser liegt < 2 cm und dient als Maß der Rechtsherzbelastung. -Phased Array Anordnung der Piezoelemente eines Sektorschallkopfes -Pseudo-Aneurysma (= falsches Aneurysma oder Aneurysma spurium)
PAA	Poplitealarterien Aneurysma
PACS	Picture Archiving and Communication System
PAD	Peripheral Artery Disease (= pAVK)
PAES	Popliteal Artery Entrapment Syndrome
PAGSV	Posterior Accessory Great Saphenous Vein
Para 1234	(1) number of pregnancies (2) number of premature births (3) number of abortions (4) number of living children
PAH	Pulmonal Arterielle Hypertonie Wird meist anhand des mittleren pulmonalarteriellen Ducks (mPAP) definiert. <u>Normwert</u> mPAP = 14 (± 3) mmHg PAH = ≥ 25 mmHg Internet: http://leitlinien.dgk.org/files/2010_Leitlinie_pulmonale_Hypertonie.pdf
pAVK	periphere arterielle Verschlusskrankheit
PBFV	Portal blood flow volume
PC	-Pericarditis Constrictiva -Post Cibum (nach dem Essen)
PCA	Posterior Cerebral Artery
PCD	Phlegmasia coerulea dolens
PCI	-Portal Congestion Index (nach Moriyasu et al. 1986) Bei portaler Hypertension wird die Abnahme der Flussgeschwindigkeit durch eine Zunahme des Pfortaderquerschnitts kompensiert. Berechnung: PCI = Portalvenenquerschnittsfläche (cm^2) (oder Durchmesser) / mittlere Geschwindigkeit (cm/s) -Placental Cord Insertion
PCOS	Polycystic Ovary Syndrome

PCS -Posterior Circulation Stroke
-Pelvic Congestion Syndrome
Beckenveneninsuffizienz; z.B. nach Schwangerschaft

PD Pancreatic Duct

PDAS Patient Data Archival Software

PDI Power Doppler Imaging

PDUS Power Doppler Ultrasound

PE -Pericardial Effusion
-Pleural Effusion
-Pulmonalembolie
-Präeklampsie

Persistenz Die Persistenzfunktion dient der Bildoptimierung durch Glättung. Hierzu wird vom zuletzt erfassten Bild mit den vorherigen Bildern ein Mittelwert berechnet. Damit lässt sich die durch Speckles unruhige Bildtextur glätten.
Speckles sind das Ergebnis einer großen Zahl an niedrigfrequenten Echo's von weichen Geweben, die kombiniert das B-Bild auszeichnen. Schon minimale Bewegungsänderungen, wie sie durch Atmung und Sondenführung entstehen beeinflussen das Speckle-Verhalten.
Die Mittelung von wenigen Bildern der gleichen Region aber unterschiedlichen Specklen führt bereits zur Glättung des Specklemusters. Je mehr Bilder diesem Verfahren unterzogen werden, desto bessere Bildqualität wird erzielt.
Als Benutzer besteht die Möglichkeit die Persistenz "an" oder "aus" zu schalten.
Für schnelle Bewegungsabläufe, wie sie in der Echokardiographie auftreten ist die Persistenzfunktion daher ungeeignet.

PFI Power Flow Imaging

Pfortader normaler Durchmesser: unter 13 mm
>13 mm = portale Hypertension

PGr Pressure Gradient

PHT -Pressure Half Time
Echokardiographischer Parameter zur Quantifizierung von Klappenerkrankungen.
-Portale Hypertension (Gastroenterologie)

PI Pulsatility Index (nach Gosling, 1971, 1975)
Dieser Index beschreibt das Verhältnis von peripherem Widerstand (S – D) zur Blutflussgeschwindigkeit (V).
Berechnung: PI = (S – D) /mean
S: maximale systolische Dopplerfrequenz
D: maximale enddiastolische Dopplerfrequenz
mean: mittlere Maximalfrequenz, 1 Zyklus
Bei Tachykardie (> 90/min.) werden „falsch niedrige“ und bei Bradykardie (< 60/min.) „falsch hohe“ Widerstandsindizes gemessen.
Die Korrekturberechnung erfolgt nach:

$$PI_{korr} = (PI \times 100) - 0{,}65 \times (70 - HF)$$

PICA Proximal Internal Carotid Artery

PICC Peripherally Inserted Central Venous Catheters

Piezoeffekt Bildet die physikalische Grundlage zur Erzeugung von Ultraschallwellen. Es können Schallwellen durch eine angelegte Wechselspannung am Piezoelement erzeugt werden (= indirekter Piezoeffekt). Eine Schallwelle, die auf ein Piezoelement trifft (Echowelle) erzeugt ebenfalls eine Schwingung des Kristalls (= direkter Piezoeffekt).
Als Piezomaterialien kommen in Frage: Quarz (natürlich), Bariumtitanat oder Bleizirkon-Titanat (PZT) oder Polyvinylidendifluorid (PVDF).
Das Wort „piezo“ kommt aus dem Griechischen und bedeutet: „drücken“.

PIMS Patient Image Management System (Toshiba Geräte, Aplio, Xario)

PiP Picture In Picture
Simultane Wiedergabe von Sonographiebild und optischem Bild (z.B. endoskopischer Magenpolyp)
PISA Proximal Isovelocity Surface Area (Berechnung der Mitralinsuffizienz)
Pixel Kleinstes Bildelement auf dem Monitor (Picture elements). Es wird durch das Auflösungsvermögen des Bildschirms bzw. des Videosignals bestimmt.
PFUS PelvicFoor Ultrasound
PL Pleura
Zusammen mit dem Pleuraspalt ist die Dicke 0,2 - 0,5 mm
PLAX Parasternal Long Axis View (Echokardiographie)
PM -Papillar Muskel
-Phase Modulation
PML Posterior Mitral Leaflet (posteriores Mitralsegel, auch PMVL)
PMS Philips Medical Systems
POC Point of Care
PoCUS Point-of-Care Ultraschall
Untersuchung des Patienten mit einem tragbaren Ultraschallgerät, unabhängig vom Ort (z.B. in der Notaufnahme, im Krankenzimmer, im Krankenwagen). Hierbei muss er nicht an eine bestimmte Diagnostikstelle (z.B. Radiologie) gebracht werden.
Internet (Unterlassene Befunderhebung und Diagnoseirrtum):
-http://www.mmrj-anwaelte.de/downloads/protected/arzthaftungsrecht_2015_2.pdf
-http://escholarship.org/uc/item/8jz5x3w2#page-1
POP Popliteal
POPA Popliteal Artery (4 - 6 mm Durchmesser)
POPV Popliteal Vein (7 mm Durchmesser)
Durchmesser ab 9 mm sind hinweisend auf Thrombose.
POV Portal Vein (10 - 15 mm Durchmesser)
Power-Doppler
Darstellung der Strömungsintensität
PPH post partum Hämorrhagie
PPI Parenchym-Pyelon-Index (Nierenschall)
Normwerte: > 1,6 (unter 30 Jahre)
1,2 - 1,6 (30 bis 60 Jahre)
1,1 (über 60 Jahre)
PP-line Pulmonary-pleural line
PPM Posterior Papillary Muscle
PProc Post Processing
PR Pulmonic Regurgitation (Kardiologie)
Presets Voreinstellungen
Bestimmte Untersuchungsregionen benötigen spezifische Einstellungen. Diese werden durch Wahl des Presets automatisch durch die vom Hersteller integrierte Software vorgenommen. Damit wird die Manipulation an den Knöpfen der Maschine stark reduziert, jedoch nicht vollständig überflüssig.
PRF Pulse Repetition Frequency
Definition: Anzahl der erzeugten Pulse in einer Sekunde in Hertz
Praxis: Mit zunehmender Untersuchungstiefe wird die PRF reduziert und umgekehrt.
Der Untersucher kann die PRF aktiv verändern
Proust-Raum Bauchfellspaltraum zwischen Rectum und Blase.
Excavatio rectovesicalis beim Mann (entspricht dem Douglasraum der Frau)

PRP — Pulse Repetition Period
  Definition: Zeit von Puls zu Puls (Beginn bis Beginn)
  Die PRP beinhaltet demnach die Pulsdauer ("Senden") + die Wartezeit des Echos ("Hören")
  Praxis: Bilder aus der Tiefe haben eine längere PRP.
  Der Untersucher ändert die PRP mit Betätigung des "Depth" Knopfes indem er die Zeit des "Hörens" ändert; nicht die Pulsdauer.

PS — Peak Systolic (entspricht der PSV)

PSAX — Parasternal Short Axis View (Echokardiographie)
  (auch als PSSA, parasternal short axis geläufig)

PSF — Point Spread Function (Punktverwaschfunktion)

PSI — Pulse Subtraction Imaging

PSP — Parallel Signal Processing

PSV — Peak Systolic Velocity (Parameter der schnellsten Gefäßströmung)

PSVr — Peak Systolic Velocity Ratio

PTA — -Posterior Tibial Artery
  -Peritonsillar Abszess

PTC — Papillary Thyroid Carcinoma
  Mikroverkalkungen in der Schilddrüse, vor allem bei jüngeren Patienten, sind hochverdächtig

pTCD — posterior circulation Transcranial Doppler

PTL — Primary thyroid lymphoma

PTS — Primary Thyroid Sarcoma

PTV — -Posterior Tibial Vein
  -Pre-Terminal Valve (etwa 2cm von der Saphenamündung gelegene Klappe)

PTX — Pneumothorax

PureWave — Schallkopftechnologie mit Präzionskristallen

PUV — Parauterine Venen

PV — -Pulmonic Valve
  -Peroneal Vein (Vena fibularis = Vena peronea)
  -Portal Vein (Anteil am Leberzufluss: 70 - 80%)
    Portalvenen haben eine echodichte Umgebung (Glisson);
    (dazu im Gegensatz haben Lebervenen keine echogene Zone).
    Obere Normgrenze: 14 mm Durchmesser)
  -Perforating Vein
    exit-PV und reentry-PV

PV-art — peripher vaskulär arteriell (Siemensgeräte)

PV-ven — peripher vaskulär venös (Siemensgeräte)

PVA — Pulmonic (pulmonary) Valve Area
  Kalkulator:
  https://e-echocardiography.com/page/page.php?UID=175010601

PVD — -Peripheral Vascular Disease
  -Portal Vein Diameter

PVDF — Polyvinylidene fluoride
  Transducermaterial (piezoelektrisches Material) für hochfrequente Anwendungen (30 MHz)

PVFV — Portal Vein Flow Volume
  Berechnung: V_{mean} (cm/s) x Area (cm^2) x 60
  Normwert: 825 ml/min. (± 200 ml/min.)

PVP — -Portal Vein Pressure
  Normwert: 5-10 mm Hg
  -Portal Vein Pulsatility
  Berechnung: $PVP = V_{min} / V_{max}$

PVR — Peak Velocity Ratio
Formel: PVR = Vmax. Intrastenotisch / Vmax. Prästenotisch
Werte:
PVR <1,1 normal
PVR <2,4 Stenose <50%
PVR >2,4 Stenose >50%
PVR >3 Stenose >80%
PVR 0 Verschluss

PVT — Portal Vein Thrombosis

PVV — Portal Vein Velocity
Norm: 16 - 40 cm/s
TAVM: 10 - 18 cm/s (time average mean velocity)

PW — -Pulsed Wave (gepulster Dopplermodus)
-Percentage white (Messsung der Echogenität von Plaques)

PWD — Pulse-Wave Doppler

PZT — Plumbum-Zirkonium-Titanat (Plumbum = Blei)
Moderne Piezoelemente der Schallköpfe (Schallerzeugung)

Q

Q-Faktor — oder Quality Factor
Er repräsentiert den Dämpfungsgrad bzw. den Verkürzungsgrad eines Ultraschallpulses in einem Transducer.
Norm: 2 - 4 (dimensionslos)
Berechnung: Q-Faktor = Transducerfrequenz / Bandbreite
Bedeutung: niedriger Q-Faktor = gute Bildqualität

Q Save — Quick Save
Bedienungsknopf um Cine-loops zu speichern (Acuson Geräte)

Q_p — Pulmonary blood flow

QSP — Quad Signal Processing
Verfahren, mit dessen Hilfe die 4fache Menge an Daten verarbeitet werden kann. Die zeitliche Erfassung geschieht hier sehr schnell und ist bei hämodynamischen Fragestellungen sehr hilfreich.

R

R, Rt — Rechts, Right

RA — -Renal Artery
Normwerte: PSV: 80 - 150 cm/s; EDV: 20 - 50 cm/s
-Right Atrium
Normwerte:
lange Achse: 34 - 53 mm
kurze Achse: 26 - 44 mm
Fläche: 15 cm^2 (10 - 18 cm^2)
Index: 8,3 cm^2/m^2
-Range Ambiguity (Mehrdeutigkeit; zählt zu den Artefakten)
Abbildung von anatomischen Strukturen am falschen Ort. Tief gelegene Strukturen werden oberflächlich abgebildet. Diese Art von Artefakten entstehen bei hoher PRF. Ohne die rückkehrenden Echos abzuwarten werden neue Impulse ausgesendet. Die Maschine kann den Ort nicht genau bestimmen und bildet die reflektierende Struktur oberflächlich ab.
-Rheumatoide Arthritis

RADUS Renal Artery Duplex Ultrasonography

RAE Right Atrial Enlargement (Kardiologie)

Echokardiographische Dimensionen:

<u>Lange Achse</u> Norm = 4,4 cm
Erweitert >5.3 cm

<u>Kurze Achse</u> Norm = 3,5 cm
Erweitert > 4,5 cm

<u>Fläche</u> Norm = 14 cm^2
Erweitert >18 cm^2

RAL Right Anterior Lobe (Leberanatomie)

RAR Renal-Aortic-Ratio (Berechnung siehe RAQ)

RAS Renal Artery Stenosis

RAT Renal Artery Thrombosis

RAQ Renal-aortaler Quotient

<u>Berechnung</u>: RAQ = $PSV_{Nierenarterie}$ / PSV_{Aorta}

<u>Bewertung</u>: RAQ >3,5 entspricht einer höhergradigen Nierenarterienstenose

RAVI RIght Atrium Volume Index (Kardiologie)

Normwert: RAVI max. = 18 - 47 ml/m^2

RBCV Right Brachiocephalic Vein

RC-AVF Radio-cephalic Arterio-venous Fistula (Dialyse/Shuntchirurgie)

RCC Right Coronary Cusp (rechtkoronares Aortenklappensegel)

RDS Renal Duplex Sonography

RDU Renal Duplex Ultrasound

Real Time Echtzeit (30 Bilder pro Sekunde)

Schallbilder ohne zeitliche Verzögerung. Erste Geräte stammten von Siemens (Vidoson) und wurden von Richard Soldner 1965 entwickelt

REDF Reversal of umbilical artery end-diastolic flow (Geburtshilfe)

RET Reflux-Eliminations-Test (Veneninsuffizienzdiagnostik mittels Ultraschall)

Literatur: Great saphenous varicose vein surgery without saphenofemoral junction disconnection. P. Zamboni et al. British Journal of Surgery 2010; 97: 820-825

REVAS Recurrent Varicose Veins After Surgery

Reverberation

Zählt zu den Ultraschallartefakten.

Tritt immer dann auf, wenn der Schall auf zwei streng parallele starke Reflektoren auftrift. Dabei pendelt er zwischen den beiden Reflektoren hin und her und erzeugt mehrfache Echos, die diese Reflektoren als parallele Linien abbilden.

<u>Beispiel</u>: Aorta

RF Retrograde Flow

RGV Left Gonadal Vein

RH Right Heart

RI — Resistive Index

Der RI gibt indirekt Informationen über den Gefäßwiderstand in Arterien distal der Messstelle an. Je höher dieser Widerstand, desto größer wird der RI.

In der Stenosediagnostik hat sich die RI-Bestimmung der Nierenarterien etabliert.

Berechnung: RI = (S-D) / S (nach Pourcelot)
S: maximale systolische Dopplerfrequenz
D: maximale enddiastolische Dopplerfrequenz

Bei Tachykardie (> 90/min.) werden „falsch niedrige" und bei Bradykardie (< 60/min.) „falsch hohe" Widerstandsindizes gemessen.

Die Korrekturberechnung erfolgt nach:

$$RI_{korr} = (RI \times 100) - 0{,}27 \times (70 - HF)$$

Arterien mit niedrigem Widerstand haben einen RI von 0,55 - 0,7.
Arterien mit hohem Widerstand haben einen RI > 0,7.
Die A. hepatica bildet eine Ausnahme mit einem normalen RI von 0,55 - 0,81 (ist damit höher als es für ein Niedrig-Widerstandsgefäß üblich ist).

RIIV — Right internal iliac vein
RIR — Renal Interlobar Ratio (Parameter der Stenosegraduierung)
RJW — Regurgitant Jet Width (Echokardiographie)
RK — Right Kidney
RLL — Right Liver Lobe (Leberanatomie)
RLRV — Retroaortic Left Renal Vein
RNA — rechte Nierenarterie
RNV — rechte Nierenvene
ROC — Receiver Operating Characteristic
ROI — Region of Interest
RPA — Right Pulmonary Artery
RPL — Right Posterior Lobe (Leberanatomie)
RRA — Right Renal Artery
RRI — Renal Resistive Index
Berechnung: RRI = PSV – EDV / PSV
Norm: 0,6 - 0,68 (Erwachsene; bei Kindern meist höher)
RRV — Right Renal Vein
RSA — Right Subclavian Artery
RSNA — Radiological Society of North America
RT — -Real Time
-Rising Time
-Reflux Time (Venenduplex)
-reverser Trendelenburg
RT3DE — Real-Time Three-Dimensional Echocardiography
RTAF — Real Time Adaptive Filters
RTE — Real-Time Tissue Elastography
RTPI — Real-Time Perfusion Imaging
Echokardiographisches Verfahren mit simultaner Evaluierung der myokardialen Kontraktilität und Perfusion mittels Ultraschallkontrastmittel
Rt Uterin A — Right Uterine Artery
RUSH — Rapid Ultrasound in Shock
Konzept wurde 2007 von Dr. Weingart et al. entwickelt
RUQ — Right Upper Quadrant (rechter Oberbauch)
RV — -Right Ventricle
Normwerte: RV freie Wand < 5 mm
-Renal Vein

RVD	Reno-vascular Disease
RVE	Right Ventricular Enlargement (Kardiologie)
RVEF	Rechts-Ventrikuläre Ejektions-Fraktion (Kardiologie)
RVF	Right Ventricular Failure
RVH	-Right Ventricular Hypertrophy (Kardiologie) -Reno-Vascular Hypertension
RVHT	Reno-Vaskuläre Hypertonie
RVOT	Right Ventricular Outflow Tract Normwerte: RVOT prox < 33 mm RVOT distal < 27 mm
RVR	Renal Vascular Resistence
RVS	Real-time Virtual Sonography Simultane Wiedergabe von real-time Sonographiebildern mit gespeicherten CT- oder MR-Bildern.
RVSP	Right Ventricular Systolic Pressure Berechnung: $RVSP = 4\,(TR\ V_{max})^2 + RA\ pressure$ $TR\ V_{max}$ = TR V_{max} jet velocity (m / sec)
RVT	Renal Vein Thrombosis

S

S	Abkürzung für Sektorschallkopf
S 3 / Pr 2	Glättung / Priorität
S-Welle	Systolischer Anteil des Pulmonalvenenflusses
SA	-Subclavian Artery -Splenic Artery -Synthetic Aperture (Real-time Technik zur Bildverbesserung)
SAE	Stimulated Acoustic Emmision (Kontrastmittelsonographie)
SAG	Supraaortale Gefäße oder Sagittalebene
SAS	Subclavian Artery Stenosis
SAT	Supraaortic Trunc
SB	Spectral Broadening Verbreiterung des Dopplerspektrums als Zeichen zusätzlicher Flussgeschwindigkeiten (z.B. Turbulenzen)
SC	-Subcostal -Spatial Compounding
SCA	Subclavian Artery
Schalldruck	diagnostischer Ultraschall: 0,001 - 0,003 MPa
SCI	Spatial Compounding Image (Samsung Geräte) SCI™ technology improves signal-to-noise ratio (SNR) and enhances contrast resolution via electronic ultrasound beam steering.
SCM	Sterno**c**leidomastoid Muscle
SCV	Subclavian Vein
SCW	Steerable Continuous Wave Doppler
SD	Schilddrüse Volumenberechnung: Länge x Breite x Tiefe x 0,5 Normwerte: Frauen 4 - 18 ml; Männer 5 - 25 ml
S/D Ratio	Systolic / Diastolic Ratio (nach Stuart und Drum, 1980) Dient als Maß für den peripheren Widerstand (z.B. Plazenta) Wird in der Geburtshilfe zur Abschätzung des Geburtsgewichts benutzt (Messort: a. umbilicalis). Manche Geräte berechnen S/D routinemäßig (z.B. Siemens) Berechnung: PSV [peak systolic velocity] / EDV [end diastolic velocity]

SDI Spectral Doppler Imaging
SDMS Society of Diagnostic Medical Sonography
SEA Sono Education Academy
Mail: SonoEducationAcademy@gmail.com
Postfach: Ferdinandstraße 8, 53127 Bonn
SEC Sekunden
SET Eingabetaste, meist in der Nähe des Trackballs gelegen. Vergleichbar mit einem Mausklick bei Windows-Systemen. Dient der Bestätigung eines Vorganges (z.B. Messung)
SEV Superficial Epigastric Vein (Venenstern Leiste)
SFJ Sapheno Femoral Junction
SFV Superficial Femoral Vein (Vena femoralis superficialis)
Terminologie: Dieser aus klinischer Sicht irreführende Begriff (es handelt sich um das tiefe Venensystem) sollte zugunsten des Begriffs “Femoral Vein” bzw. “Vena femoralis” aufgegeben werden.
SGA Small for Gestational Age (Geburtshilfe)
SH Spatial Harmonic
SHI Second Harmonic Imaging
SIVV Surface Integration of Velocity Vectors
Dopplerverfahren zur Messung des Volumenflusses
(Literatur: Measurement of Volumetric Flow; Ultrasound Med 2006; 25:1305–1311)
Skala/ ST Graubild-Skala / Space-Time räumliche vs. zeitliche Auflösung
Slope Steigung
SMA Superior Mesenteric Artery
- Wichtiges Gefäß zur Blutversorgung des gesamten Dünndarms und etwa 2/3 des Dickdarms.
- Bei zu flachem Abgangswinkel der Arterie aus der Aorta wird das darunter gelegene Duodenum eingeengt. Die so erschwerte Passage führt zu einer Unterernährung mit Gewichtsverlust. Diese Störung wird auch Wilkie-Syndrom genannt.
- Die linke Nierenvene verläuft ebenfalls unterhalb der Mesenterialarterie und kann hier komprimiert werden. Hier spricht man vom Nussknacker-Syndrom.
SMABF Superior Mesenteric Artery Blood Flow
SMI Superb Microvascular Imaging (Toshiba-Geräte)
SMO Smooth
Dient der Verbesserung der Auflösung beim M-Mode durch Glättung der Signalkontinuität (nur im Echtzeitmodus einstellbar).
SMP Small Parts (Untersuchungstyp)
SMV Superior Mesenteric Vein
SNI Sonographic NASCET Index
Parameter zur Graduierung von Carotisstenosen:
Vergleich der durchströmten Flächen intra- und poststenotisch:
ACI-Fluss intrastenotisch = ACI-Fluss poststenotisch (distal)
SNR Signal to Noise Ratio
Je größer die Ratio, desto leichter ist die Signalerfassung und Darstellung und damit die Bildqualität.
SonoAVC Sonography-based Automated Volume Count
SonoIT Sonography-based Intracranial Translucency
SonoNT Sonography-based Nuchal Translucency
SOS Speed Of Sound
SPA Splenic Artery

sPAP Systolic Pulmonary Artery Pressure
Dient der Abschätzung einer pulmonalen Hypertonie

Speckle Sprenkel oder Tupfen (direkte Übersetzung)
In der Sonographie sind es Phänomene der einfallenden und reflektierten Schallwellen entlang von Gewebeflächen (die als rau anzusehen sind). Dabei kommt es zu Interferenzen der Wellen untereinander mit Verstärkung (Überlagerung) und teilweiser Auslöschung, was als Rauschen bezeichnet wird (speckle noise). Dies erklärt das unscharfe Sonographiebild auf dem Bildschirm, was durch Reflexionen an kleinen Gewebeteilen beruht. Zahlreiche technische Verfahren werden eingesetzt, um dieses Rauschen zu minimieren.

SPI Spleno-portaler Index
Berechnung: = splenaler Index / mittlere Pfortadergeschwindigkeit
[Splenaler Index
= Transversaldurchmesser (cm) x Vertikaldurchmesser (cm)]

SPJ Sapheno Popliteal Junction

SPL -Spatial Pulse Length
Entspricht der Anzahl (n) von Zyklen (Perioden) in einem Puls, multipliziert mit der Wellenlänge (λ).
Formel: $SPL = n \times \lambda$
(Das Auflösungsvermögen wird dadurch bestimmt).
-Sound Pressure Level
In Dezibel gemessener Schalldruck, den wir subjektiv als „Lautstärke“ empfinden.
Er liegt zwischen Hörschwelle und Schmerzschwelle.
Formel: $SPL = 20\log_{10} (P/P_{ref})$ dB
P = zu messender Schalldruck
P_{ref} = Referenzdruck = $2{,}0 \times 10^{-5}$ Pascal
(= Hörschwelle; der schwächste Schalldruck den der Mensch gerade hören kann)

SPOCUS Society of Point of Care Ultrasound

SPTA Spatial Peak Time Averaged Intensity

SPV Splenic Vein

SQ Strain-Quantifizierung
Quantifizierung der Myokardleistung durch Berechnung der Verkürzungsgeschwindigkeit

SR Strain Rate (Dehnungs- oder Verformungsgröße)
Kardiologischer Messparameter zur Beurteilung der Myokardfunktion. Dabei werden Wandbewegung und Wanddeformation zueinander berechnet.
Einheit: sec^{-1}

SRF Speckle Reduction Filter (SRF™)
verbessert die Bildqualität indem unnötige Echos reduziert oder eliminiert werden.

SRI Speckle Reduction Imaging
Oberbegriff für Verfahren zur Bildschirmoptimierung mittels eines speziellen Algorithmus.

SRU Society of Radiologists in Ultrasound (USA)

SSL Scheitel-Steiss-Länge (Geburtshilfe)

SSN Suprasternal Notch (suprasternale Grube, Jugulum)

SSP Subclavian Steal Phenomenon

SSS Subclavian Steal Syndrome

SSV Short Saphenous Vein

ST -Soft Tissue
-Space-Time (räumliche vs. zeitliche Auflösung)
STE Speckle Tracking Echokardiographie
Verfolgung (Tracking) von Bewegungsmustern (Speckles)
Stenose Die Berechnung einer Stenose mithilfe der Distanzmessung:
Berechnung: % Stenose = (D1 – D2 / D1) x 100
[D1 ist der größere, D2 der kleinere Durchmesser]
STIC Spatio-Temporal Image Correlation (Geburtshilfe) (GE Voluson-Gerät)
Erfasst den fötalen Herzzyklus in Echtzeit
STJ Sino Tubular Junction (sino-tubulärer Übergang der Aortenbasis zur Aorta ascendens); Norm: 22 - 36 mm
STL Septal Tricuspid Leaflet
SUA Single umbilical artery (Geburtshilfe)
SUBX Subxiphoidal
SV -Schlagvolumen, stroke volume (Kardiologie)
-Splenic Vein
-Subclavian Vein
-Sample Volume
-Systolic Velocity (= peak systolic velocity, PSV)
-Sinus of Valsalva: Norm: 29 - 45 mm
SVC Superior Vena Cava
-Beurteilung des Längsdurchmessers, abhängig vom Atemstatus:
-Expandiert in Exspiration (maximal 2,2 cm)
-Kollabiert in Inspiration
SVR Systolic Velocity Ratio
SVS Small Vessel Stroke
SVU Society for Vascular Ultrasound
1977 als Society for Non-Invasive Vascular Technology, SNIVT gegründet.
1988 Umbenennung in SVT (Society for Vascular Technology)
2002 Umbenennung in heutigen Namen.
SVUPP Schweizerische Vereinigung für Ultraschall in der Pädiatrie
(1992 gegründet)
SVV Small-Vessel Vasculitis
Formen: Wegener's Granulomatose, Churg-Strauss Syndrom
SWE Scherwellenelastographie (Shear Wave Elastography)
SWEI Shear wave elasticity imaging
SWT Septal Wall Thickness (Echokardiographie; Norm: 10 - 12 mm)
SX Short Axis (Querachse)
Systolisches Fenster Frequenzlücke
Darstellung nur weniger Frequenzen im systolischen Kurvenanteil als Zeichen einer physiologischen, laminaren Strömung. Im Display erscheint diese Region schwarz.
Liegt eine Strömungsstörung mit Turbulenz vor, werden deutlich mehr Frequenzanteile (schelle und langsame Frequenzen) abgebildet, die die Fläche unterhalb der Hülllinie ausfüllen. Das systolische Fenster ist nicht mehr vorhanden.

T

T -Talus
-Tibia
-Temperatur

TA Takayasu's arteritis

TAA -Thorakoabdominales Aneurysma
-Thoracoacromial Artery
Ast der A. axillaris (klinische Bedeutung bei Überkopf-Sportlern mit degenerativen Veränderungen. Periphere Fingerembolien sind möglich).

TAB Temporal Artery Biopsy

TAE Transarterial Embolisation

TAI Tissue Attenuation Imaging

TAMV Time Average Mean Velocity
Zusammen mit der Querschnittsfläche entscheidender Messwert zur Bestimmung von Volumenflüssen in Gefäßen.
Berechnung: TAMV x Fläche x 60 = Volumenfluss (in ml/min)

TAMX Time-Averaged Maximal Velocity

TAPSE Tricuspid annular plane systolic excursion (Evaluation der rechtsventrikulären Pumpleistung)
Normwerte: TAPSE 16-20 mm
pathologisch < 16 mm
hochgradig < 10 mm

TAUS transabdominal Ultrasound

TAV Time Averaged Velocity

TB Track Ball
Nützliches Bedienungselement an Ultraschallgeräten

TBE Tissue-Blood Equalization

TBPI Toe Brachial Pressure Index
Analog zum ABPI gemessener Druckindex am Zeh. Eine sehr kleine Druckmanschette von 2-3 cm wird dabei um den Großzeh angelegt. Die periphere systolische Druckmessung erfolgt mit einer 8 MHz Stiftsonde.
Indikation: Arterienverkalkung (Mönckebergsklerose) mit nicht messbarem ABI.
Normalwert: > 0,7
AVK: < 0,65

TC 87 Technical Committee Ultrasonics (Überwachung biologischer Sicherheit)

TCCD transcranial color Doppler

TCCS Transcranial Color-Coded duplex Sonography

TCD Trans-Cranieller Doppler

TCE Tissue Contrast Enhancement
Hier werden Geweberänder hervorgehoben und Speckle bzw. Rauschen reduziert.

TCS Touch Command Screen (Toshiba Geräte)

TD Tissue Doppler

TDE Tissue Doppler Echocardiography

TDI Tissue Doppler Imaging

TEE Trans Esophageal Echokardiography

TEM Transparent Energy Mode
Synonym mit Power Mode oder Angio Mode

Tei Index auch Myocardial performance index (MPI) genannt
Parameter der globalen myokardialen Leistung
Berechnung: MPI = (IVCT + IVRT) / ET
IVCT = Isovolumetric contraction time
IVRT = Isovolumetric relaxation time
ET= Ejection time
Normwert: 0,28 (± 4)
pathologisch: > 0,4

TEQ Tissue Equilization technology (Siemensgeräte)

TGC Time Gain Compensation (oder DGC, Depth Gain Compensation)
Selektive Verstärkung der Echosignale aus unterschiedlicher Tiefe. Dient dem Tiefenausgleich des Echosignals, das sonst infolge Energieverlusten nur unzureichend zu interpretieren wäre (Laufzeitabhängige Verstärkung).

Signalabschwächung mit zunehmender Eindringtiefe:

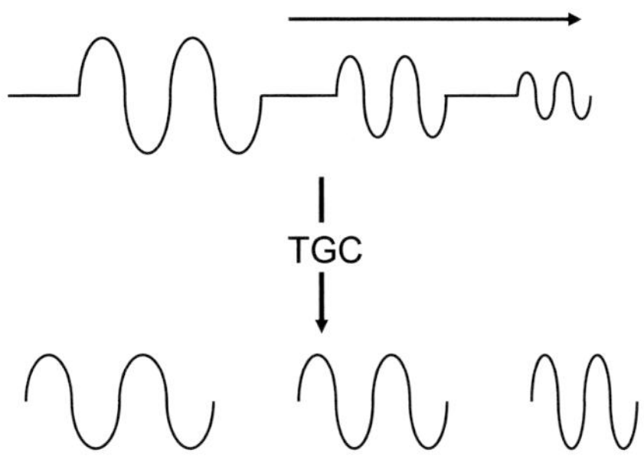

Signalverstärkung durch TGC

TGO Tissue Grayscale Optimization (Acuson Geräte)
Selektive Regelung der Tiefenverstärkung durch quer verschiebbare Regler. Beschleunigung des Arbeitsablaufs.

THI Tissue Harmonic Imaging (1997 entwickelt)
Verfahren bei dem das System nur höhere harmonische Echos empfängt.
Beispiel: Ein Signal mit einer Grundfrequenz von 3 MHz wird ausgesendet. Empfangen wird aber nur die erste (höhere) harmonische Frequenz, also 6 MHz.
Vorteil: Empfangene Echos haben eine kürzere Wegstrecke und damit geringere Abschwächung.
Bei guter (weiter) Eindringtiefe (niedrigere Sendefrequenz, hier im Beispiel 3 MHz) resultiert eine bessere Bildqualität (bessere Auflösung).
Literatur: Anvari A, Forsberg F, Samir AE: A Primer on the Physical Principles of Tissue Harmonic Imaging. RadioGraphics 2015; 35: 1955-1964

TI -Thermal Index (ein Index < 2 wird für Erwachsene als sicher angesehen)
-Tibia
-Trikuspidalinsuffizienz
Graduierung nach der Vena contracta Methode (analog der Mitralinsuffizienz-Methode):
TI Grad I = <3 mm
TI Grad II = 3-6,9 mm
TI Grad III = >7 mm

TIA Transitorisch ischämische Attacke
Maximal 24 bestehende neurologische Symptomatik (= zerebrale TIA).
Abzugrenzen von der Amaurosis fugax (= okuläre TIA).
Beide Formen sind Ausdruck einer Hirndurchblutungsstörung, oft ausgehend von extrakraniellen Carotisstenosen (Mikroembolisationen)

TIB Thermal Index Bone (fetaler Index)

TIC Thermal Index Cranial bone (superficial bones)

TIS Thermal Index Soft tissue at Surface (z.B. Augen, Schilddrüse)

Berechnung: $TI = W / W_{deg}$

(W = vom Transducer abgestrahlte Energie; W_{deg} = benötigte Energie, um eine Temperaturerhöhung von 1° C. zu erzielen)
Ein TI von 2,0 bedeutet eine Temperaturerhöhung im Gewebe um 2°C.

TISF Thermal Index Soft Tissue at Focus
TKD Transkranialer Duplex
TKE Trikuspidalklappenersatz
TKR Trikuspidalklappenrekonstruktion
TMAD Tissue Motion Annulus Displacement (Kardiologie) (Samsung Gerät, EKO 7)
TM-mode Time Modulation (entspricht dem M.mode; Echokardiographie)
TMM Tissue Mimicking Material (gewebeähnliches Material)
TMQ Tissue Motion Quantification (Kardiologie, Philipsgeräte)
TMV Time-averaged Mean Velocity
TOCU Transoral Carotid Ultrasonography (Konvexkopf, 5-9 MHz)
TOD Target Organ Damage (Zielorgan Schaden)
TOMTEC TOMTEC IMAGING SYSTEMS GMBH
Spezielle 3D-Ultraschallsoftware für die Echokardiographie.
TPT Tibial Peroneal Trunc (entspricht dem truncus tibiofibularis)
TR -Trachea
-truncus
-Temporal Resolution
Fähigkeit bewegte Strukturen zu jeder Zeit korrekt abzubilden.
Messung in Hertz (Hz); typischer Bereich: 20-100 Hz
Transducer Schallwandler, Schallkopf, Probe
3 Haupttypen von Transducern und das emittierte Schallfeld

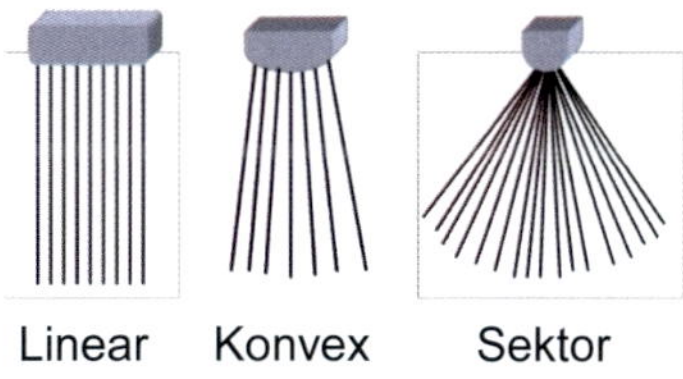

Transitzeit Methode zur Bestimmung des Durchflussvolumens in Gefäßen.
Die Transitzeit-Sonde arbeitet mit zwei Schallquellen und einem Reflektor. Der Schall durchdringt das Gefäß in und entgegen der Flussrichtung. Die Durchtrittzeit des Ultraschalls wird auf dem Weg mit dem Blutfluss reduziert und gegen den Fluss erhöht.
Aus der Differenz zwischen den integrierten Durchtrittzeiten (t2 - t1) wird das Flussvolumen berechnet. Die Messung ist unabhängig von Gefäßdurchmesser, Schallwinkel und dem Hämatokrit.

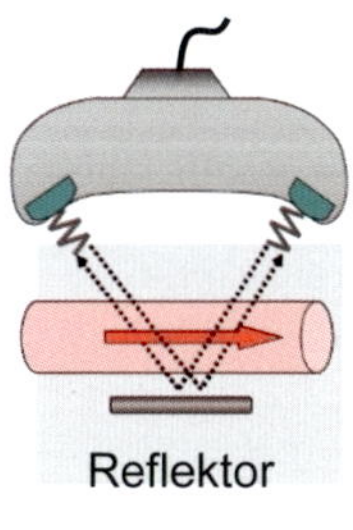

Transducer mit zwei Schallquellen, die jeweils als Sender und Empfänger arbeiten.

Trapez Bildformat, welche den Bildausschnitt trapezförmig vergrößert.
Triplex Kombination aus B-Bilddarstellung, Spektraldoppler und Farbdoppler.
TRPG Tricuspid Regurgitation Pressure Gradient (Kardiologie)
TRUE Tracheal Rapid Ultrasound Examination
TRUS Transrektaler Ultraschall
TS Transverse Slide (Querachse)
TSI -Tissue Specific Imaging
-Thyroid Stiffness Index
-Tissue Scatter distribution Imaging
TSP Tissue specific preset
TSTM To small to measure
TTC Triple Transducer Connector (z.B. SonoSite Geräte)
TTE Trans-Thorakale Echokardiographie
TTFM Transit Time Flow Measurement
TTW Transtemporal Window (transkranielle Sonographie)
TTP Time to Peak (entspricht der Acceleration time)
TT-TAPSE Time-To-TAPSE
TTU Transit Time Ultrasound
Dopplerverfahren zur Flussmessung in ml/min.
TUI Tomographic Ultrasound Imaging (GE-Geräte)
TUS -Thorax Ultraschall
-Trachea Ultraschall
TV -Tricuspid valve
-Terminal valve (mündungsnahe Saphenaklappe)
TVA Tricuspid Valve Area
Norm: 4-6 cm^2 (Erwachsener)
TVF Transit Time Vessel Flow (Hitachi-Geräte)
TVI Tissue Velocity Imaging
automatische Bildoptimierung durch TGC-Anpassung
TVP Transplantat Vaskulopathie
TVS transvaginale Sonographie
TVT Tiefe Venenthrombose
TVT-OE Tiefe Venenethrombose obere Extremität
TVT-UE Tiefe Venenethrombose untere Extremität
Twinkling Starke Reflektoren (z.B. Gallensteine, Nierensteine) werden durch die eingestrahlte Energie zu Schwingungen veranlasst. Dies führt dahinter, also im Bereich des Schallschattens zu einem bunten Bild kleiner Farbpixel (meist rot-blau).
Die Bedeutung liegt darin, dass kleine Steine, die einer Diagnose oft entgehen damit indirekt nachgewiesen werden können. Auch als Konfettiphänomen bezeichnet.

U

UA -Ulnary Artery
-Uterine artery (50 cm/s Normalgeschwindigkeit)
-Umbilical Artery
Spektralkurve: typisches Sägezahnmuster
Durchmesser 3.-Trimester (UCD, umbilical cord diameter):
> 4 mm bei singulärer Arterie
< 4 mm bei doppelter Arterie
-Upper Abdomen

UBART Ultrasound brachial artery reactivity testing
Hierzu wird der Arteriendurchmesser in Ruhe und nach Belastung (Hyperämietest) bestimmt. Die Fähigkeit zur Vasodilatation nach Belastung ist physiologisch.

UBM Ultrasound biomicroscopy
Verwendet werden 30-60MHz

UCA Ultrasound Contrast Agents

UE Upper Extremity

UEDVT Upper Extremity Deep Venous Thrombosis

UFD Ultra Fast Doppler

UGAP Ultrasound-Guided Attenuation Parameter

UG-CNB Ultrasound Guided Core-Needle Biopsy

UG-FNA Ultrasound Guided Fine-Needle Aspiration

UGCR Ultrasoundguided Compression Repair
Ultraschall-unterstützte Kompression von Arterien nach punktionsbedingtem falschen Aneurysma

UGFS Ultrasound Guided Foam Sclerotherapy
Verödungstechnik von Krampfadern mittels Schaum

UGS Ultrasound-guided sclerotherapy

UGTI Ultrasound Guided Thrombin Injection (beim falschen Aneurysma)

UKM Ultraschall Kontrast Mittel

UL Upper Limb

ULM Ultrasound Localization Microscopy

ULC Ultrasound Lung Comet tails

ULRs Ultrasound Lung Rockets (entsprechen den B-Linien)

Umbilicalarterie
Spektralkurve: typisches Sägezahnmuster
Durchmesser 3.-Trimester: > 4 mm bei singulärer Arterie
< 4 mm bei doppelter Arterie

UPD Update Funktion (Tastenbeschriftung)

US Ultraschall, Ultrasound
Ultraschall ist eine longitudinale mechanische Welle jenseits der Hörschwelle (oberhalb von 20 Megahertz). Ihre Ausbreitung kann nur in einem Medium, jedoch nicht im Vakuum, stattfinden. Schallwellen benötigen Materie, um sich ausbreiten zu können. Dabei werden Materieteilchen (Moleküle) in der Luft oder im Gewebe in Schwingungen versetzt.
Es werden dabei Zonen niedriger und hoher Teilchendichte erzeugt, die so zum wellenartigen Charakter des Schalls führen.
Die Ausbreitung erfolgt in Längsrichtung (= longitudinal). Je weniger sich ein Medium komprimieren lässt, umso langsamer ist die Schallausbreitung.
Je dichter ein Medium ist, desto schneller ist die Schallausbreitung.

Ausbreitung

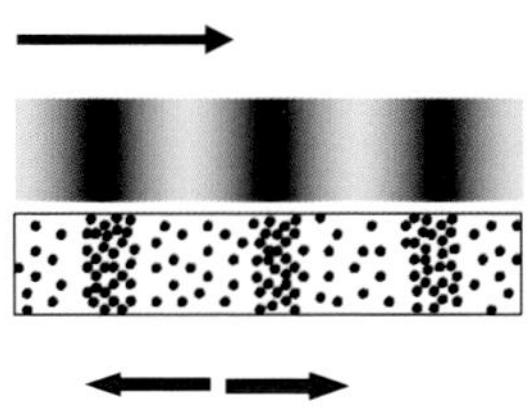

Auslenkung

US-AF Ultraschall Artefakte
Literatur: Baad M, Lu ZF, Reiser D, Paushter D: Clinical Significance of US Artifacts; RadioGraphics 2017; 37: 1408-1423

US Intensität für diagnostischen Ultraschall: 0,1 - 100 mW/cm^2

USS Ultrasound Scan

UT Urinary Tract

UVDE Ultrasonic Venous Duplex Examination

UVJ Uretero-Vesical Junction

V

V -Volume
Volumenberechnung für ellipsoide Organe (z.B. Schilddrüse, Prostata, Harnmenge)
Formel: V = Länge x Breite x Höhe x 0,5
-Volume
Bedienungsknopf zur Regelung der Lautstärke des Dopplersignals

v Geschwindigkeit (z.B. des Blutflusses)
Berechnung: $v = (\Delta f \times c) / (2 \times f \times \cos \alpha)$
Δf = Dopplershift
c = Schallgeschwindigkeit
f = gesendete Frequenz
$\cos \alpha$ = Schallwinkel

V1 - V4 Abschnitte der Arteria vertebralis
V1 = Abgangsregion, präforaminal
V2 = foraminaler Verlauf von C6 - C3
V3 = extraduraler Verlauf von C2 (Axis) - C1 (Atlas)
V4 = intracranieller Verlauf;
Zusammenfluss mit der Gegenseite in die A. basilaris

VA -Vertebral Artery
- Durchmesser 4 mm
- linke VA meist größer als rechts
- linke VA entspringt in 4% direkt aus der Aorta
- normale Peak systolic velocity: 20-60 cm/s
- normales Flussvolumen 70 ml/min

-Vascular Access
-Vena azygos

Varianz Begriff aus der Dopplerphysik. Sie stellt den lokalen Messfehler der Dopplerfrequenzverschiebung dar.
In der Praxis wird sie als Maß für turbulente Flüsse bewertet.
Im Farbmodus wird die Kodierfarbe "GRÜN" verwendet.

VAS Vertebral Artery System

Vasc Vascular

VBS Vertebro-Basilar-System

VC Vena contracta
Echokardiographischer Parameter zur Graduierung einer Herzklappeninsuffizienz
Gemessen wird der Durchmesser des Regurgitationsjets an seiner engsten Stelle.

VCA Vena contracta Area

VCI -Vena Cava Inferior
Sono-Beurteilung: - bis 2,5 cm Durchmesser (normal)
- inspiratorischer Kollaps (normal)
- fehlender Kollaps = Hypervolämie
-Volume Contrast Imaging
VCS Vena Cava Superior
VDU Venous Duplex Ultrasonography
VDUS Venous Duplex Ultrasound
VE Vascular Enhancement
Dient der Reduktion von Rauschen und Artefakten.
Venenreflux Ein kurzfristiger Rückfluss in den Beinvenen ist unter Provokationsmanövern (Valsalva-Test) normal und wird von der nächstgelegenen Klappe gestoppt. Ein pathologischer Reflux wird über die Refluxzeit definiert und deutet auf eine Klappeninsuffizienz hin.
Pathologisch: • >0,5 s für oberflächliche Venen (Saphenasysteme)
• 1 s für tiefe Venen (Vena femoralis, Vena poplitea)
• 0,35 s für Perforansvenen
[Daten nach AIUM Guidelines]
VEXUS Venous Excess Ultrasound Score
VF Vena Femoralis
Begriff: Die anatomische Bezeichnung "Vena femoralis superficialis" sollte zugunsten des Begriffes "Vena femoralis" aufgegeben werden. Dies ist aus klinischer Sicht wichtig, um die irreführende Bezeichnung "superficialis" zu vermeiden.
[Caggiati et al. Consensus Committee on Venous Anatomical Terminology. J Vasc Surg 2005, 41: 719-724]
Definition: Abschnitt der tiefen Oberschenkelvene zwischen Vena poplitea und der Einmündung der Vena profunda femoris in die Vena femoralis communis
VFI -Vector Flow Imaging
-Vascularization-Flow Index
VFM Vector Flow Mapping (Kardiologie)
VFR Volume Flow Rate (Q)
Berechnung: Q = Volumen / Zeit = V / t (in m^3/s)
VGA Variable-Gain Amplifier
dient der Bildoptimierung (dynamic range, gain, noise performance)
VGD voraussichtliches Geburtsdatum
VI Vascularity Index (Toshiba-Geräte)
Angabe der Blutmenge unabhängig von der Geschwindigkeit.
Mögliche Indikationen:
• Kontrolle nach Nierentransplantation (Abstoßungsreaktion)
• Oxygenierungsgrad bei Tumoren (Metastasensuche)
• Therapiekontrolle nach Entzündungen (chronische Darmerkrankungen, rheumatoide Arthritis)
• Abklärung von (patho-)physiologischen Prozessen (Ischämie, Infarzierung, Arteriosklerose)
Vmax maximale Geschwindigkeit (systolisch)
entspricht der PSV (peak systolic velocity)
Vmin minimale Geschwindigkeit (enddiastolisch)
entspricht der EDV (enddiastolic velocity)
VHF Vorhofflimmern
V Nav Volume Navigation

VOI Volume of Interest
Ultraschallmethode zur Bestimmung des Volumenflusses

Volumen Berechnung von Organvolumina (z.B. Schilddrüse, Harnblase, Hoden) erfolgen nach der folgenden Formel:
Volumen = (Länge x Breite x Dicke) / 2
Diese Formel ist für ellipsoide Strukturen entwickelt und besticht durch ihre gute Reproduzierbarkeit.

VP Vena portae
Befundung: <13 mm = normal
>15 mm = Verdacht auf portale Hypertension
>17 mm = Risiko auf Ösophagusvarizen

VPI Venous Pulsatility Index (bezogen auf die Pfortader)
Berechnung: $VPI = V_{max} - V_{min} / V_{max}$

VRA Volume Rendering & Analysis (Firma Esaote)

VRD Vena Renalis Dextra
Kurzer Verlauf bis zur Mündung in die Cava inferior.

VRI Velocity Reflection Index
Literatur: Azhim A, Katai M et al. Exercise improved age-associated changes in the carotid blood velocity waveforms. Journal of Biomedical and Pharmaceutical Engineering. 2007; 1(1): 17-26

VRS Vena Renalis Sinistra
Langer Verlauf bis zur Cava inferior.
Verläuft zwischen 2 Hochdruckgefäßen (Mesenterialarterie und Aorta) wodurch eine leichte Aufstauung resultiert.

VSD Ventrikel Septum Defekt (Kardiologie)

VTE Venous Thromboembolism

VTI -Velocity Time Integral
Echokardiographischer Messwert zur Berechnung des Schlagvolumens (SV)
Berechnung: SV (cm^3) = VTI (cm) x Fläche des LVOT (cm^2)
-Vena Thyreoidea Inferior

VTI_{LVOT} pulsed-wave Doppler of velocity in the outflow tract

VTS Vena Thyreoidea Superior

VUJ Vesico Ureteric Junction

VV -Voxel Volume
Im Gegensatz zu Pixel ist Voxel ein dreidimensionales Bild-Element.
-Vena Vertebralis

VVI Velocity Vector Imaging (Kardiologie)
Verfeinertes Speckle Tracking liefert sehr exakte Messwerte der Herzbewegungen (Myokardgeschwindigkeit, Strain Rate)

W

W — Buchstabe für Power
Messwert der transmittierten Energie pro Zeiteinheit (Intensität) bezogen auf die Querschnittsfläche (Area) des Schallstrahls (Beam).
Berechnung: W = Intensität x Fläche
Maßeinheit: Watt

Wellenlänge — Länge oder zurückgelegter Weg eines Zyklus, gemessen in mm (oder cm; m).
-Schallköpfe mit hoher Frequenz haben eine kurze Wellenlänge;
-Schallköpfe mit niedriger Frequenz haben eine lange Wellenlänge.
Im Weichteilgewebe hat ein
-Schall von 1 MHz eine Wellenlänge von 1,54 mm
-Schall von 5 MHz eine Wellenlänge von 0,3 mm
Berechnung für Weichteilgewebe:
Wellenlänge (mm) = 1,54 mm / Frequenz (MHz)

WES — Wall-echo Shadow

WF — Wall Filter (Wandfilter, gemessen in Hertz)
Dient der Regulation der Echofrequenz. Vor allem Wandbewegungen der Gefäße mit niedrigfrequenten Anteilen werden damit „weggeschnitten".
Oberhalb und unterhalb der Nulllinie (beim Ableiten des Frequenzspektrums) findet sich ein schmaler schwarzer Streifen. Dieser entspricht dem eingestellten Wandfilter (schwarz = keine Signalgebung).
Synonym wird der Begriff des Passfilters gebraucht.

WFUM — World Federation for Ultrasound in Medicine and Biology (1969 gegründet)

Whizz — Verfahren der Dynamic image optimization (GE-Geräte)

WMF — Wall Motion Filter

WSS — Wall Shear Stress (tangential auf die Gefäßwand wirkende Kraft)

X

X — Xiphoid

XRES — Technologie der Bildoptimierung, die zum Verfahren des Speckle Reduction Imaging (SRI) zählt. Hierbei werden die Speckles deutlich reduziert, während die Ecken und Ränder verschärft werden. Das Ultraschallbild wird dadurch geglättet.

Z

Z — -akustische Impedanz (Z)
Widerstände, denen die Schallwelle ausgesetzt ist.
Beim Schallen biologischer Grenzflächen (Medien) führt deren unterschiedliche Dichte (ρ, rho) zu Reflexionen, die wir als Echo detektieren. Je größer der Dichteunterschied (Impedanzsprung), desto größer die reflektierte Energie. Aus diesem Grund wird beim Schallen von lufthaltigen Strukturen der größte Teil als reflektiert. Das Monitorbild dahinter liefert keine Information und ist schwarz.
Berechnung: $Z = \rho \cdot c$
ρ = Dichte (Masse geteilt durch Volumen; kg m^{-3})
c = Schallgeschwindigkeit (m/sec)

-Zoom-Funktion (Bedienungsknopf)

Z/F Zeit-Frequenz Auflösung

ZSI Zone Speed Index

Die klassische Schallleitung im Gewebe wird mit 1540 m/sec berechnet und ist eine fest integrierte Größe in fast allen Ultraschallgeräten. Zonare Geräte bieten eine individuelle Anpassung der Schallleitungsgeschwindigkeit an den jeweiligen Patienten an, woraus sich eine bessere Abbildungsqualität ergibt.

ZST Zone Speed Technology (Zonare Geräte)

Herkömmliche Ultraschallgeräte senden Pulswellen Zeile für Zeile aus, empfangen das Echo und können dann die nächste Zeile erfassen. Dies benötigt eine gewisse Zeit (Schalllaufstrecke im Gewebe). Geräte der Firma Zonare fassen mehrere Zeilen zusammen zu Zonen, wodurch sich die Datenerfassungszeit verkürzt und mehr Rechenleistung für die Bildqualität zur Verfügung steht. Dieses patentierte Verfahren wird von allen Geräten der Firma Zonare verwendet.

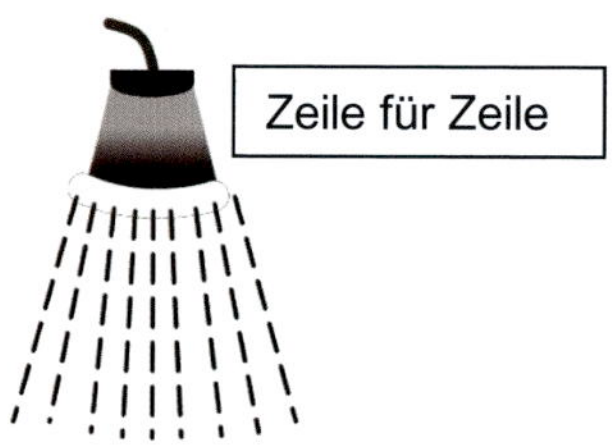

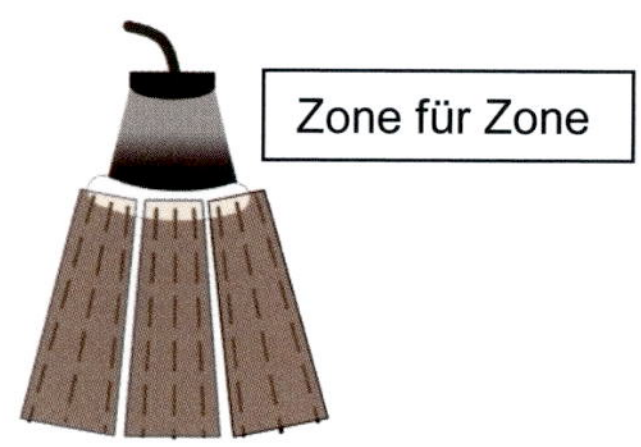

Liste der Hersteller von Ultraschallgeräten

Die Preise liegen zwischen 15 000 bis 50 000 Euro;
High-end Geräte mit Matrixschallkopf über 100 000 Euro.

Alpinion Deutschland
Produkt: E-Cube-Reihe
Kontakt: Alpinio Medical Deutschland
Lilienthalstraße 17a, 85399 Hallbergmoos
Telefon: 0811 998286-0
Fax: 0811 998286-20
Mail: info@alpinion.de
www.alpinion.de

Canon ehemals Toshiba (umbenannt ab 4. Januar 2018 in Canon Medical Systems Corporation)
Produkt: Aplio-Platinum; Xario
Kontakt: Hellersbergstraße 4, 41460 Neuss
Telefon: +49 (02131) 18090
Fax: +49 (02131) 1809139

Carestream
Produkt: Touch Prime
Kontakt: Carestream Health Deutschland GmbH
Hedelfinger Straße 60, D-70327 Stuttgart
Telefon: +49 (0) 711 20707 766
Fax: +49 (0) 711 20707 546

CHISON China
Produkt: i- / Q-Serie; Bit-Serie; ECO-Serie; SonoBook
Kontakt: CHISON Deutschland GmbH.
Ungelsheimer Weg 7, 40472 Düsseldorf
Telefon: 021143791728
Mobile: + 491739186688

Edan China
Produkt: U-Serie; Acclarix-Serie
Kontakt: Edan Instruments GmbH.
Robert-Bosch-Str. 11b, Langen 63225
Telefon: +49 6103 202 0781
Mail: info@edan.com

Esaote Italien
Produkte: MyLab-Reihe
Kontakt: ESAOTE Biomedica Deutschland GmbH
Max-Planck-Straße 27a, 50858 Köln
Telefon: +49 2234 688 56 00
Fax: +49 2234 967 96 28
Mail: info.germany@esaote.com

eZono Deutschland/Jena
Produkt: eZono-Serie
Kontakt: eZono AG
Spitzweidenweg 32, 07743 Jena
Telefon: +49 (0)3641 876 1730
+49 (0)3641 876 1740
Fax: +49 (0)3641 876 1759
Mail: info@ezono.com

Fujifilm SonoSite
Produkt: SonoSite-Reihe; Vevo MD
Kontakt: FUJIFILM SonoSite GmbH
De-Saint-Exupéry-Straße 8, 60549 Frankfurt am Main
Telefon: 069 80884030
Fax: 069 80884033

GE General Electric Healthcare; USA
Produkt: LOGIQ-Reihe; Vscan Extend (Point-of-Care); Versana Essential; Vivid-Reihe; Voluson-Reihe (Gynäkologie); Venue 50; Ivenia Abus (Mammographie)
Kontakt: GE Healthcare
Solingen
Telefon: +49 (0)212 2802-0
ServiceCenterDeutschland@ge.com
0800 4373 784

Hitachi Japan jetzt **Fuji**
Produkt: Arietta-Serie (Gynäkologie, Bewegungsapparat); Hi-Vision-Serie (Gynäkologie, Bewegungsapparat)
ProSound-Reihe
Kontakt: Hitachi Medical Systems GmbH
Otto-von-Guericke-Ring 3, D 65205 Wiesbaden
Telefon: +49 6122 7036 0

Kalamed Deutschland/Stuttgart (Schweizer Polymed Group)
Produkt: KUT- und KUT-Serie
Kontakt: Kalamed Medical Systems GmbH
Karl-Benz-Str. 8, 72124 Pliezhausen
(07127) 887555
Mail: info@kalamed.de

Konica Japan
Produkt: SONIMAGE-Reihe
Kontakt: Konica Minolta Business Solutions Deutschland GmbH
Werner-Eckert-Str. 2, 81829 München
Phone: +49 89 23 88 75-0
Mail: healthcare@konicaminolta.de
Website: https://www.konicaminolta.de/de-de

Mindray China
Produkt: M-/ TE-Modellreihe; DC-Modellreihe; Z- und Resona-Serie
Kontakt: Mindray Medical Germany
Goebelstraße 21, 64293 Darmstadt
Tel.: 06151 3910 – 0 (Kundenservice)
Fax.: 06151 3910 – 300
Mail: info@mindray.de
www.mindray.de

Philips Niederlande
Produkt: Epiq-Serie; Affiniti-Serie; Compact-5000;
Sparq (Point-of-Care); Lumify (→ Snmartphone, Tablet)
Kontakt: Philips Health Systems
Lübeckertordamm 5, 20099 Hamburg
Telefon 040 2899-0
040 808010980
0800 33 33 544
E–Mail: healthcare.deutschland@philips.com
www.philips.com/healthcare

Samsung Seoul/Südkorea
Produkt: HERA-Serie (Gynäkologie, Geburtshilfe)
RS85 Prestige
V7, V8
Kontakt: Samsung Electronics GmbH Deutschland
Am Kronberger Hang 6, 65824 Schwalbach / Taunus
Telefon: 06196 93 40 246
Mail: service-hme@samsung.de

Siemens Deutschland
Produkt: Acuson-Reihe
Acuson P500 (Point-of-care)
Kontakt: Siemens Healthineers.com
Henkestr. 127, 91052 Erlangen
Telefon: 08001881885
08000228766 (Ultraschall)

SIUI China; Shantou Institute of Ultrasonic Instruments
Produkt: Apogee; CTS-Reihe
Kontakt: Shantou Institute of Ultrasonic Instruments Co., Ltd.
via CAmed Medical Systems GmbH
Elbeallee 17, DE-50765 Köln
Telefon: +49 (0) 221 8013 093 0
Fax: +49 (0) 221 8013 093 9
Mail: mail@camed-medical.de

SonoScape China
Produkt: P-Modellreihe (high-end Geräte)
S-Serie (universell)
X-Serie
Kontakt: SonoScape Medical Germany GmbH
Werdener Straße 4, 40227 Düsseldorf
Telefon: +49 211 1583 7853
Mail: info.de@sonoscape.net

Terason USA
seit 1994 eingerichteter Bereich der Teratech Corporation
Produkt: t3200-Serie
uSmart-Serie
Kontakt: Mail: info@terason.com

Toshiba siehe Canon

Zonare 1999 in Kalifornien/USA gegründet.
Übernahme durch Mindray im Juni 2013.
www.zonare.com

Sicherheit und Sauberkeit

Sicherheit

Ultraschall sendet Energie in das Gewebe. Mögliche Folgen sind lokale Erwärmung und Prozesse der Kavitation. Vorgegebene Geräteeinstellungen (mechanischer und thermischer Index) sorgen dafür, dass keine Schädigungen auftreten. Sie sind vom Untersucher nicht manipulierbar. Bestimmte Anwendungen wie z.B. die Kontrastmittelsonografie erfordern eine Anpassung des mechanischen Indexes. Dieses wird durch entsprechende Software für diesen speziellen Fall ermöglicht.

Die DEGUM (Deutsche Gesellschaft für Ultraschall in der Medizin) stellt 2022 fest:

> „Alle wissenschaftlichen Untersuchungen wie auch die inzwischen 40-jährige klinische Erfahrung mit der Sonografie haben bestätigt, dass es keine Nebenwirkungen bei den in der medizinischen Diagnostik verwendeten Ultraschall-Energien gibt. Auch die Untersuchung von Schwangeren und Kindern ist risikolos".

Die DEGUM ist unter anderem Mitglied der europäischen „Watchdog"-Gruppe [European Committee for Medical Ultrasound Safety, ECMUS], die ständig allen Hinweisen auf mögliche Risiken der medizinischen Anwendung von Ultraschall nachgeht.

<u>Literatur zur Sicherheit des Ultraschalls</u>

Kollmann C, Jenderka KV, Moran CM, Jimenez Diaz JFJ, Sande R.
EFSUMB Clinical Safety Statement for Diagnostic Ultrasound – (2019 revision)
Ultraschall in Med 2020; 41: 387-389

Moyano DB, Paraiso DA, González-Lezcano RA. Possible Effects on Health of Ultrasound Exposure, Risk Factors in the Work Environment and Occupational Safety Review. Healthcare 2022, 10, 423. https:// doi.org/10.3390/healthcare10030423

Ter Haar G (Editor). The Safe Use of Ultrasound in Medical Diagnosis.
British Institute of Radiology 2012, 3rd Edition; 173 pages

Sauberkeit

Hygiene ist wichtig. Leider sind Ultraschallsonden meist mit Keimen besiedelt.

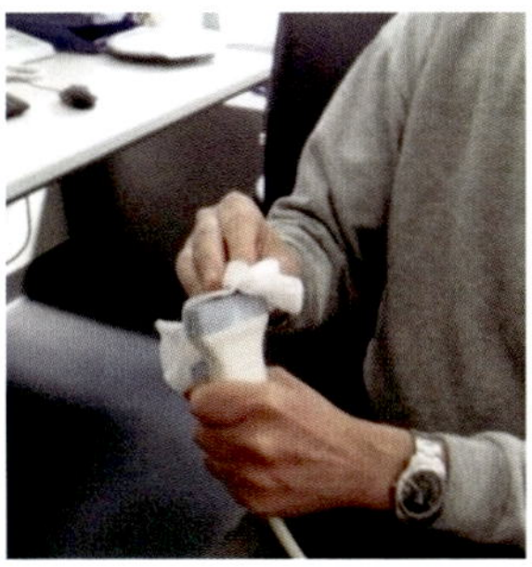

Deshalb:
Eine Ultraschalluntersuchung beginnt mit der Desinfektion und endet mit dem Säubern und Desinfizieren des Schallkopfes.

Literatur zu Hygienemaßnahmen und Desinfektionsempfehlungen

ACEP Policy Statement. Guideline for Ultrasound Transducer Cleaning and Disinfection. American College of Emergency Physicians 2021

Information der Landesbehörden (AGMP), des Bundesinstituts für Arzneimittel und Medizinprodukte (BfArM) und des Robert Koch-Instituts (RKI):
Validierung der abschließenden Desinfektion von semikritischen Medizinprodukten mittels Wischdesinfektion. Epid Bull 2021; 44: 13-15 DOI 10.25646/9185

Emergency Ultrasound Section of the American Academy of Emergency Medicine. Disinfection of UltrasoundTransducers Used for Percutaneous Procedures. Intersocietal Position Statement. J Ultrasound Med 2021; 40: 895-897 DOI:10.1002/jum.15653

Exner M, Gebel J. Mitteilung der Arbeitsgruppe Angewandte Desinfektion der Desinfektionsmittel-Kommission des VAH (Verbund für angewandte Hygiene).
Aufbereitung von Ultraschallsonden mit Schleimhautkontakt.
Hygiene & Medizin 2019; 44 | 1-2: 9-18

Mueller T, Martiny H, Merz E, Jenssen C et al. DEGUM Recommendations on Infection Prevention in Ultrasound and Endoscopic Ultrasound.
Ultraschall in der Medizin 2018 DOI10.1055/s-0044-102006
Internet Link zu der obigen Arbeit in deutscher Vollversion:
https://www.thieme-connect.de/products/ejournals/html/10.1055/s-0044-102006?articleLanguage=de

Zum Schluss

Jeder der Gefäße schallt weiß, wie leicht sich Bilder und Flüsse manipulieren lassen.
Eine kleine Schallkopfbewegung ändert den Schallwinkel und damit die Strömungsgeschwindigkeit (Dopplershift). Das Verändern von Gesamtverstärkung (Gain) und der Pulsrepetitionsfrequenz (PRF) kann zu verwirrenden Farbbildern führen.
Dank fortgeschrittener Gerätetechnik wird durch Voreinstellungen (Presets) das Manipulieren an den vielen Knöpfen und Reglern fast überflüssig gemacht. Trotzdem ist ein Basiswissen der Geräteeinstellung absolut erforderlich.

Was bleibt ist das Auftreten unterschiedlicher Artefakte, bedingt durch die Ultraschallphysik und anatomischen Gegebenheiten der Schallregion.
Gerade hier wird deutlich wie stark unsere anatomischen Vorstellungen und physikalische Prozesse interagieren. Ultraschall kennt keine Anatomie!

Computertomographie, Kernspintomographie und die Sonographie zählen heute zu den gängigen bildgebenden diagnostischen Verfahren. Alle drei Methoden sind mit Risiken verbunden.

Das Risiko des Ultraschalls liegt
in seiner Fehlinterpretation.

Ultraschallbefunde sind absolut untersucherabhängige Dokumente. Sie sollten nicht zu voreilig getroffenen Diagnosen verleiten.

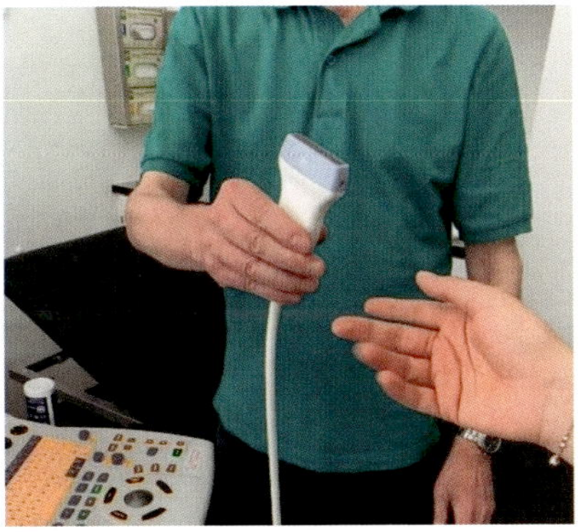

… so, und jetzt sind SIE an der Reihe!

J. Frömke CardiacResearch/ Klinik für Herz-Thorax-Gefäßchirurgie
St. Johannes Hospital Dortmund; Juli 2024

Email: johannes.froemke@t-online.de